“十四五”时期国家重点出版物出版专项规划项目

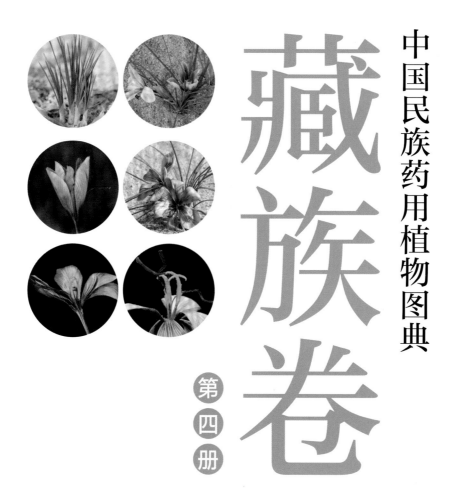

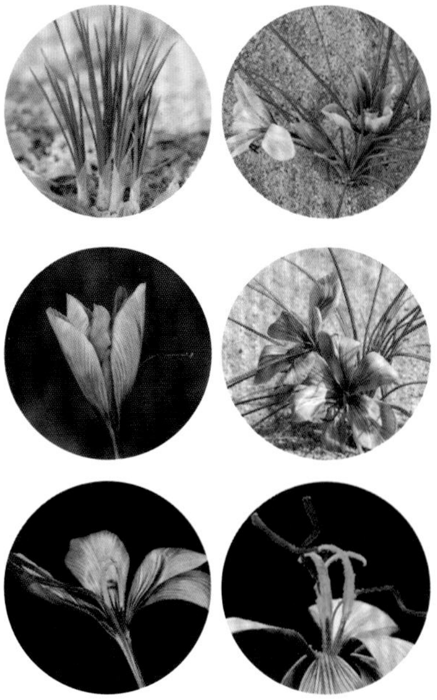

中国民族药用植物图典

藏族卷

第四册

总 主 编： 肖培根　诸国本

主　　编： 路　臻　谢　宇　周重建

副 主 编： 齐　菲　杨　芳　马　华　刘士勋　高楠楠　项　红　孙　玉　薛晓月

编　　委： 马　楠　王　俊　王忆萍　王丽梅　王郁松　王梅红　卢　军　卢立东　田大虎　冯　倩
吕凤涛　刘　芳　刘　艳　刘士勋　刘卫华　刘立文　孙　宇　孙瑗琨　严　洁　李　惠
李远清　李俊勇　杨　帆　杨冬华　余海文　邹智峰　宋　伟　张　坤　张印辉　陈艳蕊
陈朝霞　罗建锋　郑小玲　赵白宇　赵卓君　段艳梅　饶　佳　秦　臻　耿赫兵　莫　愚
贾政芳　翁广云　郭春芳　黄　红　蒋思琪　程宜康　翟文慧　戴　峰　鞠玲霞　魏献波

图片摄影： 周重建　谢　宇　裴　华　邬坤乾　袁井泉　孙骏威　谢　言　钟炯平　李　萍　夏云海

湖南科学技术出版社 · 长沙

国家一级出版社　全国百佳图书出版单位

“十四五”时期国家重点出版物出版专项规划项目

《中国民族药用植物图典》丛书编委会

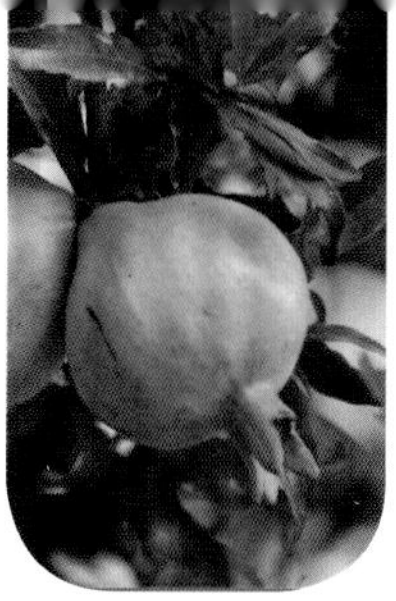

目录

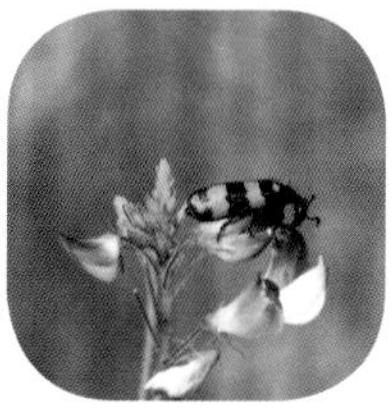
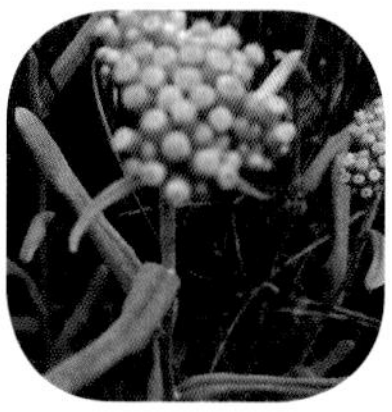
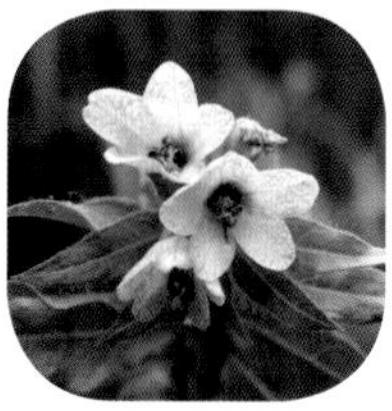
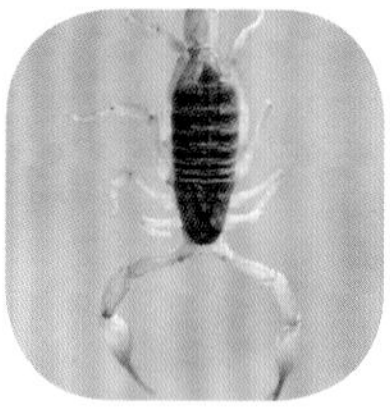

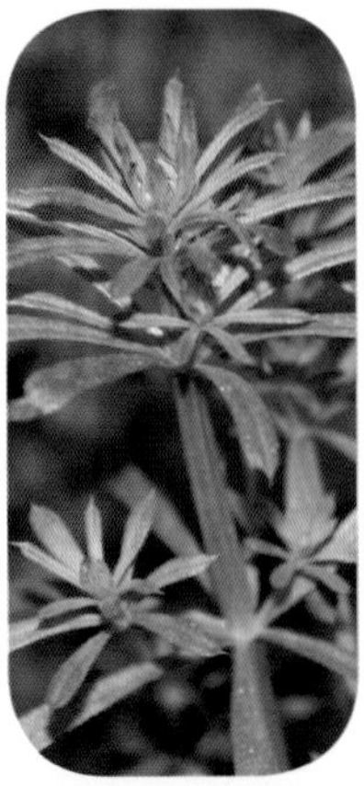

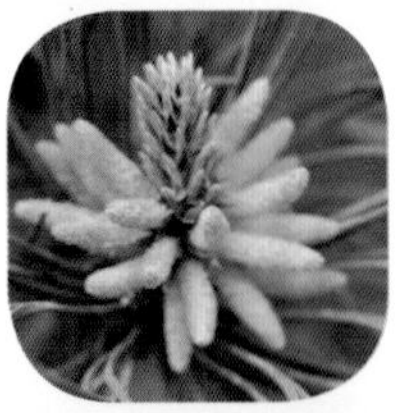

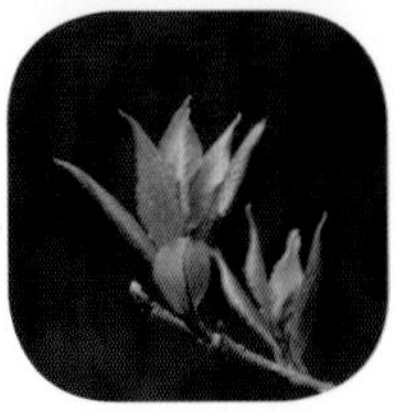

中国民族药用植物图典（第一辑）

藏族卷（第四册）

中国民族药用植物图典·苗族卷
中国民族药用植物图典·壮族卷
中国民族药用植物图典·藏族卷
中国民族药用植物图典·蒙古族卷
中国民族药用植物图典·水族卷
中国民族药用植物图典·维吾尔族卷

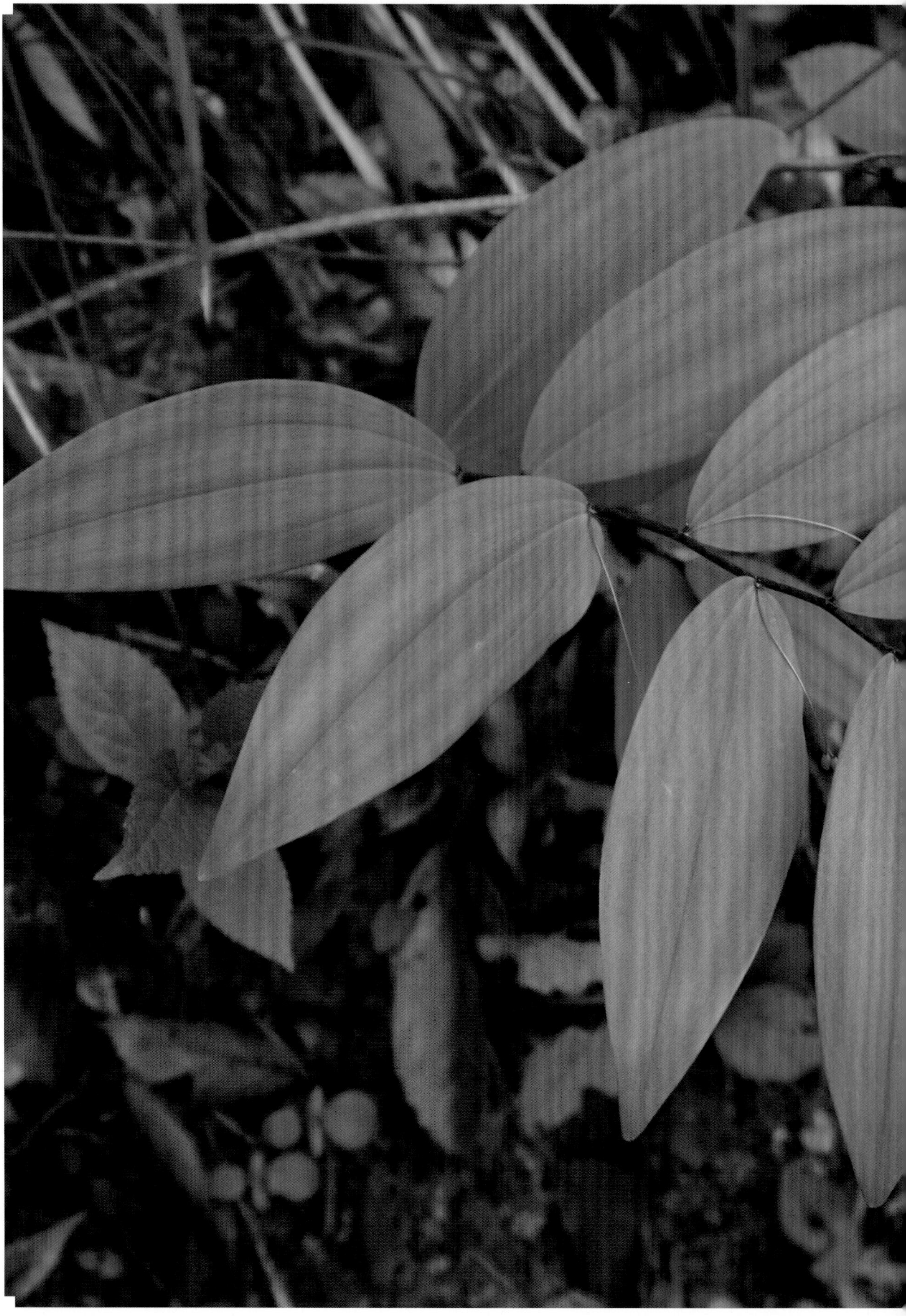

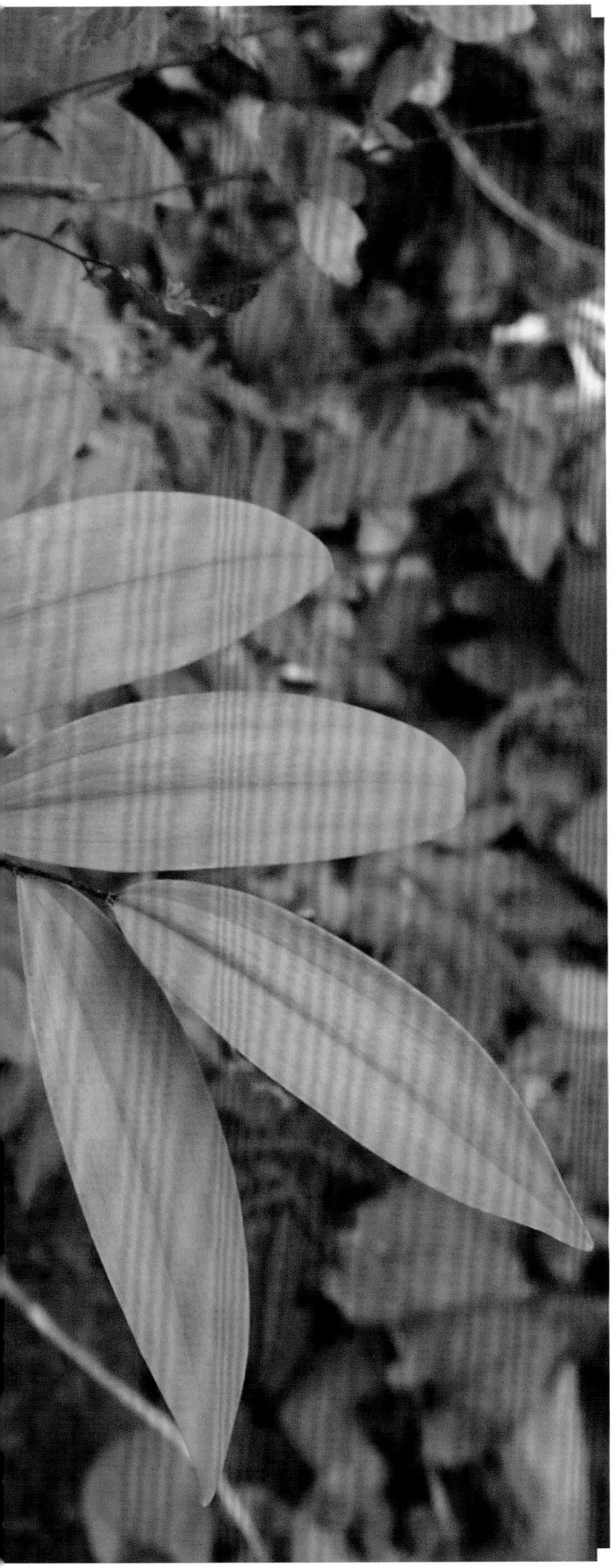

黄精

【藏药名】热尼。

【别　名】停赤怕玛、嘎古梨、嘎巴提、如咱尼、热木夏、吾玛梅巴。

【来　源】本品为百合科植物黄精 *Polygonatum sibiricum* Delar. ex Redoute 的根茎。

【性味归经】味甘、涩、苦。消化后味甘，性温，效轻、干。

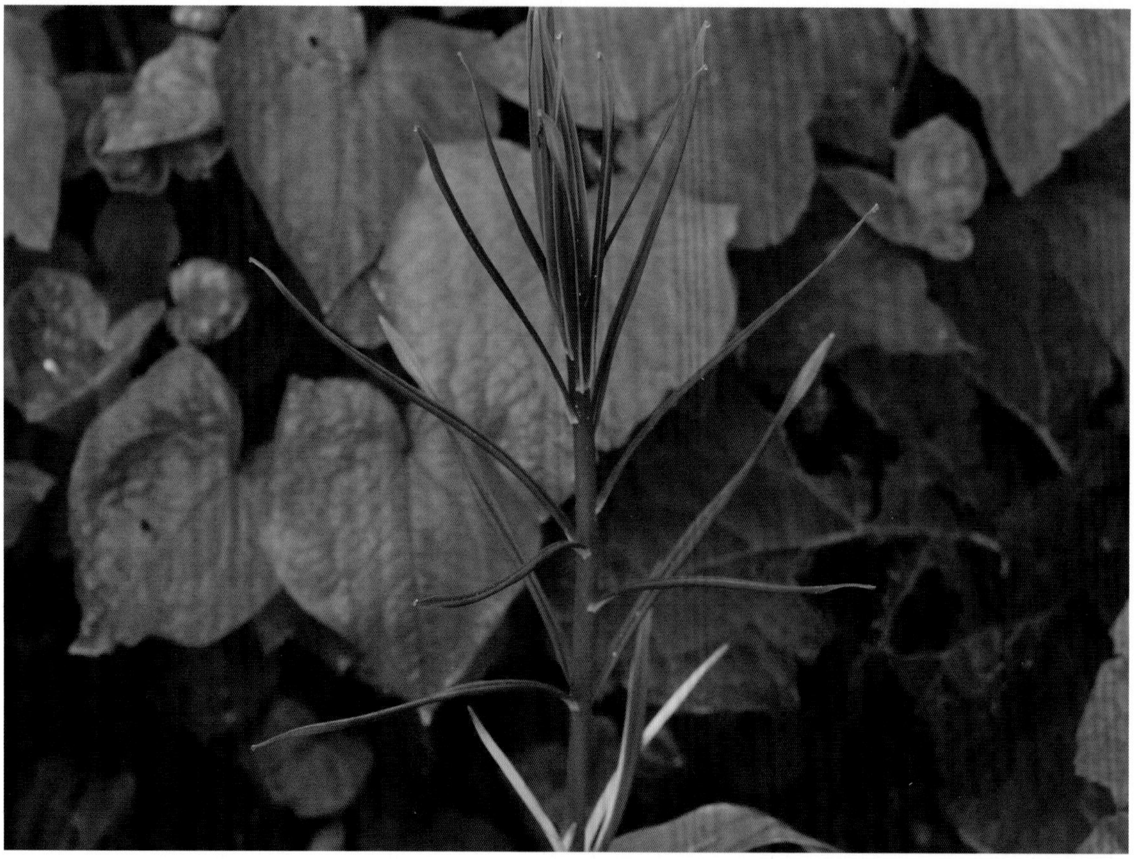

黄精

识别特征

多年生草本，高 50 ~ 120 cm，全株无毛。根茎黄白色，味稍甜，肥厚而横走，直径达 3 cm，由数个或多个形如鸡头的部分连接而成为大头小尾状。生茎的一端较肥大，且向一侧分叉，茎枯后留下圆形茎痕，如鸡眼，节明显，节部生少根。茎单一，稍弯曲，圆柱形。叶通常 5 枚轮生，无柄，叶片条状披针形，长 7 ~ 11 cm，宽 5 ~ 12 mm，先端卷曲，下面有灰粉，主脉平行，中央脉粗壮在下面隆起。5—6 月开白绿色花，花腋生，下垂，总花梗长 1 ~ 2 cm，其顶端通常 2 分叉，各生花 1 朵，苞片小且比花梗短或几等长。花被筒状，6 裂，雄蕊 6，花丝短，着生花被上部，浆果球形，熟时紫黑色。花期 5—6 月，果期 6—7 月。

生境分布

生长于海拔 2300 ~ 4200 m 的田野、山坡、林区、灌丛中及河谷、溪边上。分布于西藏、青海、四川、云南、甘肃等省区。

采收加工

8—10 月挖取根茎，除去地上部分及须根，洗去泥土。切片，晒干。

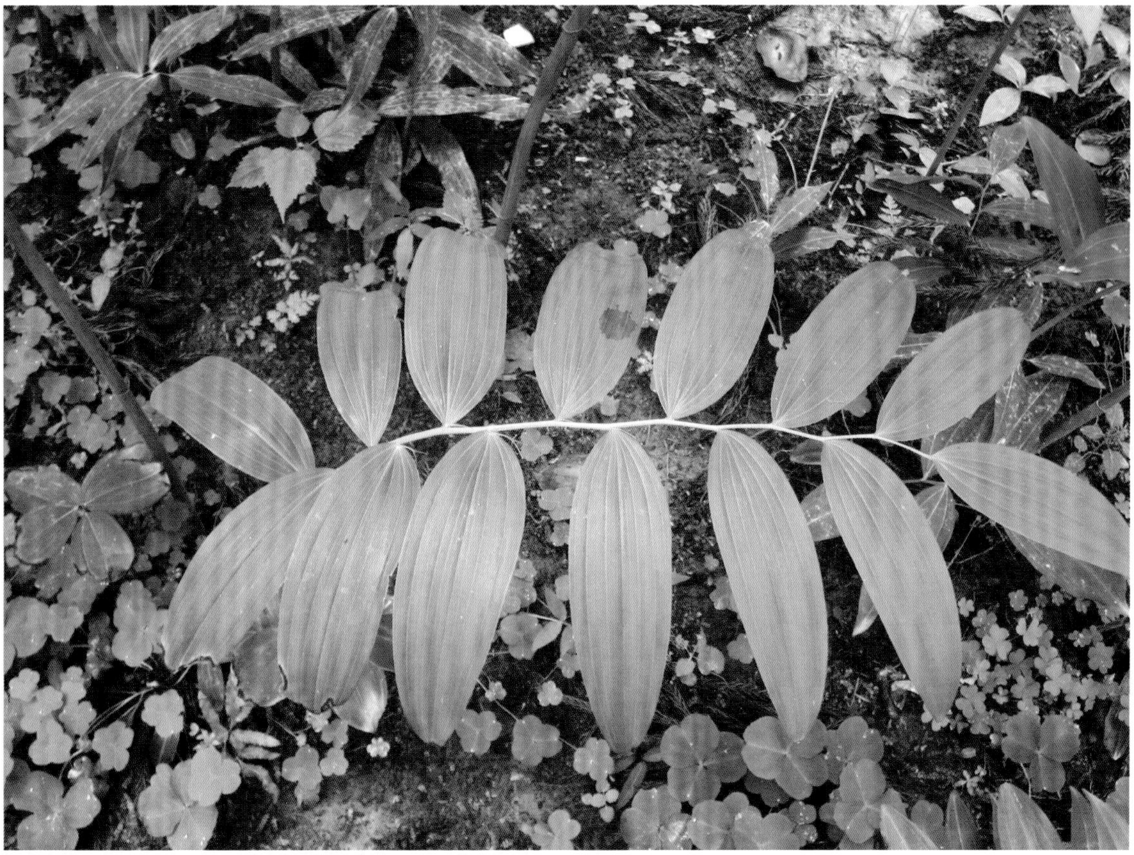

黄精

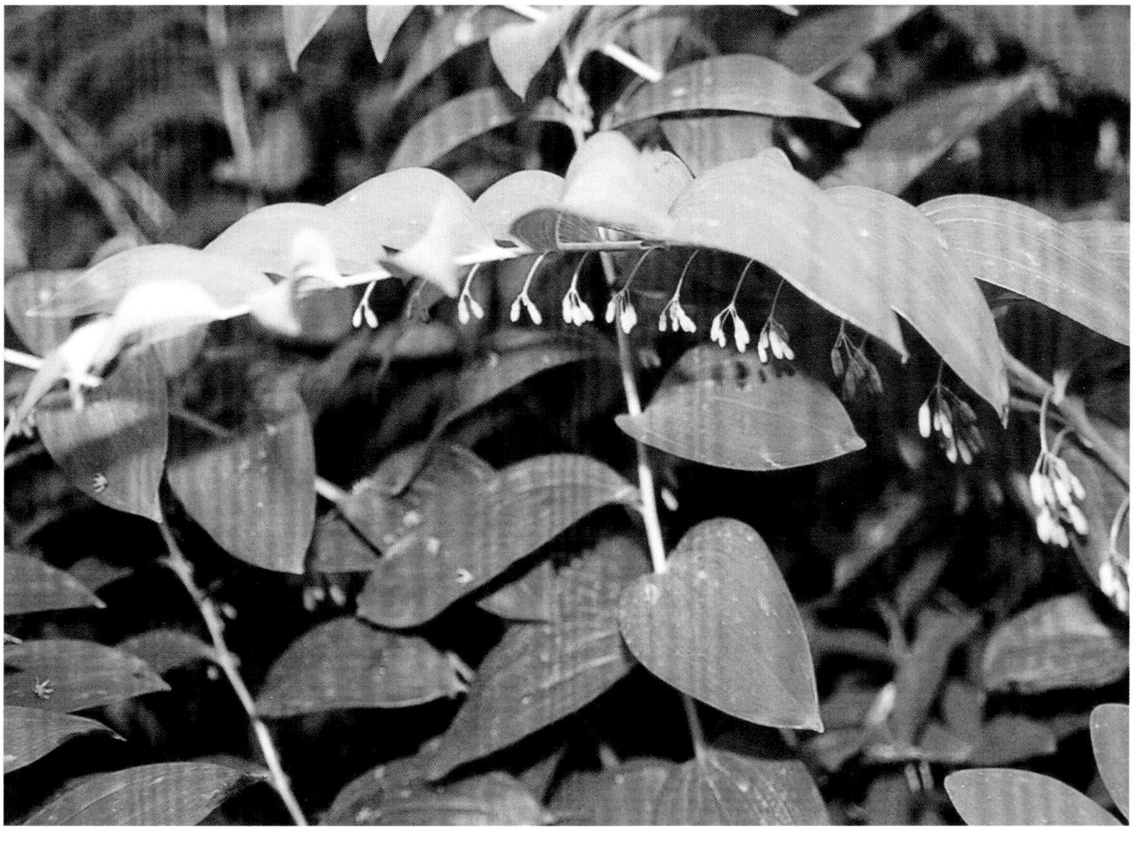

黄精

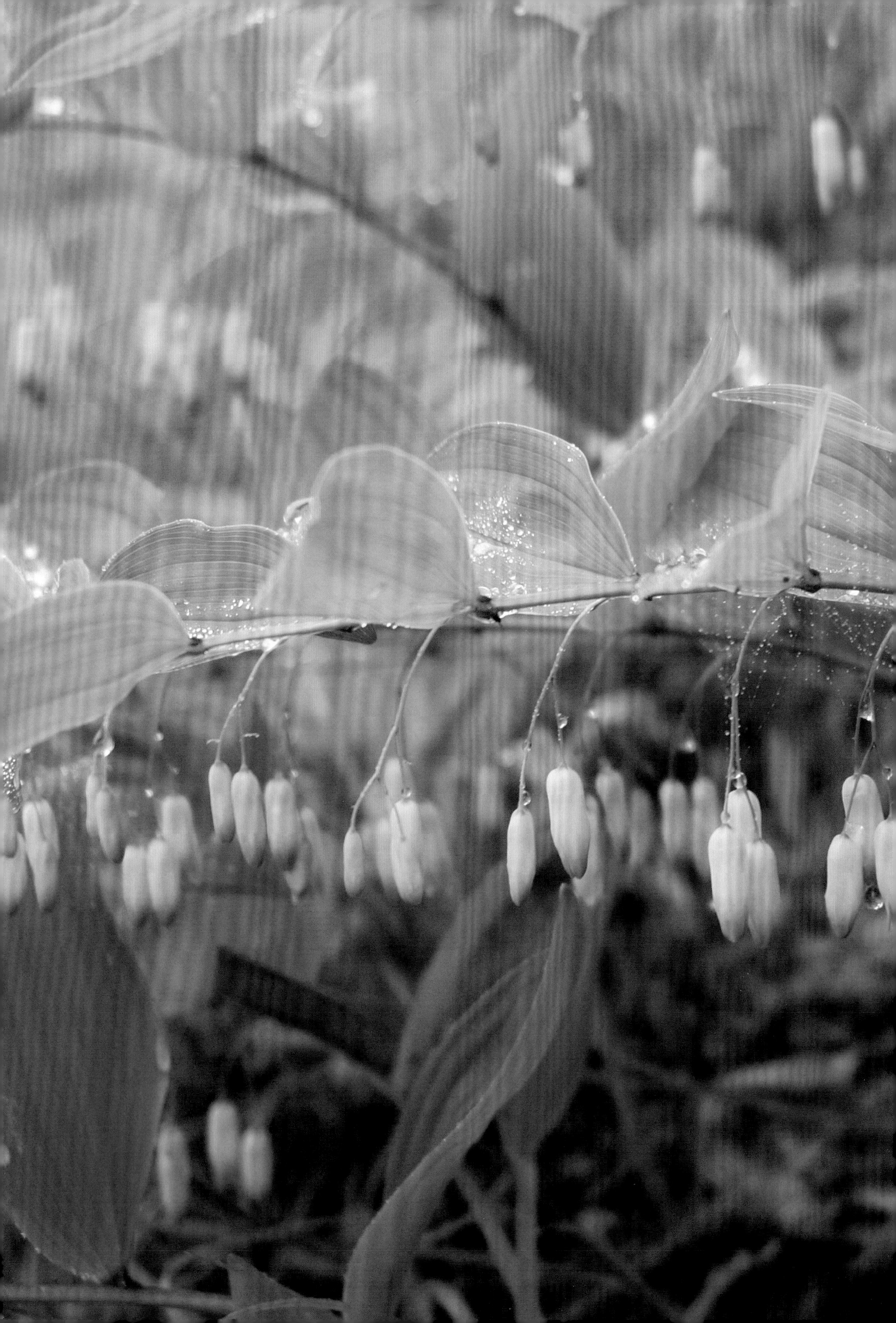

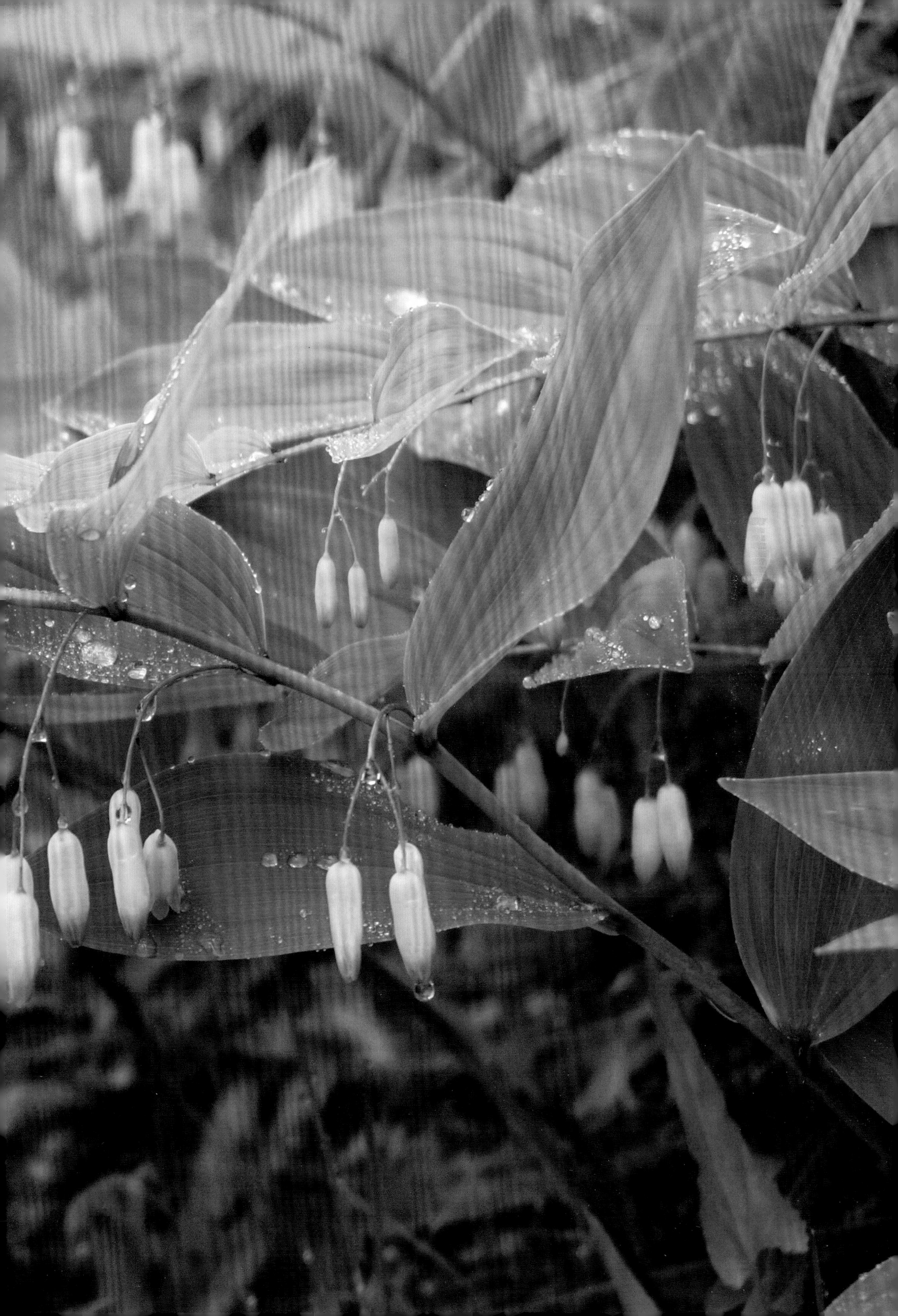

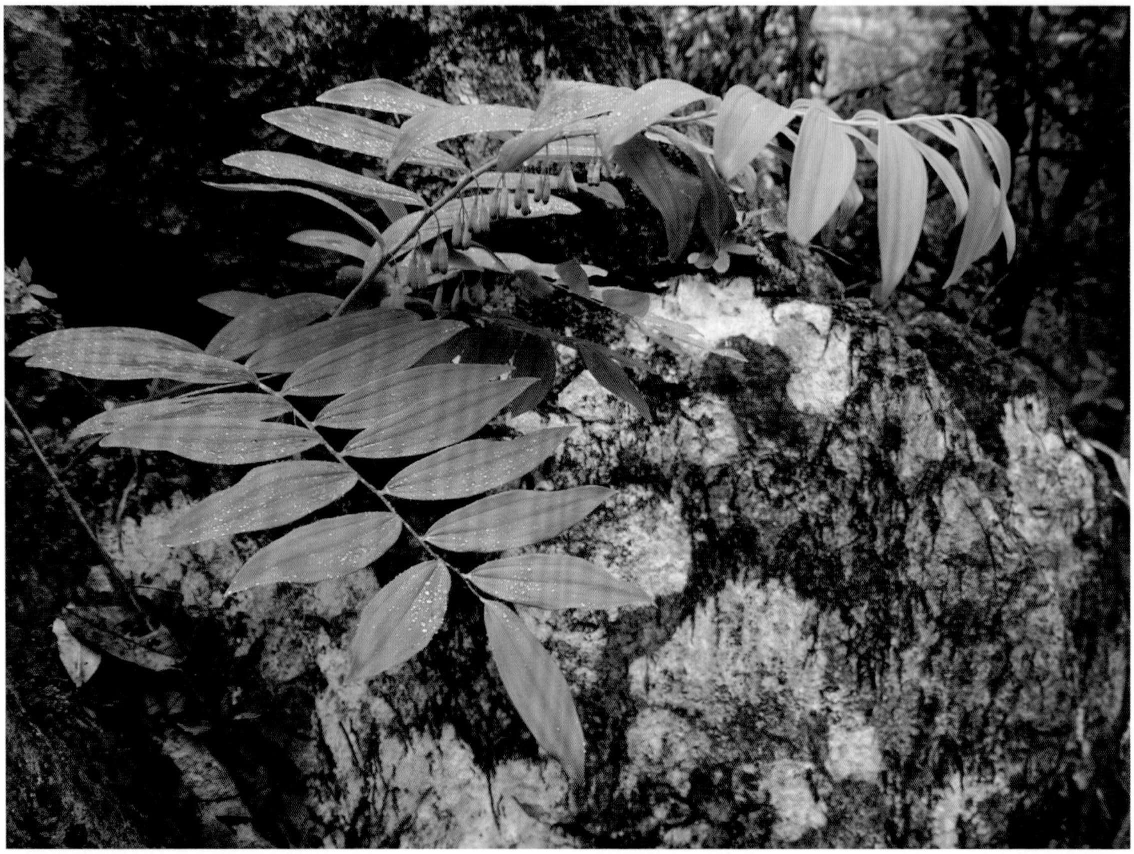

黄精

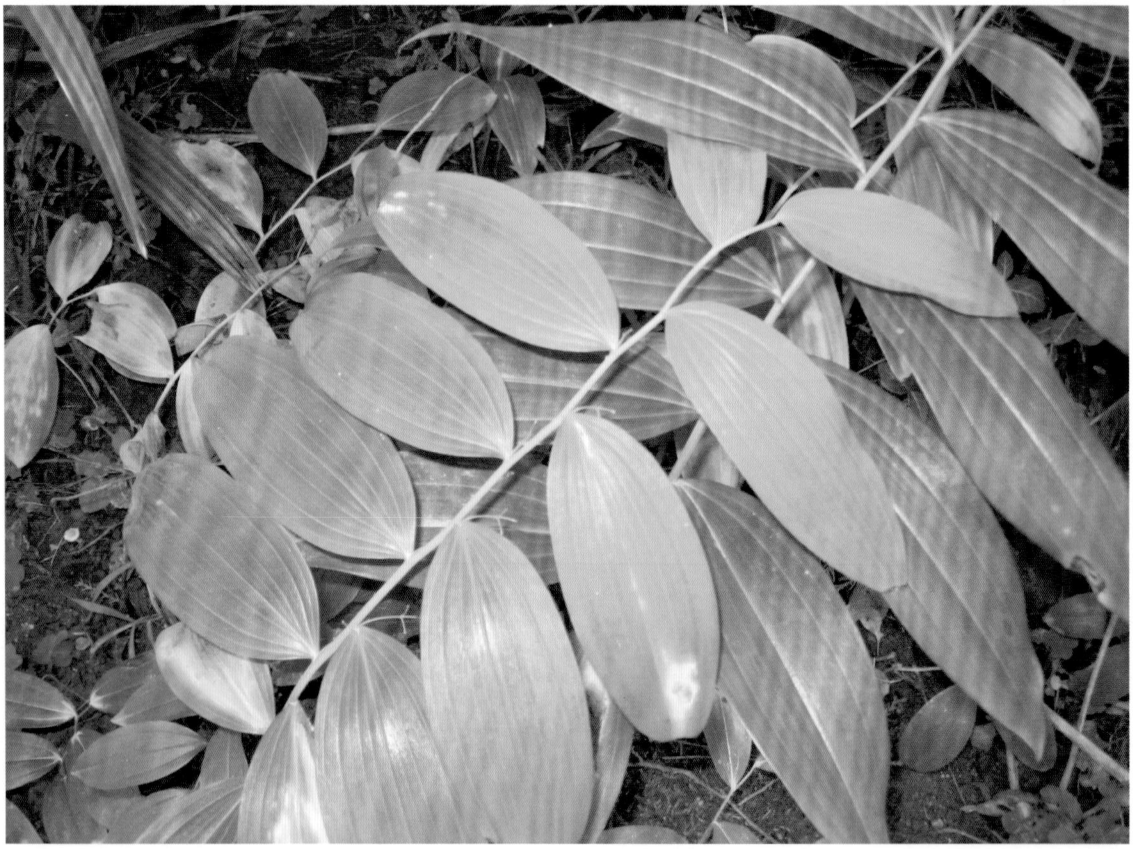

黄精

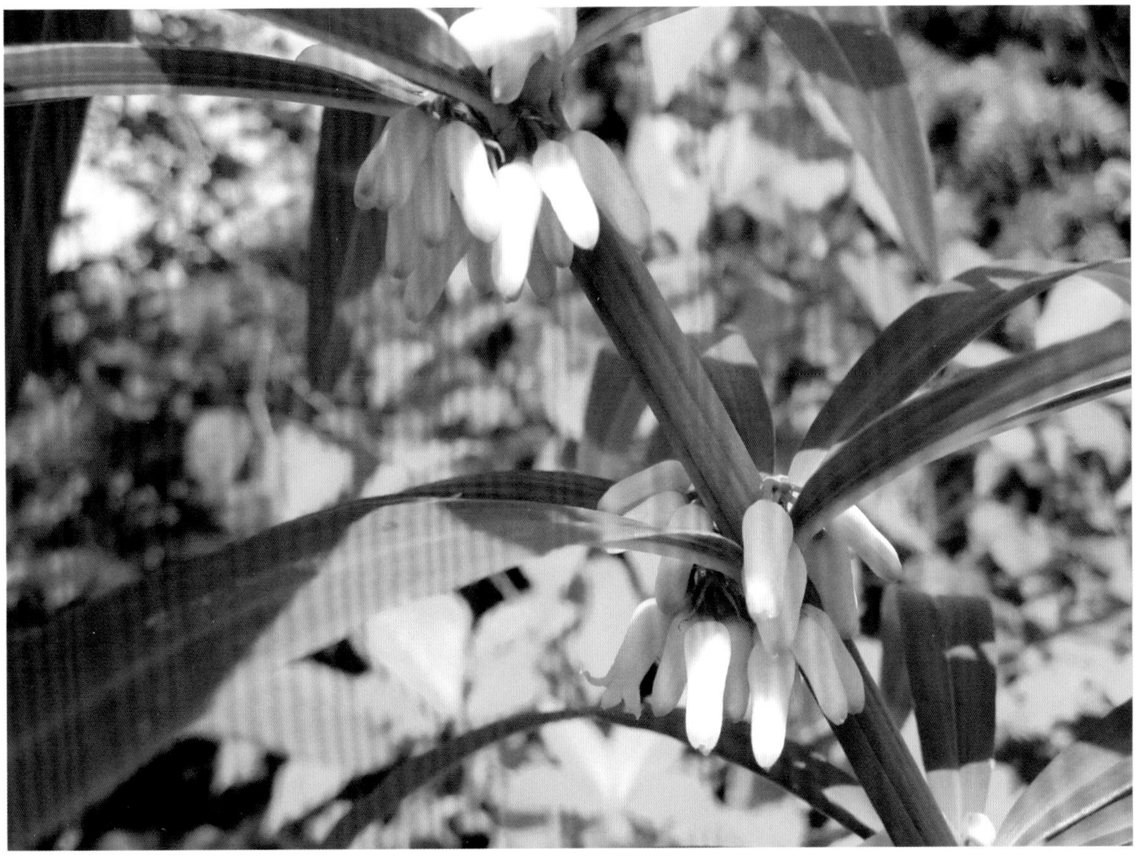
黄精

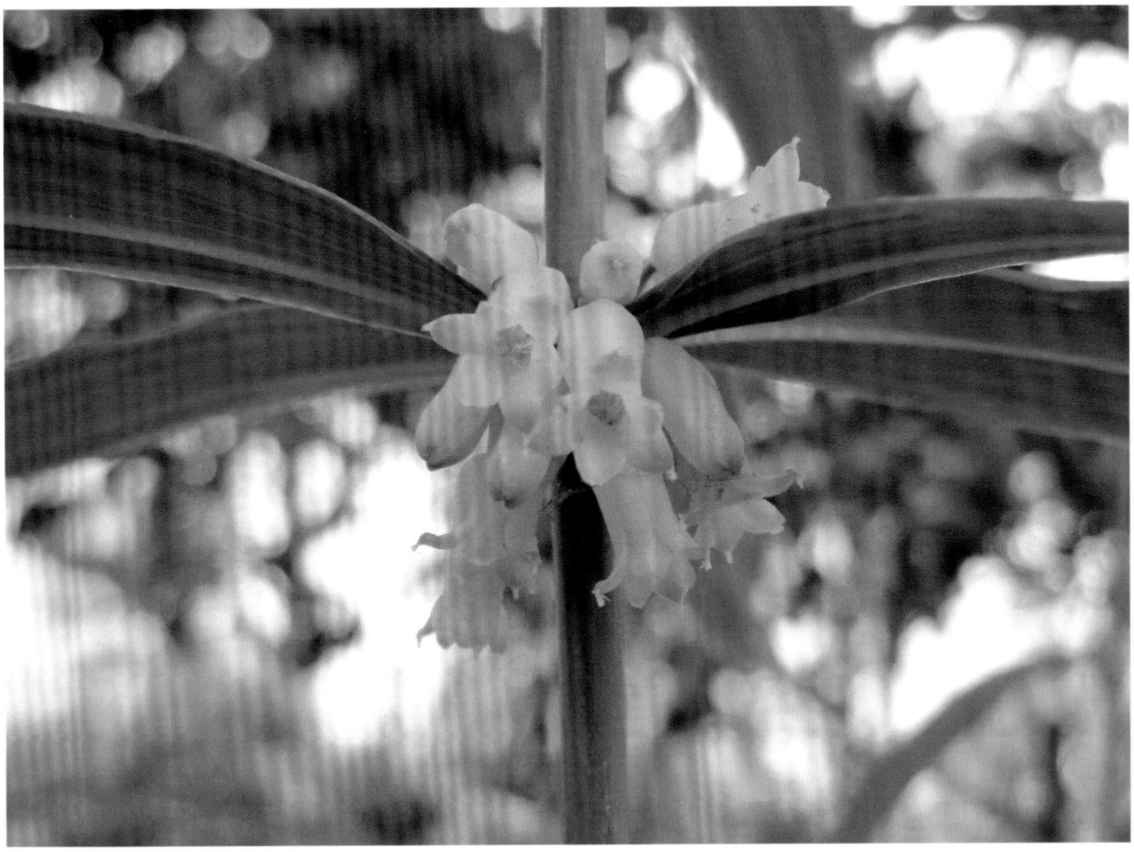
黄精

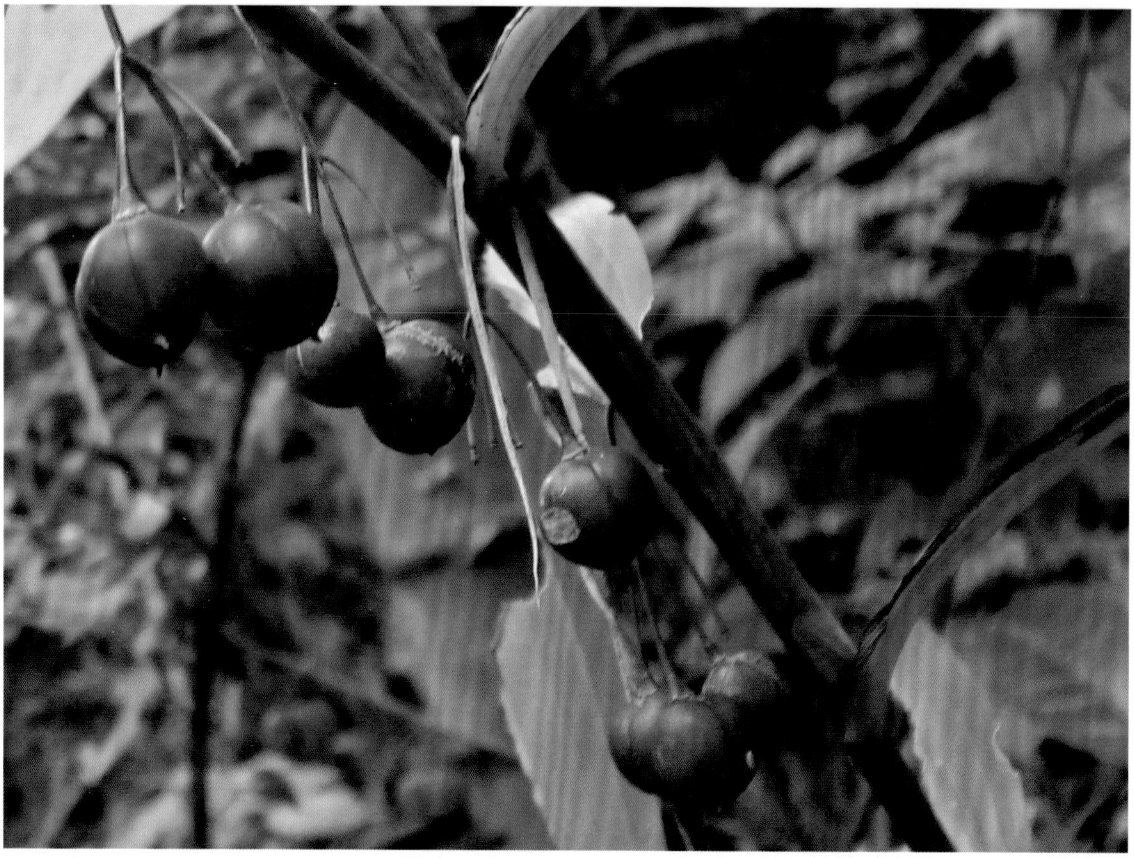

黄精

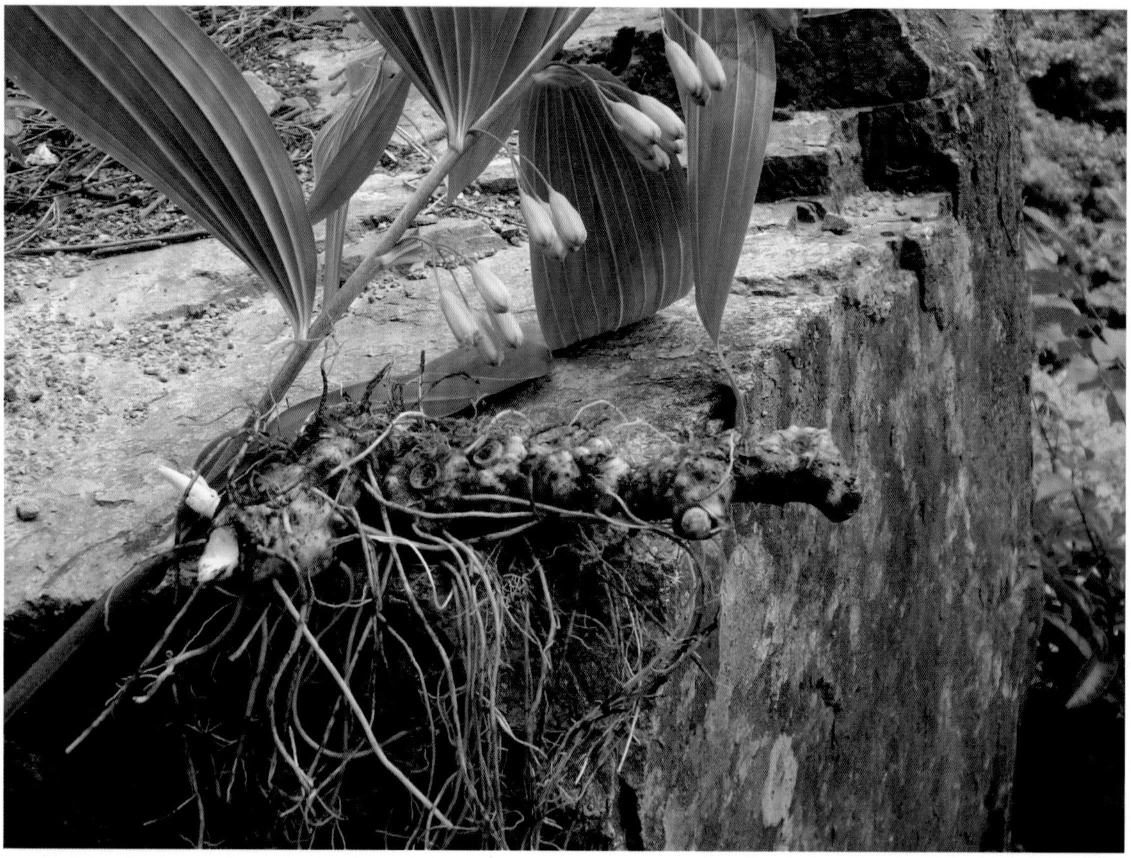

黄精

药材鉴别

根茎呈肥厚肉质的结节块状，结节长可达 10 cm 以上，宽 3 ~ 6 cm，厚 2 ~ 3 cm，常有数个块状结节相连。表面灰黄色或黄褐色，粗糙，结节上侧有突出的圆盘状茎痕，直径 0.8 ~ 1.5 cm。

功效主治

滋补强身，延年益寿，益肾补精，润肺。主治寒热引起的水肿，精髓内亏，衰弱无力，虚劳咳嗽。

用法用量

内服：煎汤，6 ~ 9 g；或入丸、散。

民族药方

1．肾火亏损，精血不足，衰弱乏力，五官功能减退症 五根（黄精、天冬、西藏棱子芹、喜马拉雅紫茉莉、蒺藜）各 50 g，肉豆蔻、马尿泡种子（炒）各 20 g，帝嘎那各 25 g，蜂蜜、酥油各适量。前 5 味煎煮，浓缩成膏状，加蜂蜜、酥油制成膏，再加研细好的后 3 味药，混匀，制成酥油大丸，每日清晨服 1 丸。

2．髋骨腰部及关节酸痛，下身重而麻木，瘙痒性和渗出性皮肤病等寒性黄水引起的疾病 七味黄精丸：黄精 25 g，滇藏方枝柏、杜鹃花各 20 g，藏木通 15 g，寒水石（煅）、哲嘎种子各 50 g。同研成细粉，过筛，混匀，再用沙棘膏 40 g，加水适量溶解，制成水泛丸，内服，每次 1.2 g，每日 2 次。

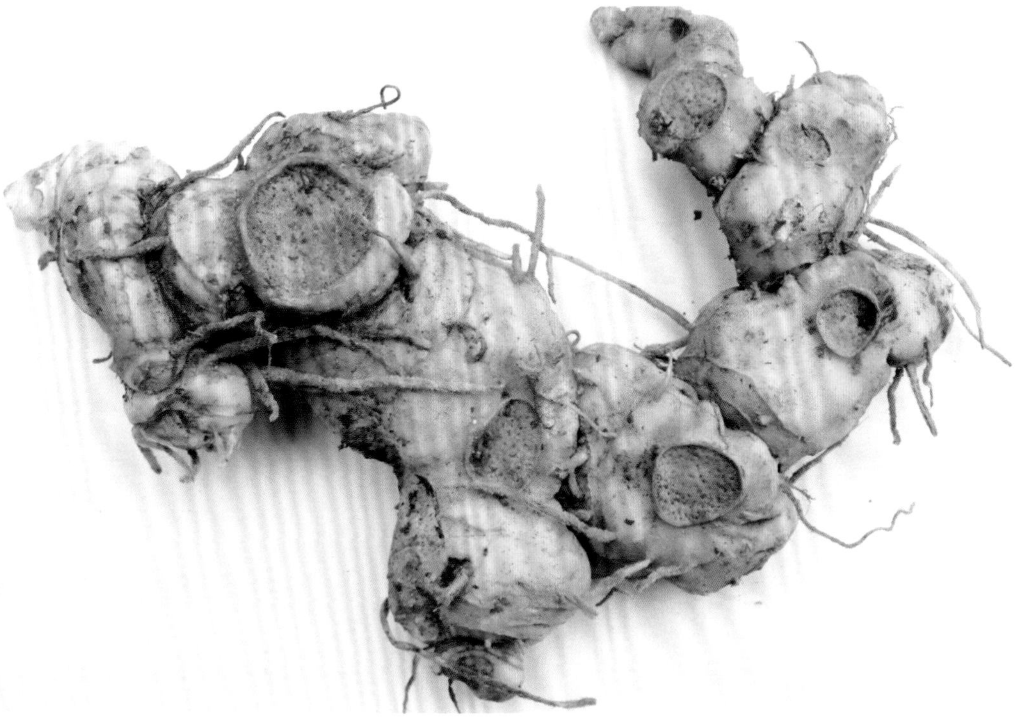

黄精

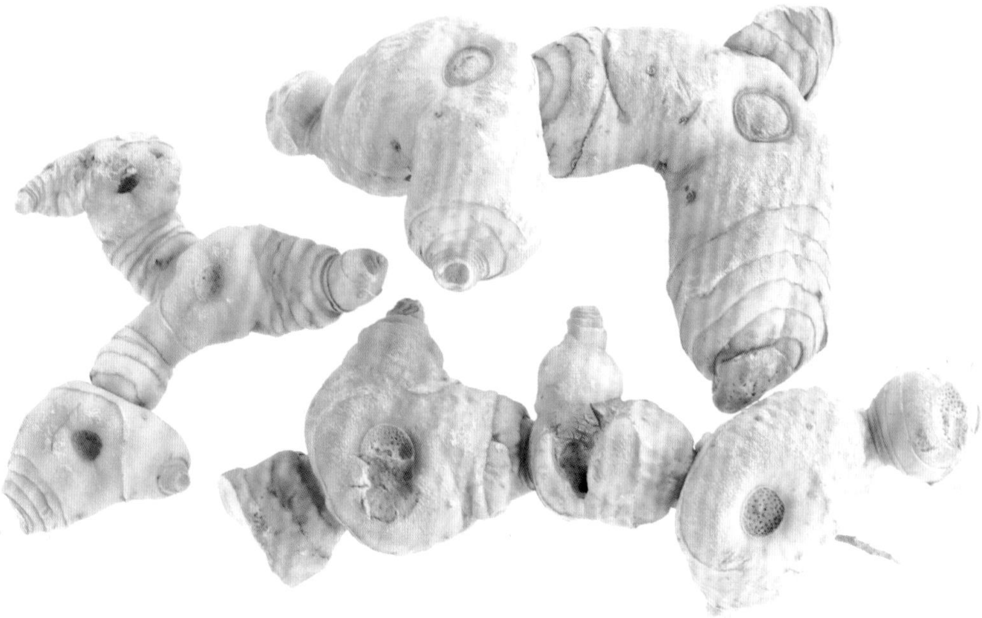

黄精

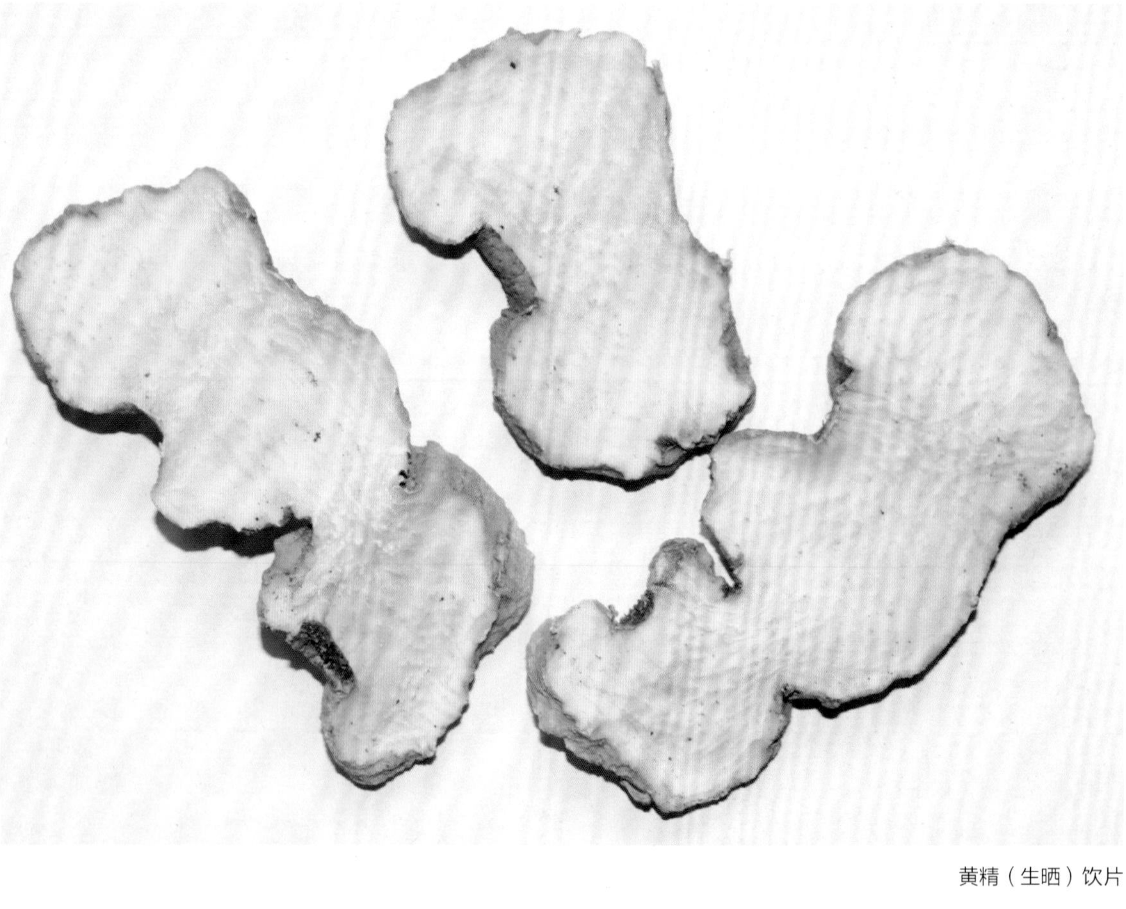

黄精（生晒）饮片

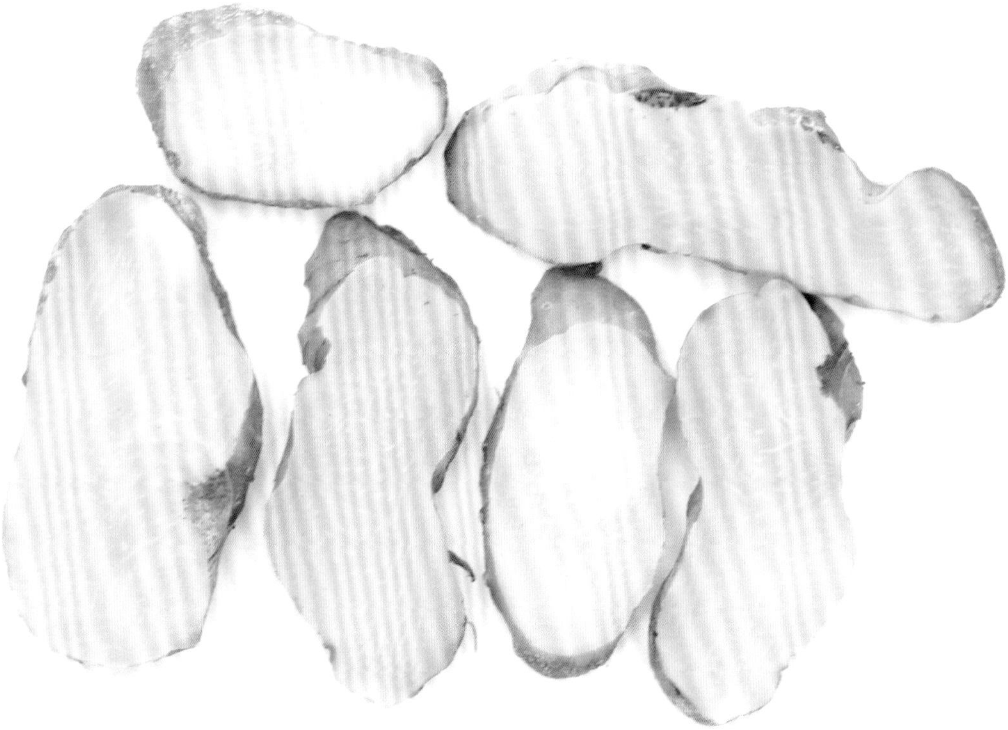

黄精（蒸制）药材

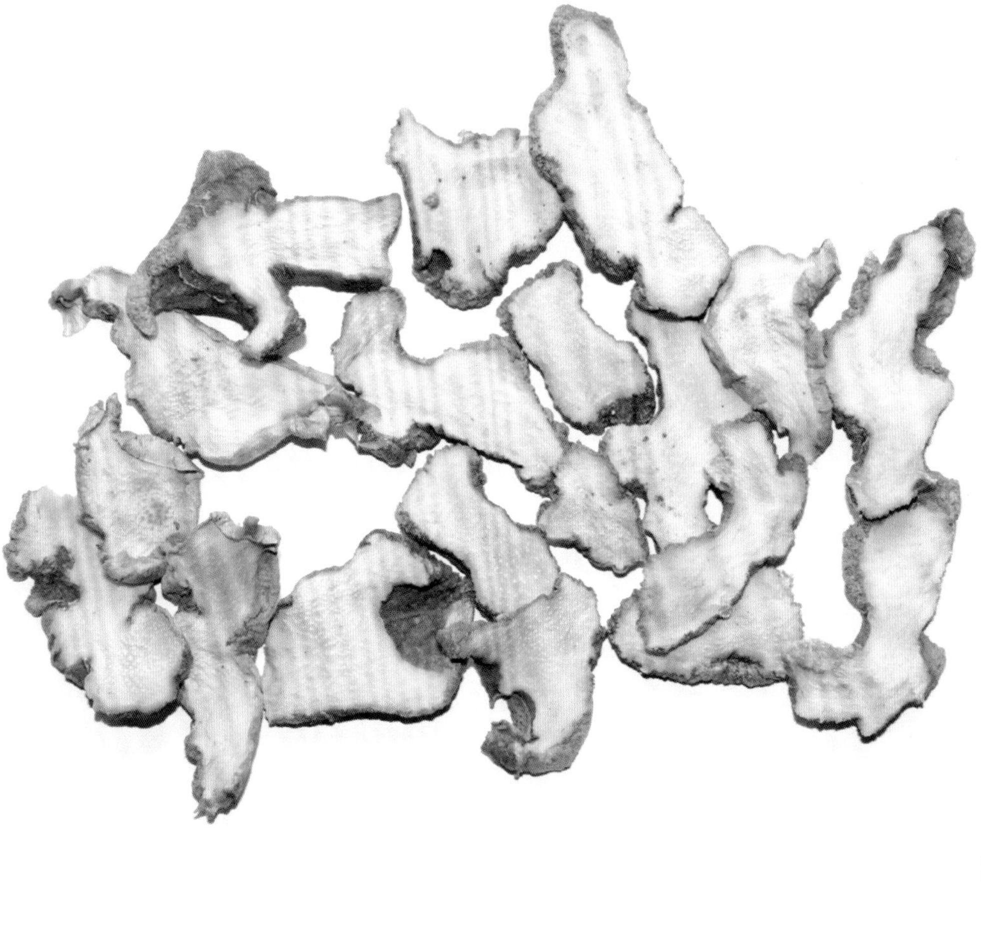

黄精饮片

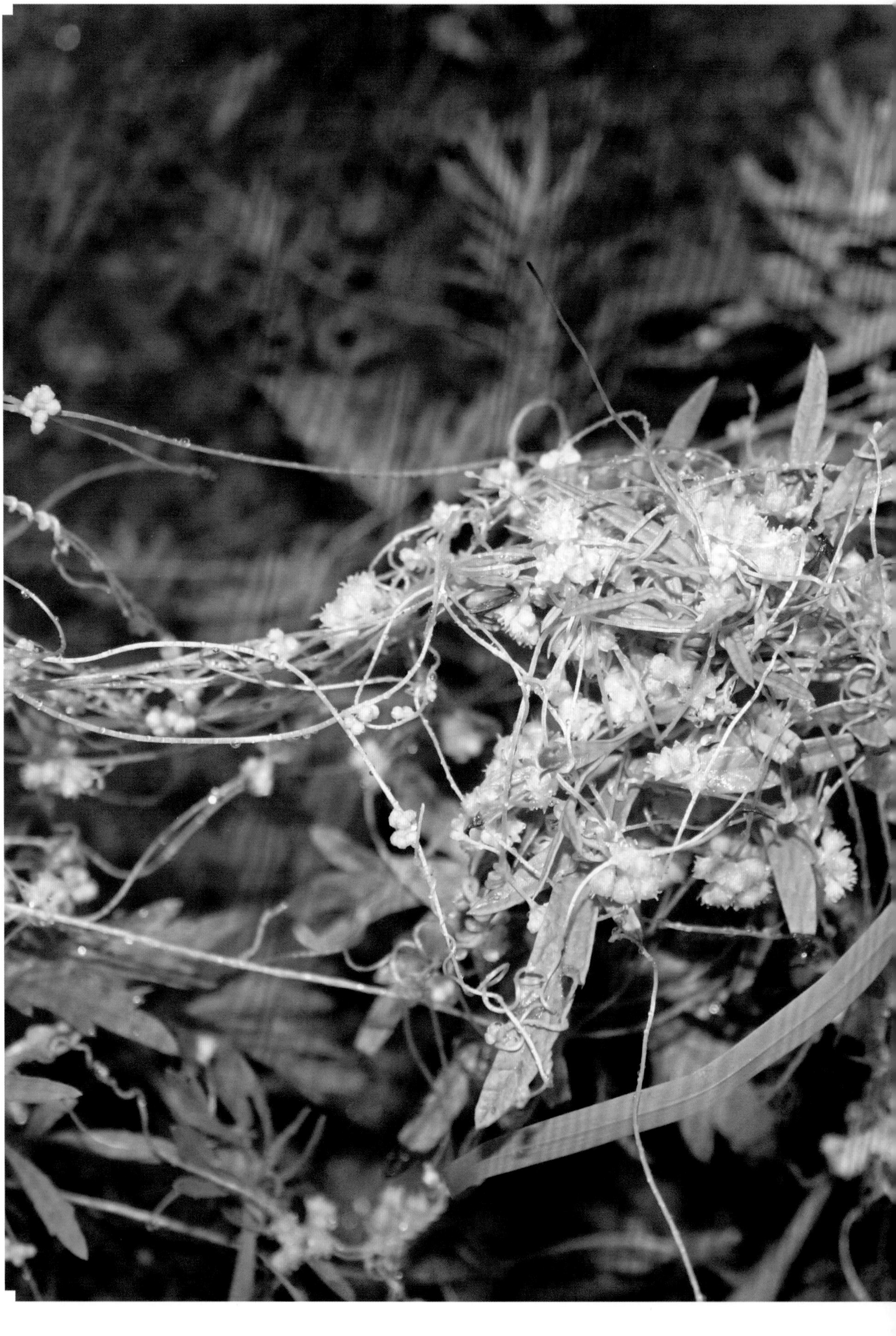

菟丝子

【藏药名】竹下巴。

【别　名】竹其下巴、菟丝饼、炒菟丝子、苦苦萨赞、盐菟丝子。

【来　源】本品为旋花科植物菟丝子 *Cuscuta chinensis* Lam. 的干燥成熟种子。

【性味归经】辛、甘，平。归肝、肾经。

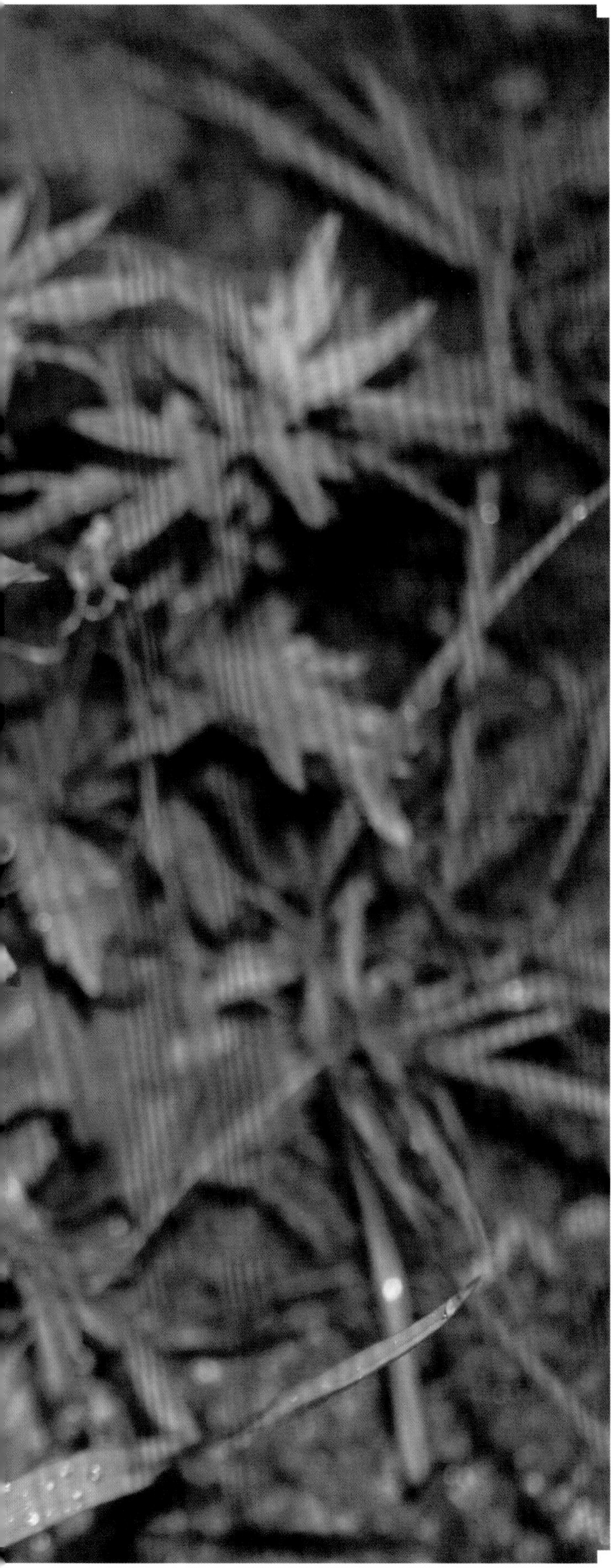

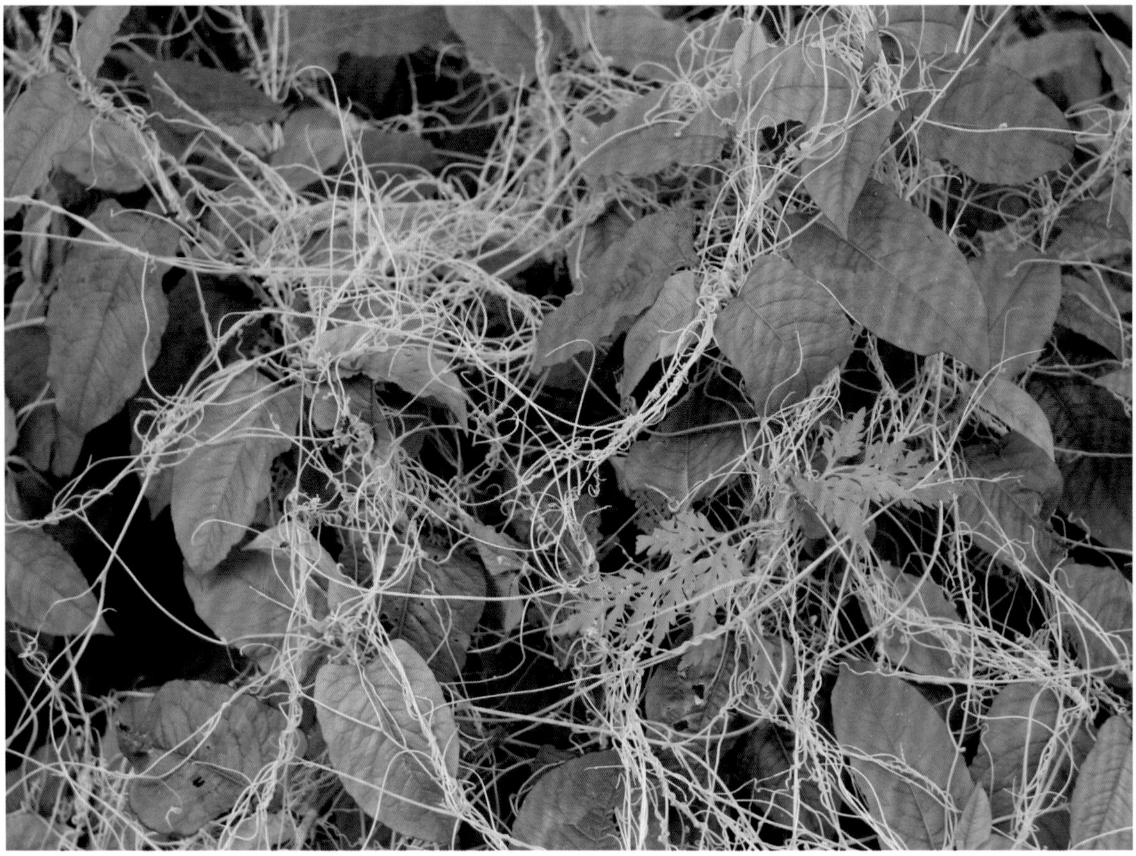

菟丝子

识别特征

一年生寄生草本，全株无毛。茎细，缠绕，黄色，无叶。花簇生于叶腋，苞片及小苞片鳞片状；花萼杯状，花冠白色，钟形，长为花萼的 2 倍；雄蕊花丝扁短，基部生有鳞片，矩圆形，边缘流苏状。蒴果扁球形，被花冠全部包住，盖裂。花期 7—9 月，果期 8—10 月。

生境分布

生长于田边、荒地及灌木丛中，常寄生于豆科等植物上。分布于河南、山东、山西以及东北辽阳、盖平等地。

采收加工

秋季种子成熟时割取其地上部分，晒干，打下种子，除去杂质。

药材鉴别

本品呈类球形，直径 1.0 ~ 1.5 mm。表面灰棕色或黄棕色。具细密突起的小点，一端有微凹的线形种脐。质坚实，不易以指甲压碎。气微，味淡。

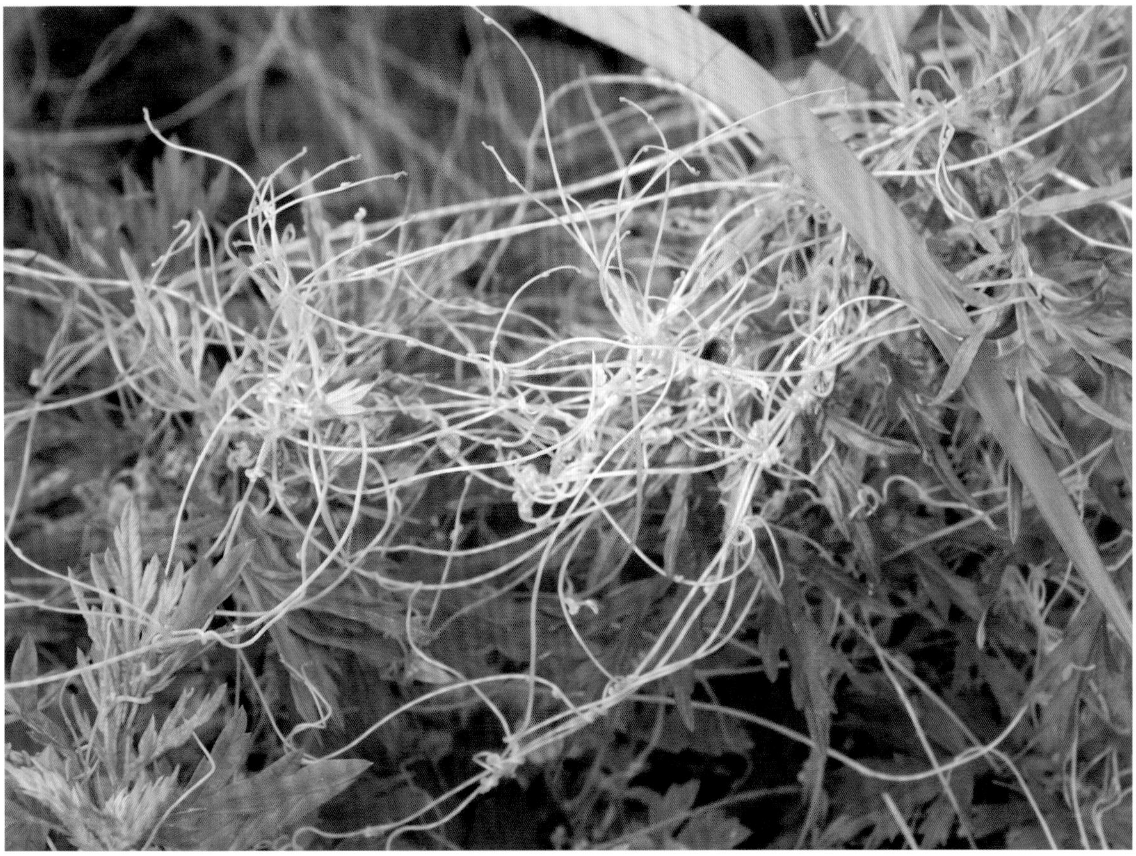
菟丝子

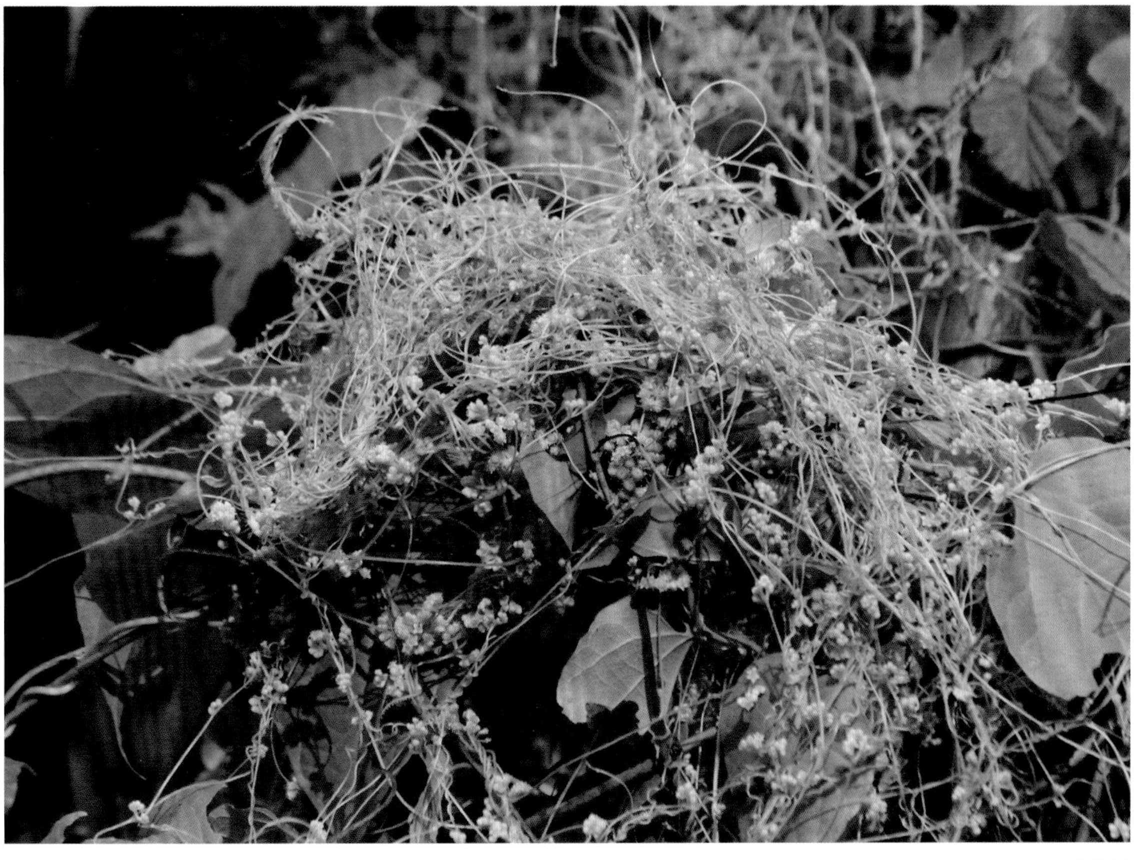
菟丝子

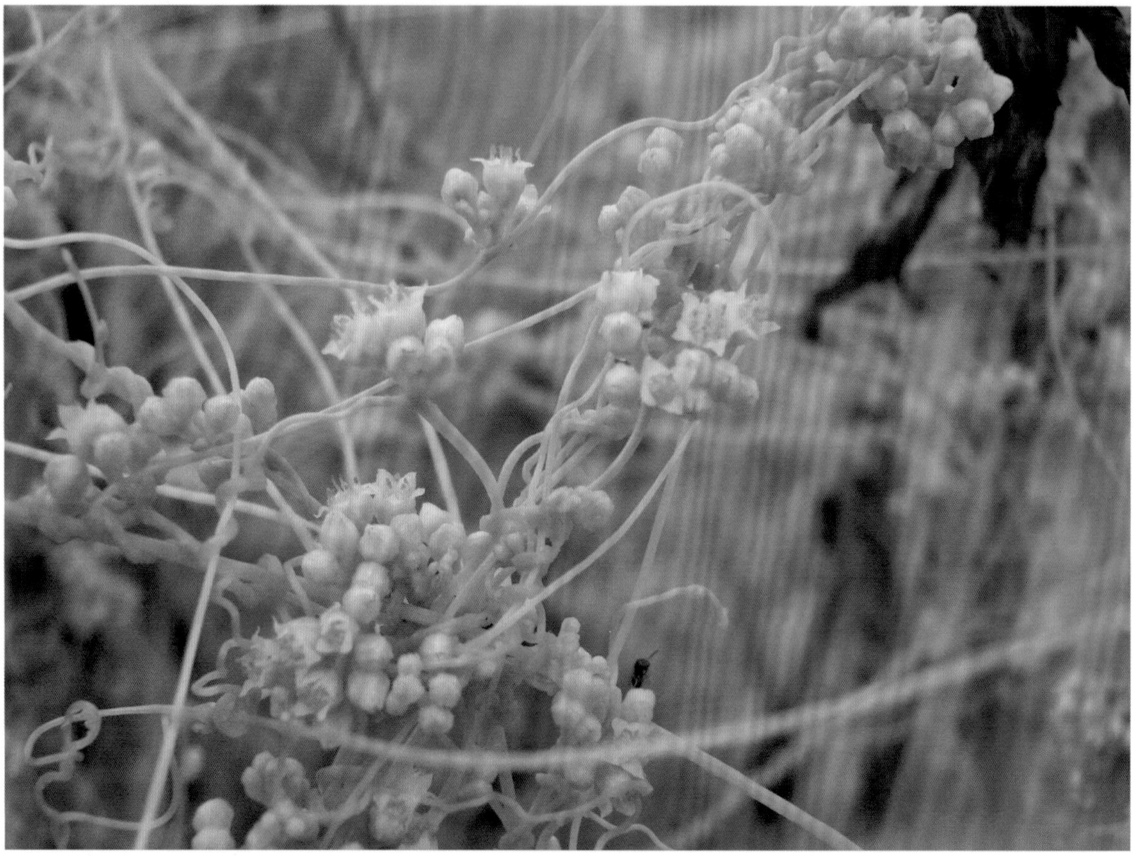

菟丝子

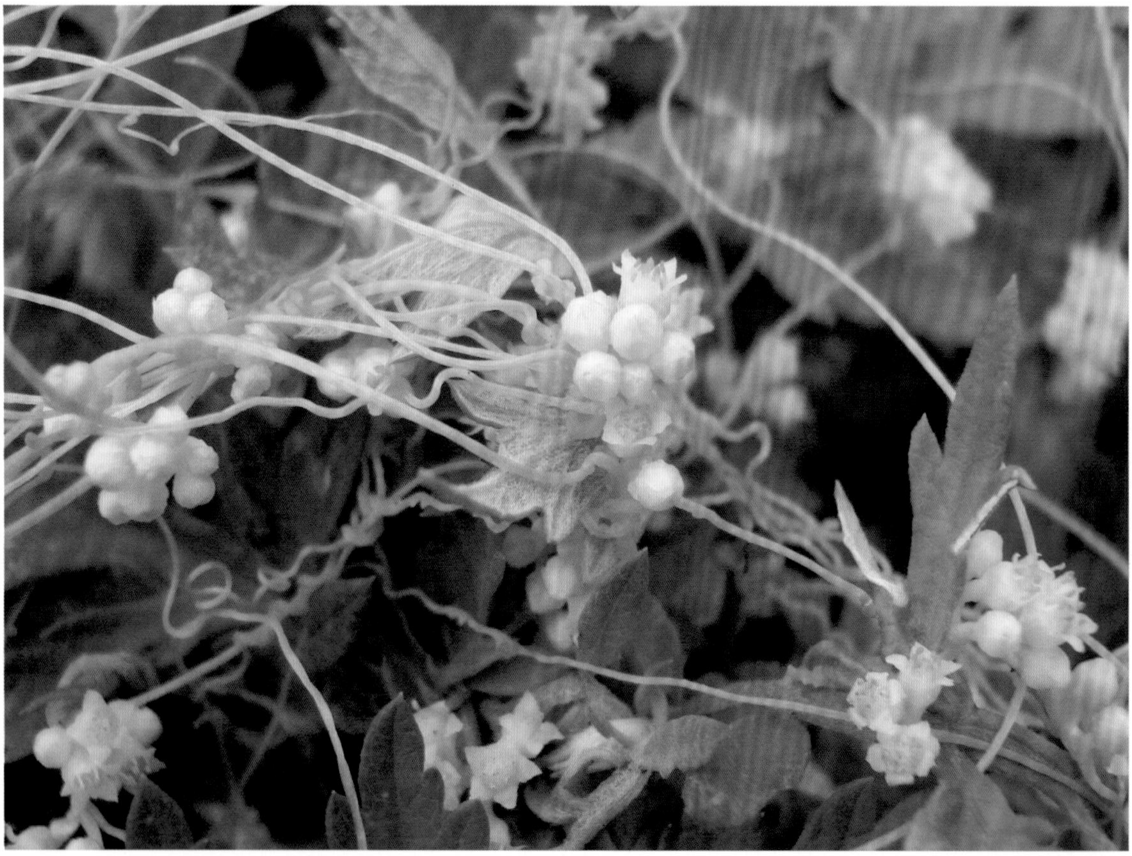

菟丝子

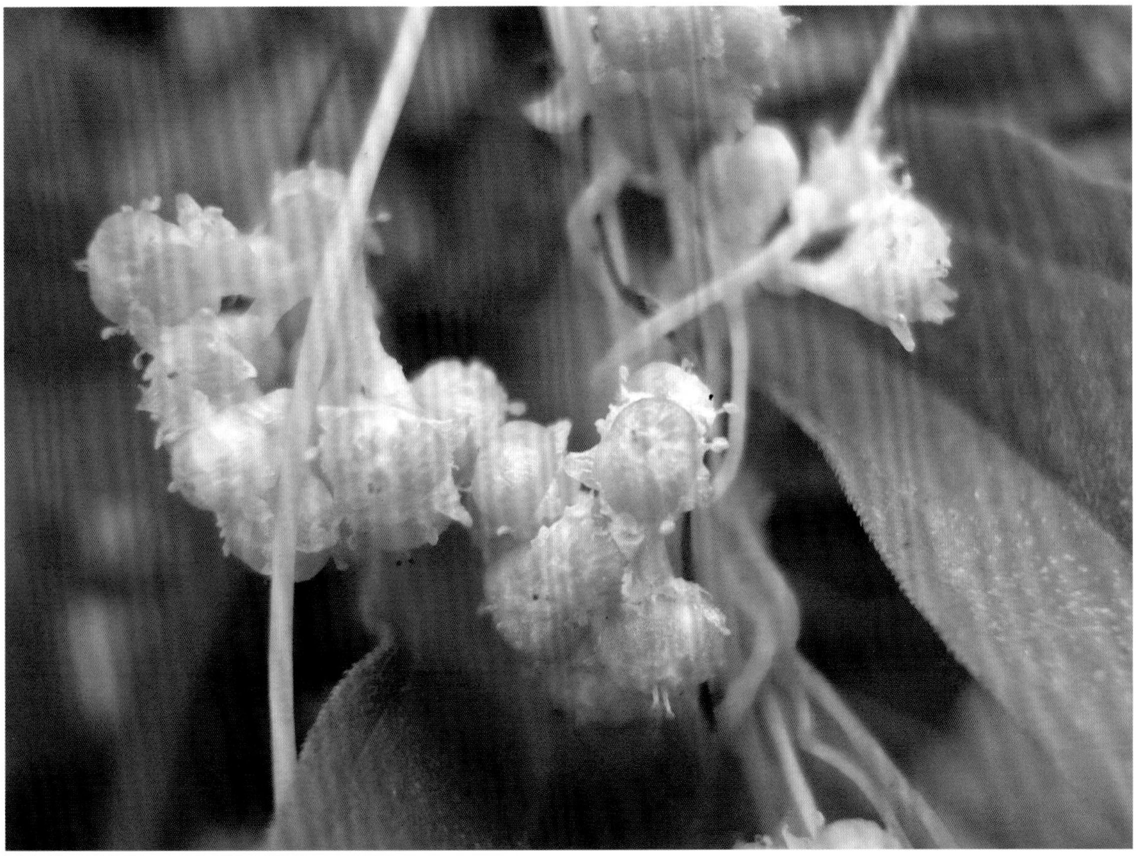

菟丝子

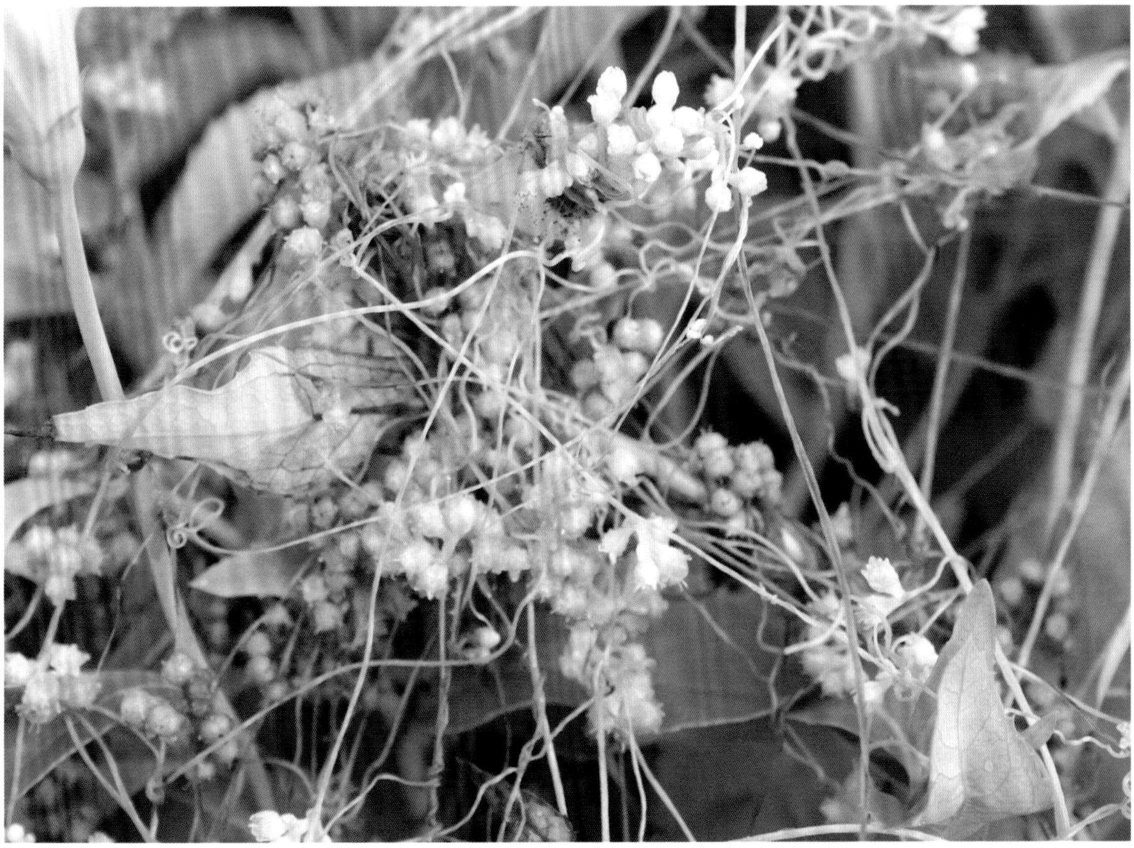

菟丝子

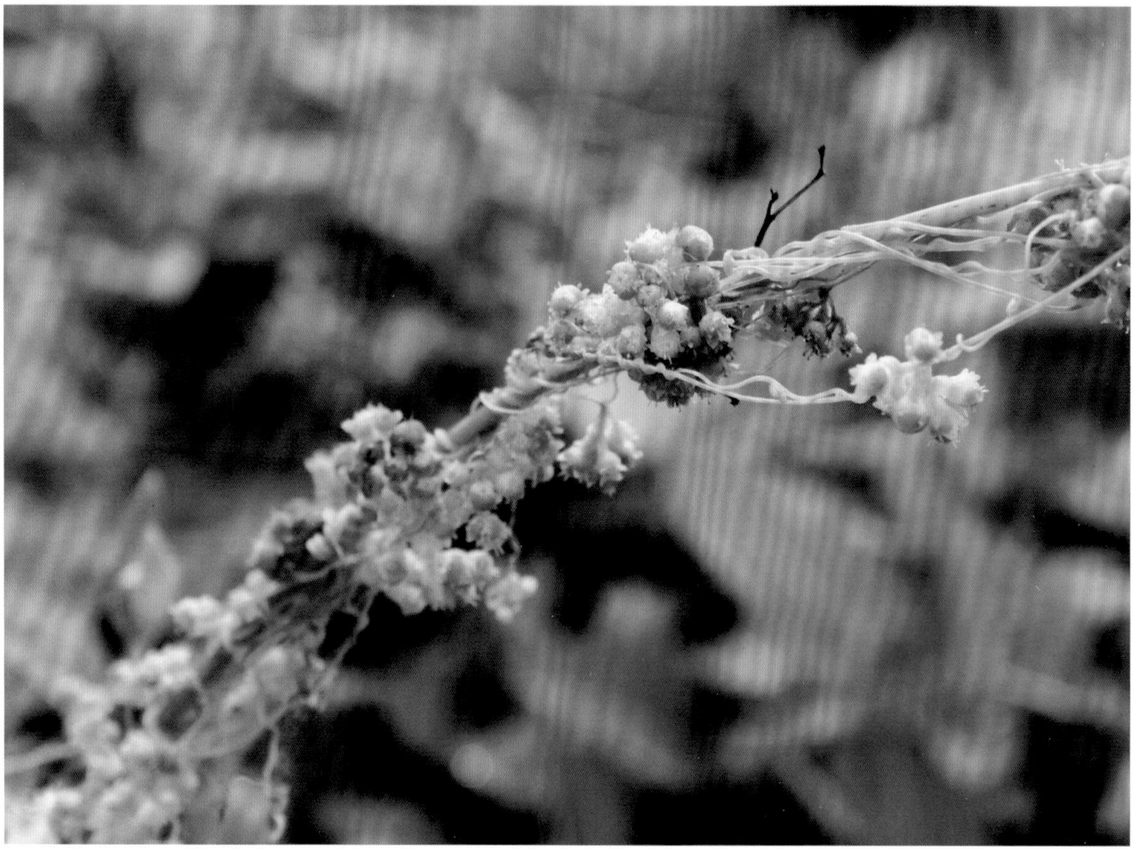

菟丝子

功效主治

滋补肝肾，固精缩尿，安胎，明目，止泻。主治阳痿遗精，尿有余沥，遗尿尿频，腰膝酸软，目昏耳鸣，肾虚胎漏，胎动不安，脾肾虚泻；外治白癜风。

用法用量

内服：10 ~ 15 g，煎服；或入丸、散。

民族药方

1．肾虚阳痿、遗精及小便频数　菟丝子、枸杞子、覆盆子、五味子、车前子各 9 g。水煎服。

2．乳汁不通　菟丝子 15 g。水煎服。

3．脾虚泄泻　菟丝子 15 g，白术 10 g。水煎服。

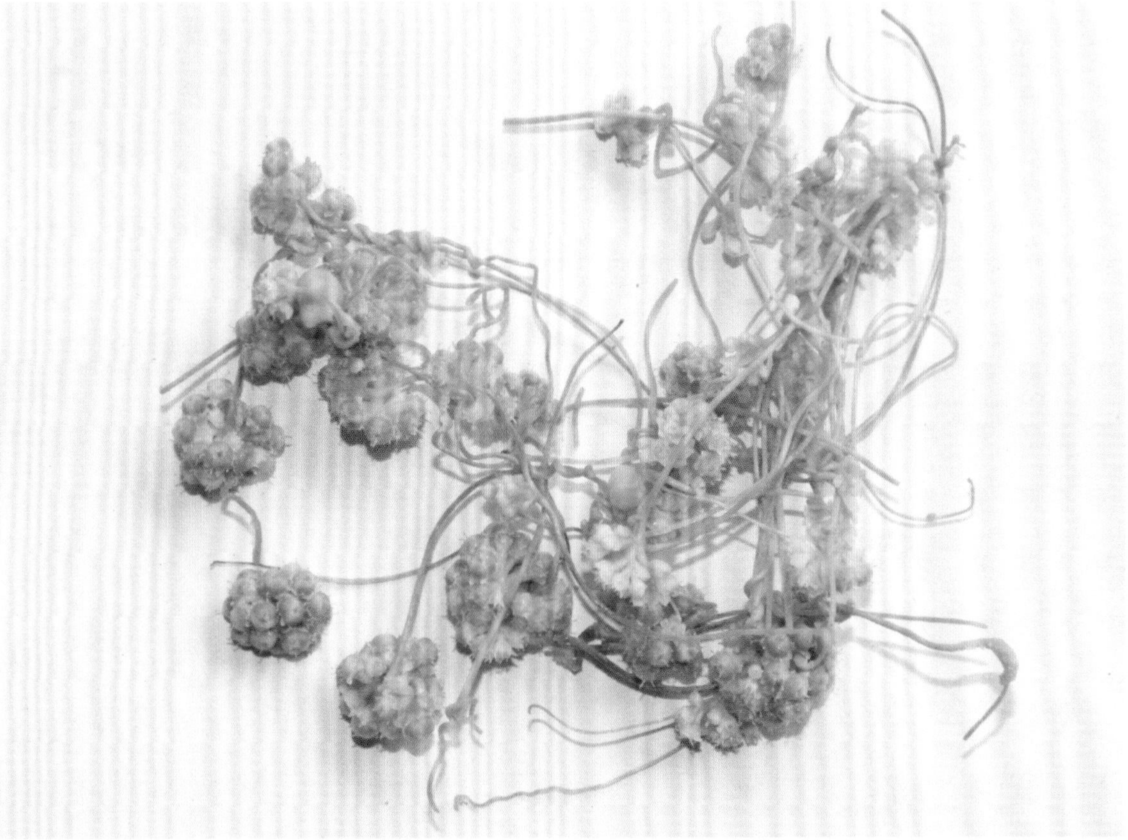

菟丝子药材

4．腰膝酸软，遗精早泄，小便频数，带下过多　菟丝子适量，黑豆 60 粒，大枣 5 枚。水煎食服。

5．脾虚泄泻　菟丝子 15 g，白术 10 g。水煎服。

6．胃癌　菟丝子、枸杞子、女贞子各 15 g，生黄芪、太子参、鸡血藤各 30 g，白术、茯苓各 10 g。水煎取药汁，每日 1 剂，分 2 次服。

7．围生期痔疾（气血虚弱型）　菟丝子、党参、地榆、茯苓各 12 g，黄芪 15 g，白术、当归、白芍、熟地黄、阿胶（烊冲）、瓜蒌子（打碎）、补骨脂、杜仲各 10 g。水煎取药汁，口服，每日 1 剂。

8．小儿遗尿　菟丝子 7.5 g，五倍子 5 g，五味子 2.5 g，米醋适量。将前 3 味共研细末，用醋调成糊状，敷于脐部，然后用消毒纱布包扎，再用胶布固定，次日早晨取下。

使用注意

阴虚火旺、大便燥结、小便短赤者不宜服用。

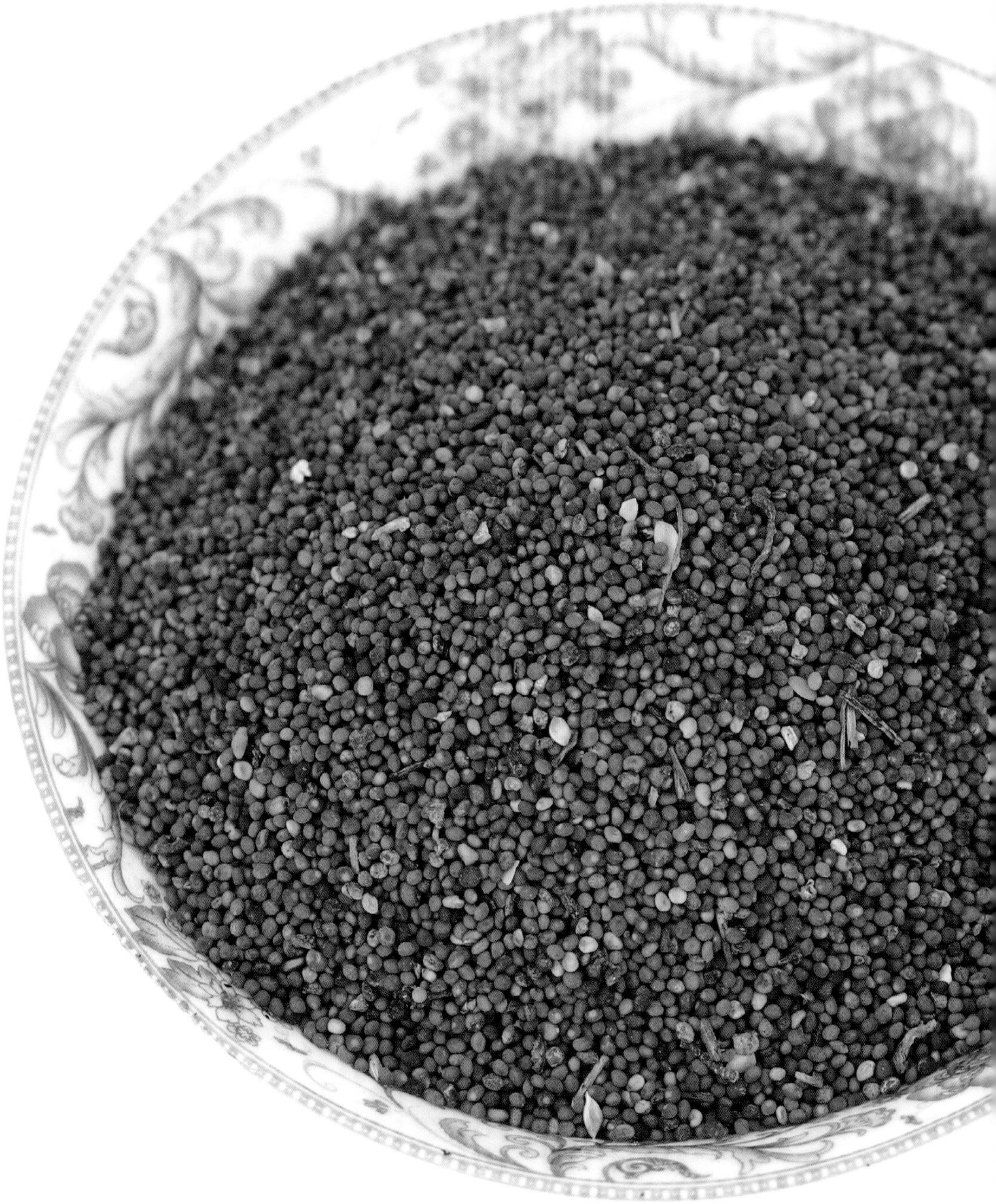

菟丝子

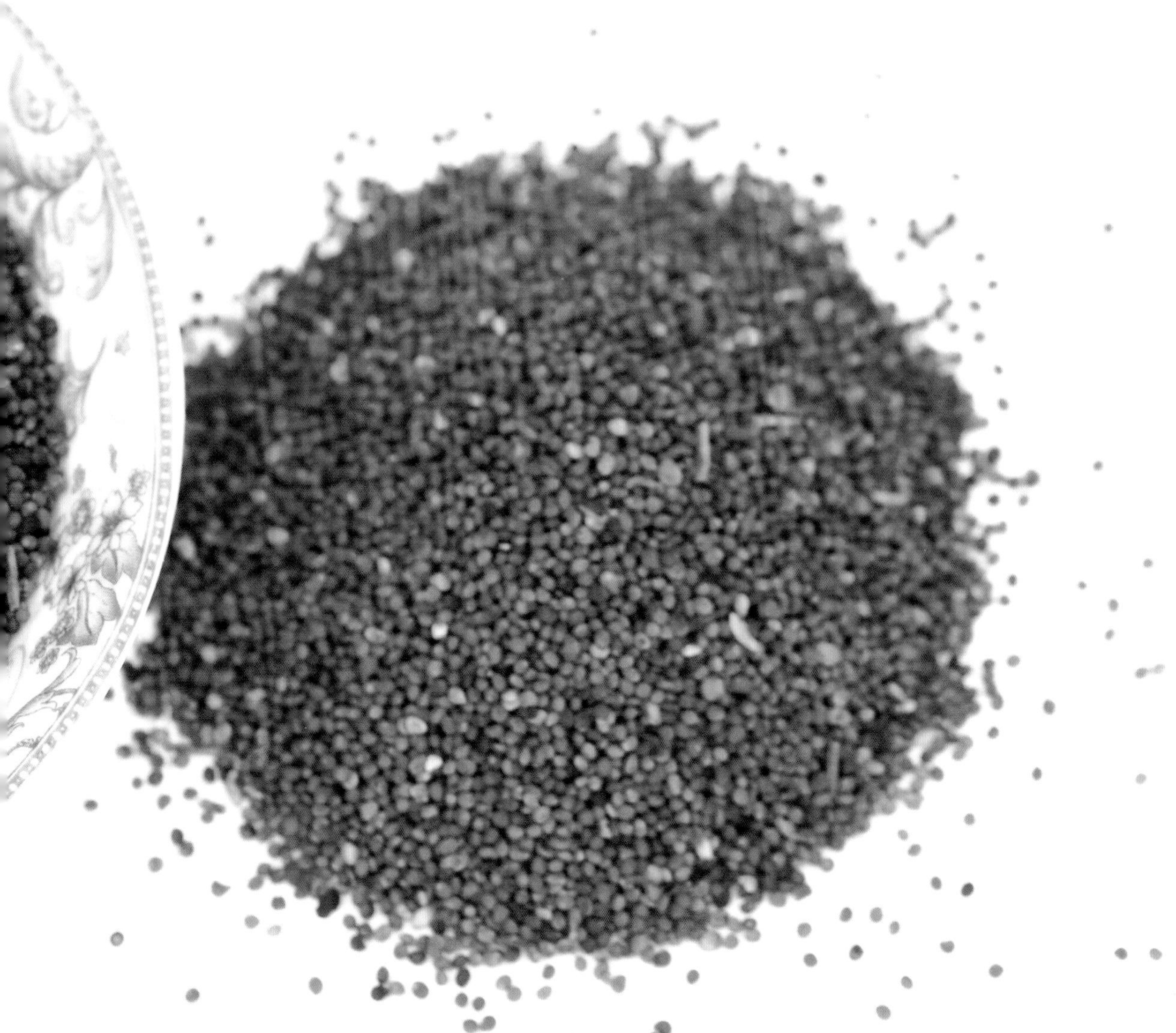

菟丝子饮片

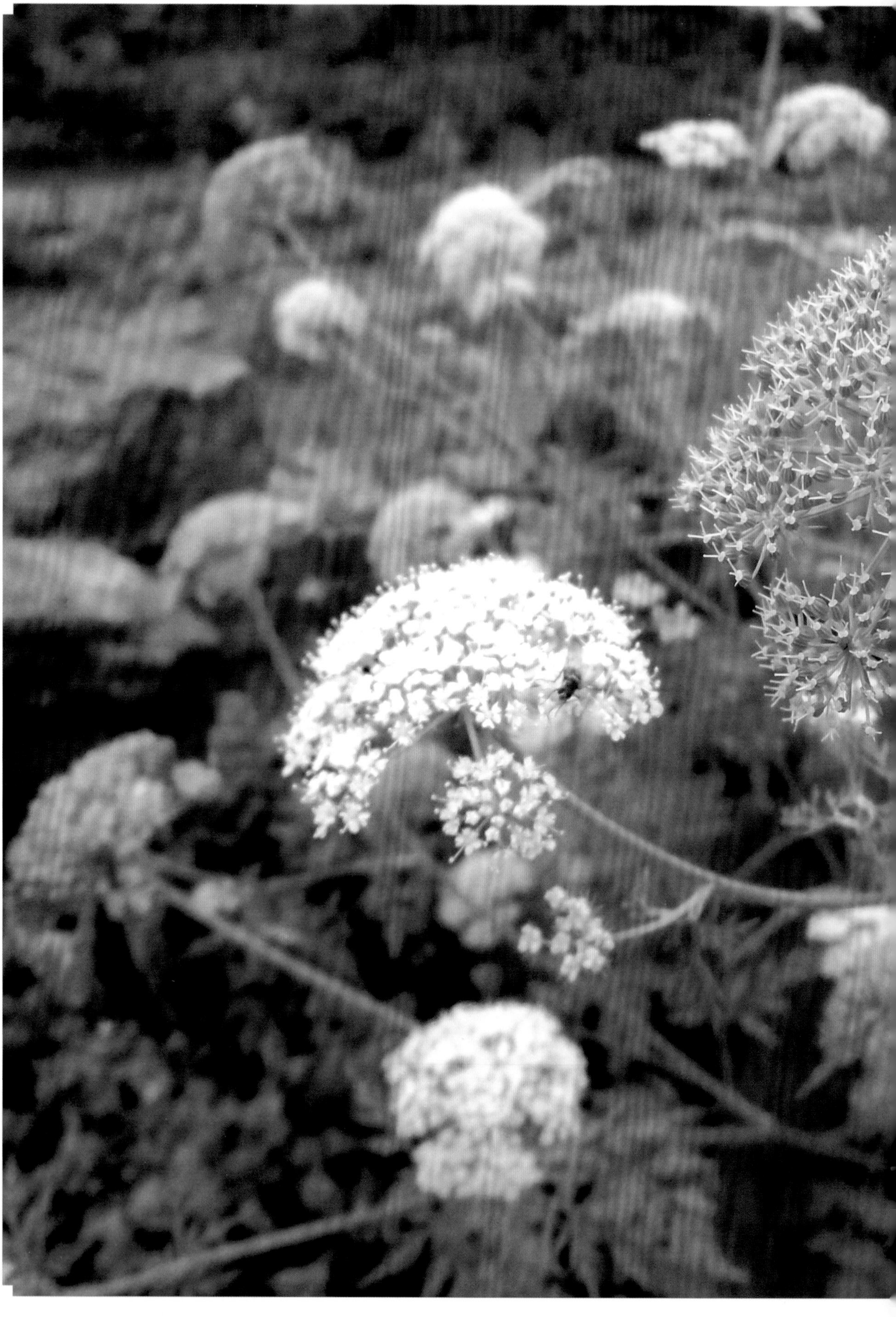

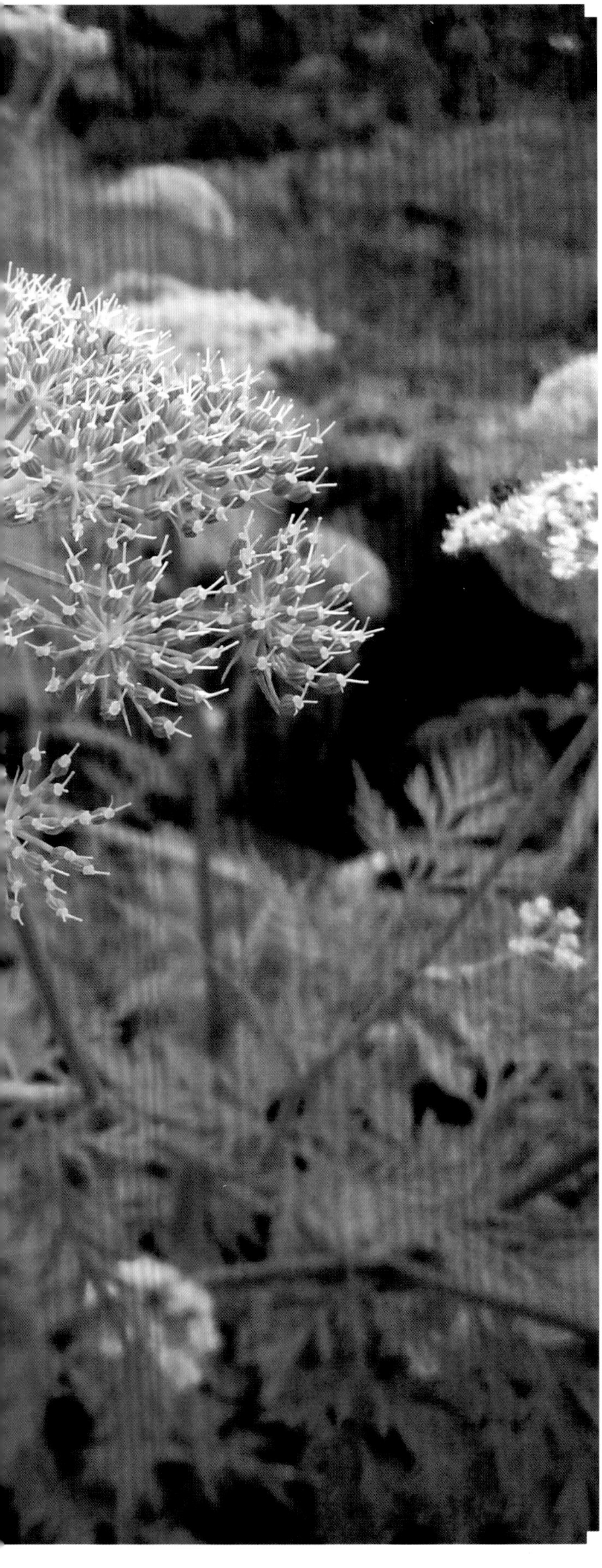

蛇床子

【藏药名】拉拉卜。

【别　名】南央、米尔卓木、阿杂万、鲁尕、仓贝亮保。

【来　源】本品为伞形科植物蛇床 *Cnidium monnieri*（L.）Cuss. 的成熟果实。

【性味归经】味辛，性温。

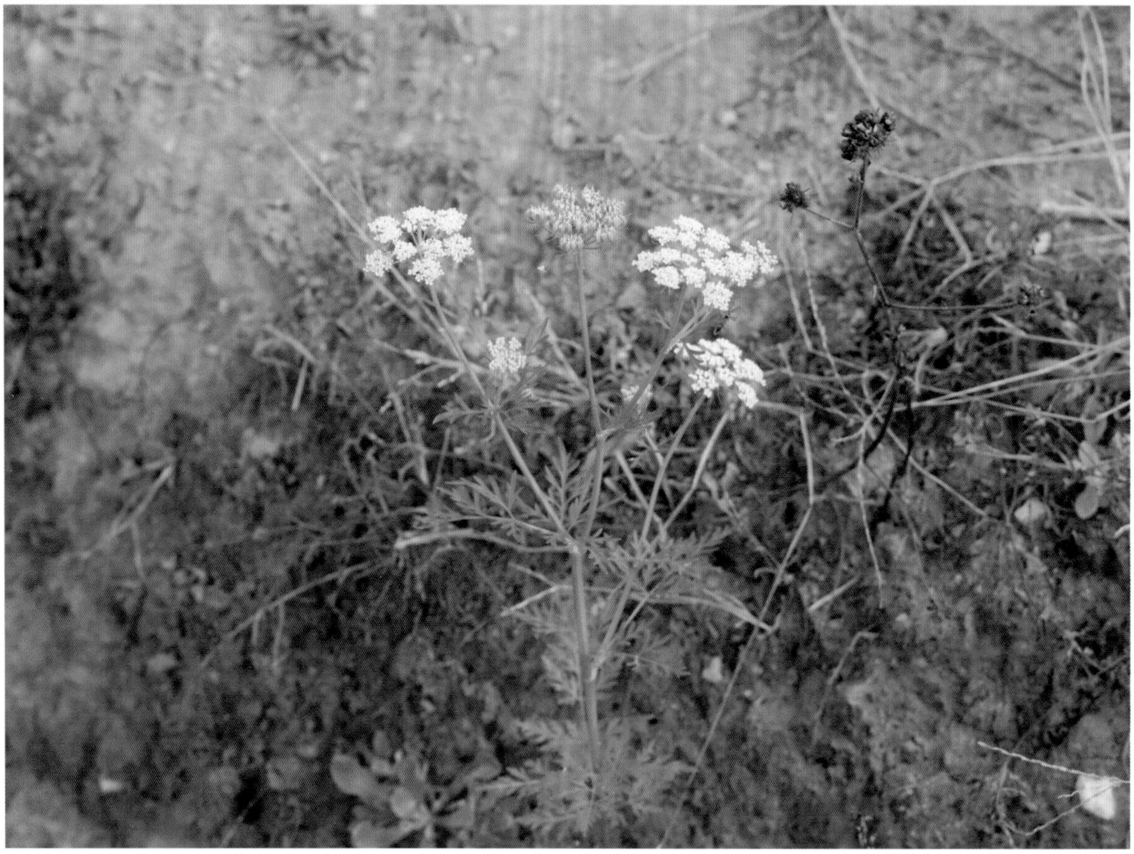

蛇床

识别特征

一年生草木，高 30 ~ 80 cm。根圆锥状，细长。茎多分枝，疏生细柔毛。下部叶片长 3 ~ 8 cm，宽 2 ~ 5 cm，2 ~ 3 回 3 出式羽状全裂，末回裂片狭线形或线状披针形，长 2 ~ 10 mm，边缘和脉上粗糙；叶柄长 4 ~ 8 cm。复伞形花序，直径 2 ~ 3 cm，总苞片 6 ~ 10，线形，长约 5 mm，边缘膜质，具细睫毛；伞辐 8 ~ 30 cm，不等长，长 0.5 ~ 2.0 cm；小总苞片多数，线形，边缘具细睫毛；小伞形花序具花 15 ~ 20，花白色，萼齿无，花瓣先端具内折小舌片，花柱基略隆起。分生果长圆形，长 1.5 ~ 3.0 mm，宽 1 ~ 2 mm，横剖面近五角形，主棱 5，均扩大成翅，胚乳腹面平直。花期 4—7 月，果期 6—10 月。

生境分布

生长于田边、路旁、草地及河边湿地。分布于全国各地。

采收加工

7—8 月采收成熟果实，晾干。

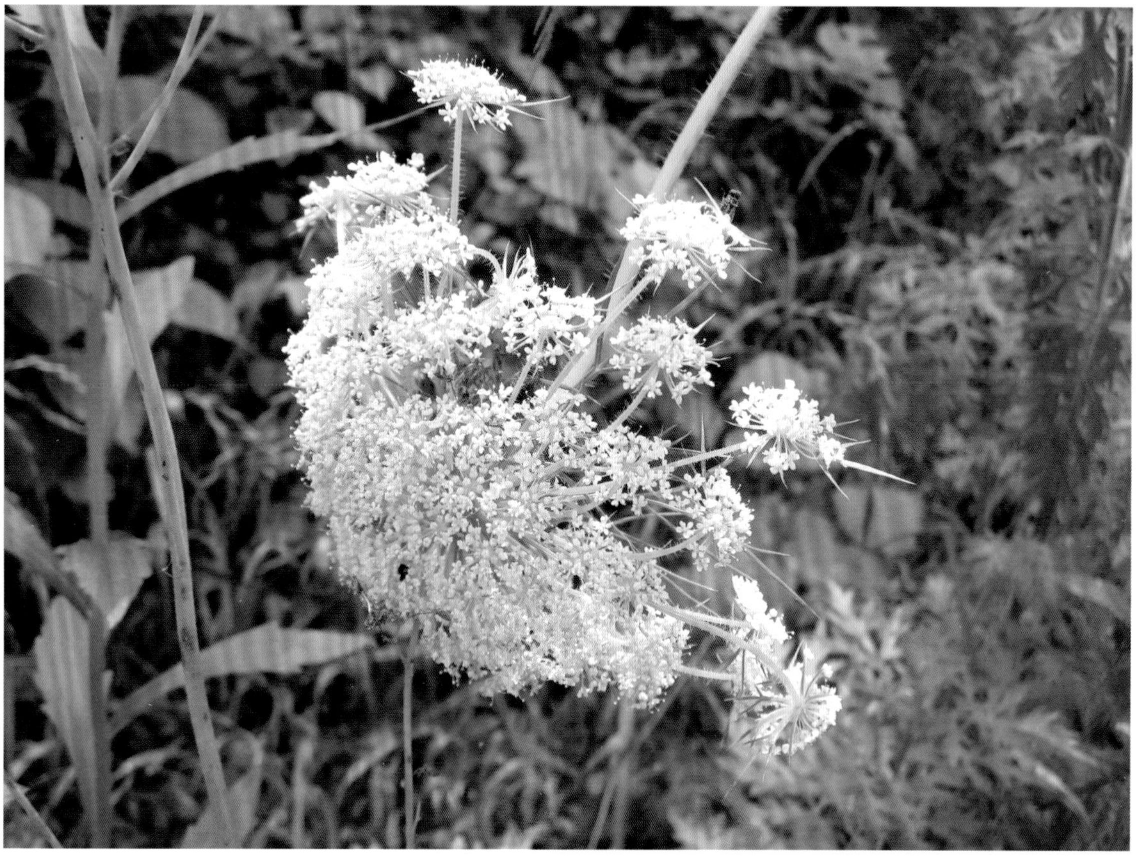

蛇床

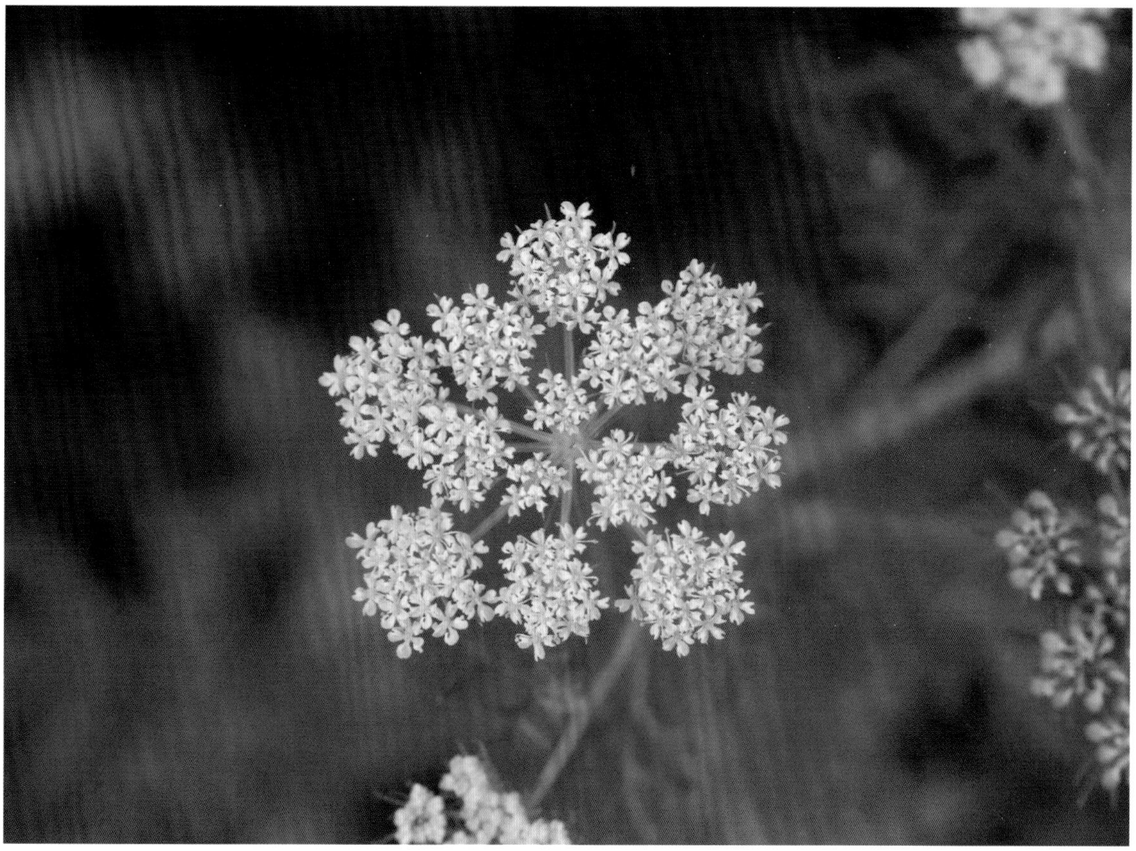

蛇床

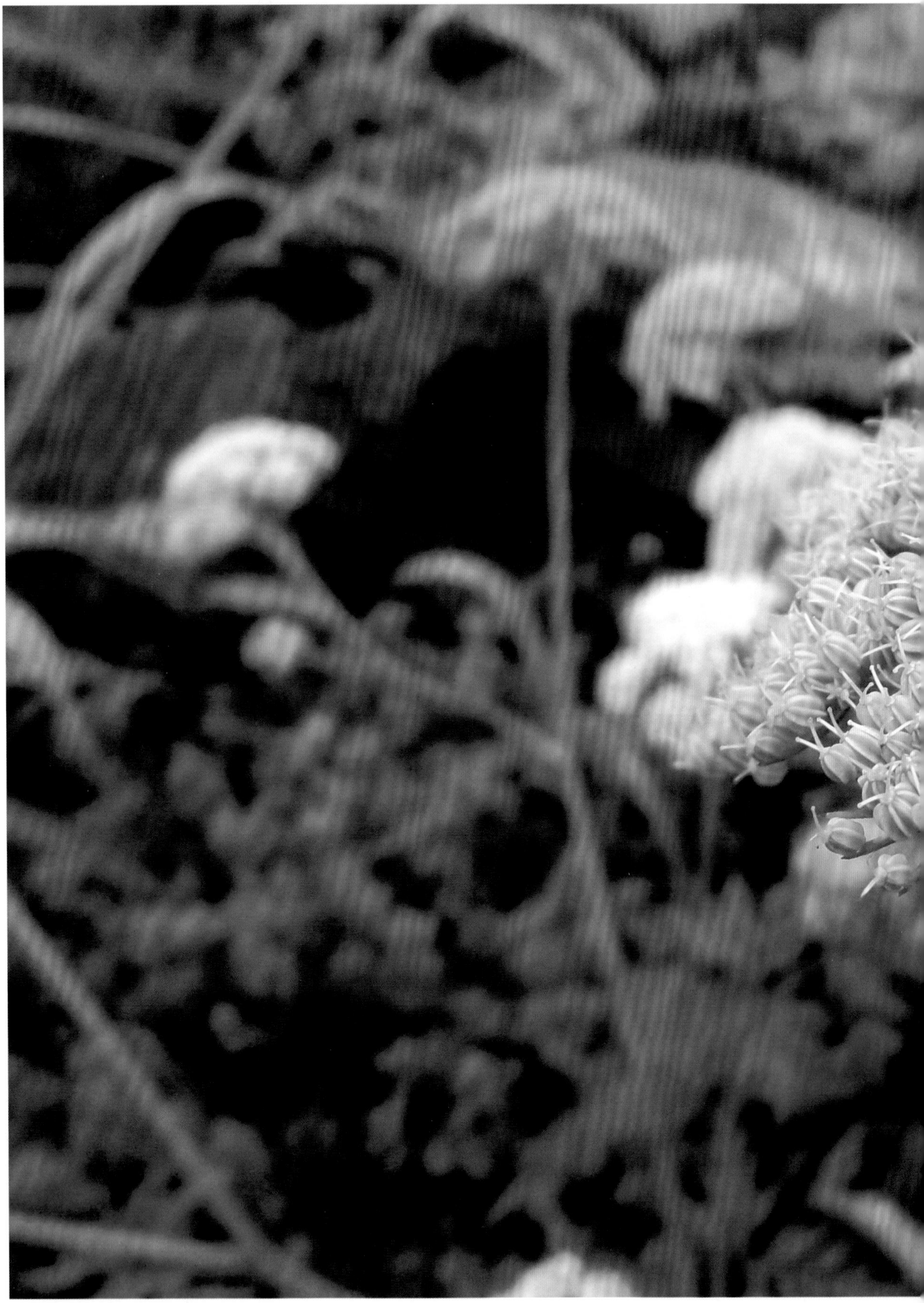

蛇床子

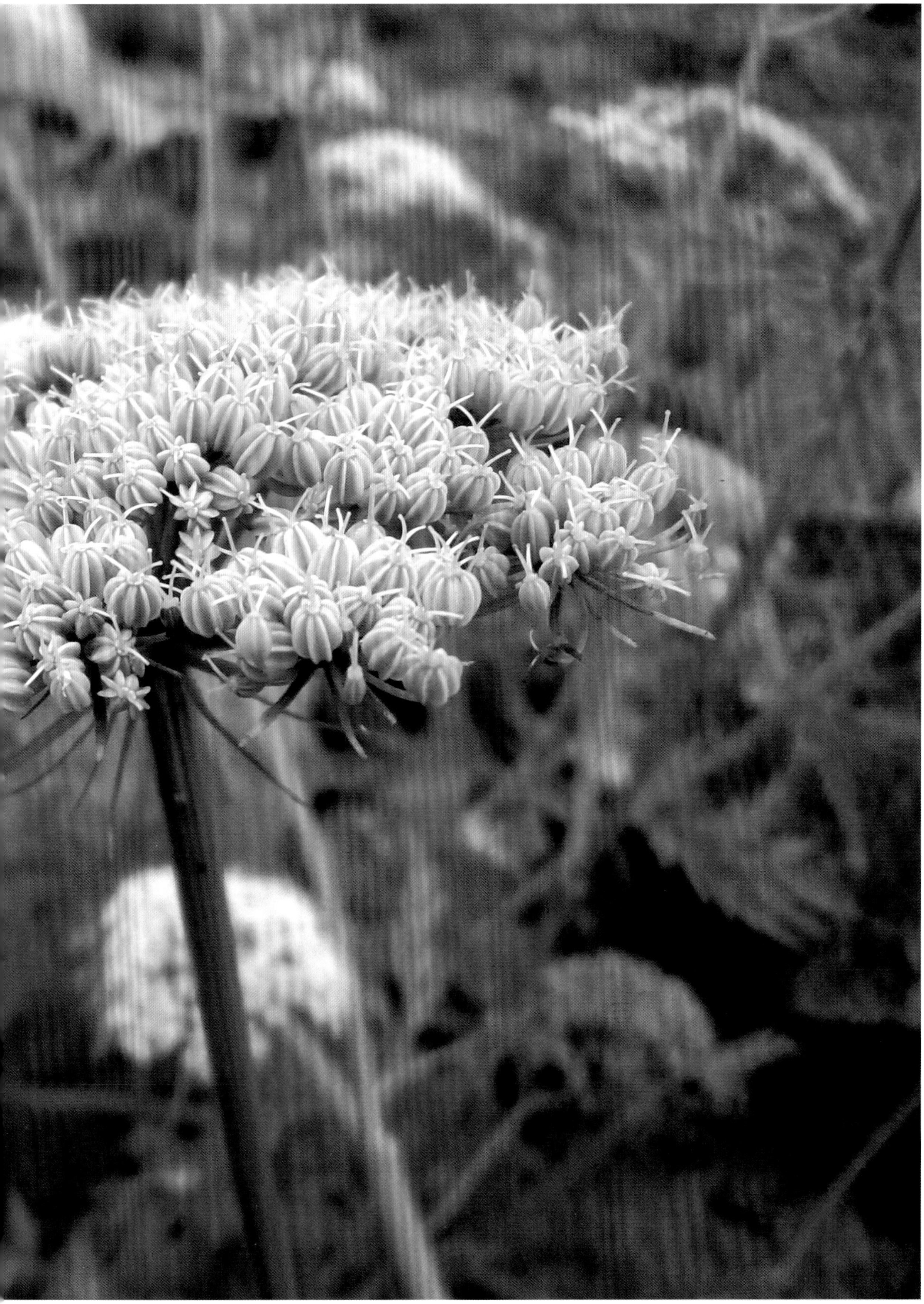

蛇床

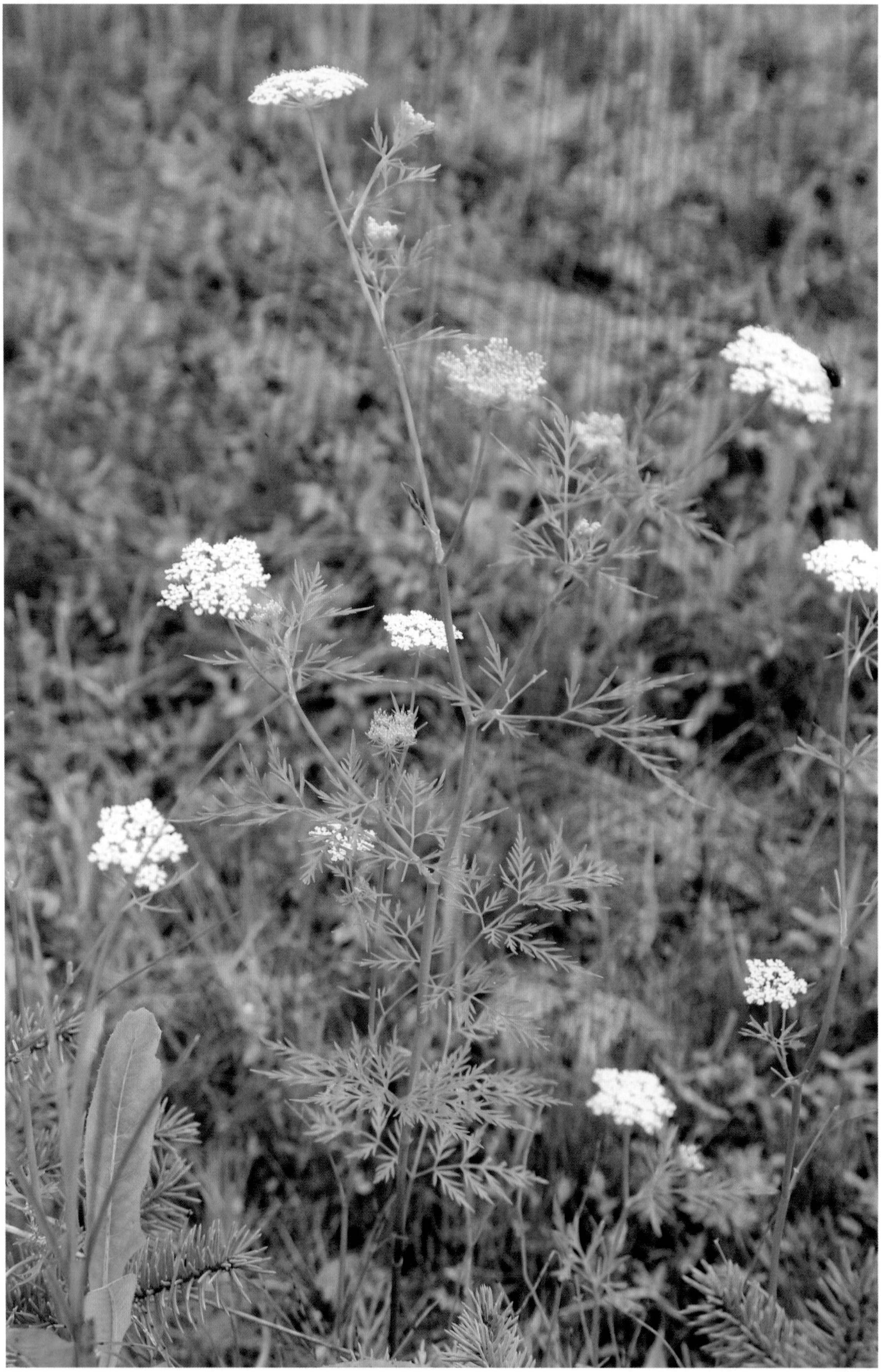

蛇床

蛇床子

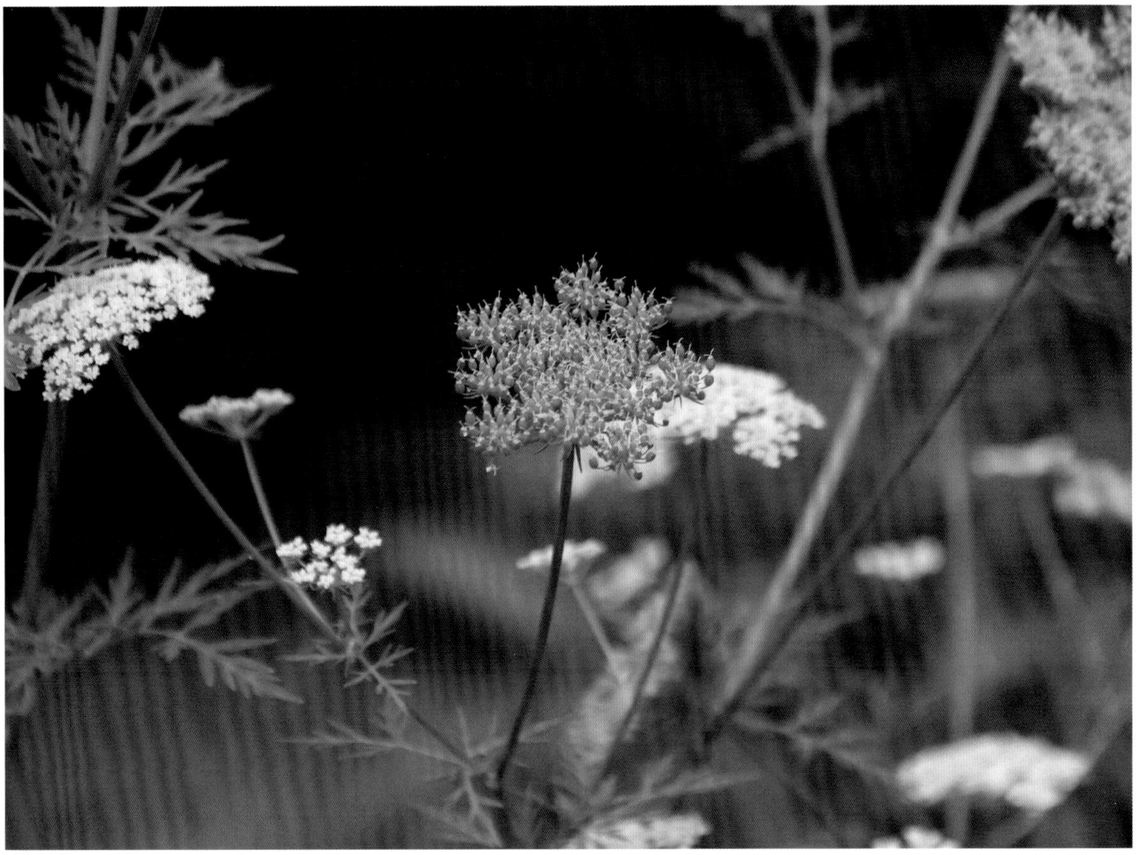

蛇床

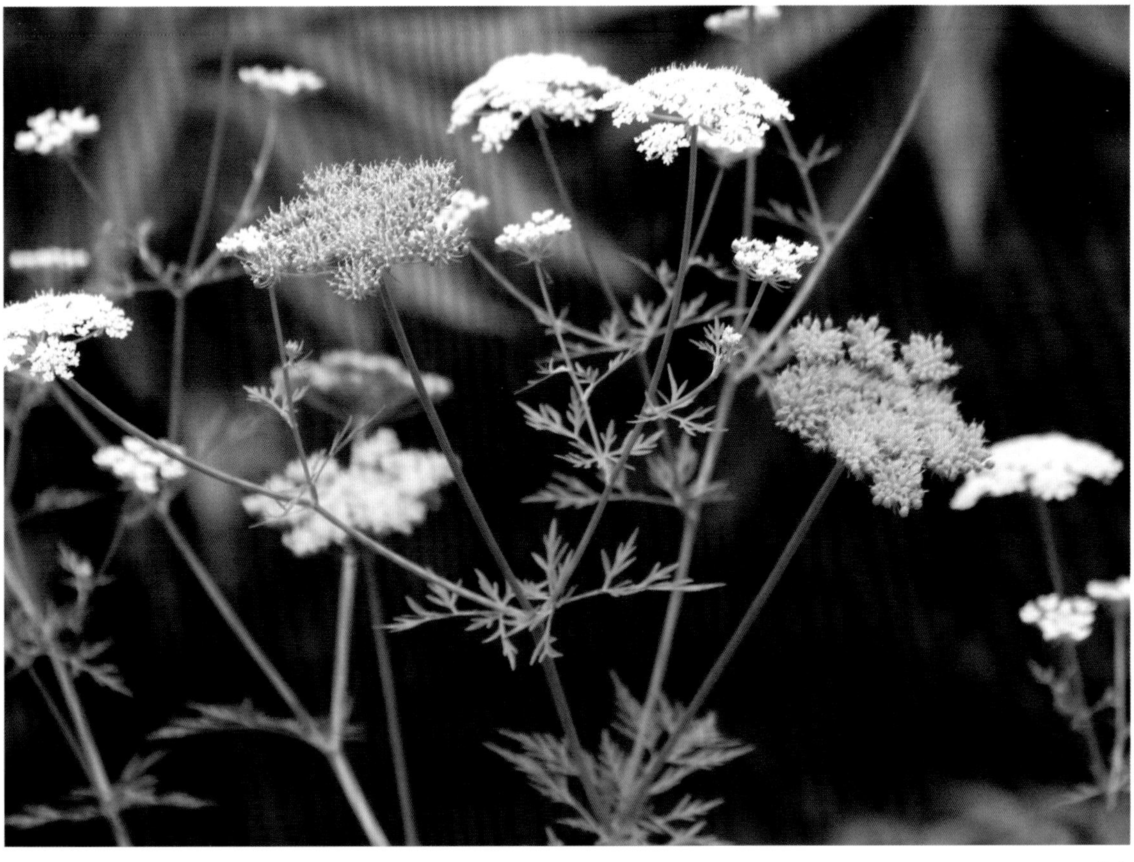

蛇床

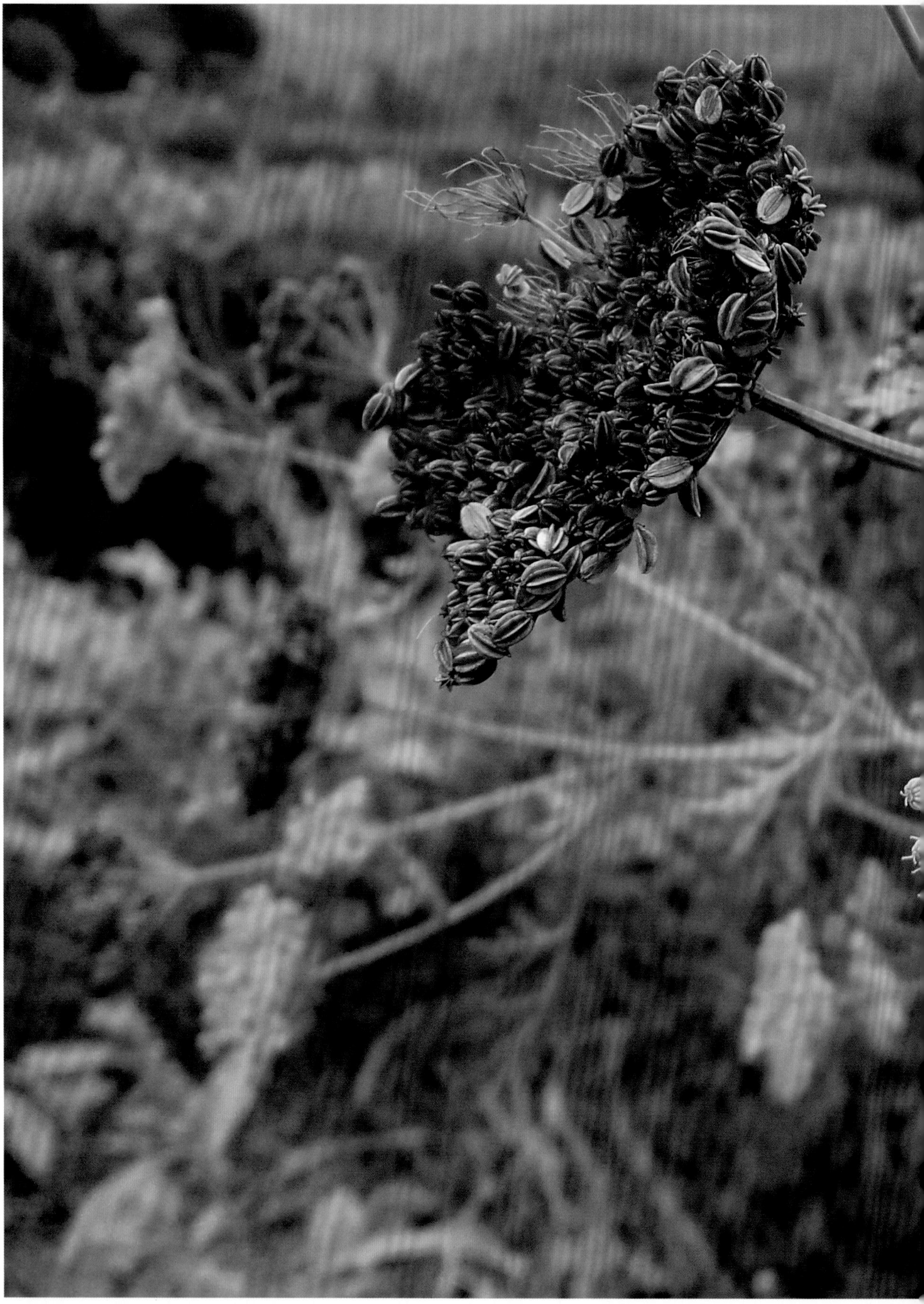

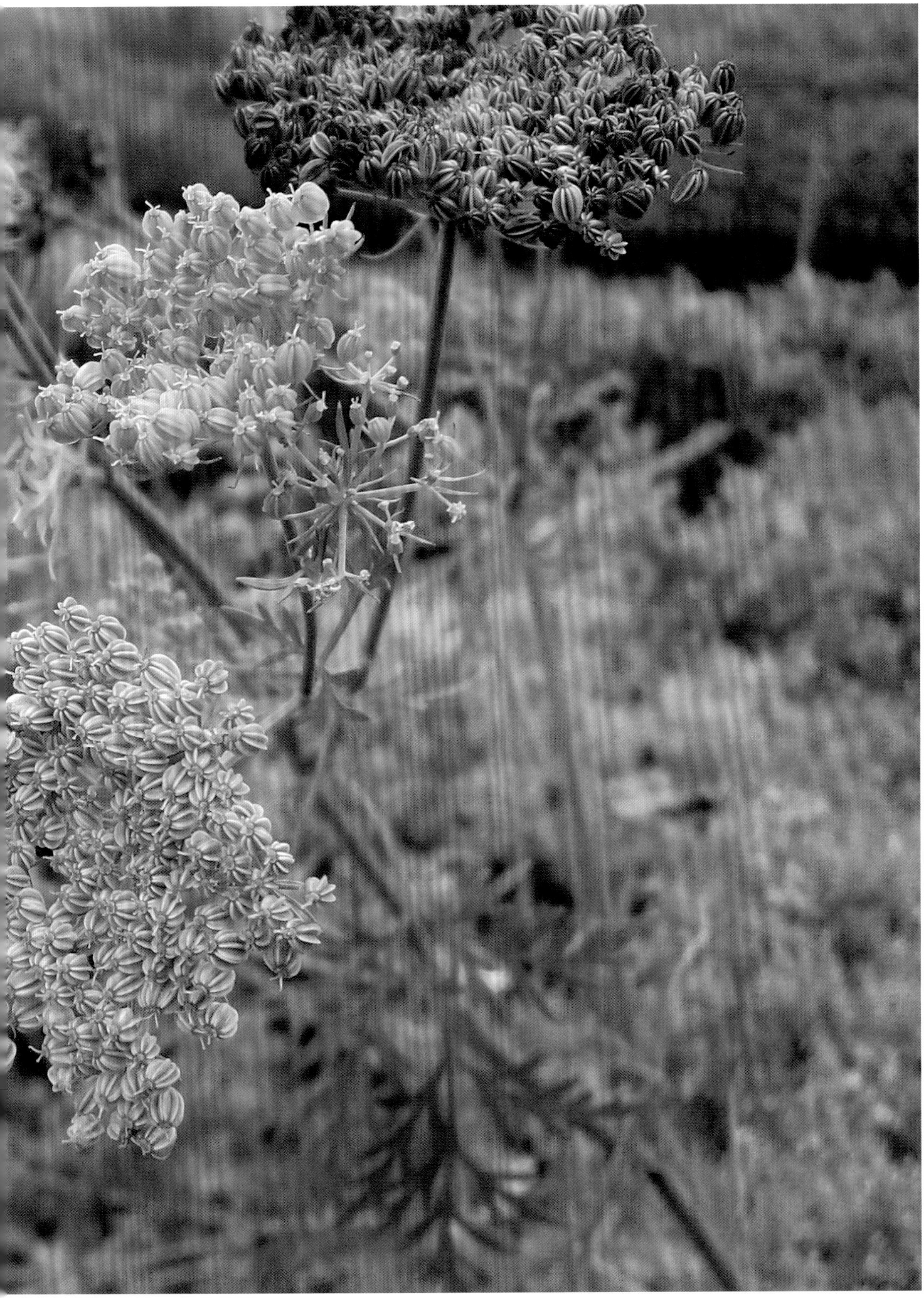

蛇床

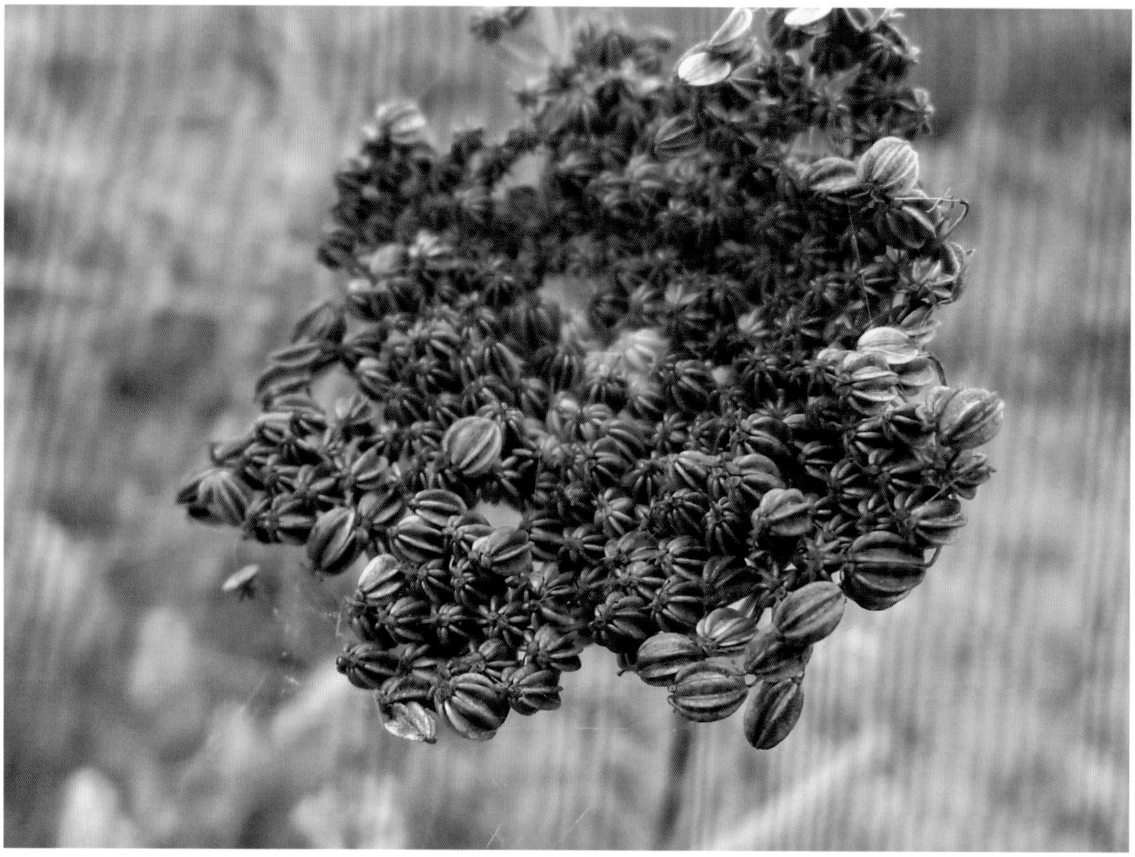

蛇床

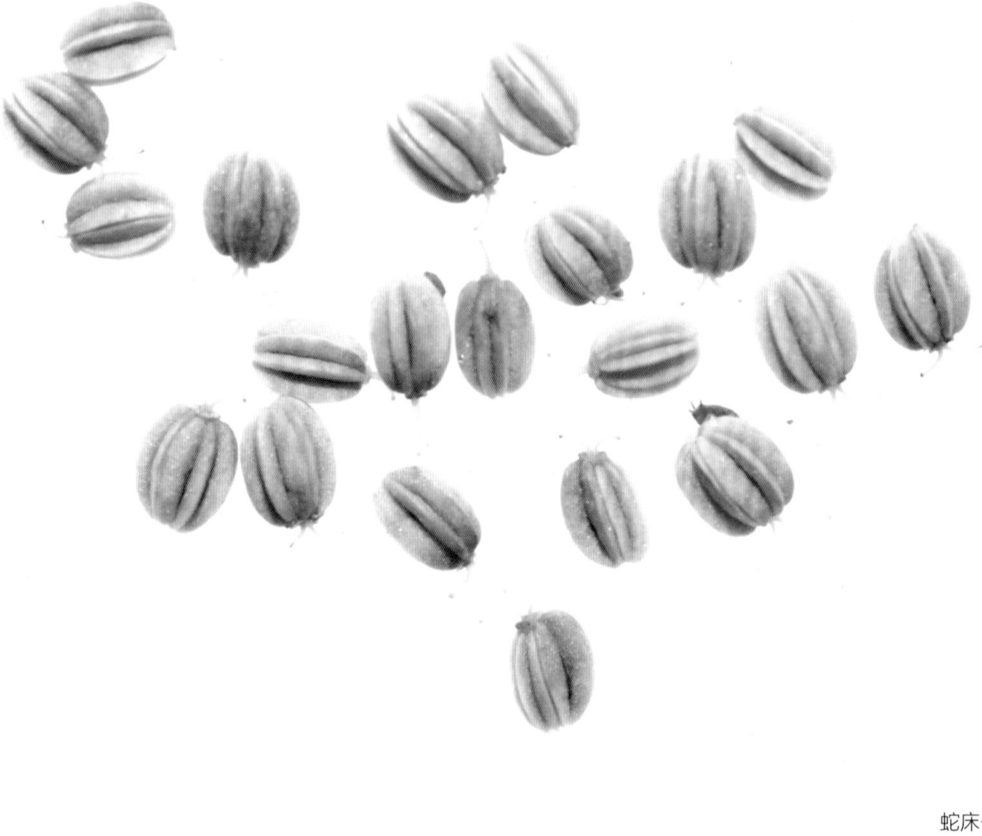

蛇床子药材

药材鉴别

双悬果细小，呈椭圆形，长约 2 mm，直径约 1.5 mm，表面灰棕色，顶端有 2 枚向外弯曲的线形柱基，基部有小果柄，分果略呈半球形，背面有翅状突起的纵脊线 5 条，合生面平坦，果皮松脆，种子细小；具松节油样香气，味辛凉，有麻舌感。以颗粒饱满、色灰黄、香气浓者为佳。

功效主治

祛寒，消食。主治胃寒腹胀，消化不良等。

用法用量

研末，3 ~ 6 g；或入丸、散。

民族药方

1. 胃寒，胃胀，消化不良 蛇床子、小米辣、豆蔻、紫硇砂、荜茇、黑种草子各 20 g，石榴子 30 g，肉桂 15 g，藏木通 25 g。同捣为细粉，过筛，混匀制散；或用水泛丸，每次 2.5 ~ 3 g，每日 1 次。

2. 胃寒，腹胀，腹鸣，食欲不振 蛇床子 20 g，五味子、石榴子、芫荽果各 15 g，沙棘膏、干姜、侧柏子各 10 g。共研细，过筛，混匀制散或用水泛丸，每次 1.5 ~ 2 g，每日 2 次。

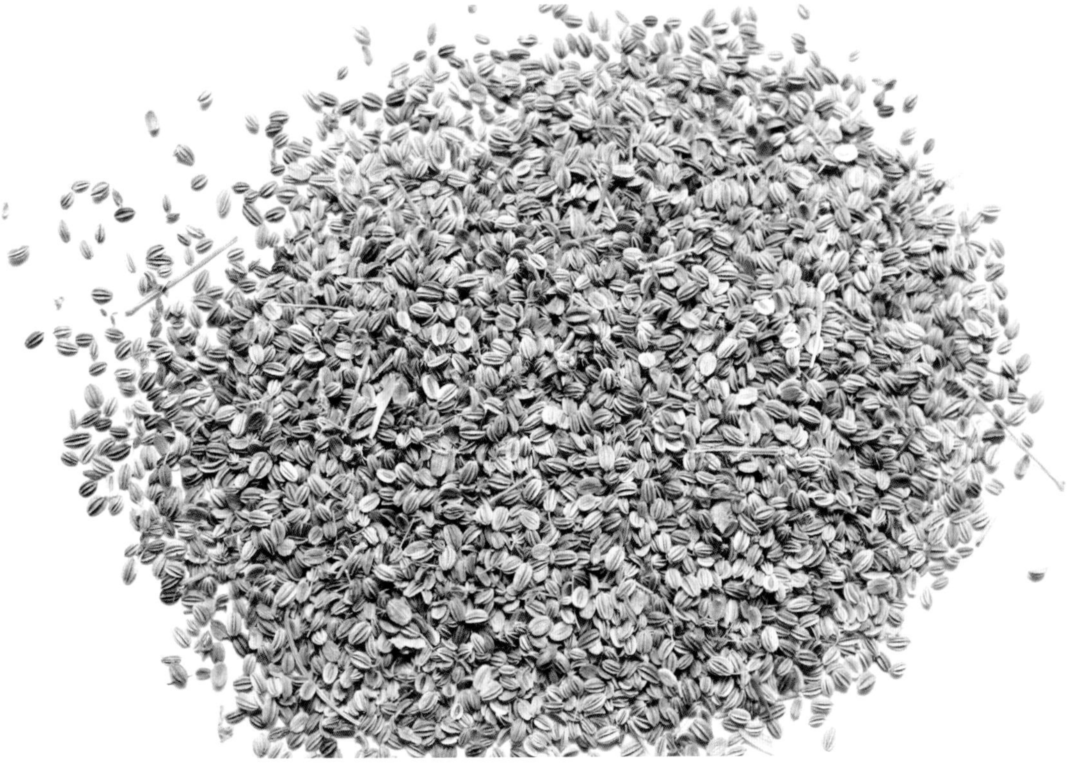

蛇床子饮片

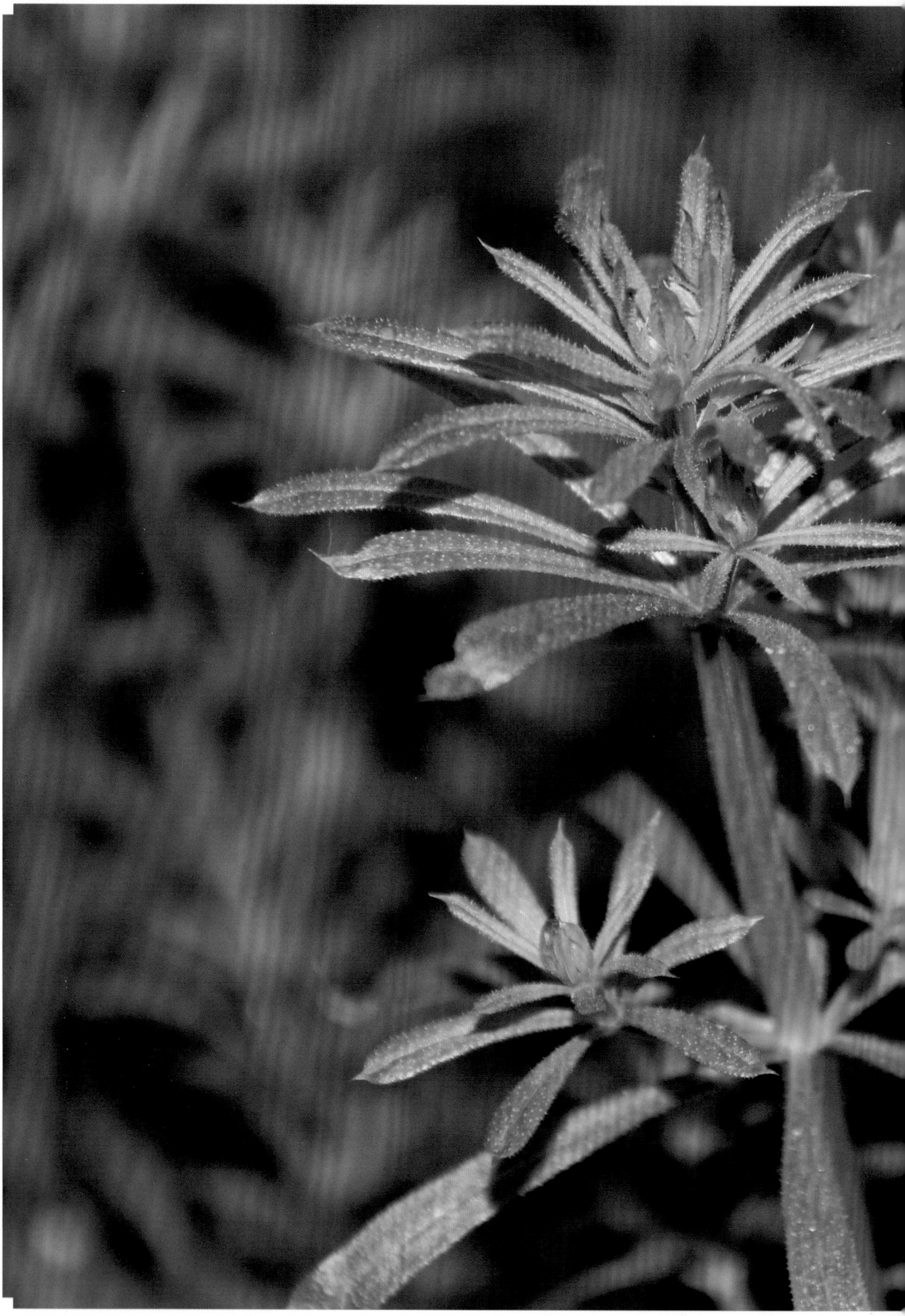

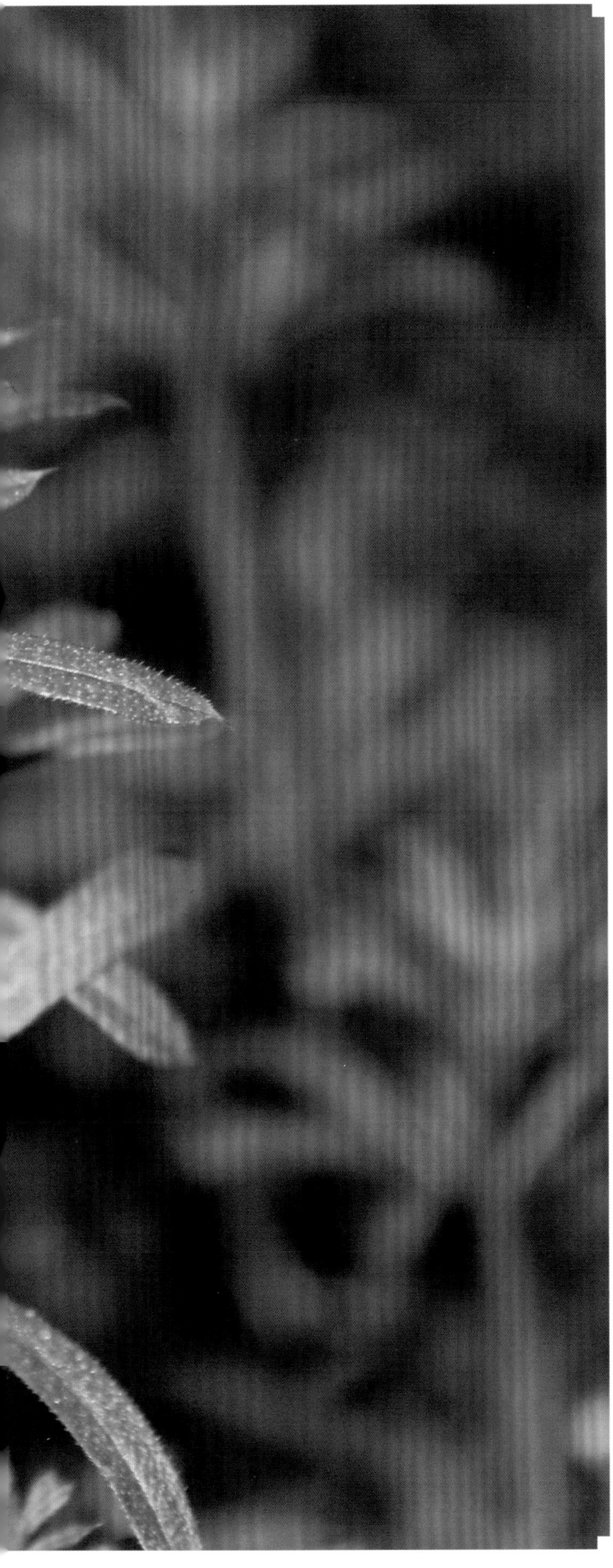

猪殃殃

【藏 药 名】桑子嘎布。

【别　　名】桑瓦受集、麻唐钦布、瓦玛砮巴、措具。

【来　　源】本品为茜草科植物猪殃殃 *Galium aparine* L. 的地上部分。

【性味归经】味辛，性微寒。

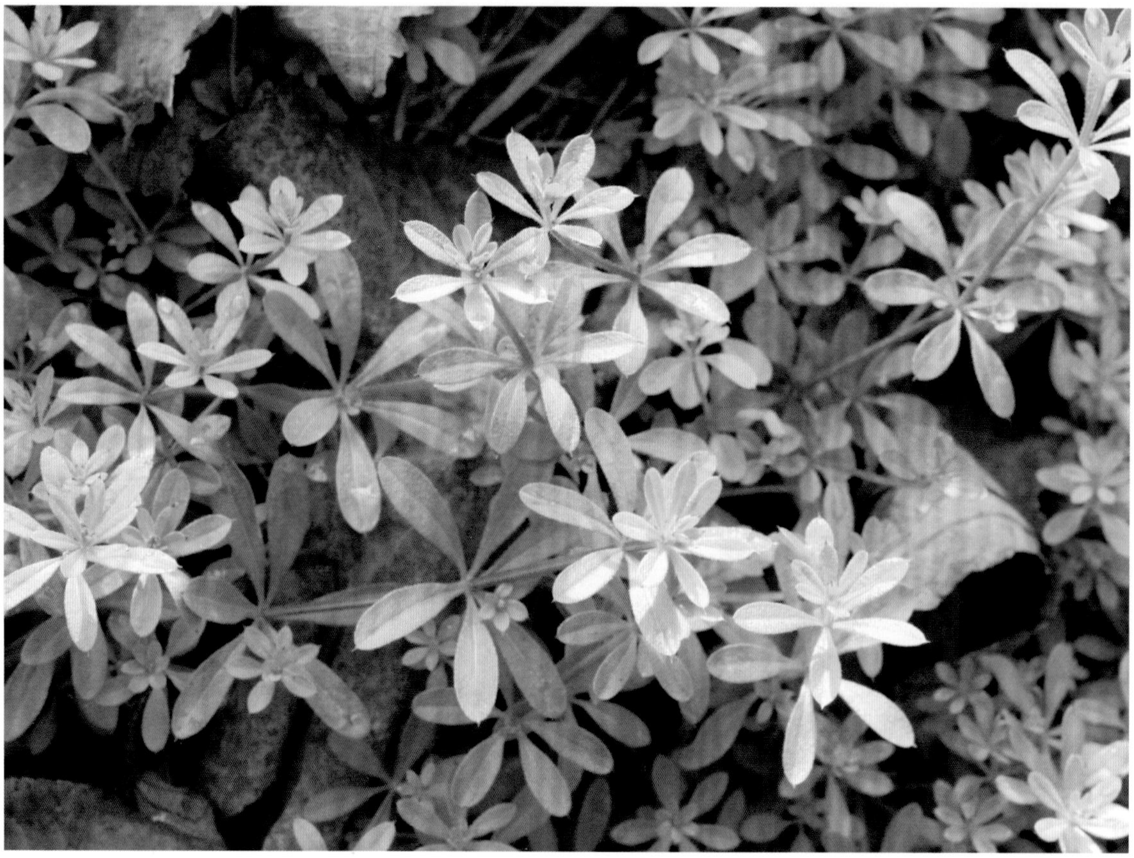

猪殃殃

识别特征

蔓生或攀缘草本。茎分枝，具4棱，棱上、叶缘及叶背脉上均有倒刺毛。叶4～8枚轮生，无柄，叶片纸质或膜质，线状倒披针形，长1.0～3.5 cm，宽3～4 mm，先端锐尖具芒状尖凸，基部渐狭，两面散生短刺毛，1脉。聚伞花序生上下部叶腋，3花，稀1花；总花梗和小花梗均伸长，前者长1.5～2.0 cm，后者长0.5～1.0 cm，花黄绿色，裂片4，长圆形，长不及1 mm。果近球形或双球形，密被钩毛，直立或于果梗上部下弯。花期7—8月。

生境分布

生长于海拔2900～4000 m以下的林边、草地、河滩、荒地、路旁。分布于西藏大部分地区，青海及其他各省区亦有分布。

采收加工

7—8月采收地上部分，洗净，阴干。

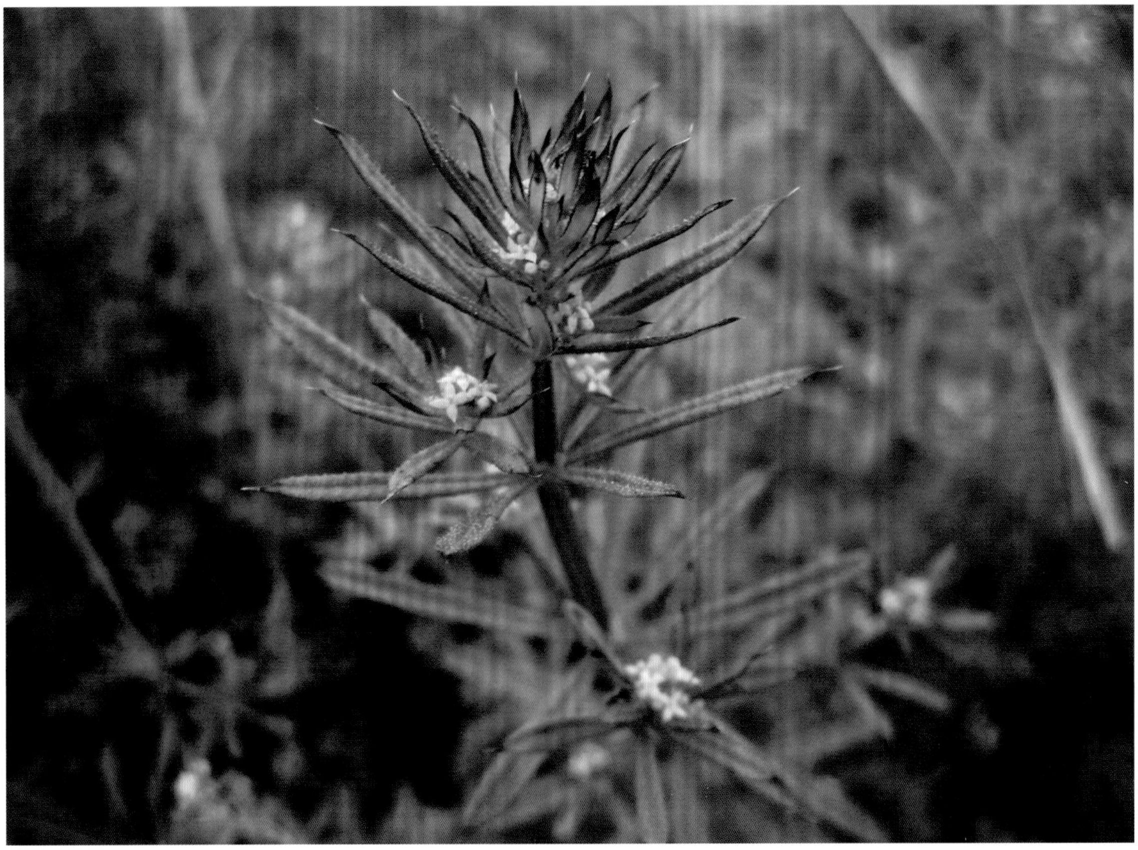

猪殃殃

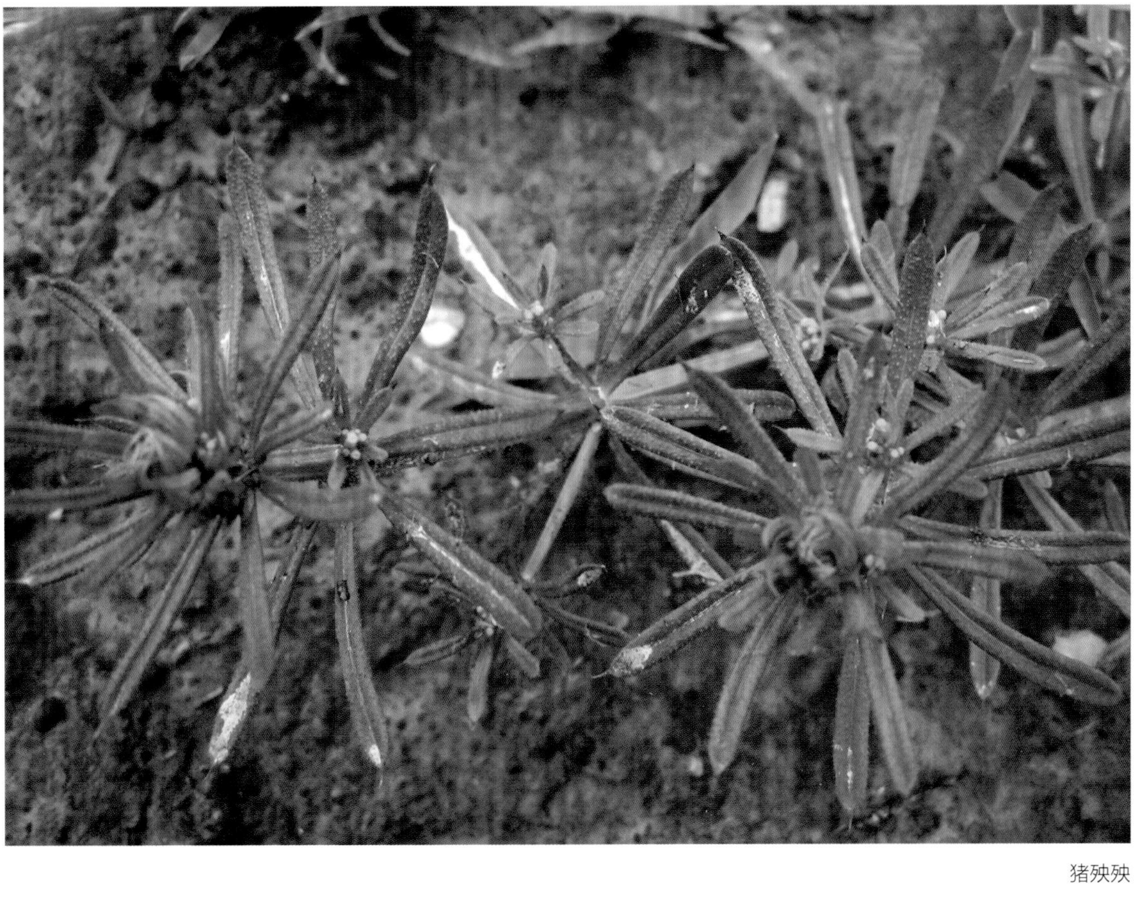

猪殃殃

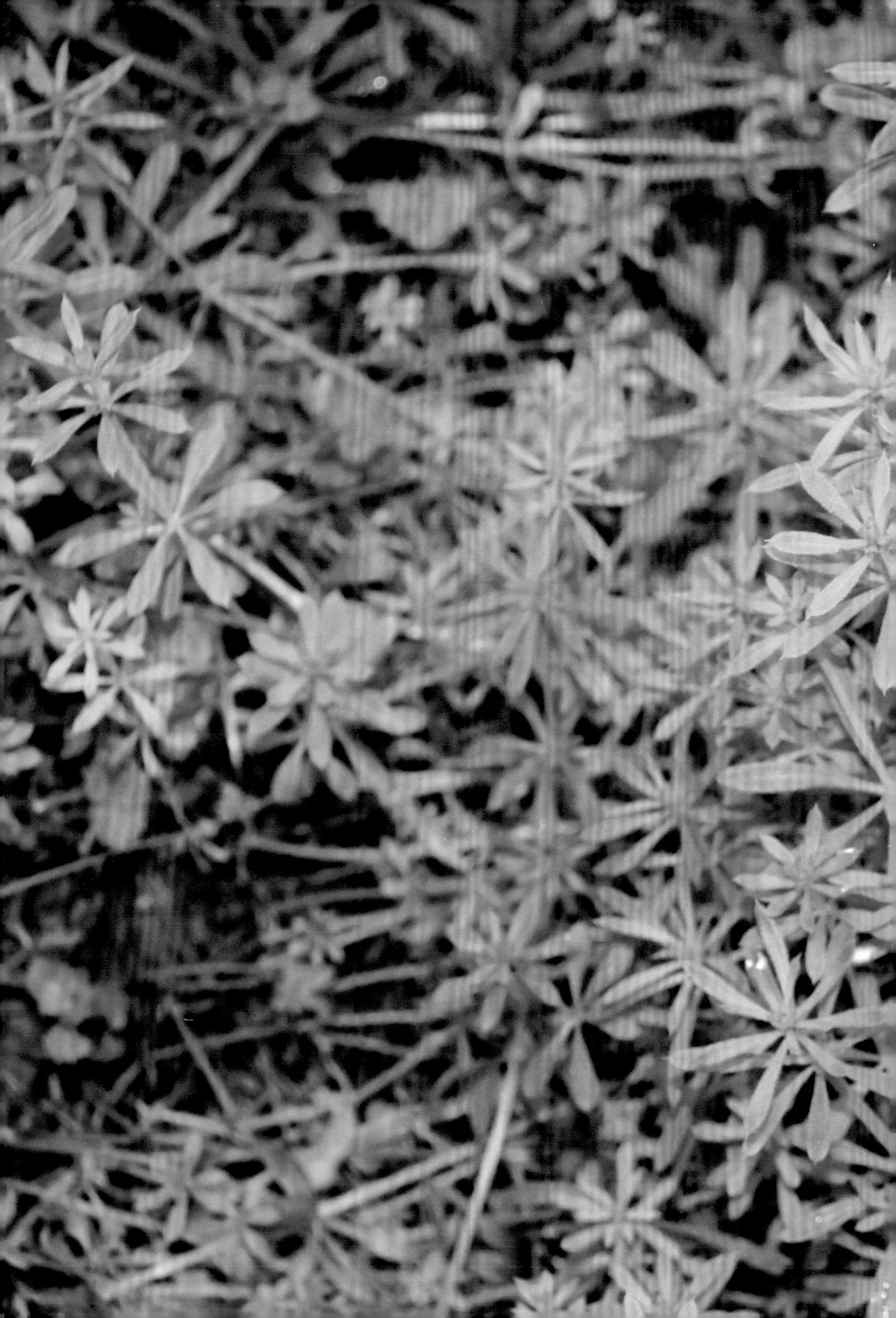

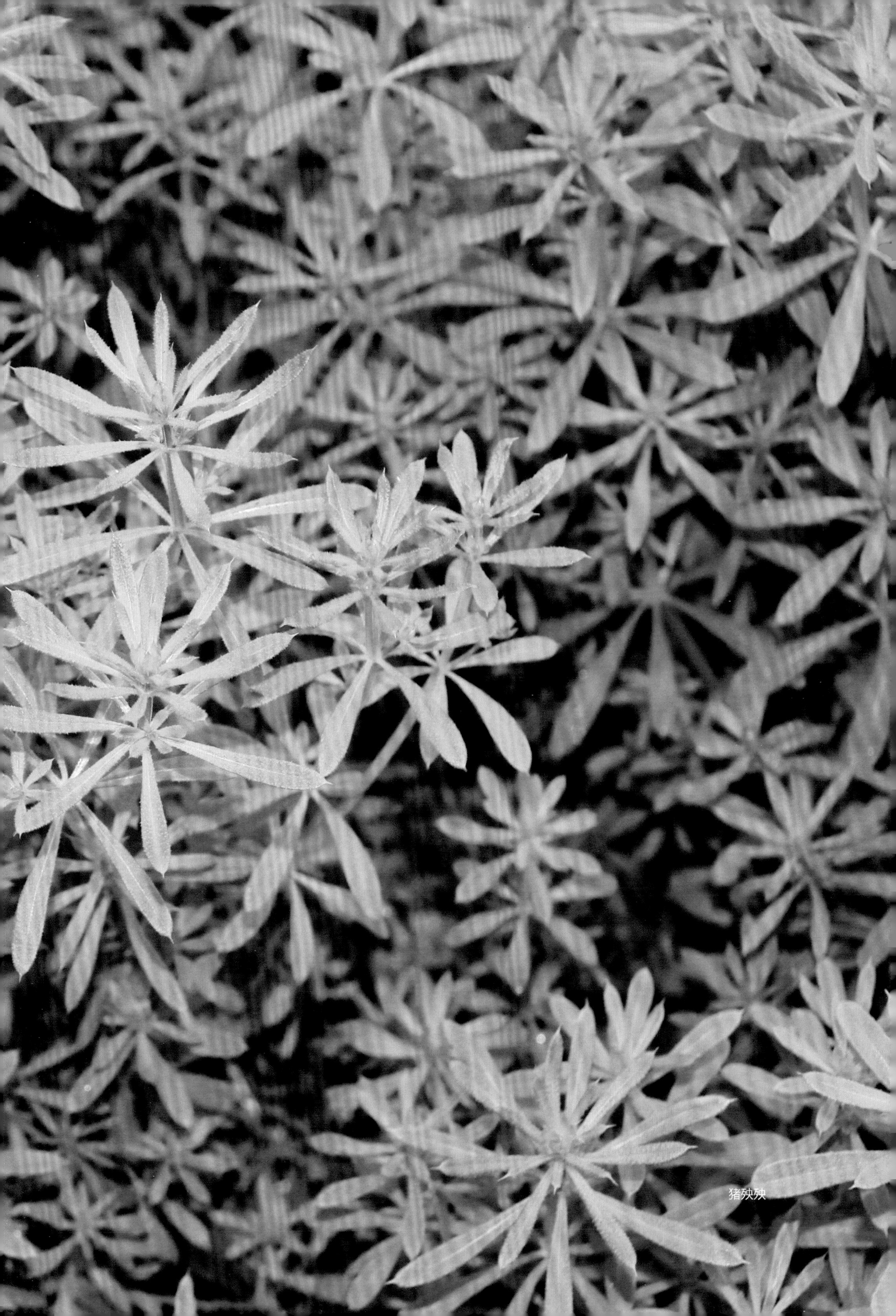
猪殃殃

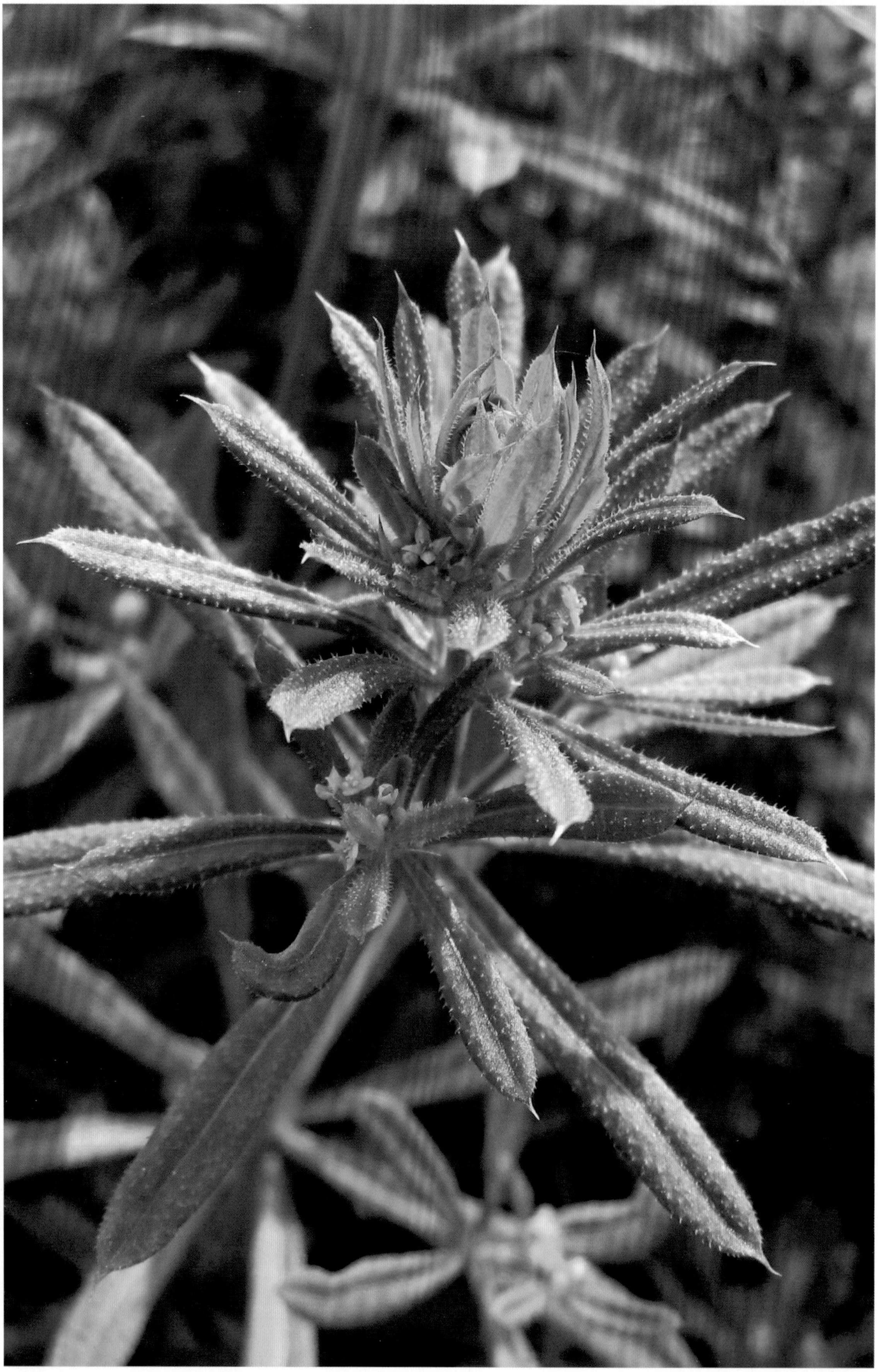

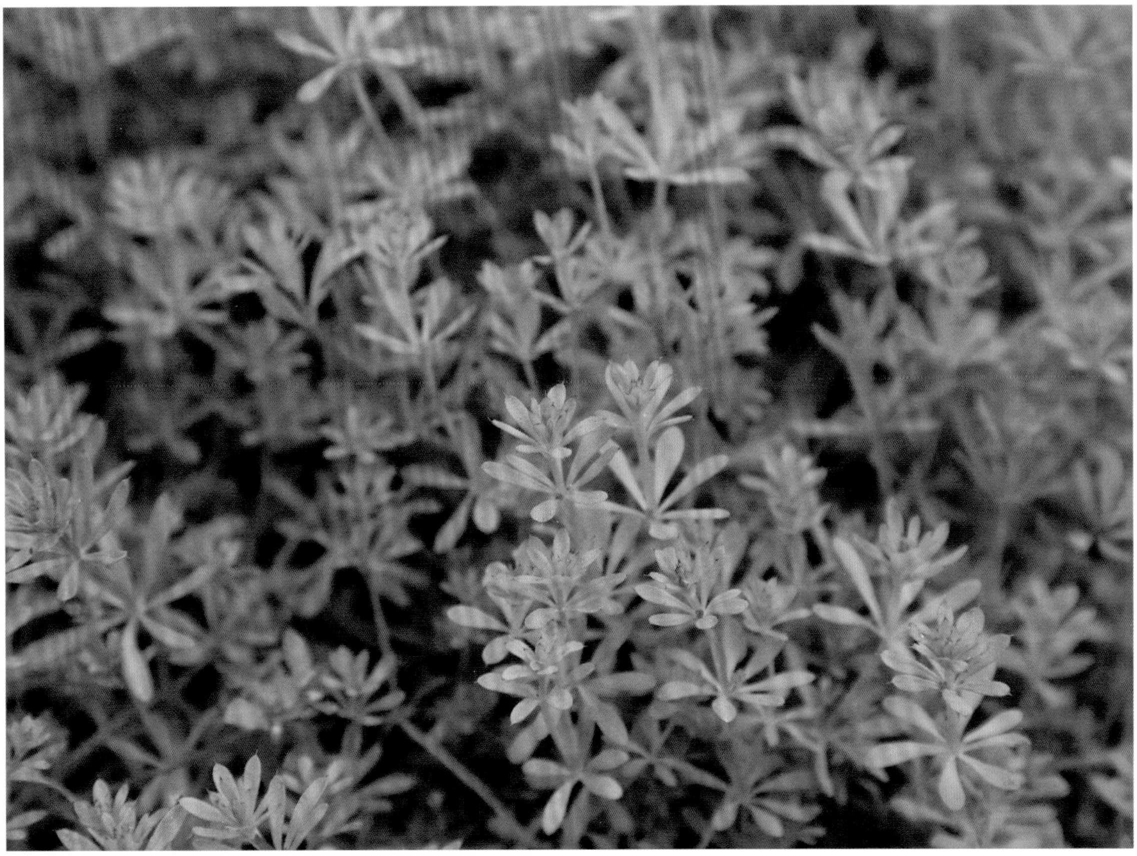

猪殃殃

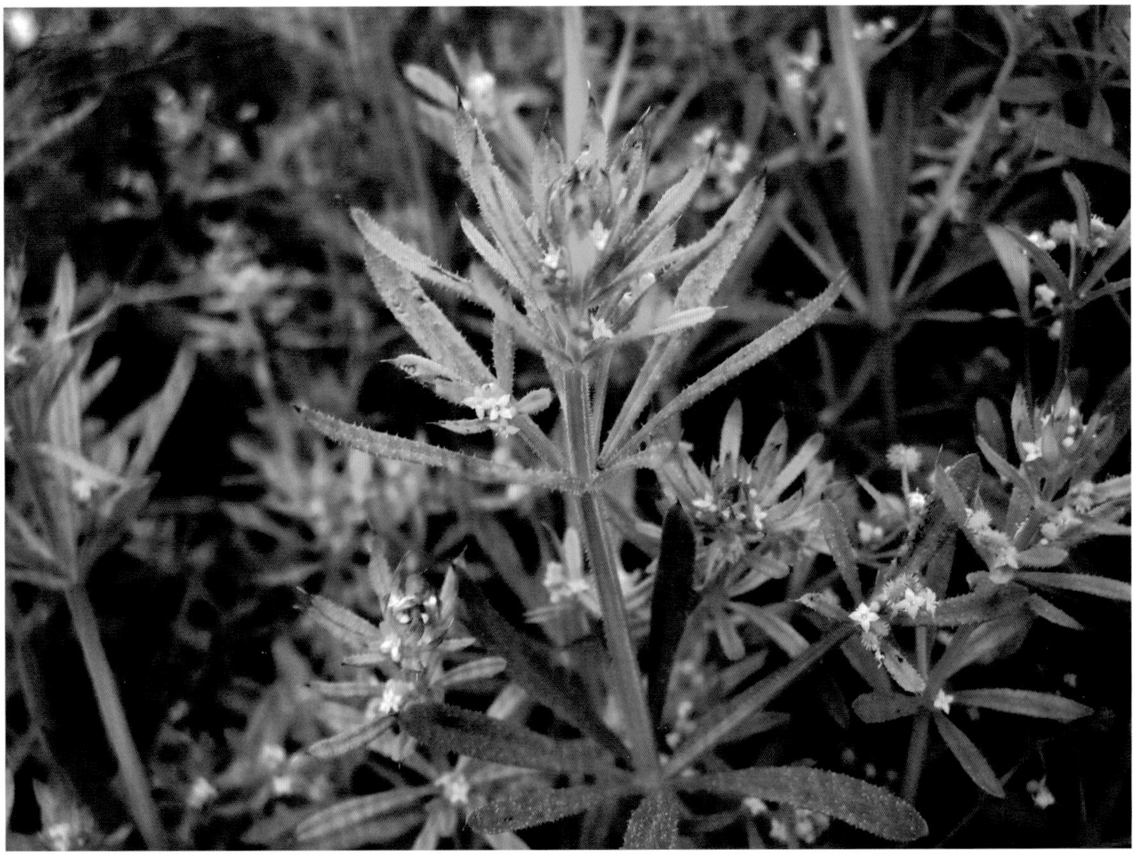

猪殃殃

药材鉴别

全草纤细，茎多分枝，方柱形，直径约 1 mm，灰绿色或绿褐色，具 4 棱，棱上有倒生小刺，触之粗糙；质脆，易折断，断面中空。叶 6 ~ 8 片，轮生，无柄，多卷曲破碎；完整者披针形、线形或倒卵状长圆形，长 1 ~ 2 cm，宽 0.2 ~ 0.4 cm，边缘及叶背中脉有倒生小刺。疏散聚伞花序腋生，花小，花冠易脱落，果实顶端微凹，呈二半球状，长 2 ~ 3 mm，绿褐色，密生白色钩毛。气微，味淡。

功效主治

清热，消炎，利胆。主治胆病，以及胆病引起的目黄，伤口化脓，骨病及脉热，遗精等。

用法用量

内服：研末，2 ~ 3 g；或入丸。

民族药方

1. 各种脉病 猪殃殃、银朱各 50 g，海金沙 25 g，硇砂 2.5 g。共研成细粉，过筛，每日冲服 3 g。

2. 腰肾部疼痛，腰椎肌腱僵硬而难俯仰，膝盖骨疼痛 猪殃殃、菥蓂子各 25 g，冬葵子 20 g，生等、川木香、小叶杜鹃各 17.5 g，小豆蔻 15 g。同研成细粉，过筛，早、晚各服 3 g。

3. 肠剧痛，头部与关节疼痛，下泻时肠绞痛及便血 六味桑子散：猪殃殃 25 g，苦荬菜 20 g，翼首草、金腰草、獐牙菜、白花秦艽各 15 g。混合后粉碎成细粉，过筛，内服，每次 2 g，每日 2 次。

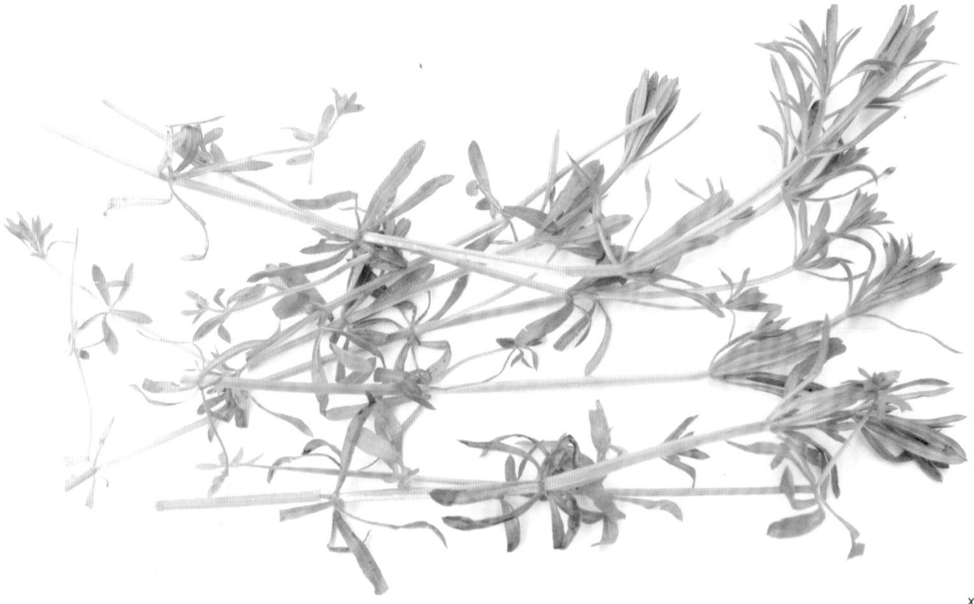

猪殃殃药材

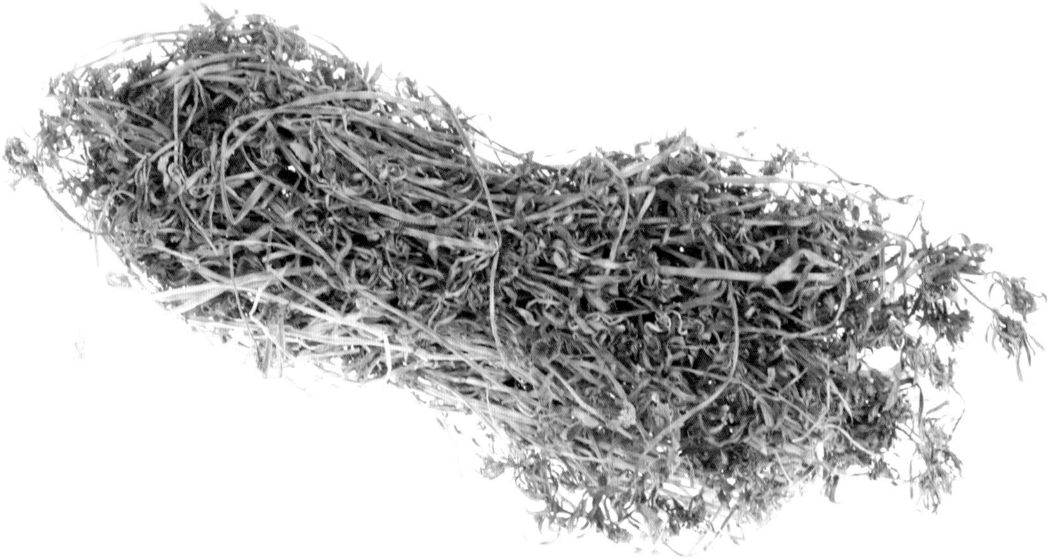

猪殃殃药材

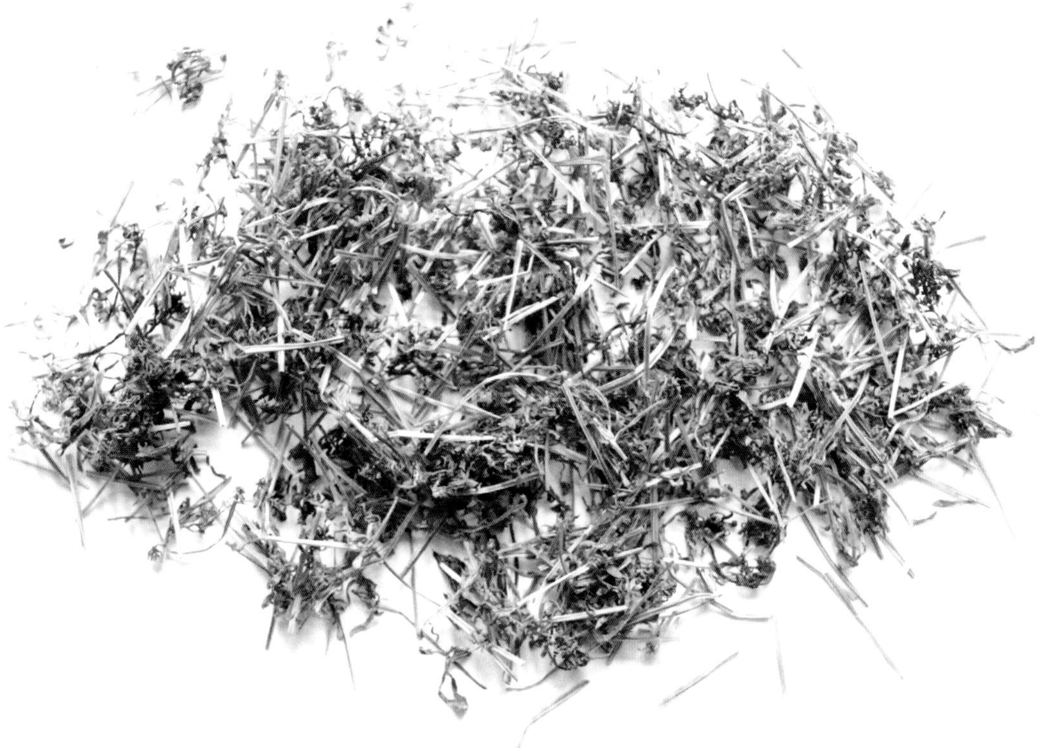

猪殃殃饮片

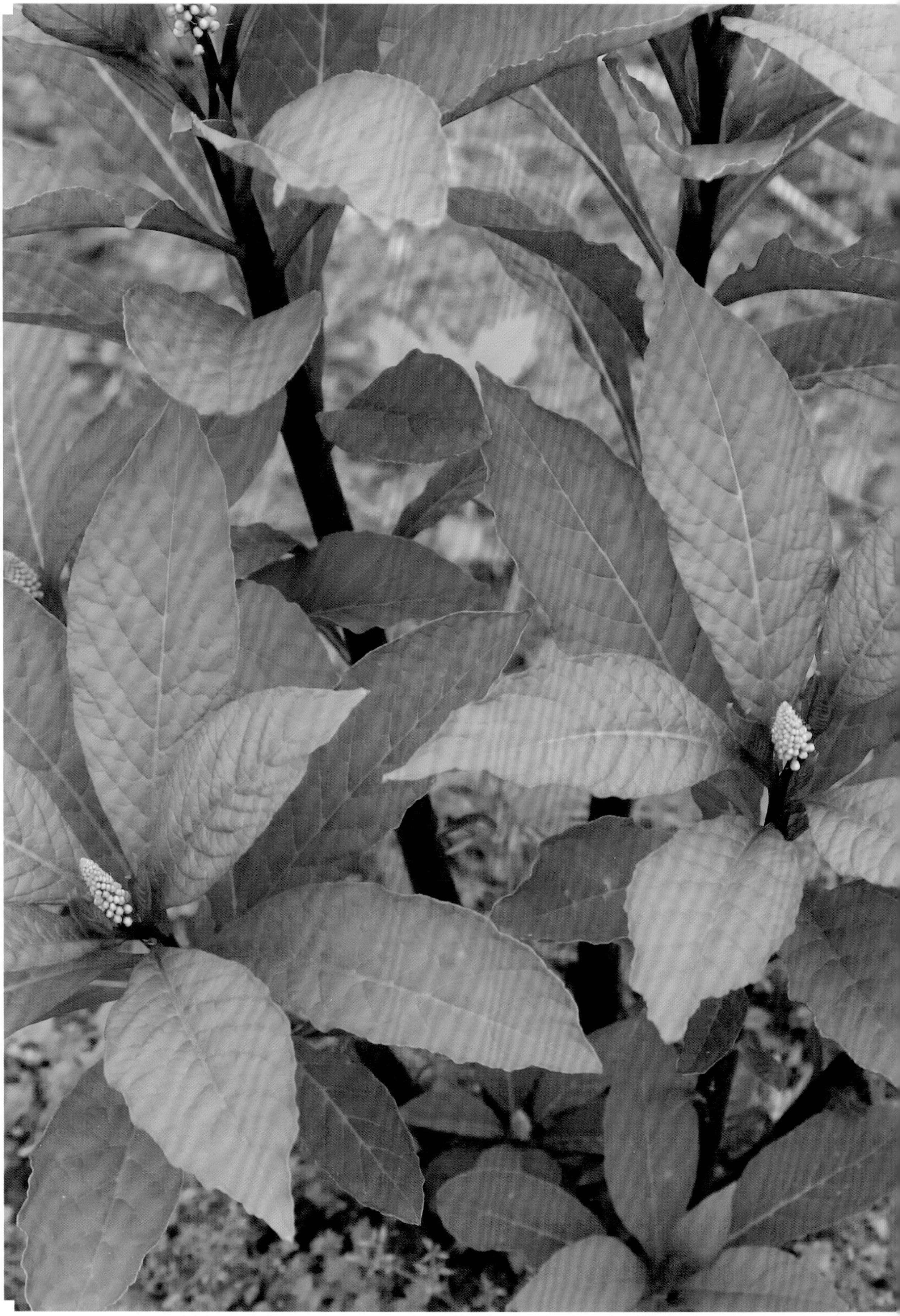

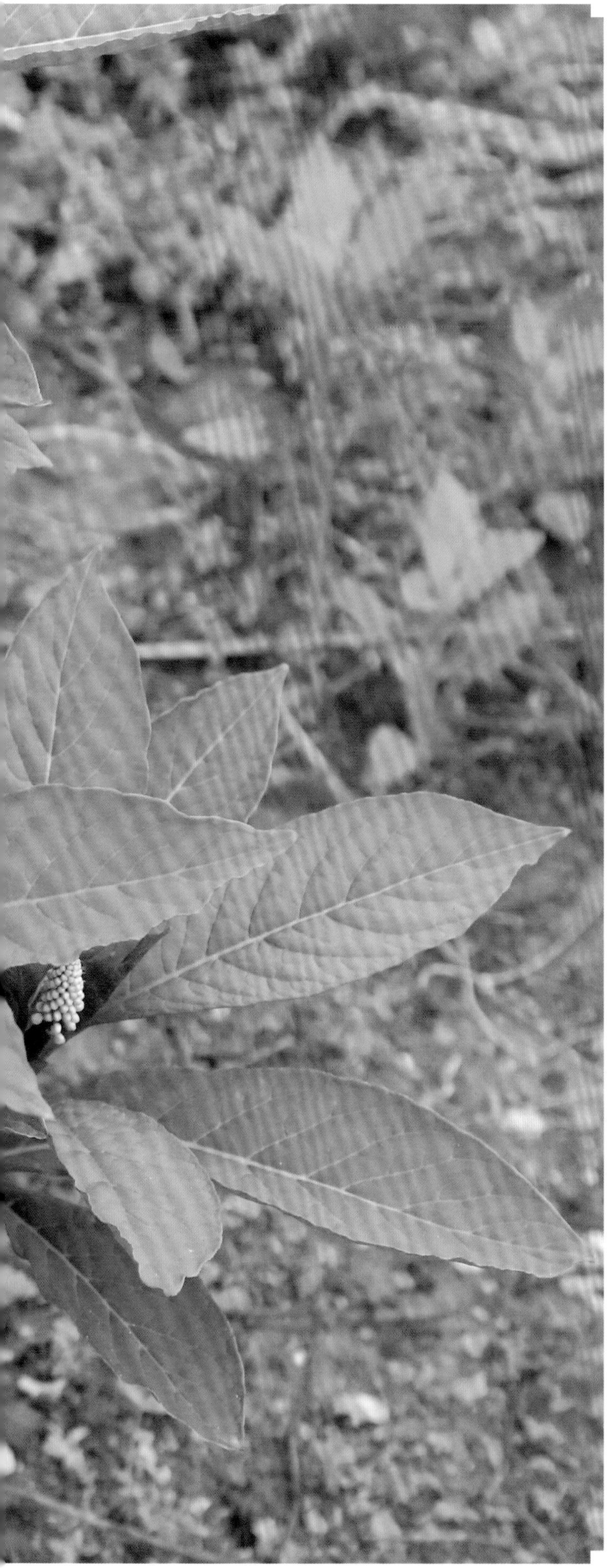

商陆

【藏药名】巴规。

【别　名】商陆根、那玛努玛、嘎布其土、朗钦其土。

【来　源】本品为商陆科植物商陆 *Phytolacca acinosa* Roxb. 或垂序商陆 *Phytolacca americana* L. 的干燥根。

【性味归经】苦，寒；有毒。归肺、肾、大肠经。

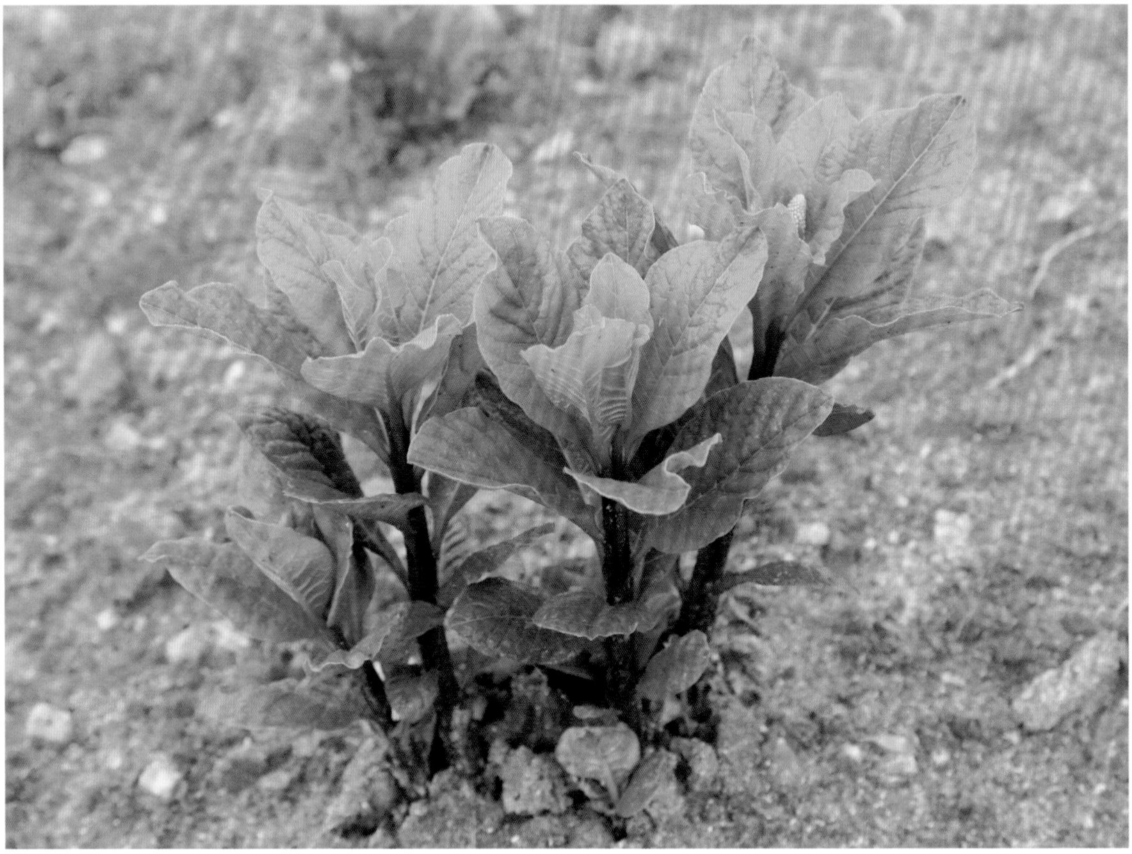

商陆

识别特征

多年生草本，全株光滑无毛。根粗壮，圆锥形，肉质，外皮淡黄色，有横长皮孔，侧根甚多。茎绿色或紫红色，多分枝。单叶互生，具柄，柄的基部稍扁宽；叶片卵状椭圆形或椭圆形，先端急尖或渐尖，基部渐狭，全缘。总状花序生于枝端或侧生于茎上，花序直立；花初为白色后渐变为淡红色。浆果，扁圆状，有宿萼，熟时呈深红紫色或黑色。种子肾形，黑色。花期 6—8 月，果期 8—10 月。

生境分布

生长于路旁疏林下或栽培于庭院。分布于全国大部分地区。

采收加工

秋季至次春采挖，除去须根及泥沙，切成块或片，晒干或阴干。

药材鉴别

本品为横切或纵切的不规则块片，厚薄不一。外皮灰黄色或灰棕色。纵切片弯曲或卷曲，木部呈平行条状突起，均带粉性。质坚，不易折断。气微，味稍甜，久嚼麻舌。

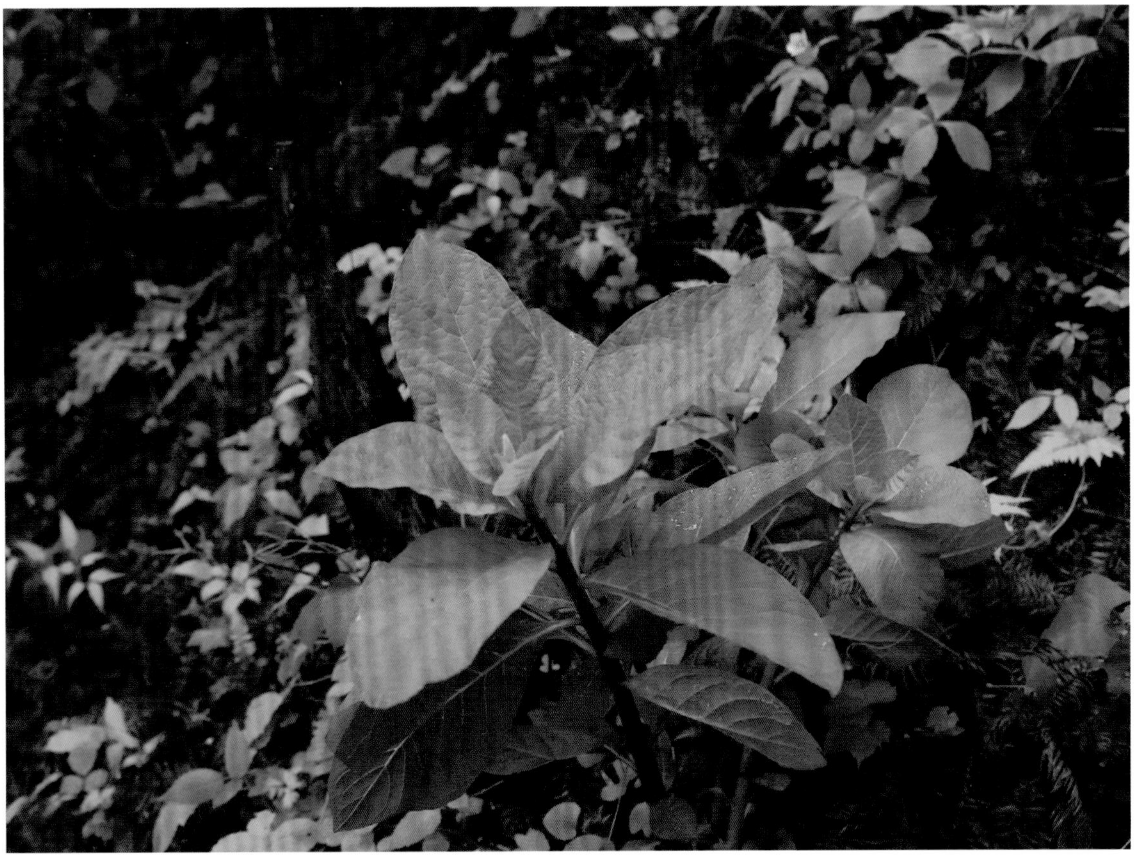

商陆

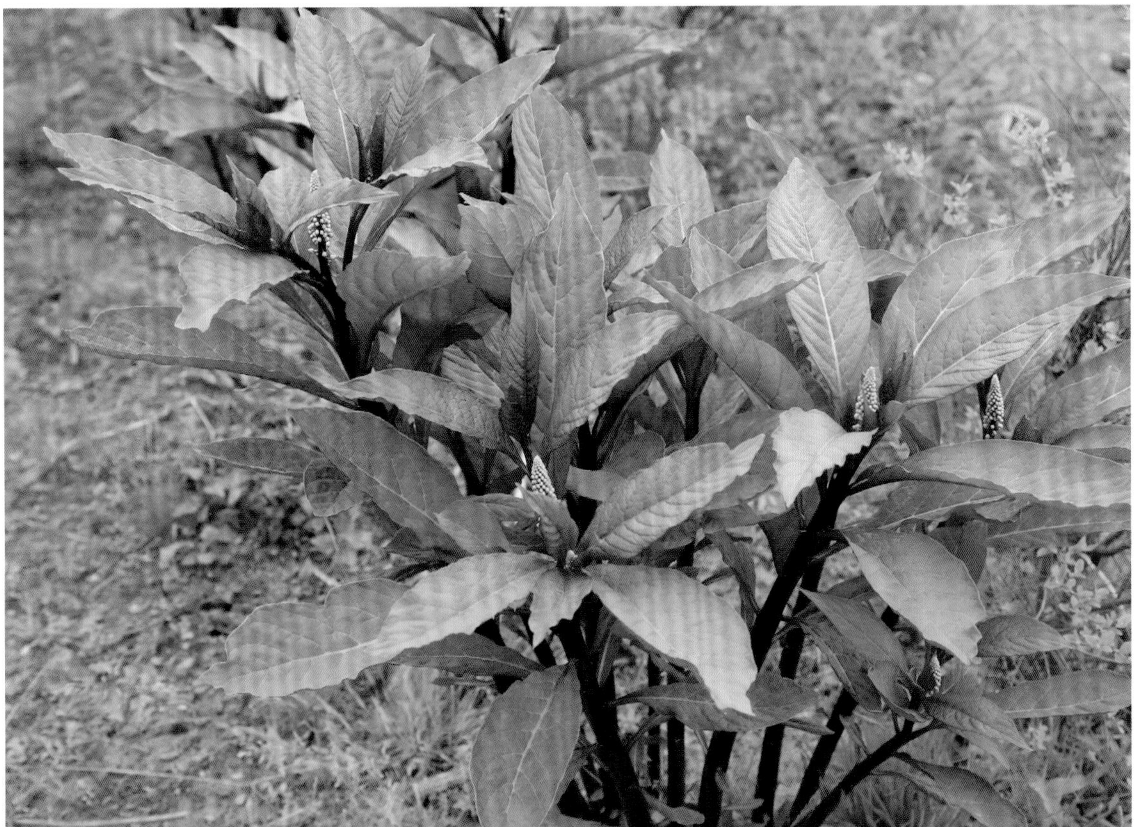

商陆

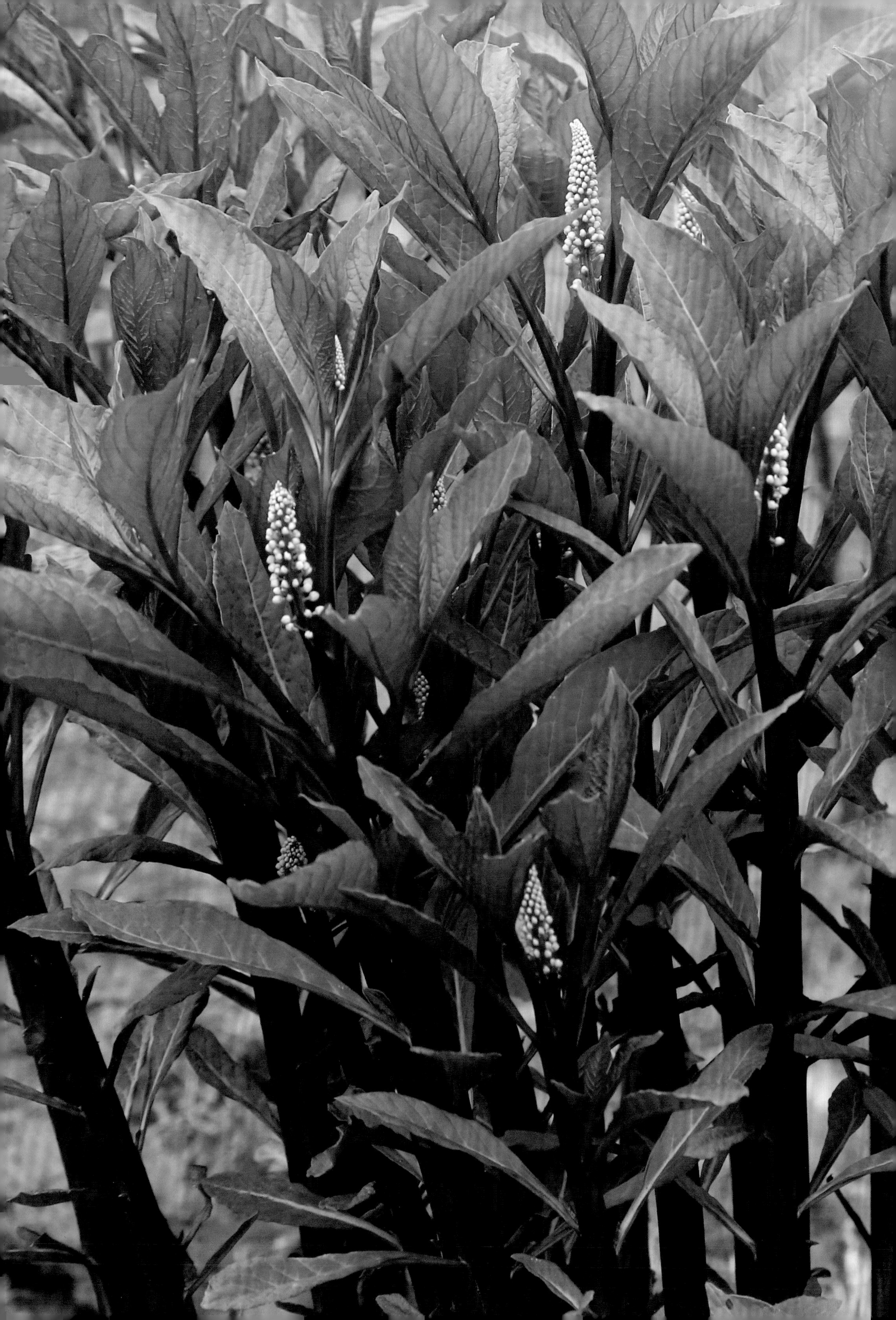

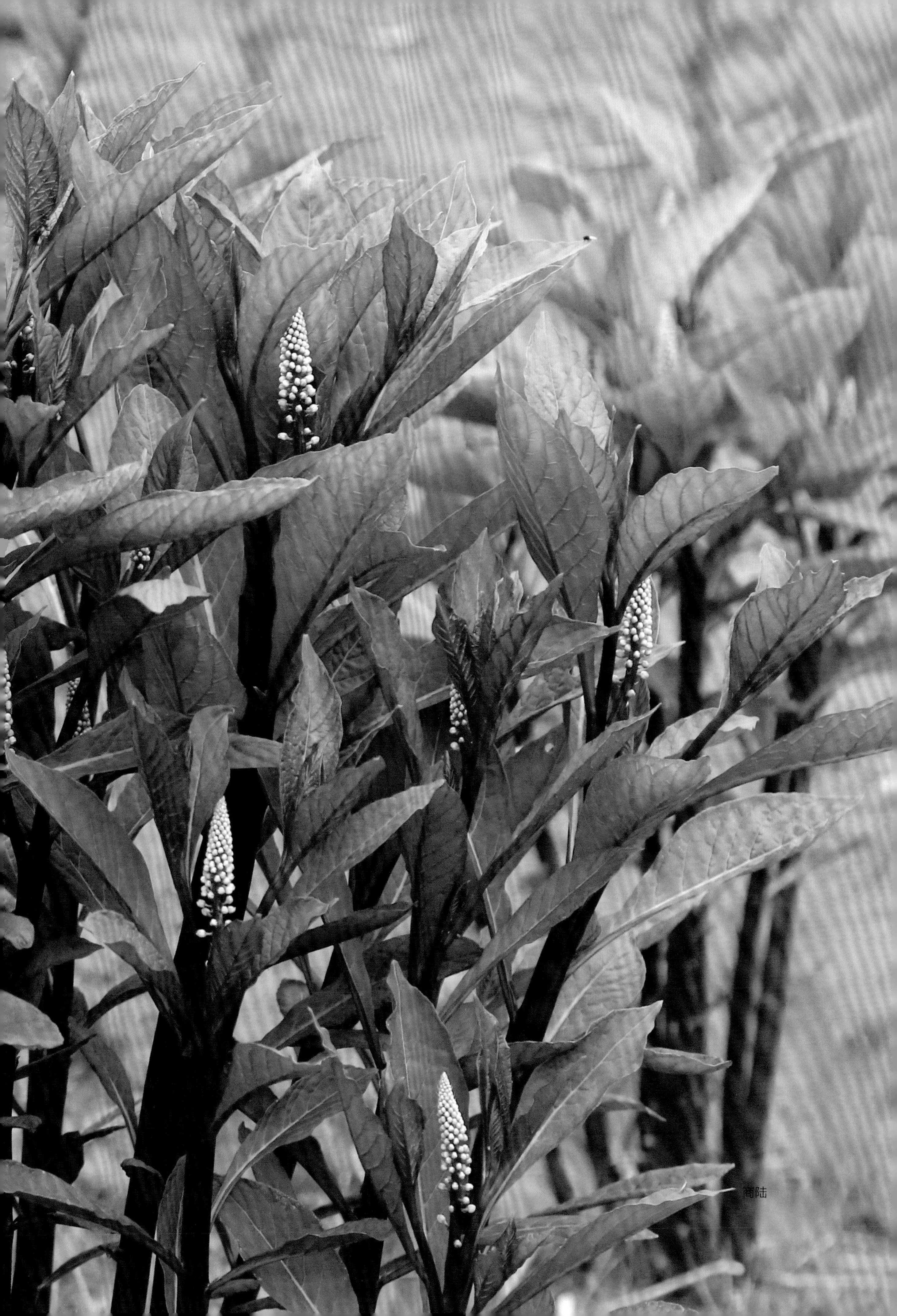

商陆

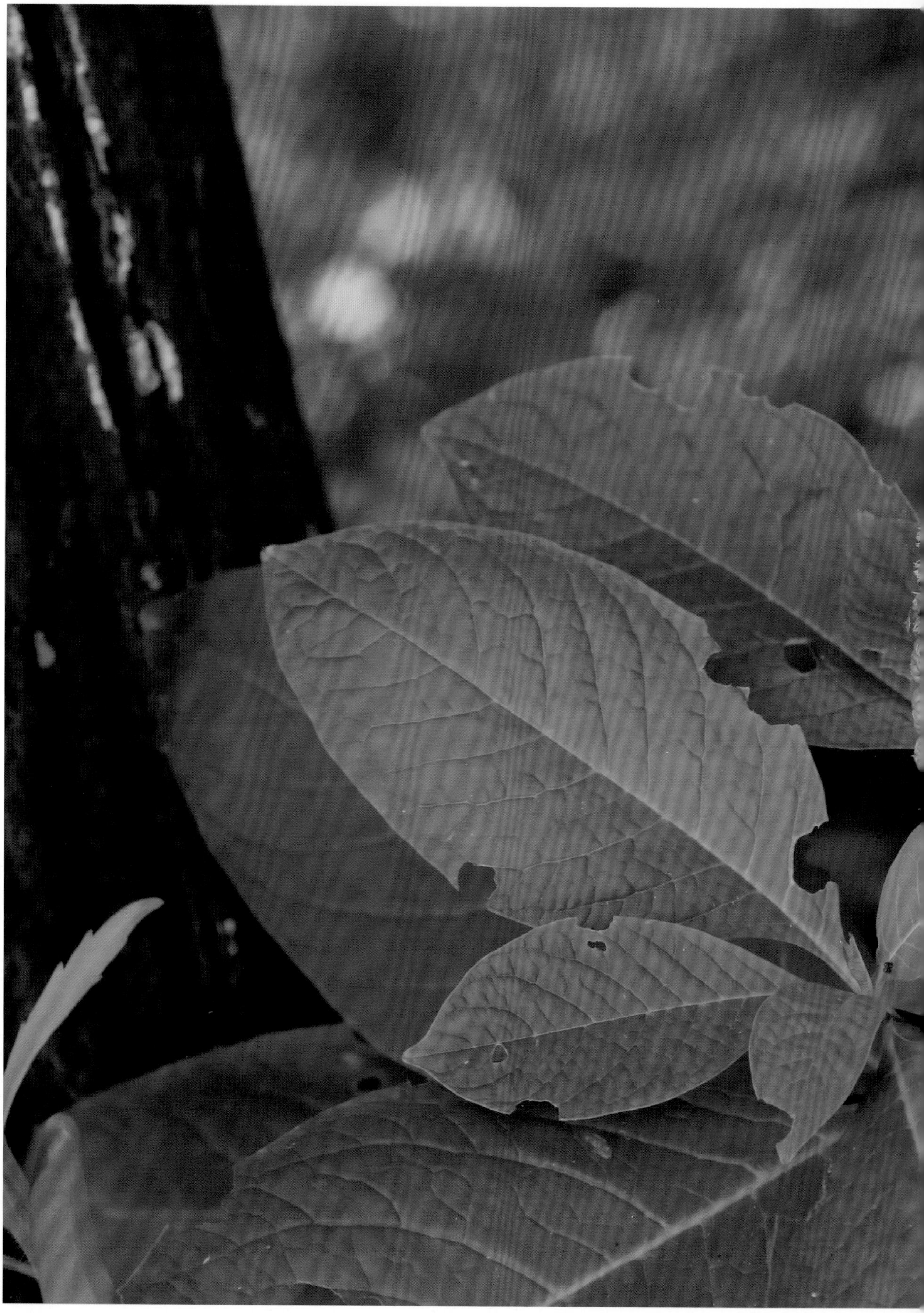

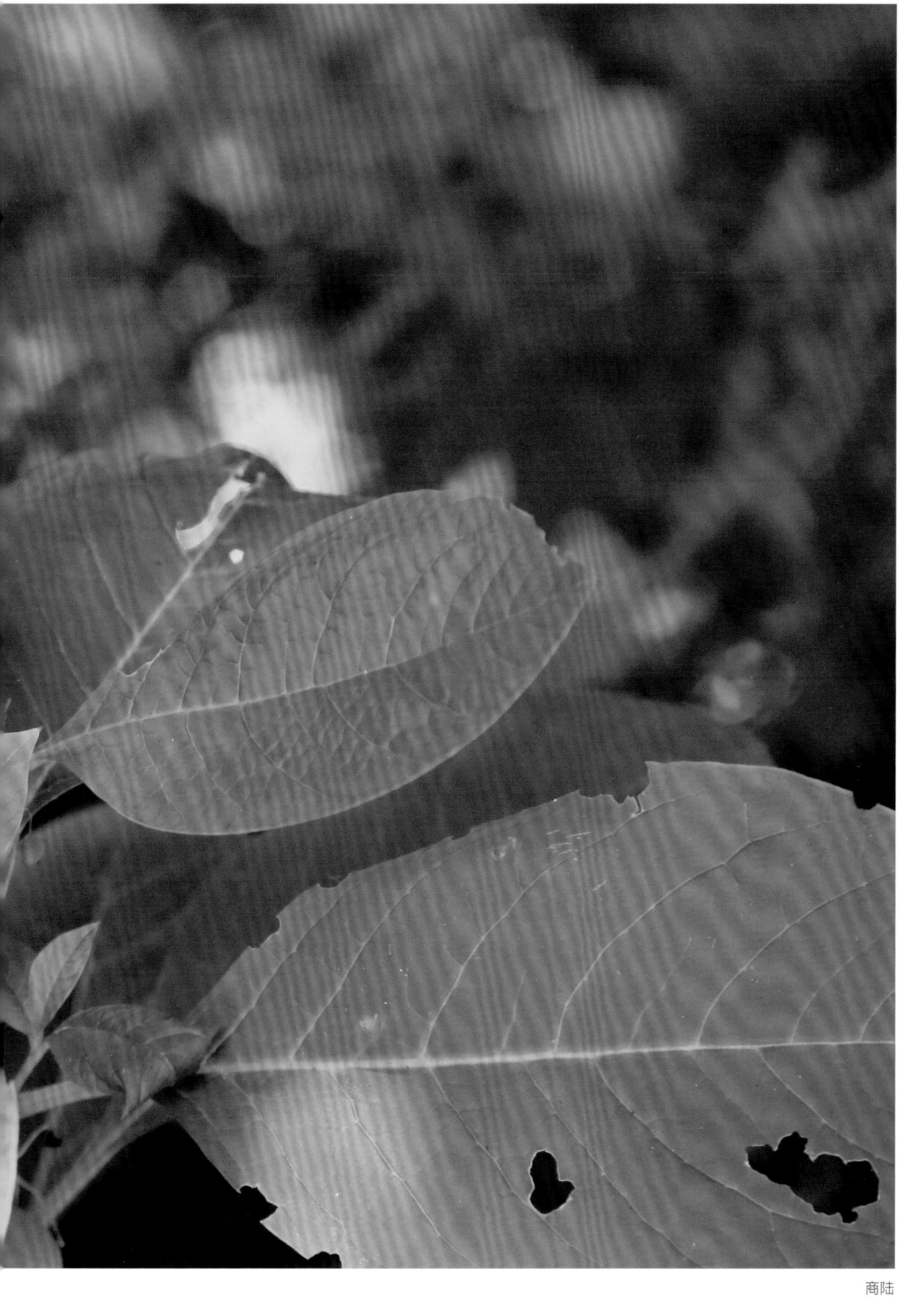

商陆

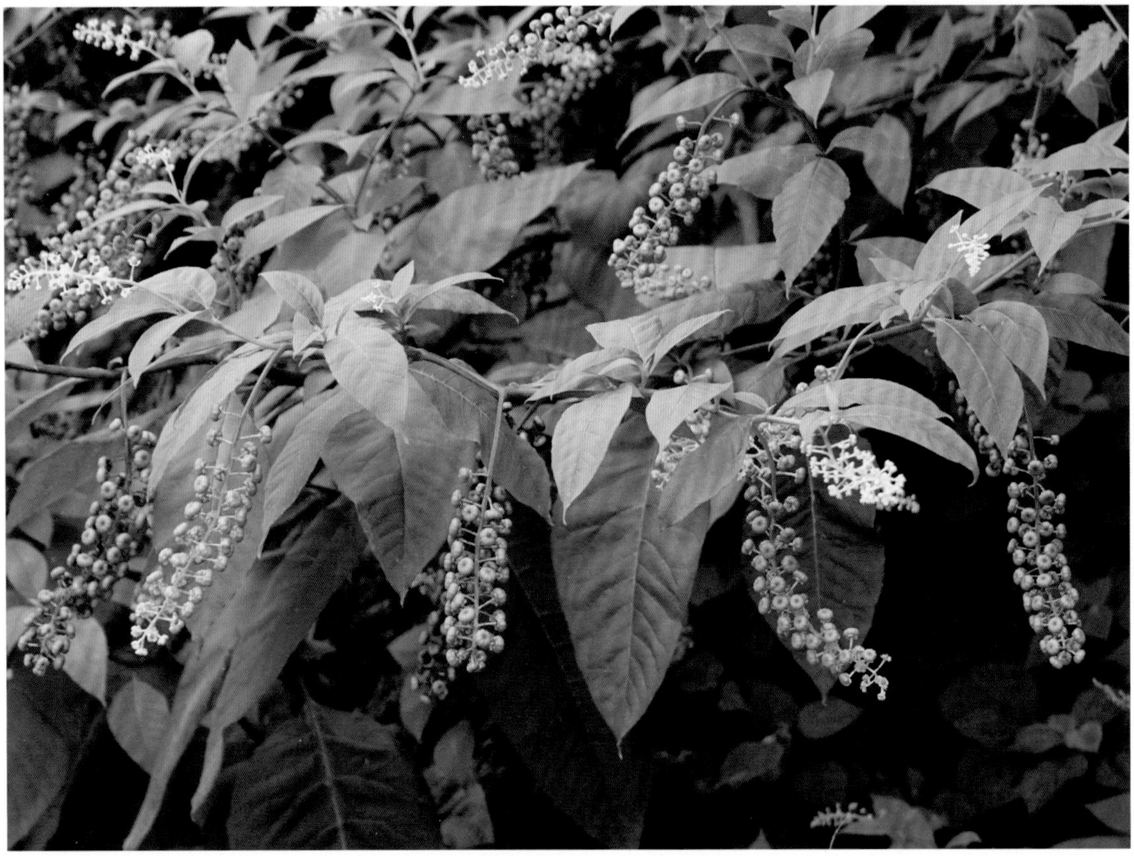

商陆

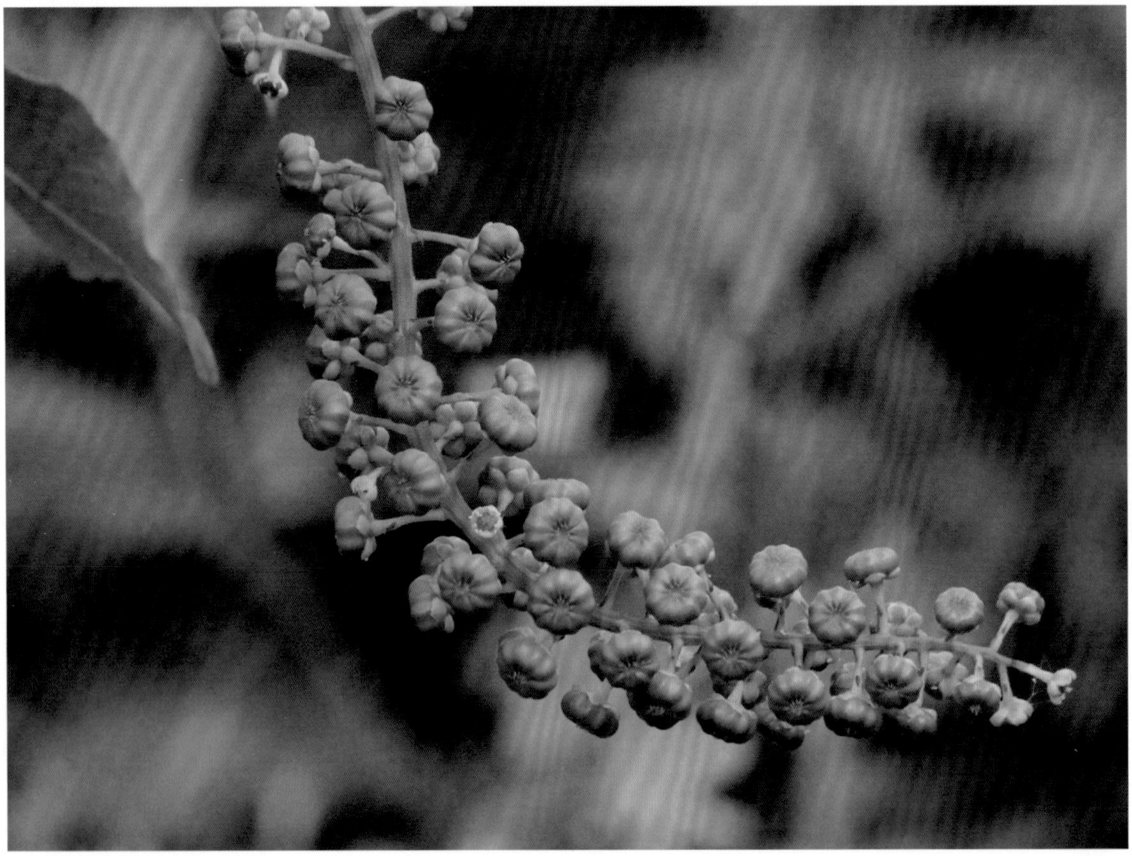

商陆

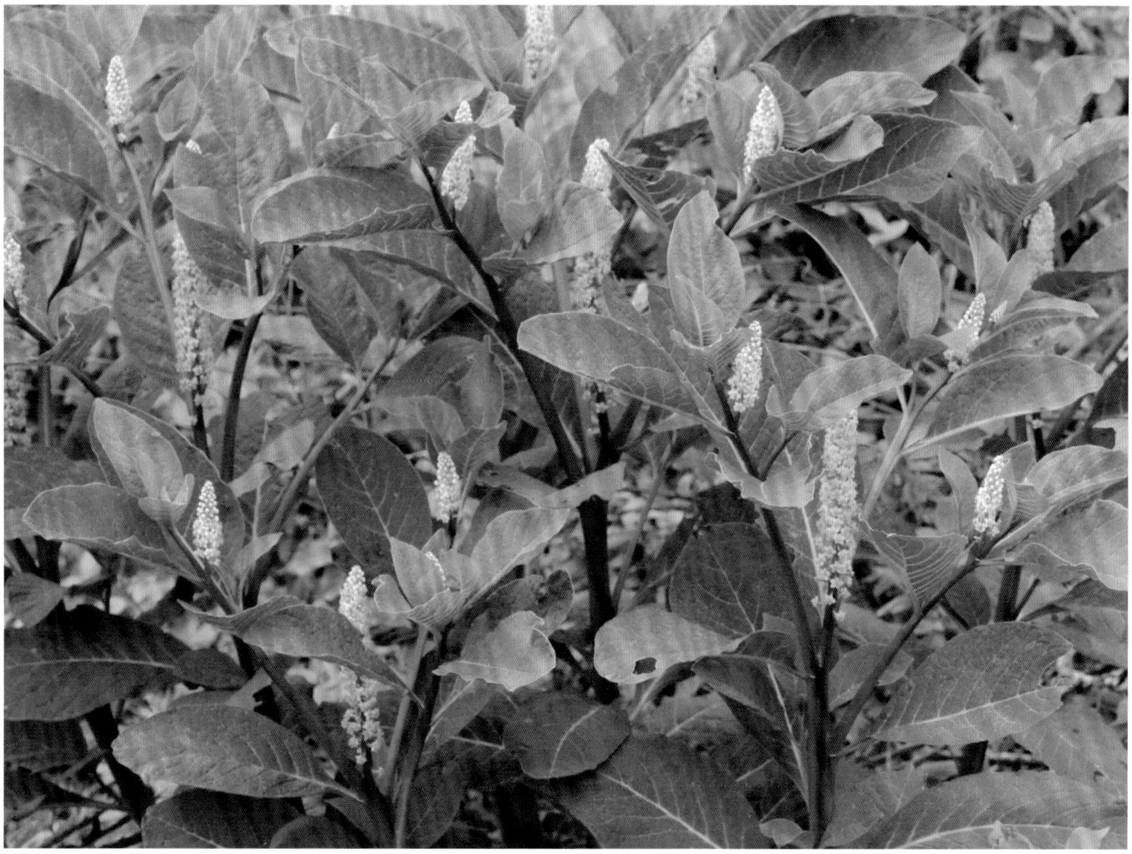

商陆

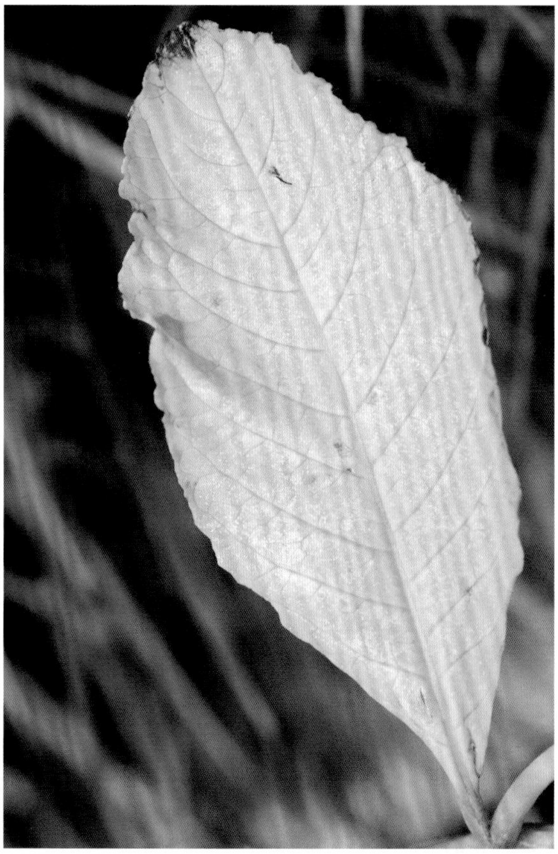

商陆叶

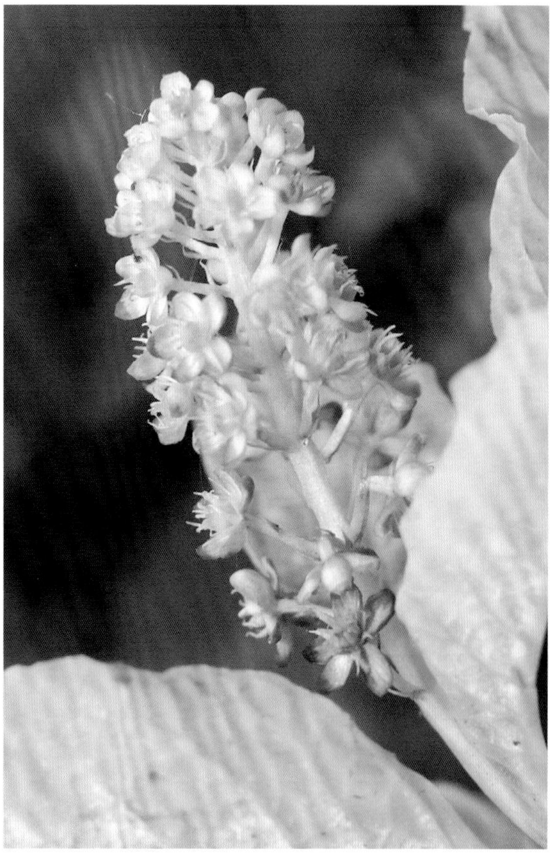

商陆花序

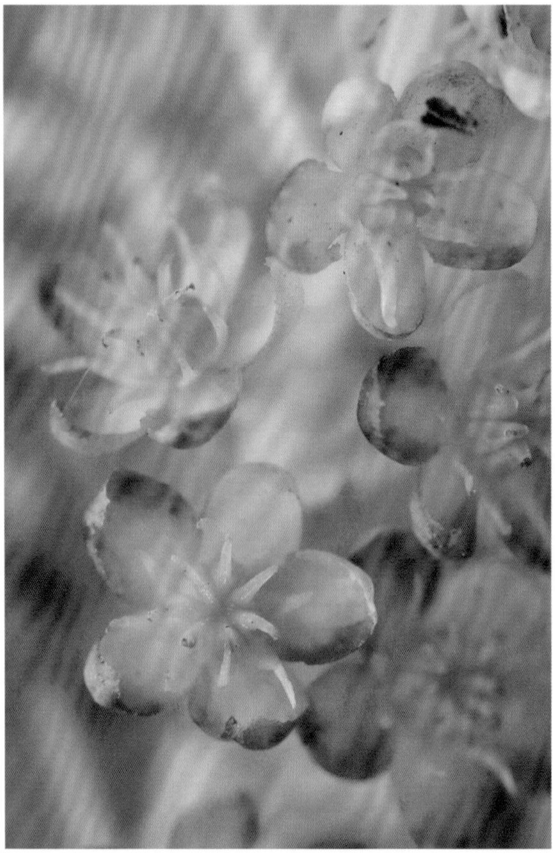
商陆花

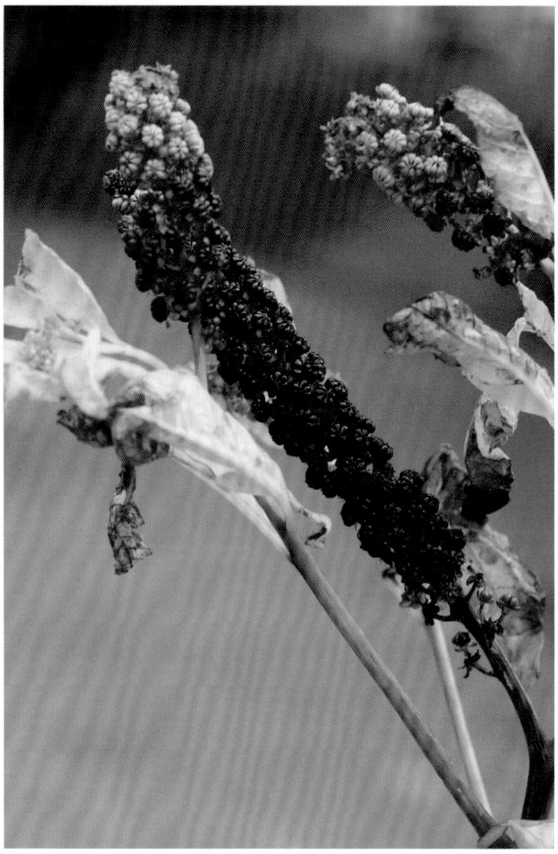
商陆

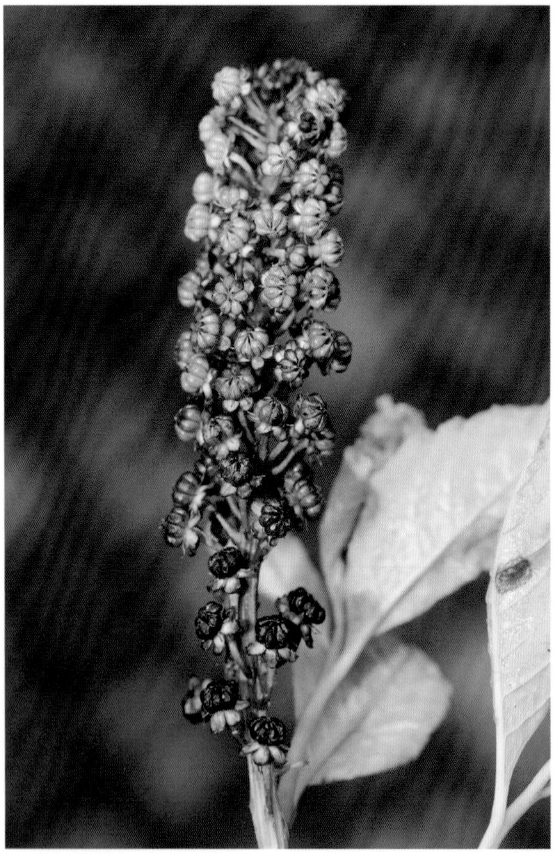
商陆果序

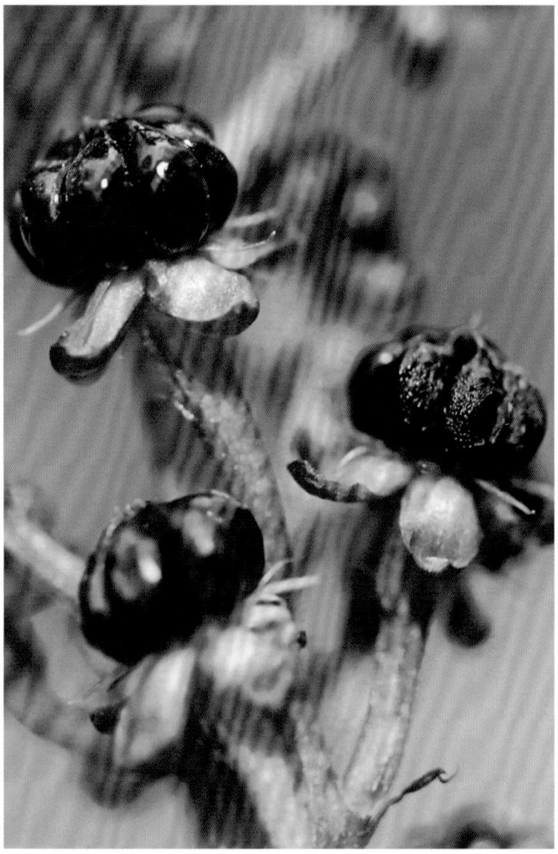
商陆果

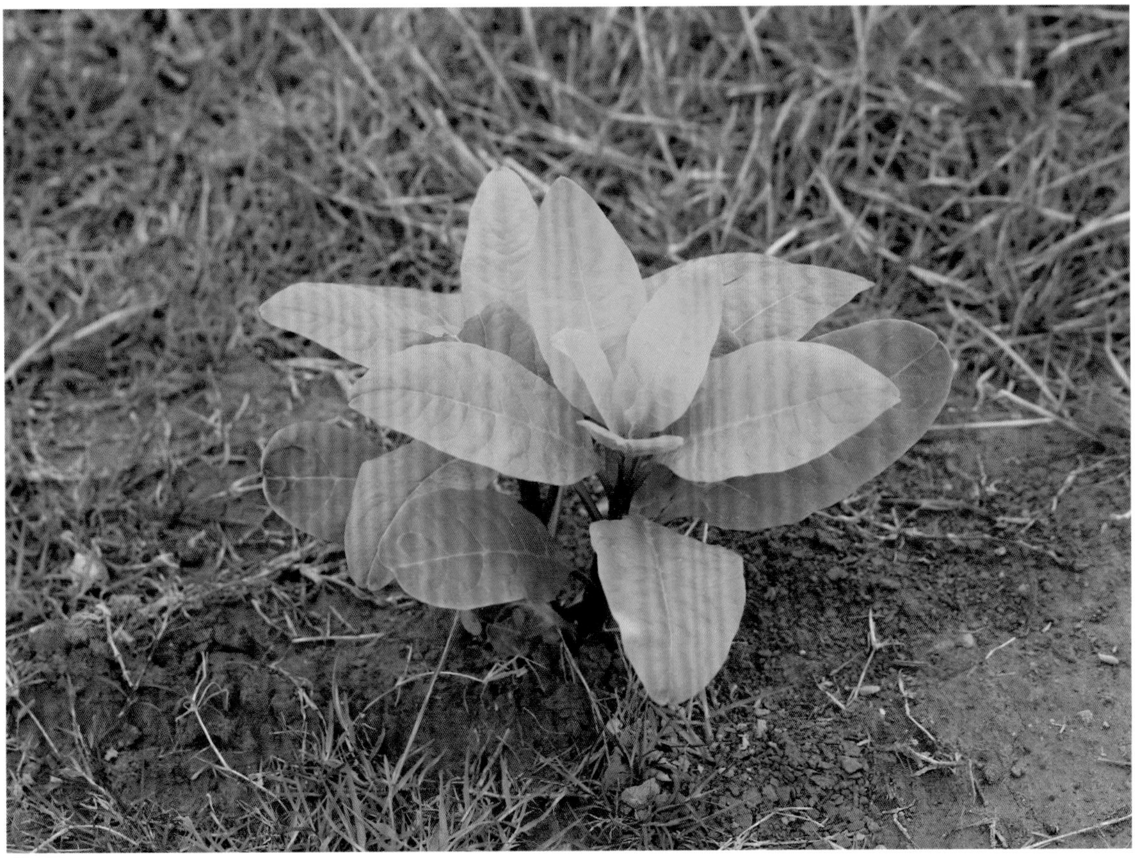

垂序商陆

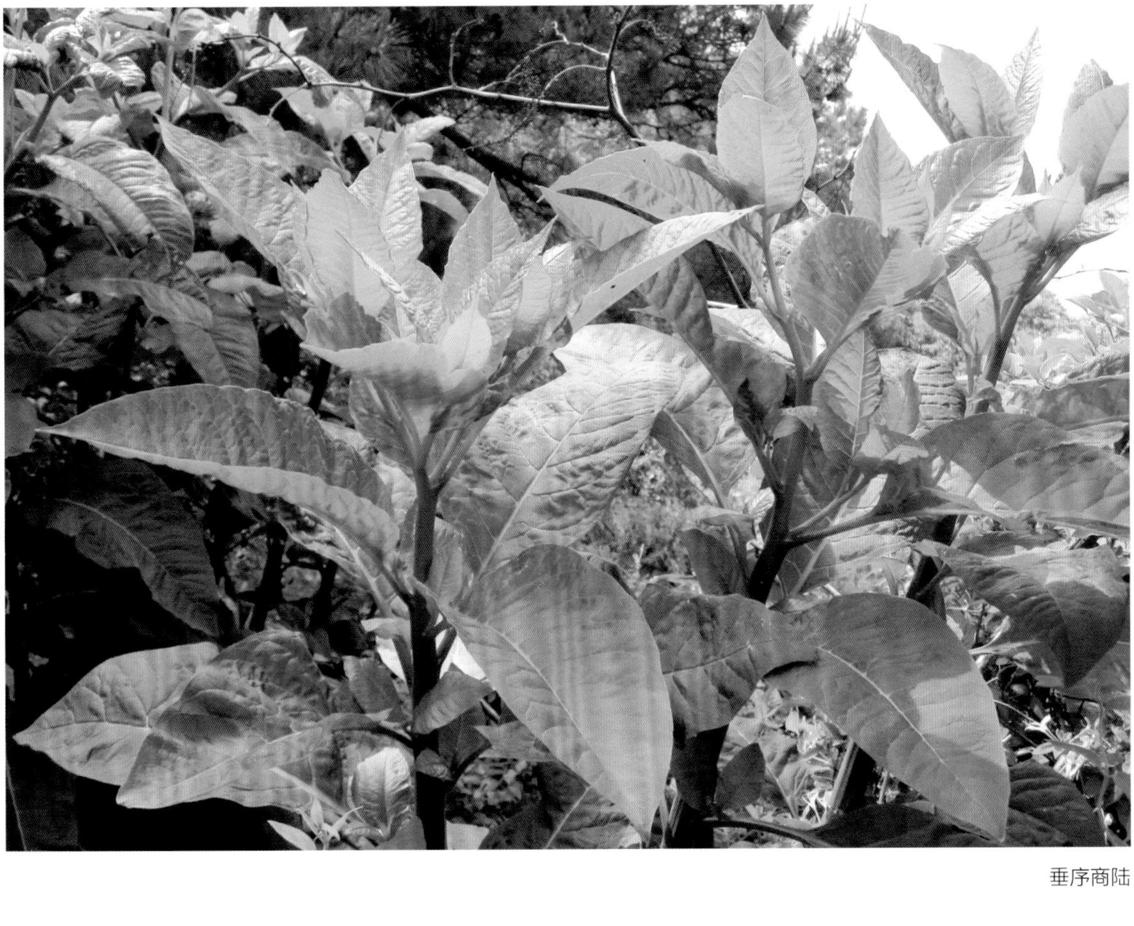

垂序商陆

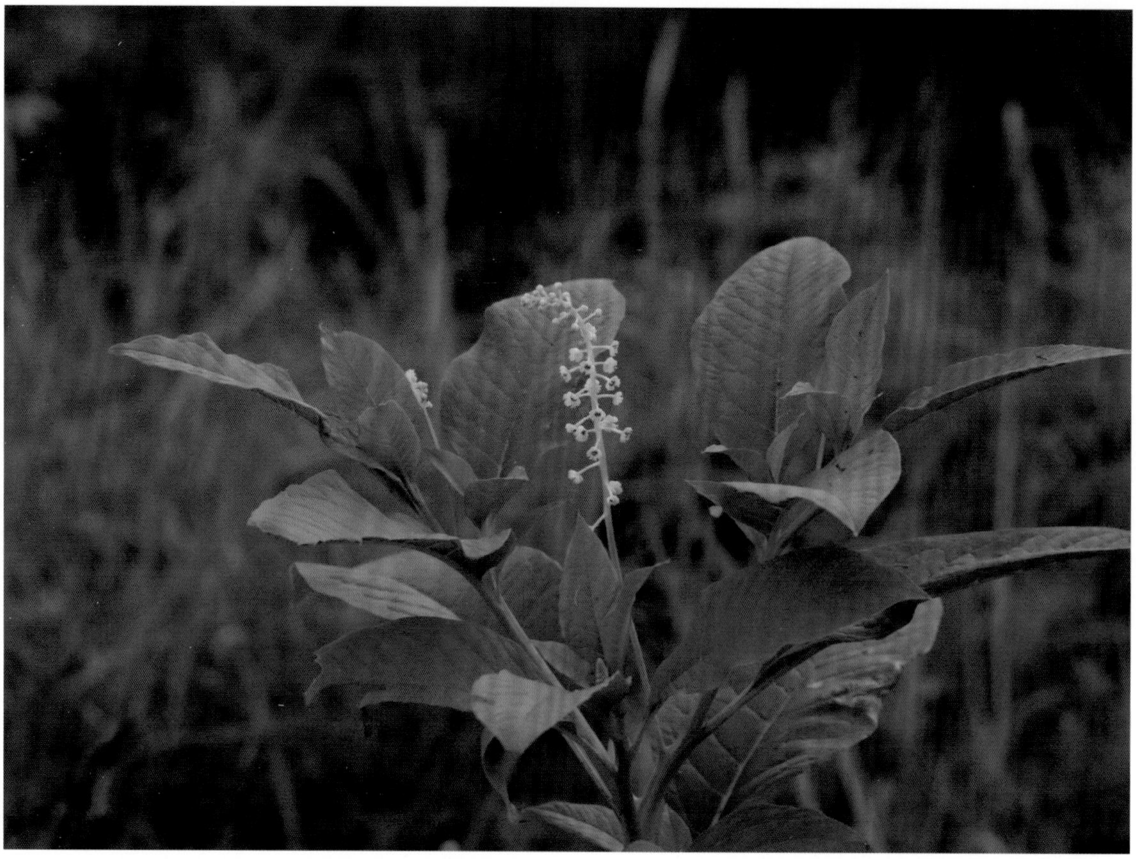

垂序商陆

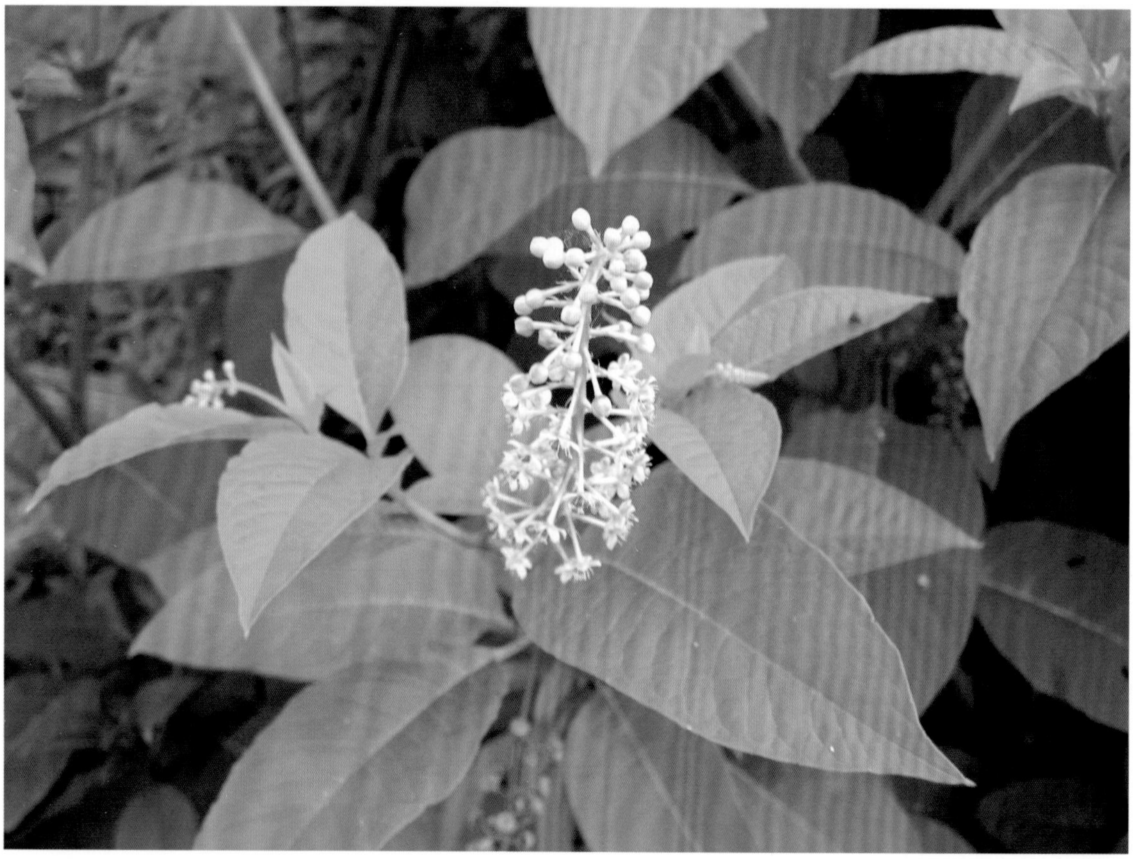

垂序商陆

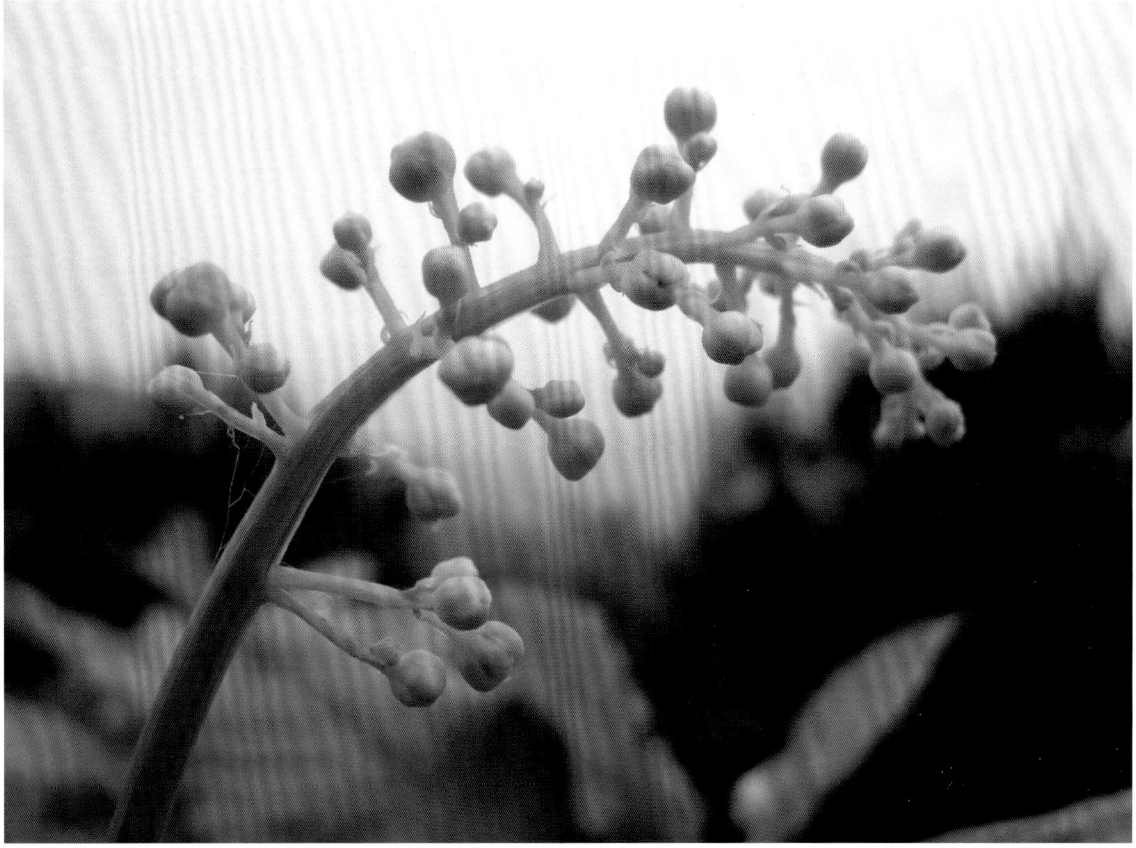

垂序商陆

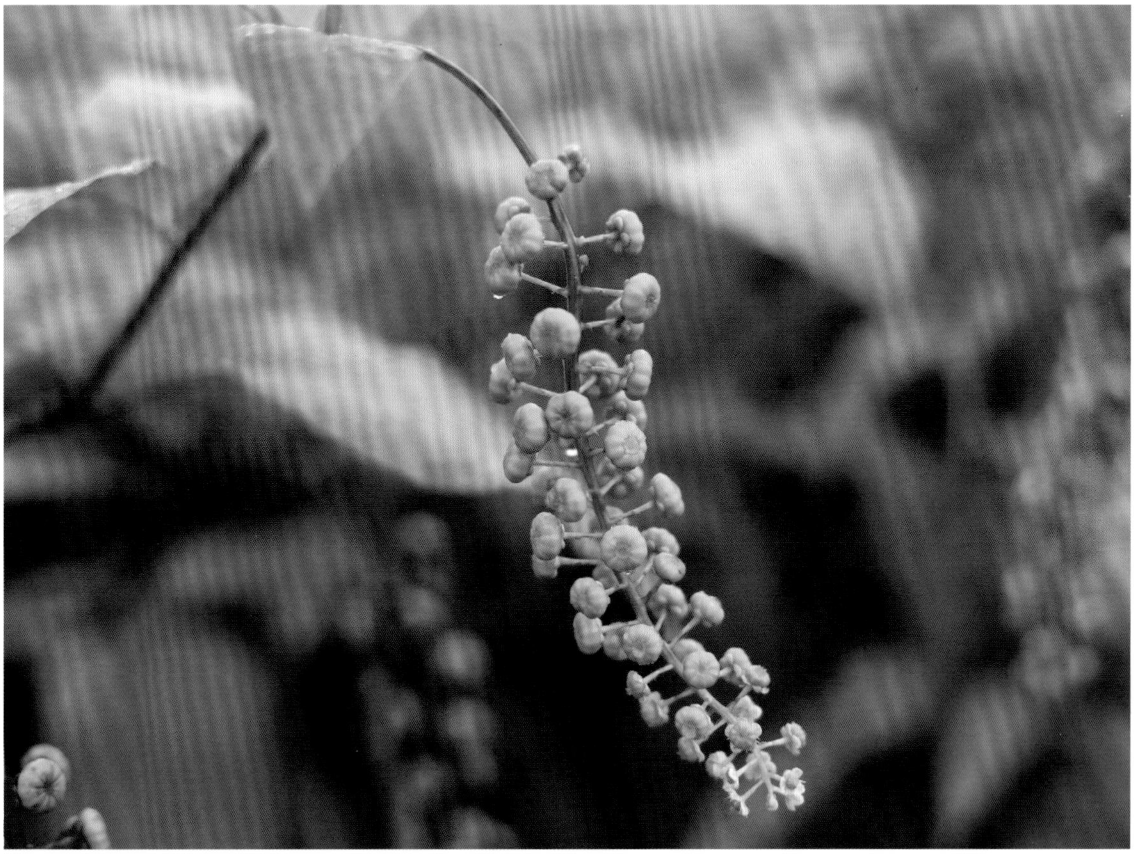

垂序商陆

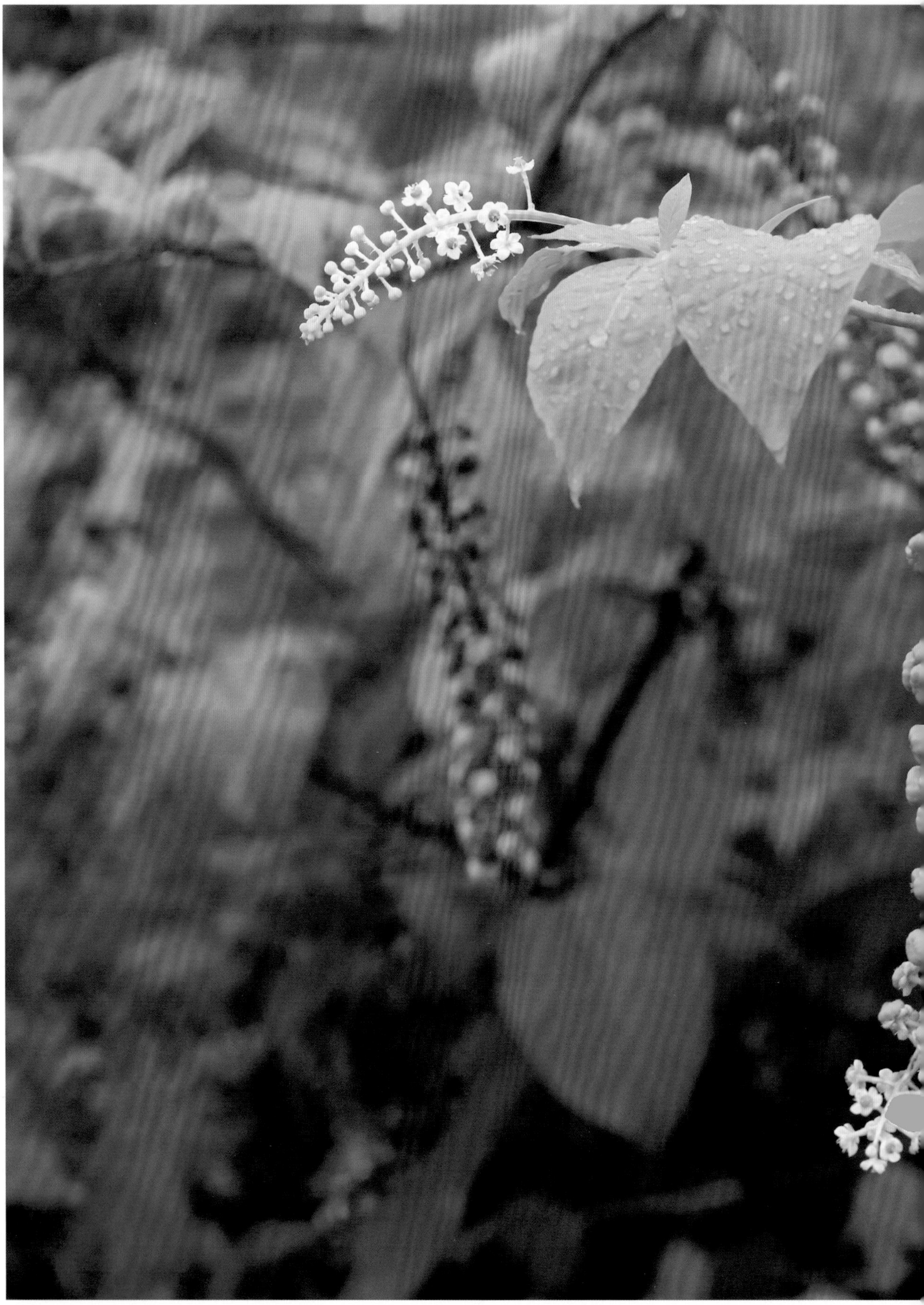

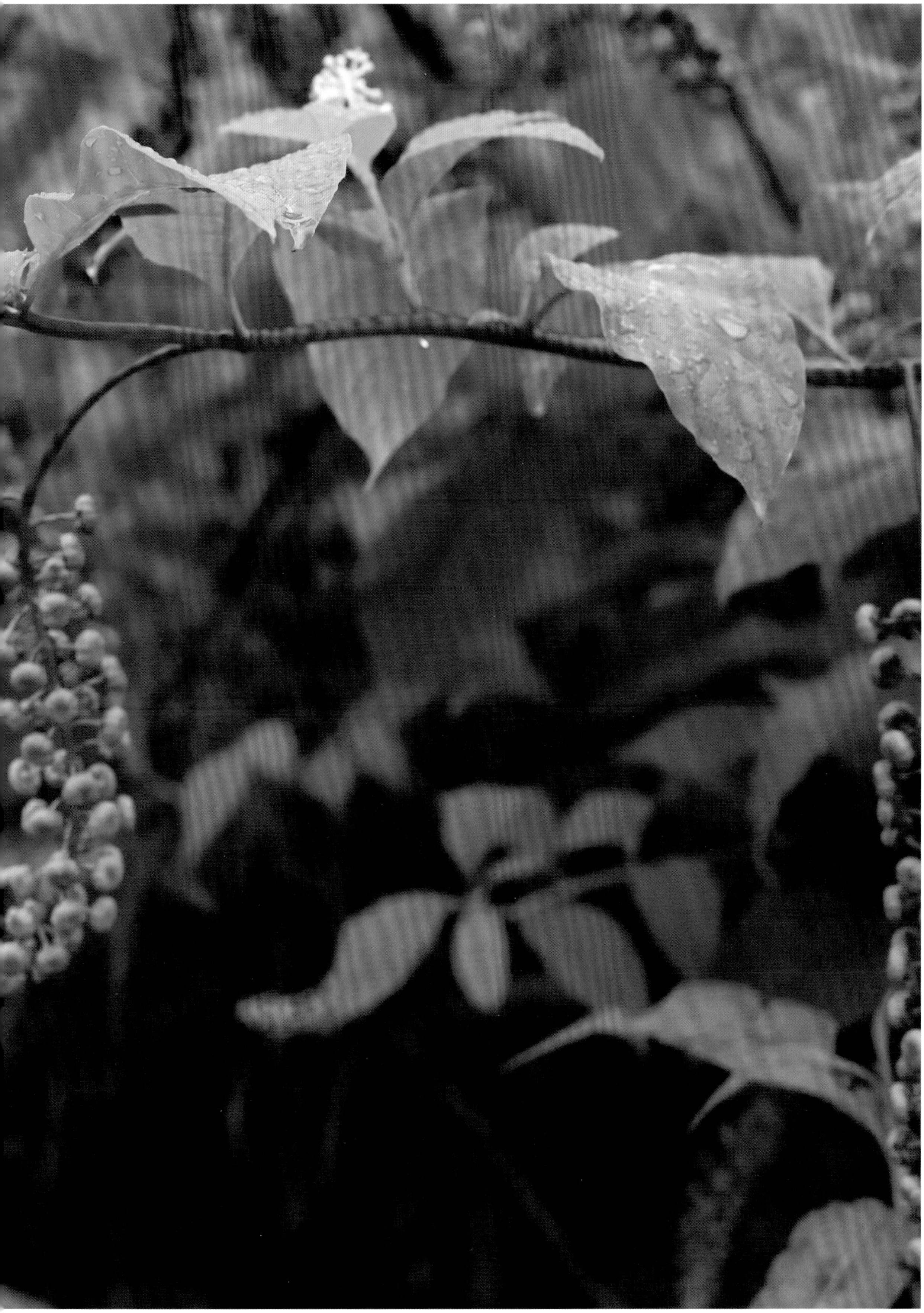

垂序商陆

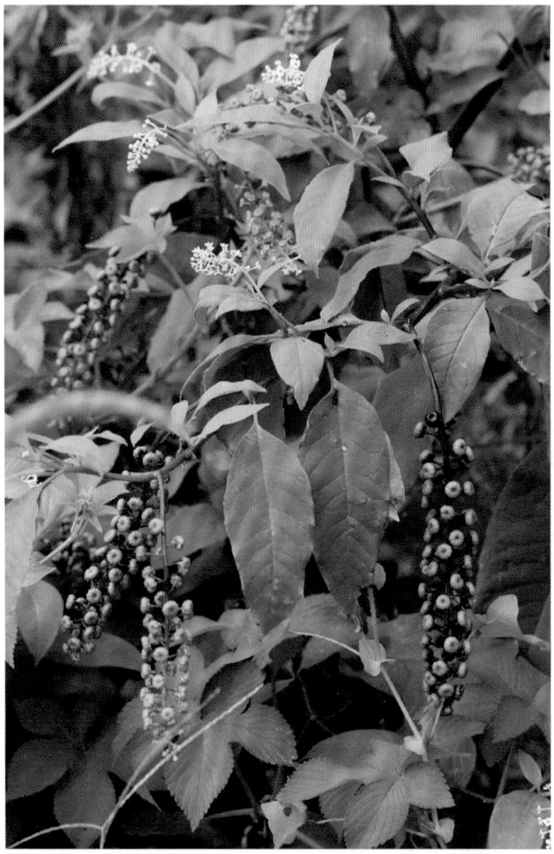

垂序商陆

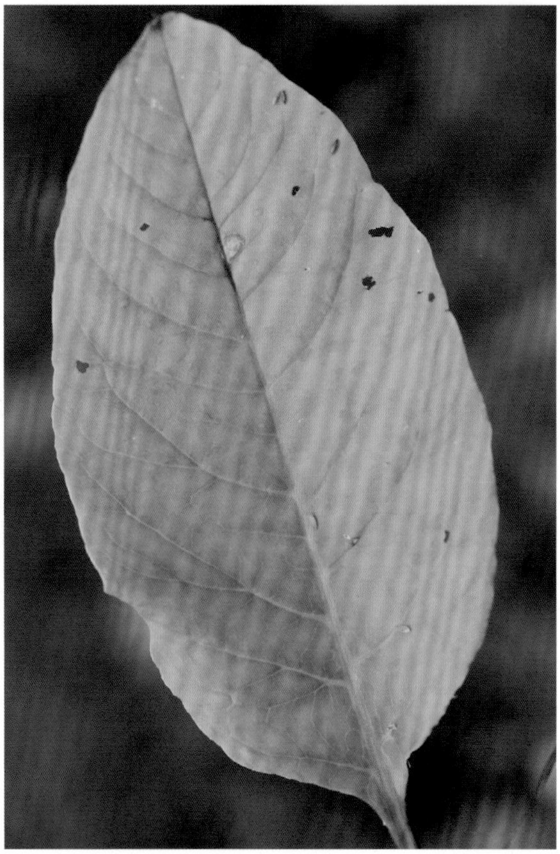

垂序商陆叶

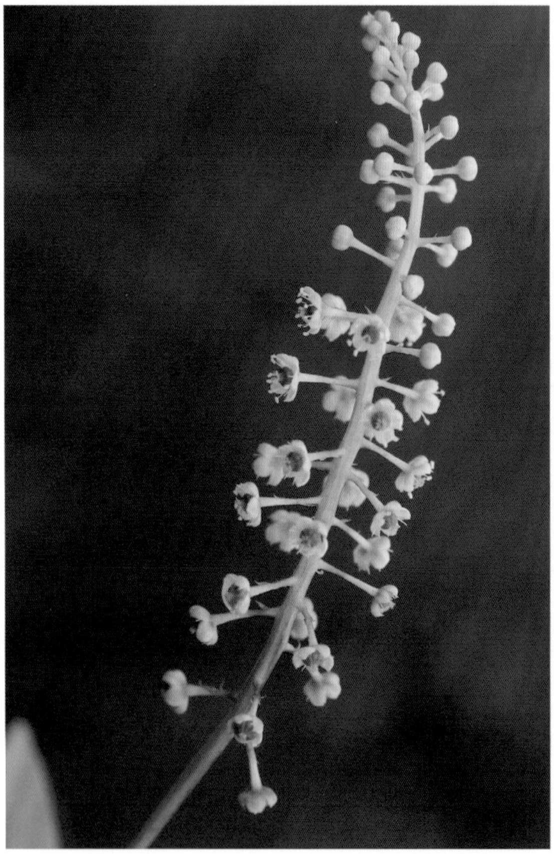

垂序商陆花序

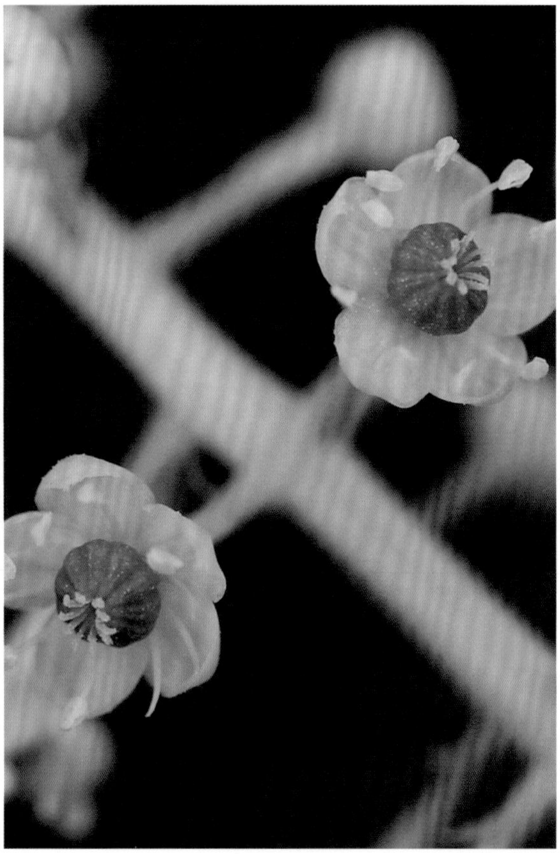

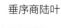

垂序商陆花

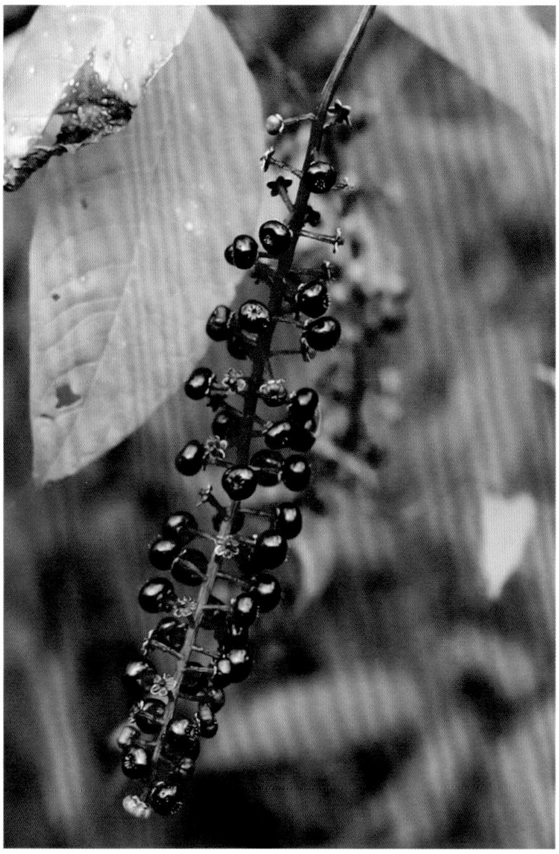

垂序商陆果序

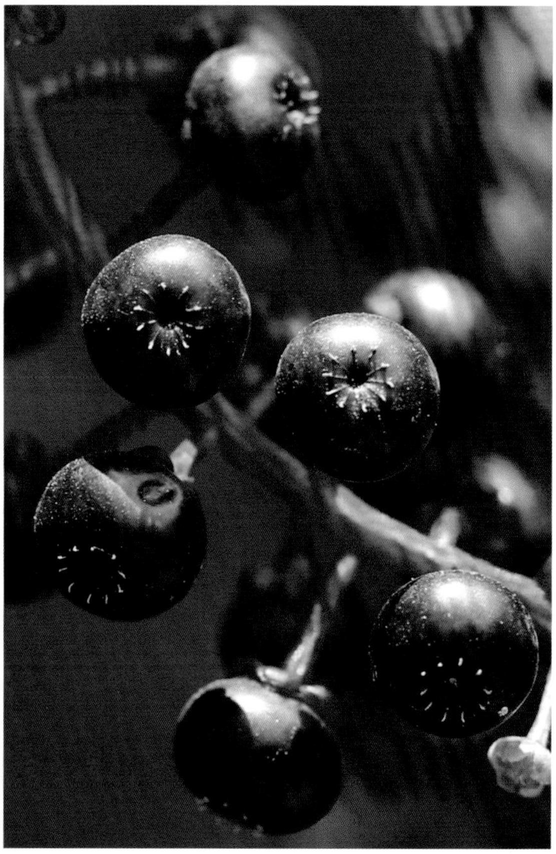

垂序商陆果

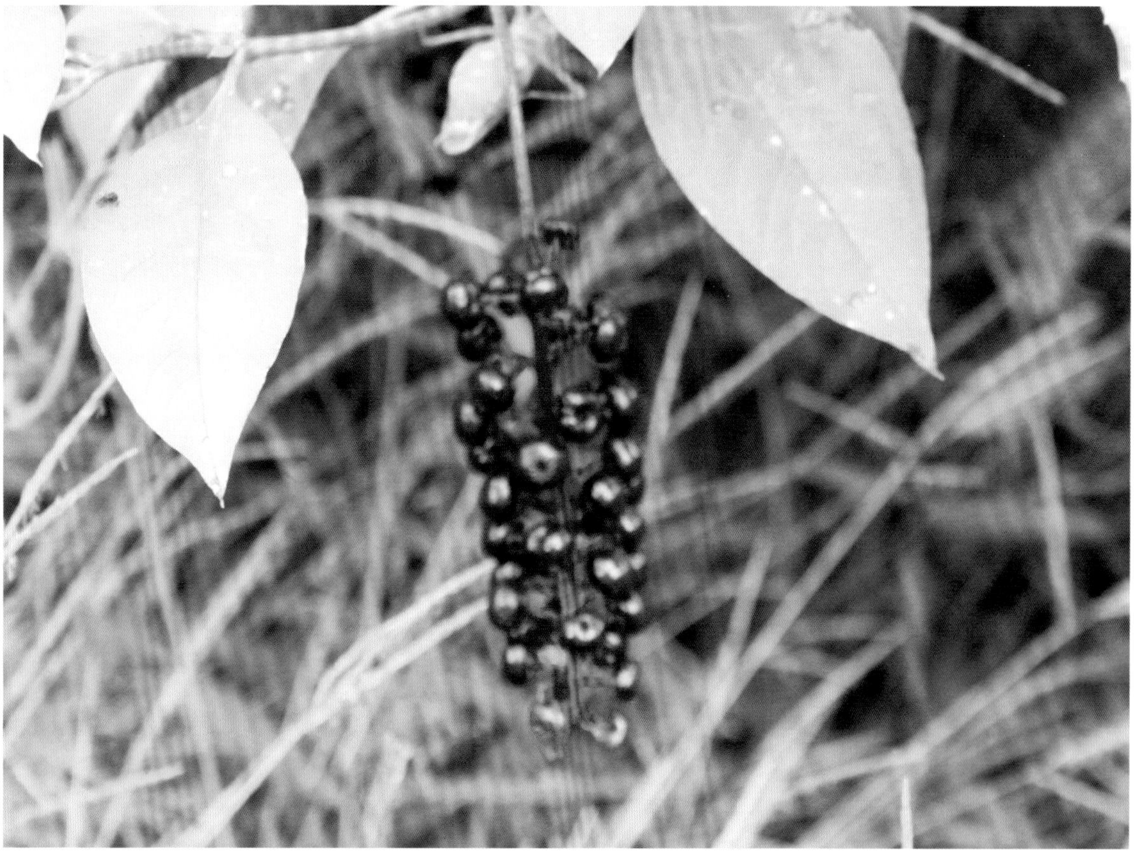

垂序商陆果

功效主治

泻下利水，消肿散结。本品苦寒性降，泻下逐水作用颇猛，故可治周身水肿、二便不利之证。外用又能消肿散结。

用法用量

内服：5 ~ 10 g，煎服。外用：适量，鲜品捣烂或干品研末涂敷。

民族药方

1．足癣 商陆、苦参各 100 g，川椒 20 g，赤芍 50 g。煎汤，浸泡患足，每次 15 ~ 30 分钟，每日 1 ~ 2 次，保留药液加热重复使用。

2．腹中如有石、痛如刀刺者 商陆根适量。捣烂蒸之，布裹熨痛处，冷更换。

3．淋巴结结核 商陆 9 g，红糖适量。水煎服。

4．腹水 商陆 6 g，赤小豆、冬瓜皮各 50 g，泽泻 12 g，茯苓皮 24 g。水煎服。

5．痈疮肿毒 商陆 2.5 g，蒲公英 100 g，水煎洗患处。

6．宫颈糜烂，白带多，功能失调性子宫出血 鲜商陆 200 g（干者减半）。同母鸡或猪瘦肉煮极烂，放盐少许，分 2 ~ 3 次吃。

7．肿毒 商陆根适量，盐少许。捣敷，次日再换。

8．跌打 商陆适量。研细末，调热酒擦患处，可外贴膏药。

9．血小板减少性紫癜 商陆适量。加水煎半小时，浓缩成 100% 的煎剂。首次服 30 ml，以后每次服 10 ml，每日 3 次。成人以 12 ~ 24 g，小儿以 9 ~ 12 g 为每日用量。

使用注意

孕妇忌用。

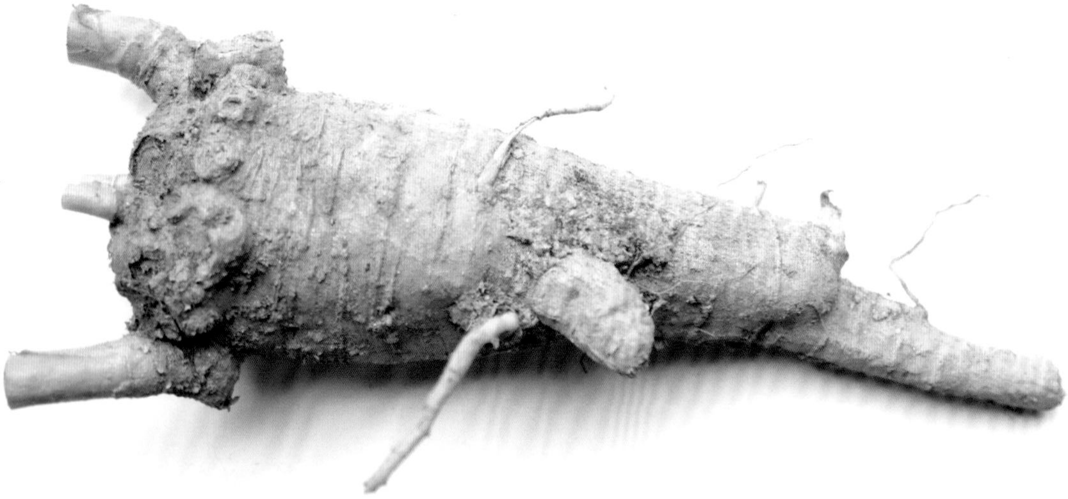

商陆药材

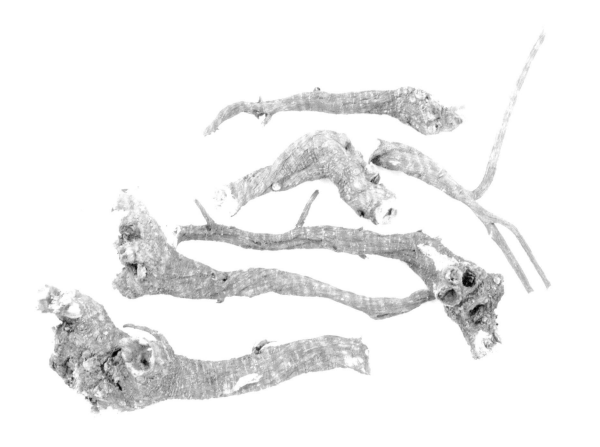

垂序商陆药材

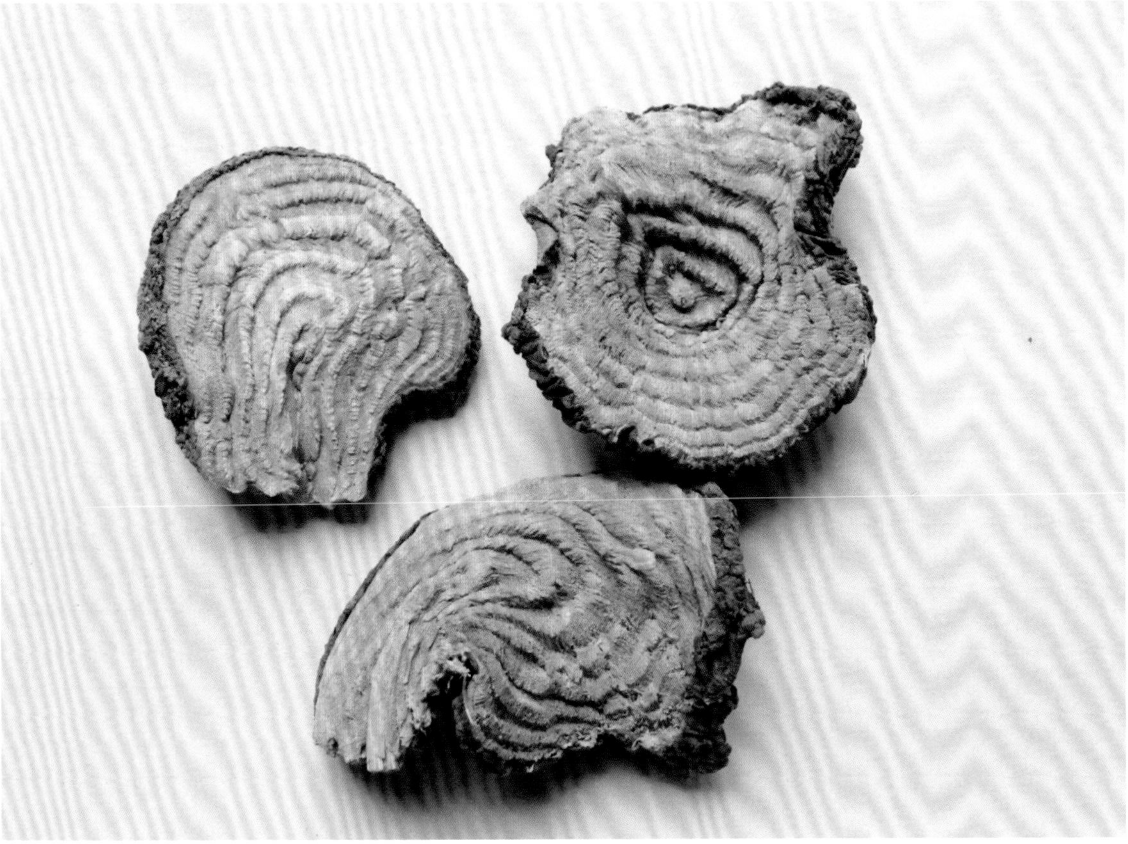

商陆饮片

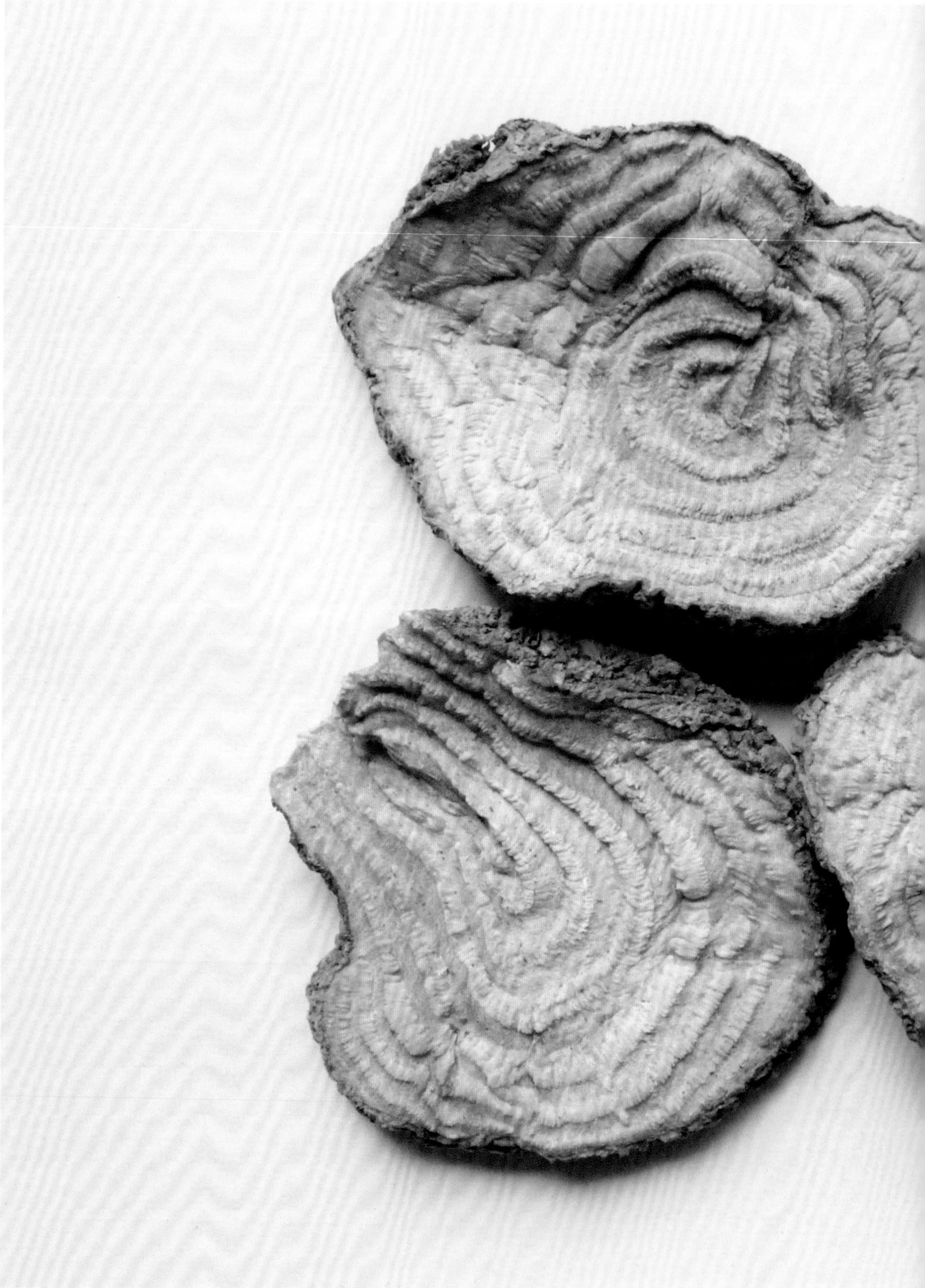

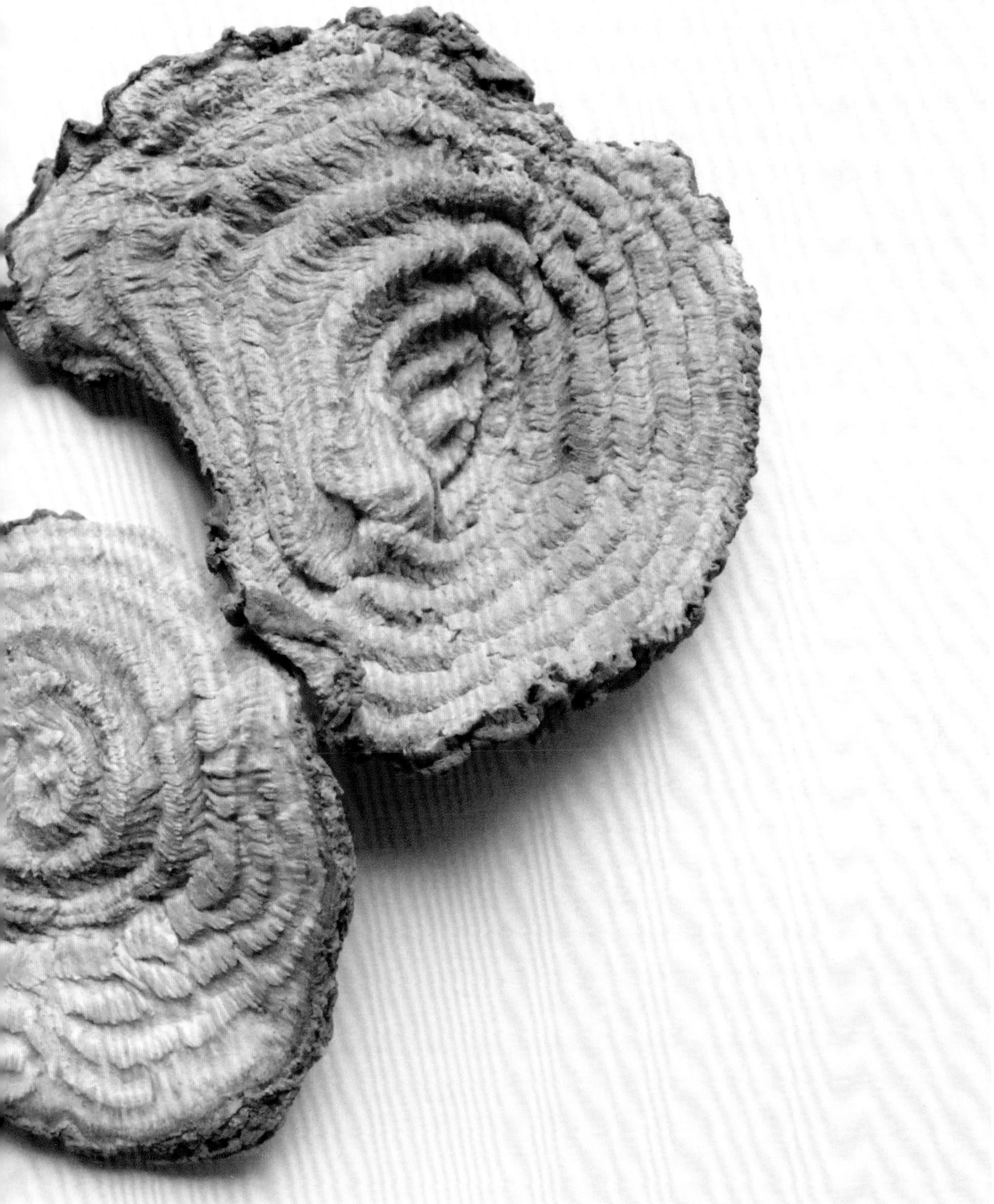

商陆饮片

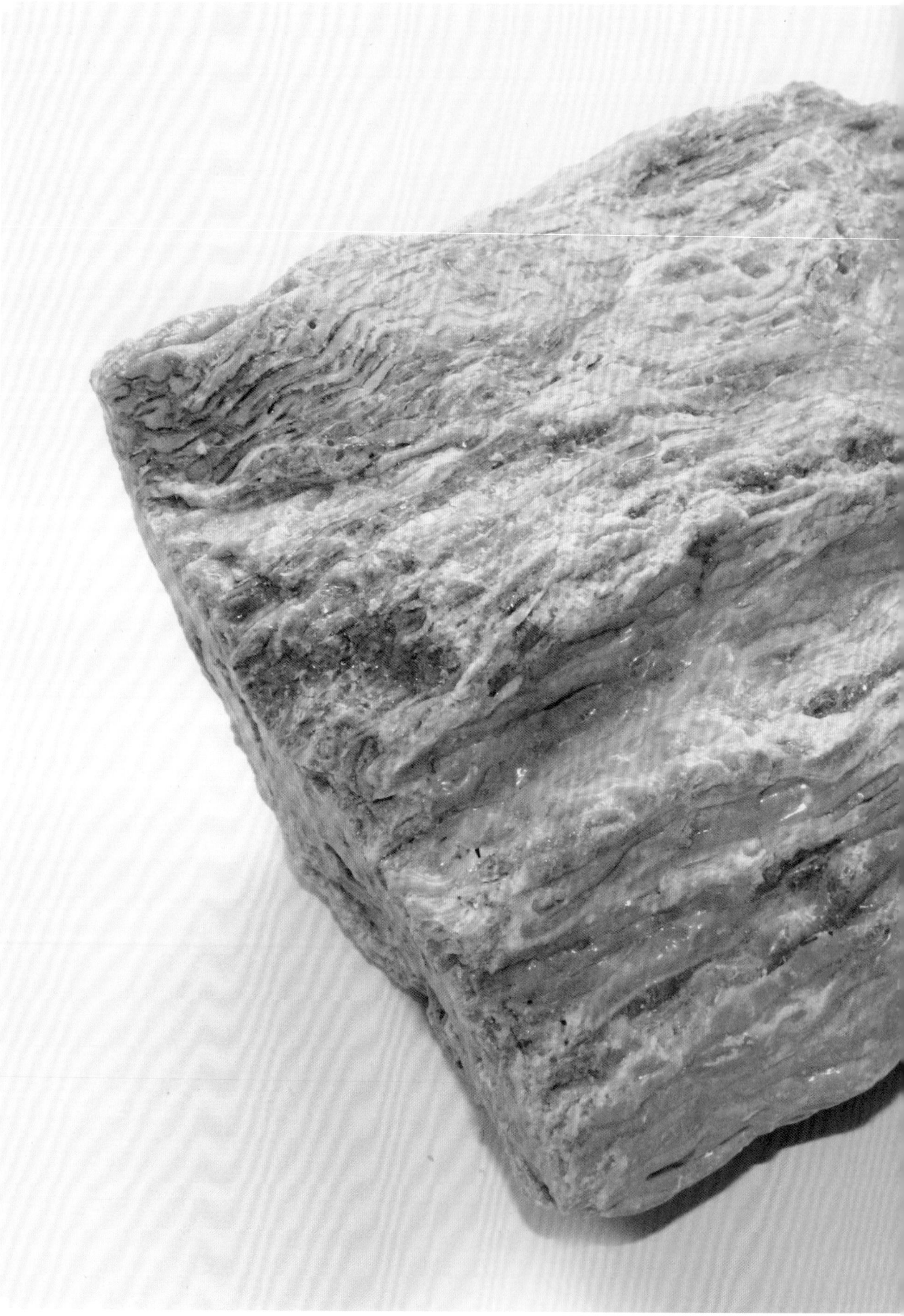

琥珀

【藏药名】波炼。

【别　名】布西、嘎布热、血琥珀、老琥珀、琥珀屑、尼马日巴扎。

【来　源】本品为古代松科植物的树脂埋藏地下经年久转化而成的化石样物质。

【性味归经】甘，平。归心、肝、膀胱经。

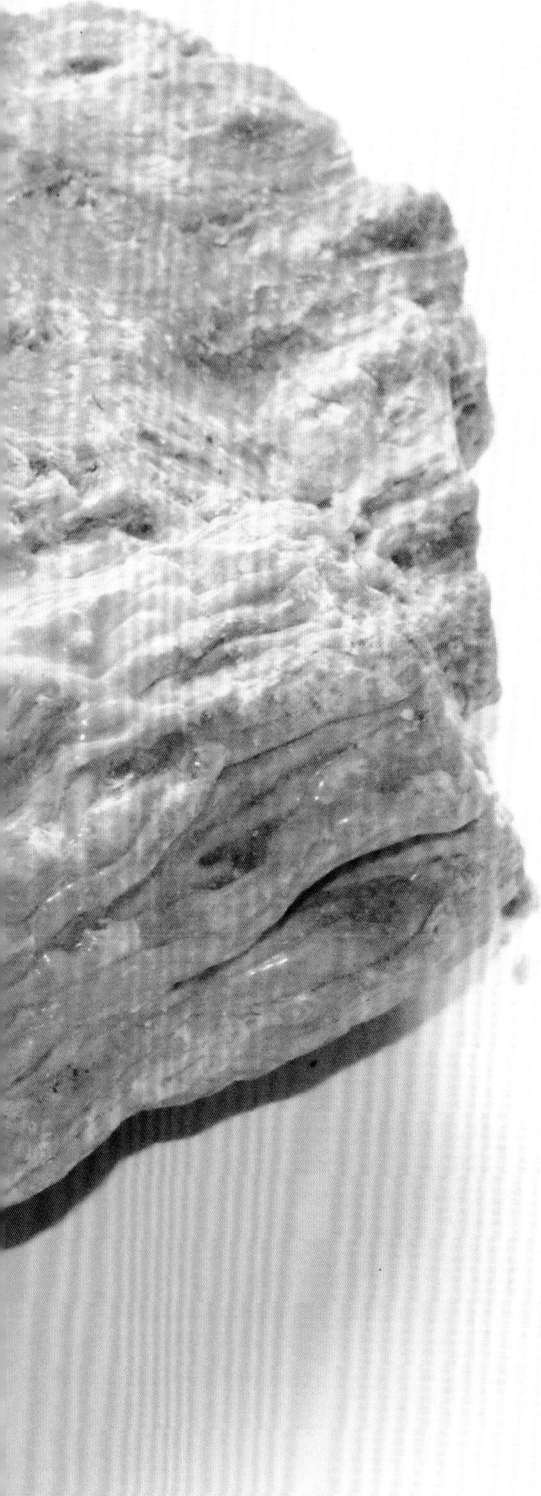

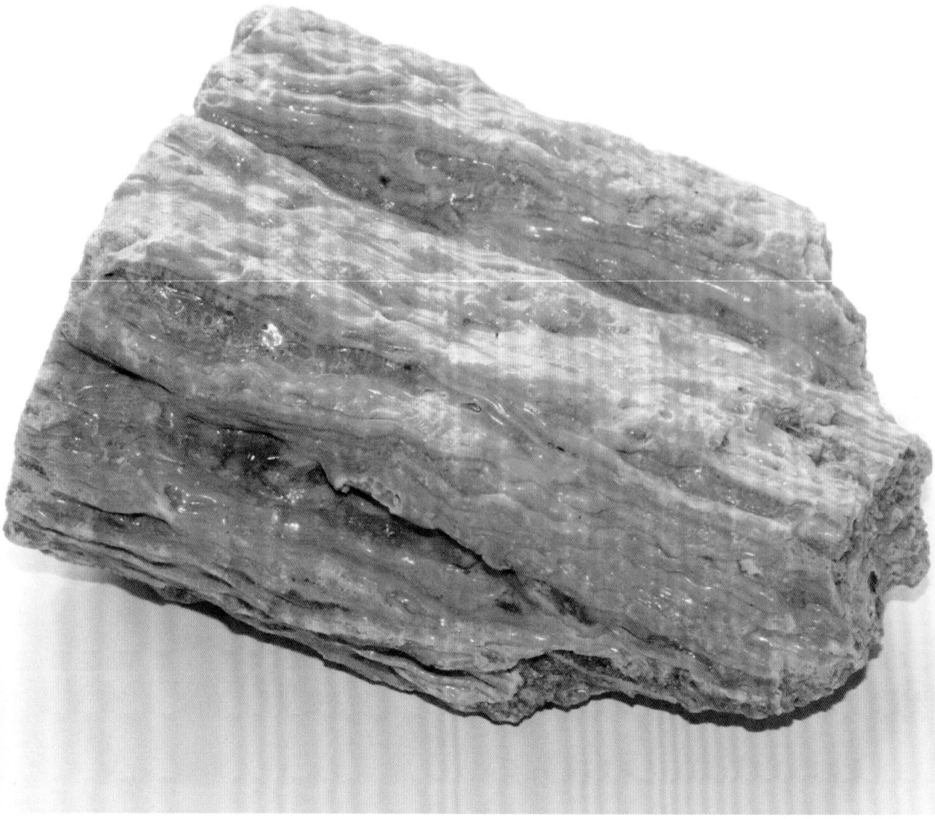

琥珀

识别特征

本品多呈不规则的粒状、块状、钟乳状及散粒状。有时内部包含着植物或昆虫的化石。颜色为黄色、棕黄色及红黄色，条痕白色或淡黄色。具松脂光泽，透明至不透明。断口贝壳状极为显著。硬度 2.0 ~ 2.5，相对密度 1.05 ~ 1.09。性极脆，摩擦带电。

生境分布

生长于黏土层、沙层、煤层及沉积岩内。分布于云南、广西、辽宁、河南、福建等省区。

采收加工

全年可采，从地下或煤层挖出后，除去沙石、泥土等杂质，研粉用。分布于煤中者，称“煤珀”。

药材鉴别

本品为不规则的块状。表面血红色或黄棕色。不平坦，有光泽，质松脆，捻之易成粉末。

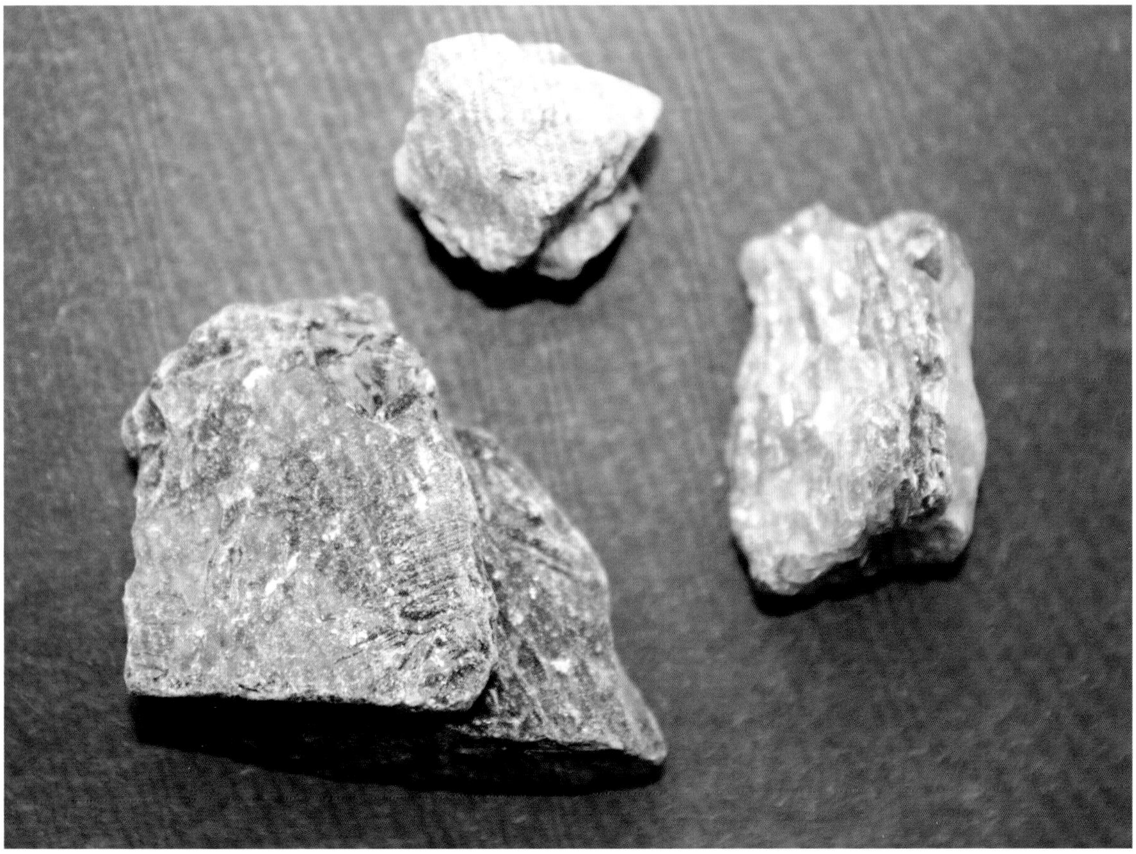

琥珀

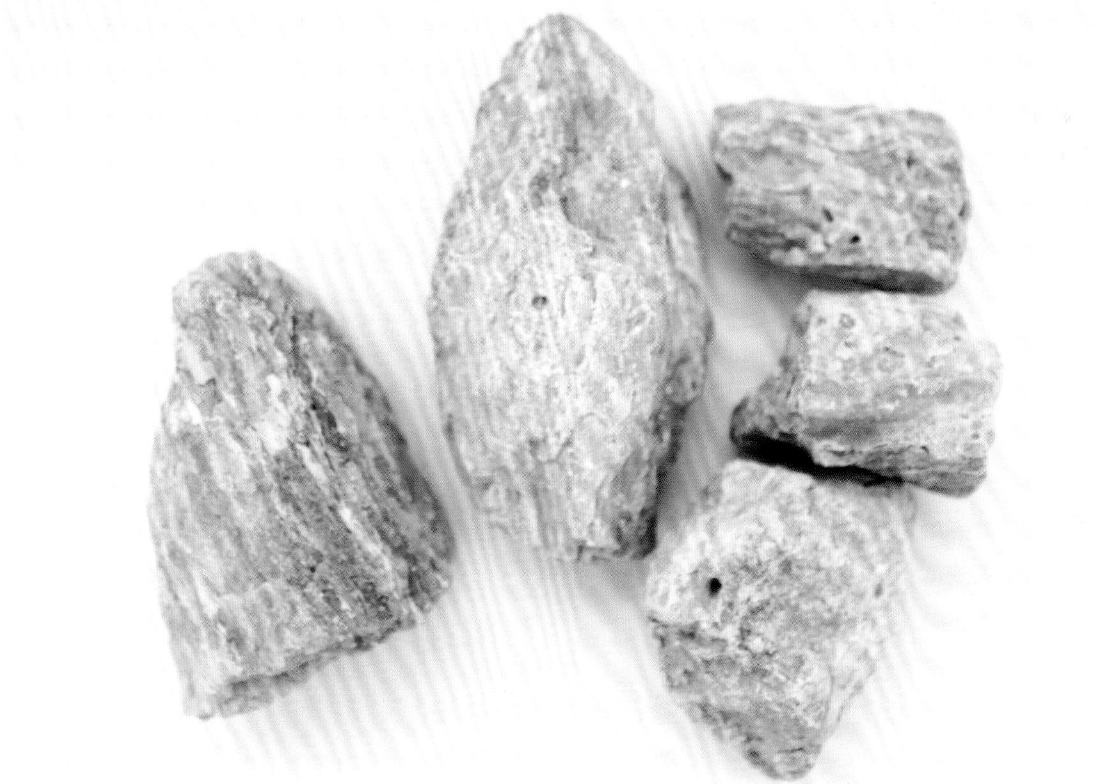

琥珀

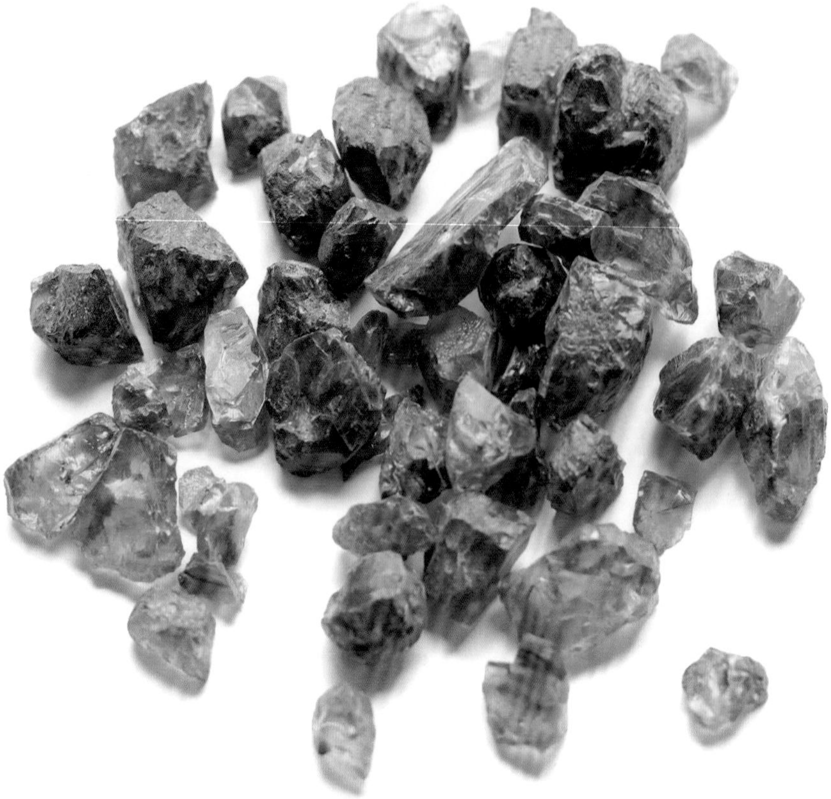

琥珀药材

功效主治

镇惊安神，活血散瘀，利尿通淋。本品质重降下而镇惊安神，入心肝走血分而活血散瘀，入膀胱则利尿通淋。

用法用量

内服：1.5 ~ 3.0 g，研末冲服，不入煎剂，多入丸、散用。外用：适量。

民族药方

1．心绞痛（气虚血瘀型） 琥珀末 2 g，人参、川芎、郁金、枳壳、决明子各 10 g，丹参、鸡血藤、石菖蒲各 15 g，黄芪 30 g，藏红花 1.5 g，三七 3 g。水煎取药汁，每日 1 剂，分 2 次服。

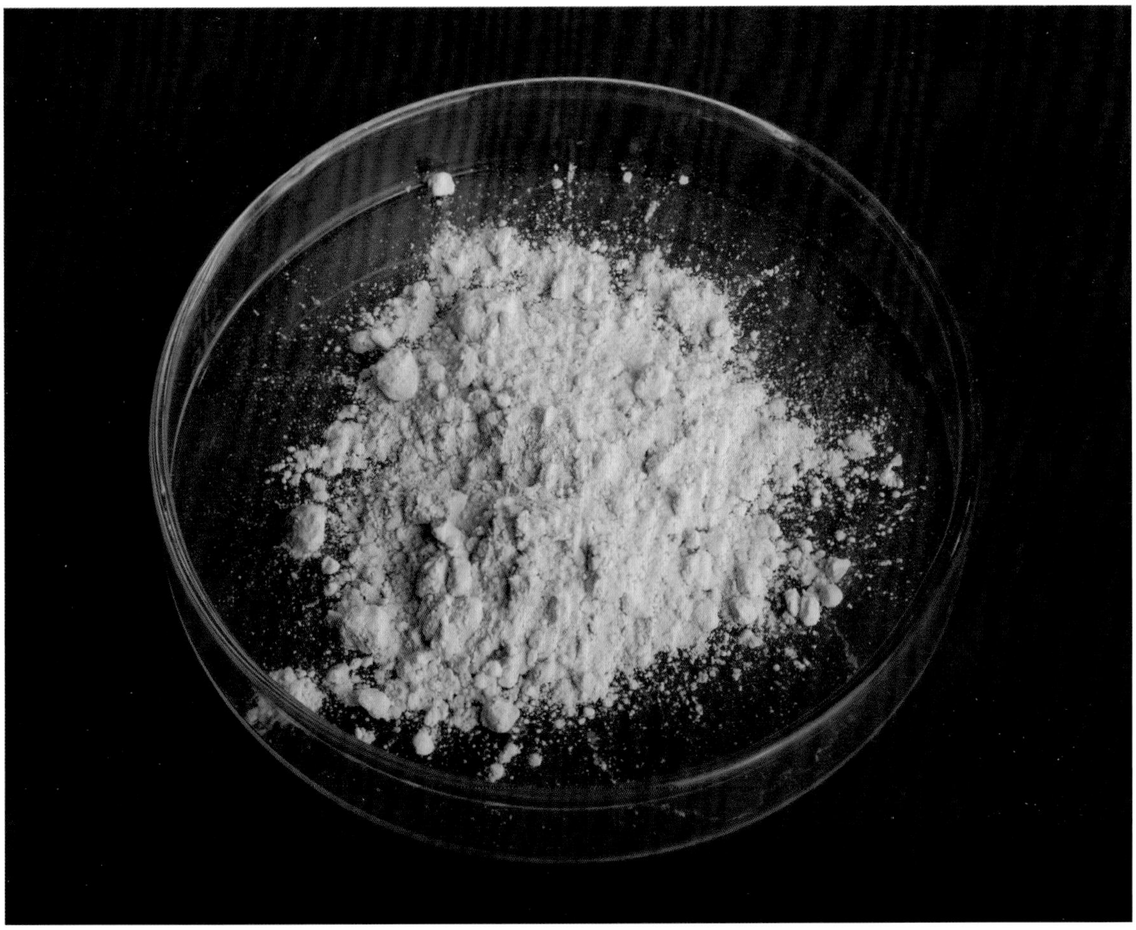

琥珀粉

2．淋病（湿热下注型） 琥珀粉 3 g，甘草 6 g，栀子、黄柏、车前子、金银花、连翘、石韦、冬葵子、当归各 10 g，白花蛇舌草 30 g。水煎取药汁，每日 1 剂，分 2 次服，药渣再煎水外洗局部。

3．前列腺增生 琥珀、滑石各 30 g，生黄芪 100 g。生黄芪、滑石两味加水先煎，煎 2 次，取药液和匀，再将琥珀研粉兑入即成，每日 1 剂，分 2 次空腹服。

4．梅毒 琥珀 18 g，钟乳石 60 g，朱砂 12 g，冰片 3 g，土茯苓 100 g。将前 4 味药研粉后分成 4 包，每次 1 包，每日 2 次，用 25 g 土茯苓水煎，送服。

5．白内障 琥珀末、生蒲黄各 15 g，磁石 60 g，朱砂 30 g，神曲 120 g。共研为细末，炼蜜为丸，每次服 9 g，每日 3 次。

使用注意

阴虚内热及无瘀滞者忌服。

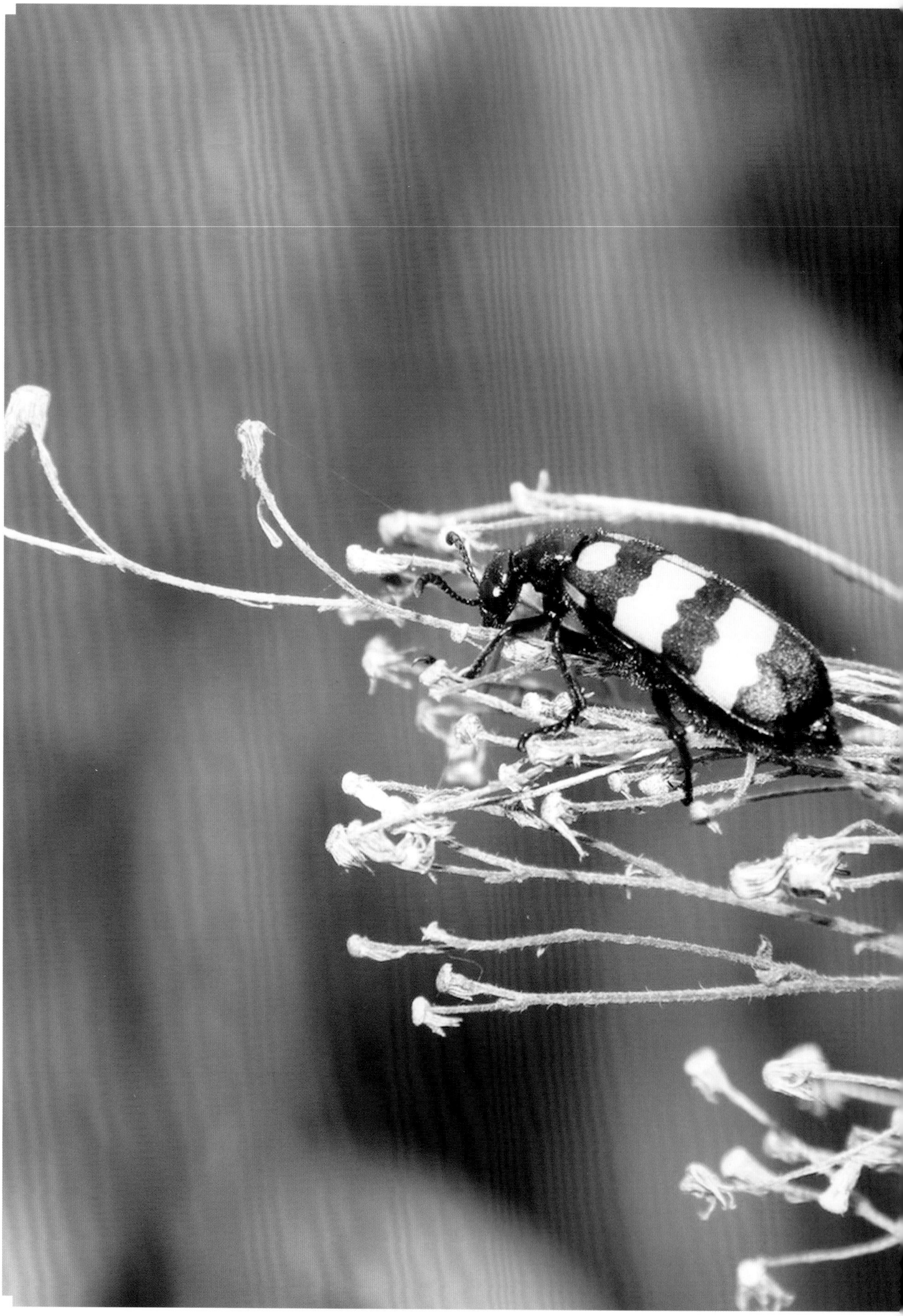

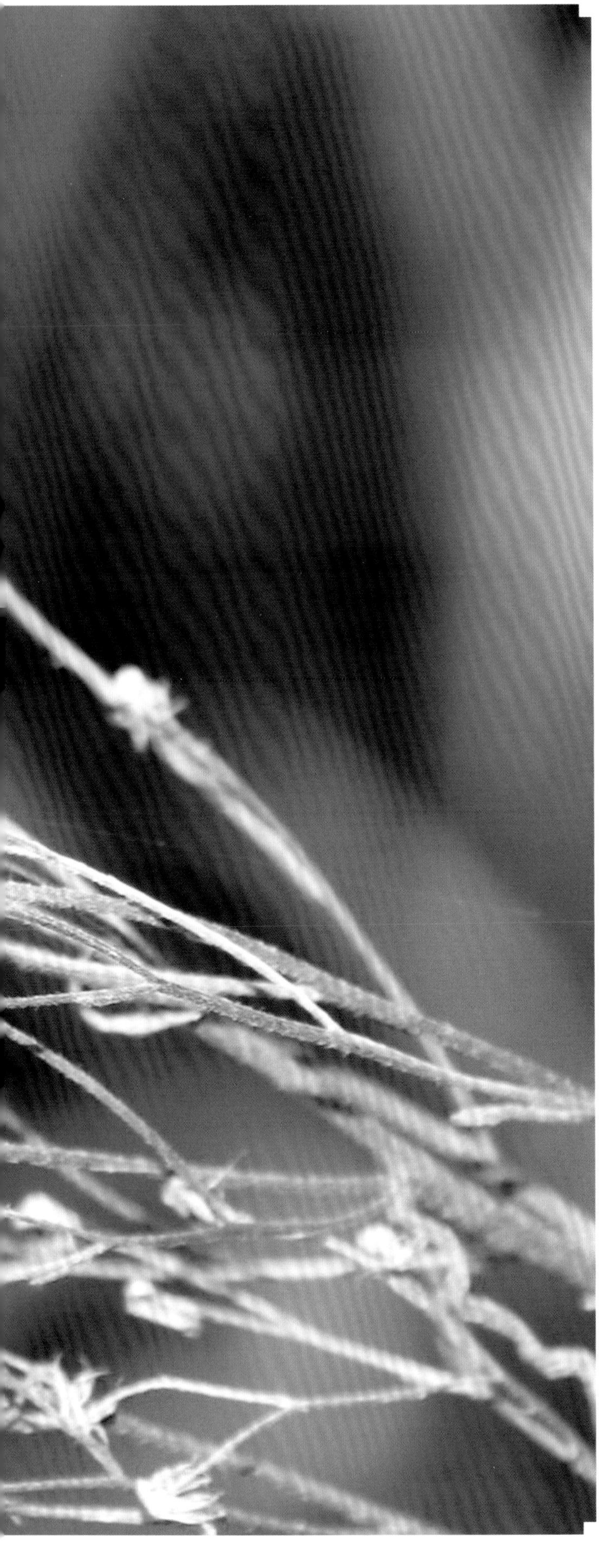

斑蝥

【藏药名】强巴。

【别　名】斑毛、白米乌、生斑蝥、炒斑蝥、米斑蝥、达穷玛扎。

【来　源】本品为芫青科昆虫南方大斑蝥 *Mylabris phalerata* Pallas 或黄黑小斑蝥 *Mylabris cichorii* Linnaeus 的干燥体。

【性味归经】辛，寒；有大毒。归肝、肾、胃经。

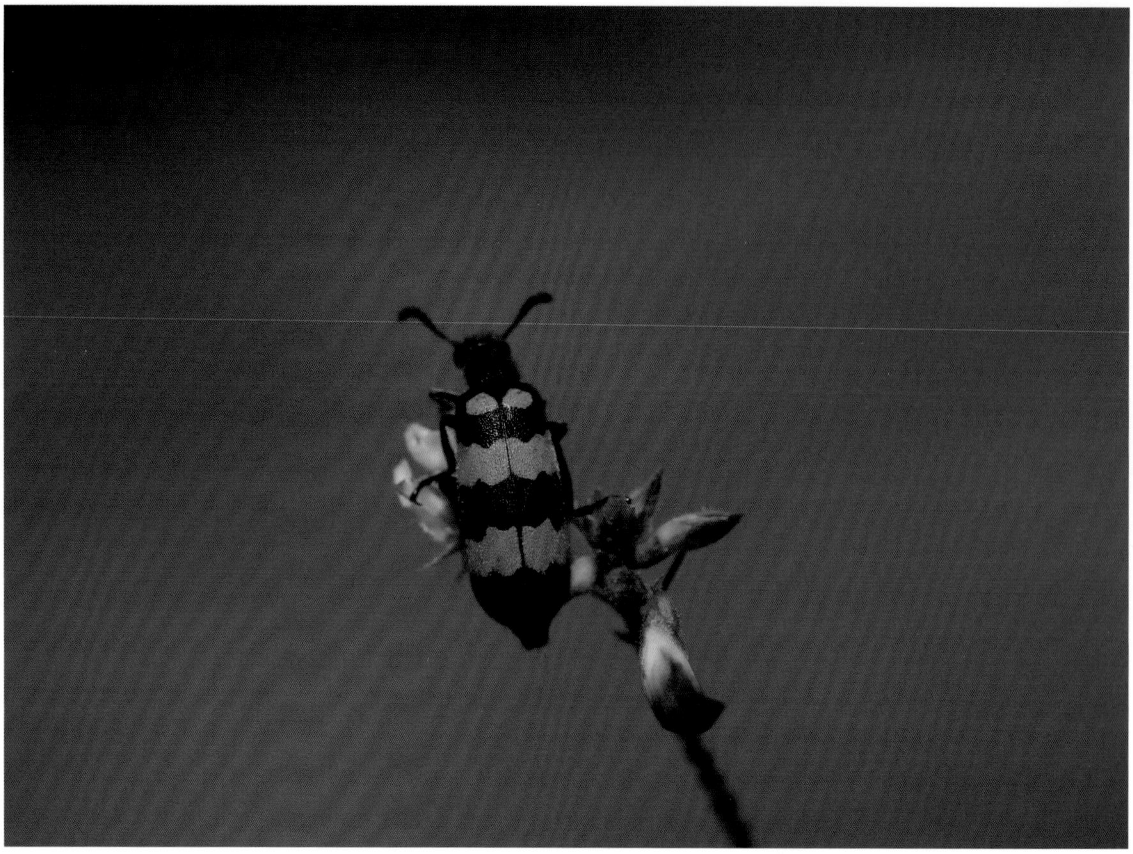

斑蝥

识别特征

1．南方大斑蝥 又称大斑蝥。体长 15 ~ 30 mm，底色黑色，被黑绒毛。头部圆三角形，具粗密刻点，额中央有 1 条光滑纵纹。复眼大，略呈肾脏形。触角 1 对，线状，11 节，末端数节膨大呈棒状，末节基部狭于前节。前胸长稍大于宽，前端狭于后端；前胸背板密被刻点，中央具 1 条光滑纵纹，后缘前面中央有一凹陷，后缘稍向上翻，波曲形。小楯片长形，末端圆钝。鞘翅端部阔于基部，底色黑色，每翅基部各有 2 个大黄斑，个别个体中斑点缩小；翅中央前后各有一黄色波纹状横带；翅面黑色部分刻点密集，密生绒毛，黄色部分刻点及绒毛较疏。鞘翅下为 1 对透明的膜质翅，带褐色。足 3 对，有黑色长绒毛，前足和中足跗节均为 5 节；后足的跗节则为 4 节，跗节先端有 2 爪；足关节处能分泌黄色毒液，接触皮肤，能起水疱。腹面也具黑色长绒毛。具复变态，幼虫共 6 龄，以假蛹越冬。成虫 4—5 月开始为害，7—9 月为害最烈，多群集取食大豆之花、叶，花生、茄子叶片及棉花的芽、叶、花等。

2．黄黑小斑蝥 又称黄斑芫青，外形与上种极相近，体小型，长 10 ~ 15 mm。触角末节基部与前节等宽。

生境分布

主要分布于河南、广西、安徽、四川、江苏、湖南等省区。

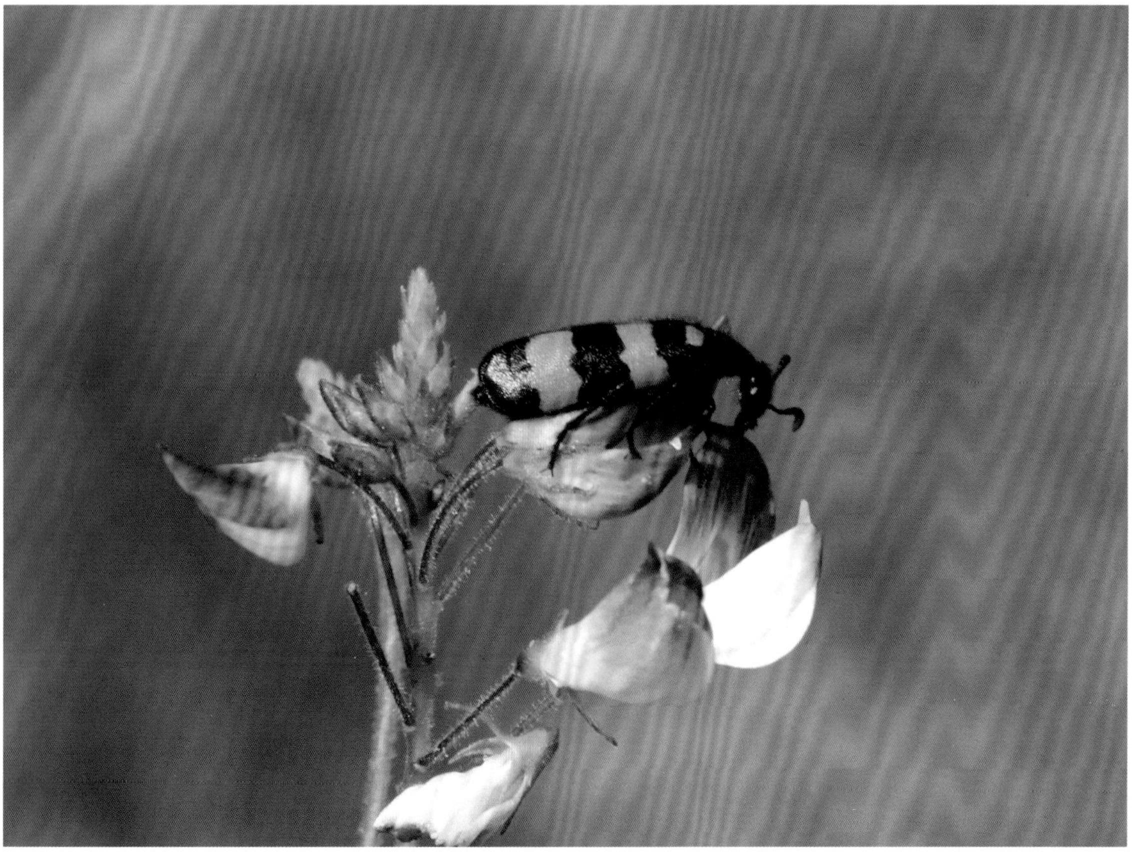

斑蝥

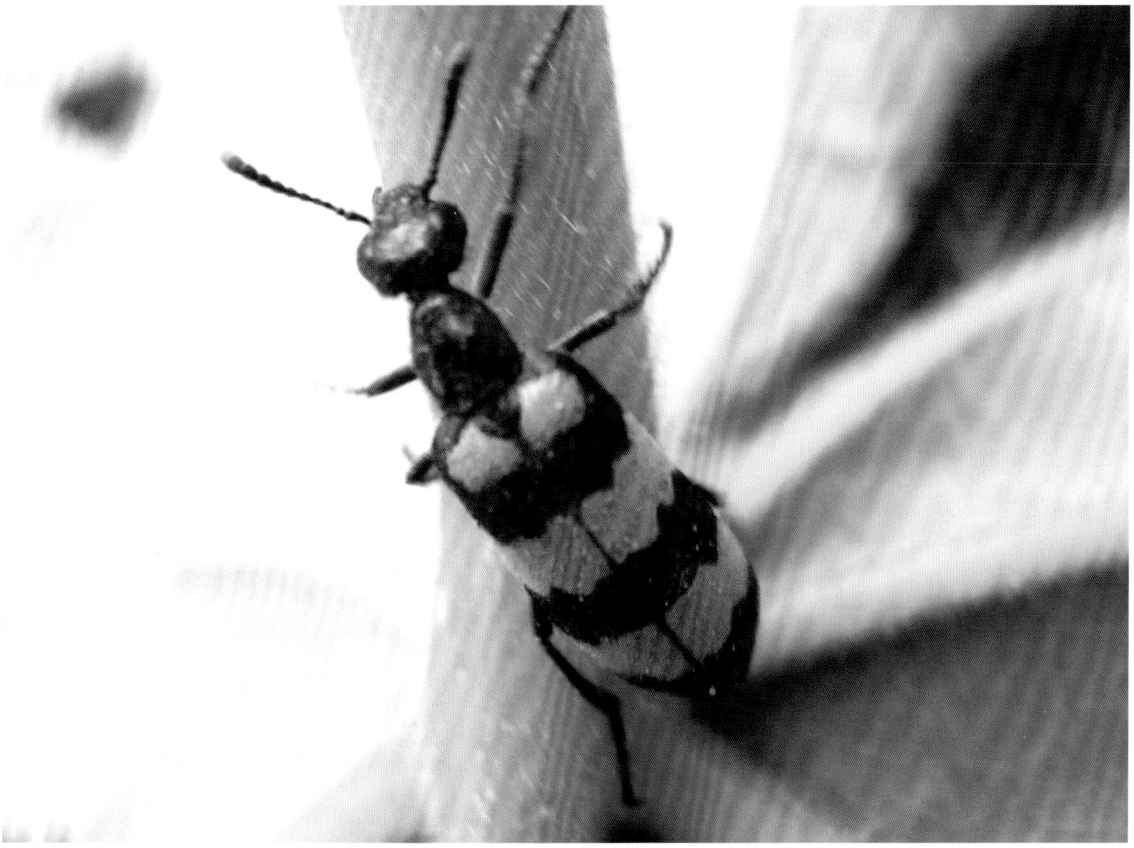

斑蝥

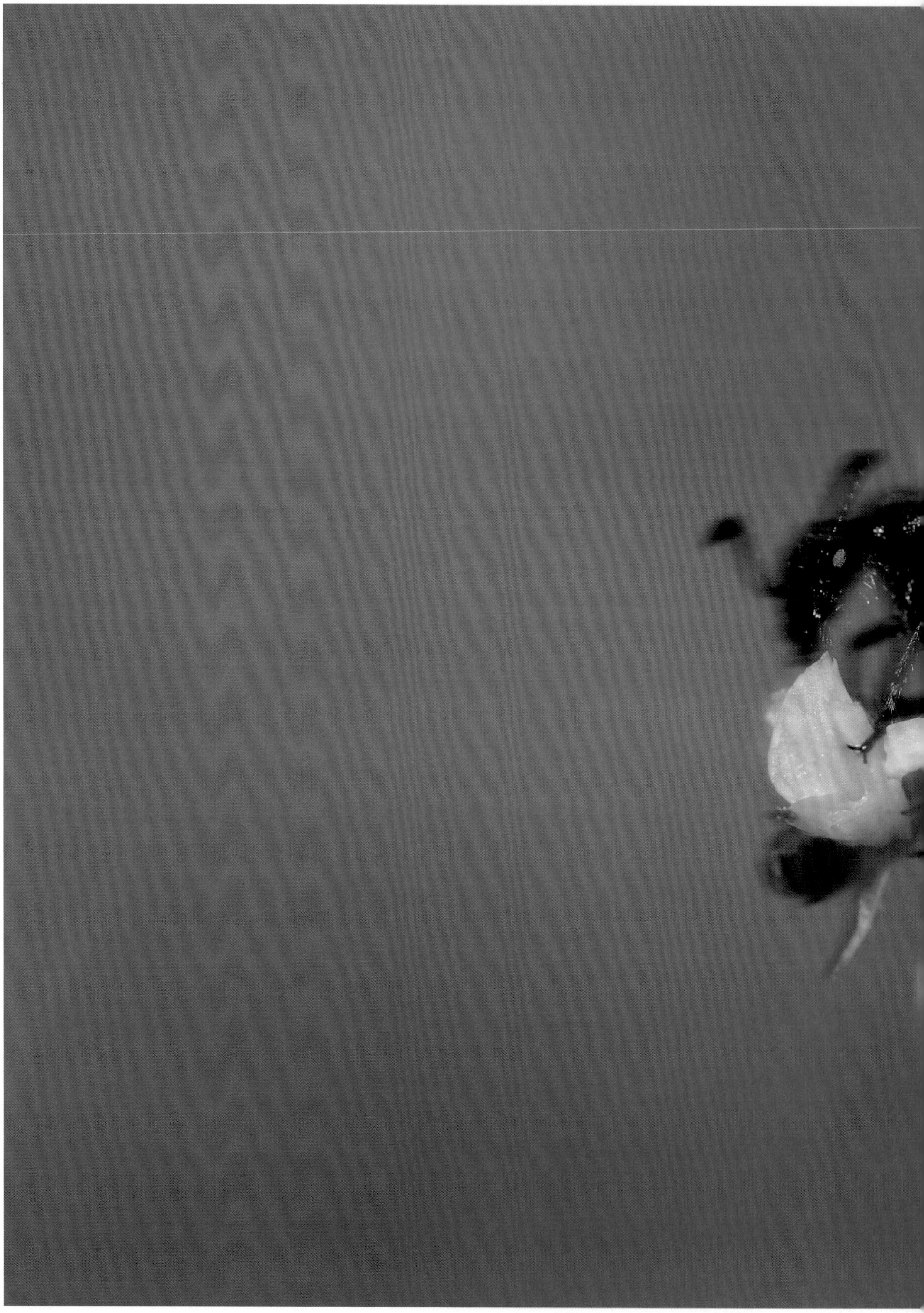

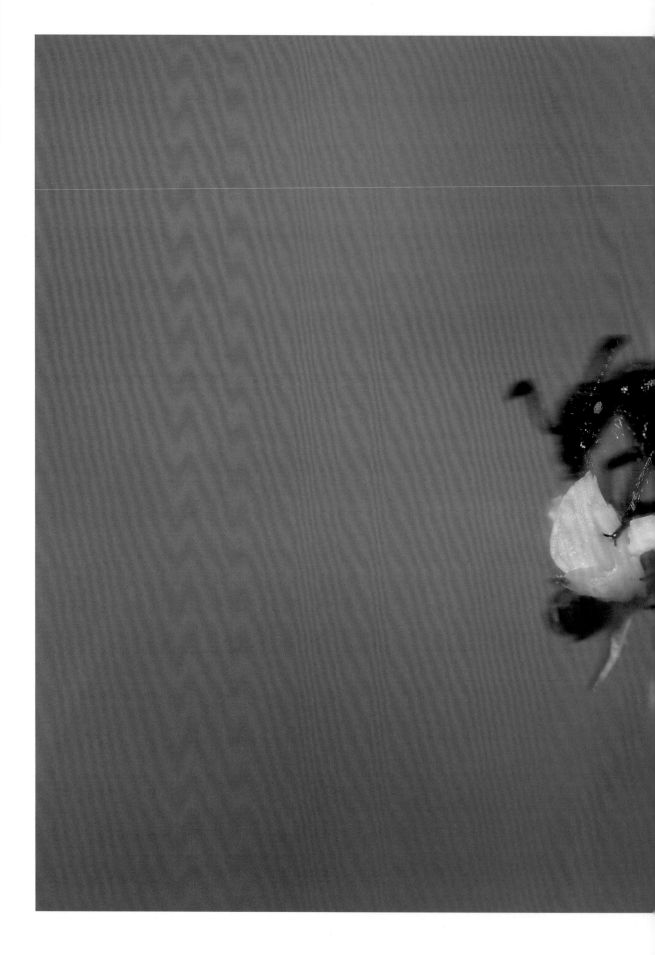

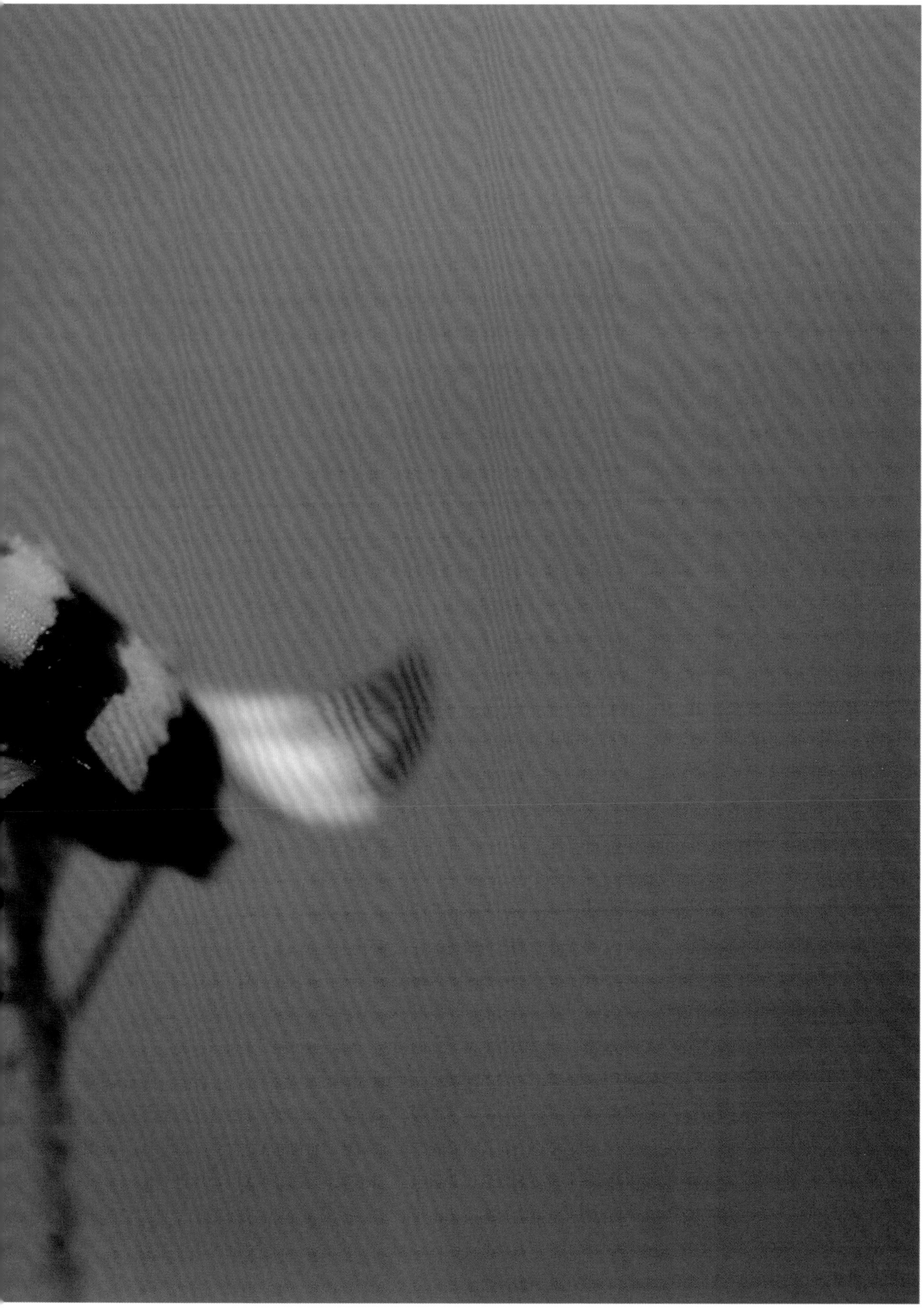

斑蝥

采收加工

夏、秋二季捕捉，闷死或烫死，晒干。

药材鉴别

本品为去除头、足、翅的干燥躯体，略呈长圆形，背部有3条黄色或棕黄色的横纹，胸腹部乌黑色，有特殊臭气。质坚实，富油性。

功效主治

破血散结，攻毒蚀疮，引赤发疱。主治癥瘕肿块，积年顽癣，瘰疬，赘疣，痈疽不溃，恶疮死肌。

用法用量

内服：0.03 ~ 0.06 g，多入丸、散。外用：适量，研末敷贴，或酒、醋浸泡，或泡用。

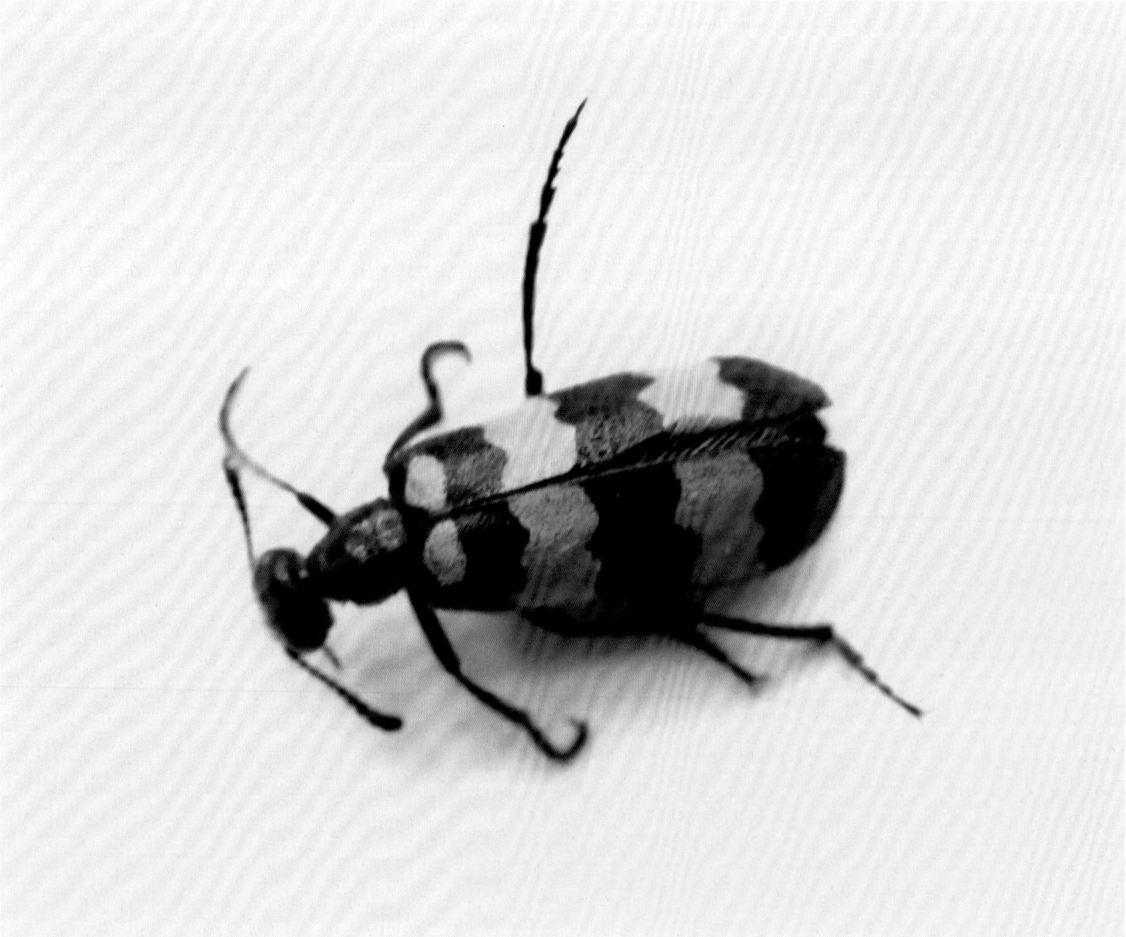

斑蝥

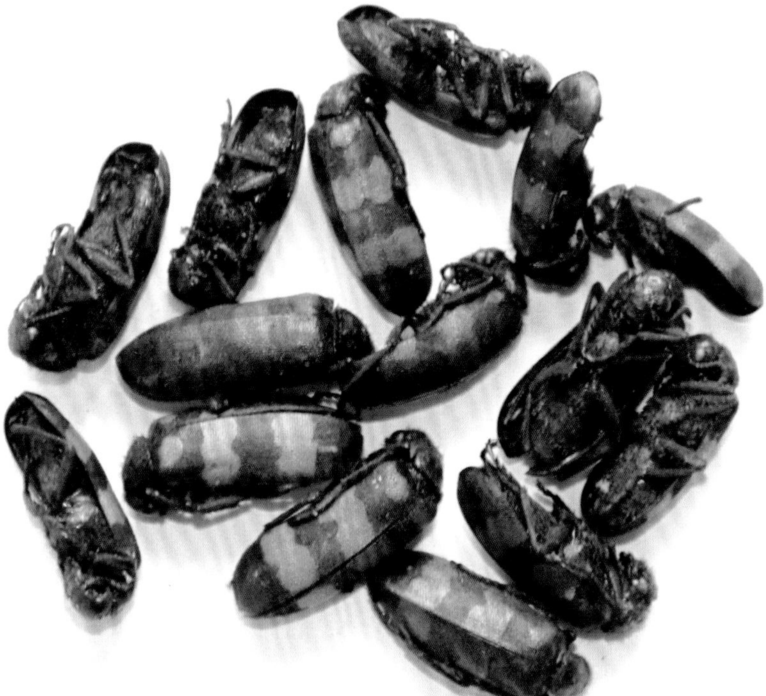

斑蝥

民族药方

1. 疥癣 斑蝥 1 个，甘遂 5 g。共研成细面，用醋调搽患处。

2. 白癜风 斑蝥 50 g。用 1000 ml 95%乙醇溶液浸泡 2 周，将药液搽于白斑处，每日 2 ~ 3 次，白斑起疱后即停止。每日起疱后放出液体，有溃破者外搽烧伤类软膏，愈合后视色素沉着情况，行第 2、第 3 个疗程。

3. 斑秃 斑蝥 40 个，闹洋花 40 朵，骨碎补 40 片。浸于 500 ml 95%乙醇溶液内，5 日后取澄清液搽擦患处，每日 1 次。擦药前，先用土大黄、一枝黄花煎液洗患处。

4. 神经性皮炎 斑蝥 15 g。置于 100 ml 75% 乙醇溶液中，1 周后取浸液搽患处。患处出现水疱后用针刺破，敷料包扎。

5. 牛皮癣 斑蝥（烘干）15 g，皂角刺 250 g，砒霜 9 g。将皂角刺捣碎，加适量醋，煎浓后去渣，再加入其他 2 味药，稍煎一下，外搽患处，每日 3 ~ 4 次。本品有毒，忌内服。

使用注意

本品有大毒，内服宜慎，严格掌握剂量，体弱者及孕妇忌服；外敷刺激皮肤，发红、起疱，甚至腐烂，不可敷之过久或大面积使用。内服过量，引起恶心、呕吐、腹泻、尿血及肾功能损害。

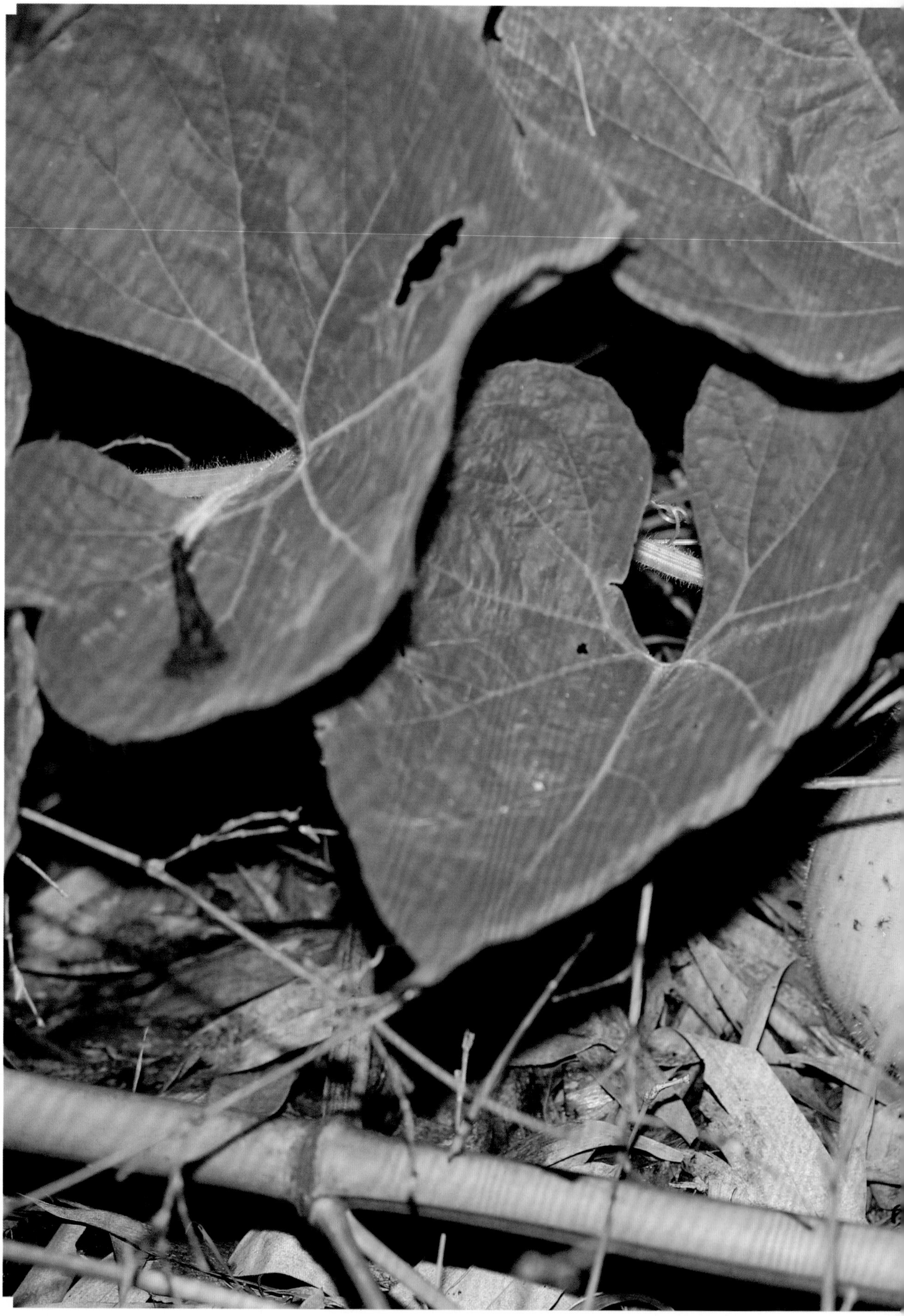

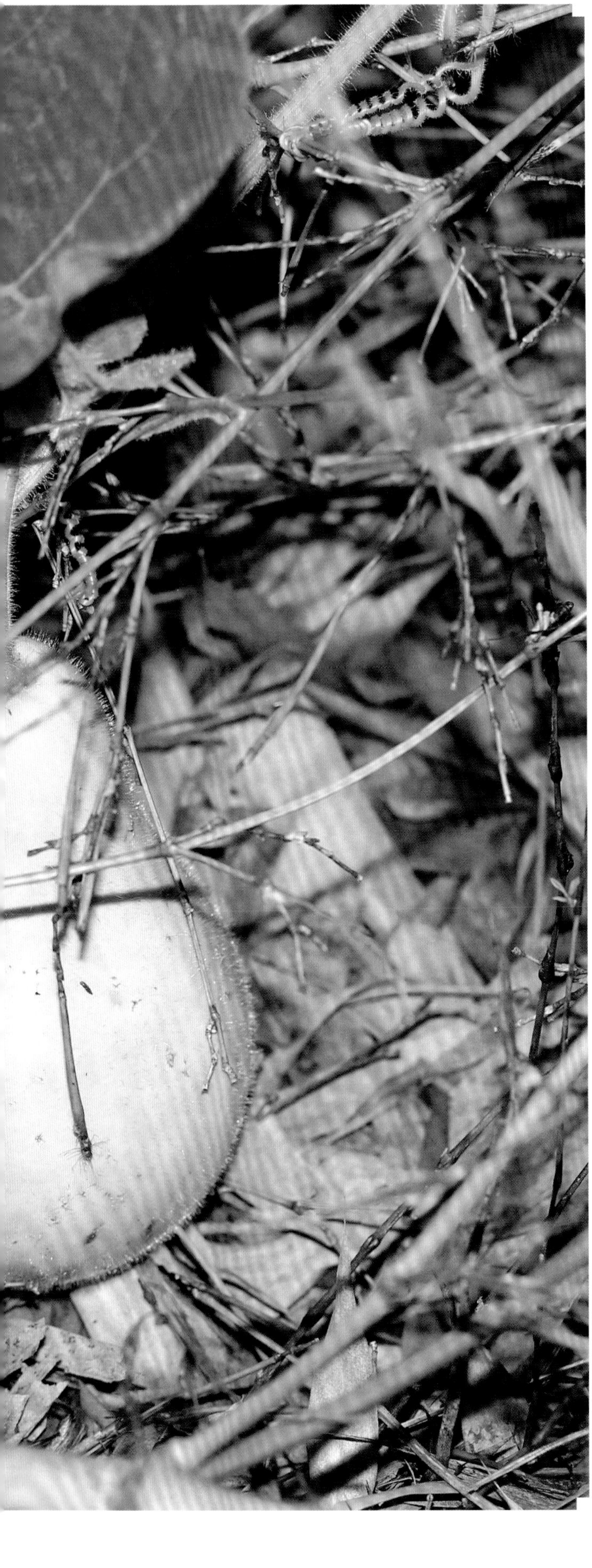

葫芦

【藏药名】嘎贝。

【别　名】吉瓦钦、陈葫芦、乌门朱拉、陈壶卢瓢、赛尔拉普布。

【来　源】本品为葫芦科一年生攀缘草本植物葫芦 *Lagenaria sicararia* (Molina) Standl. 的干燥果皮和种子。

【性味归经】甘，平。归肺、小肠经。

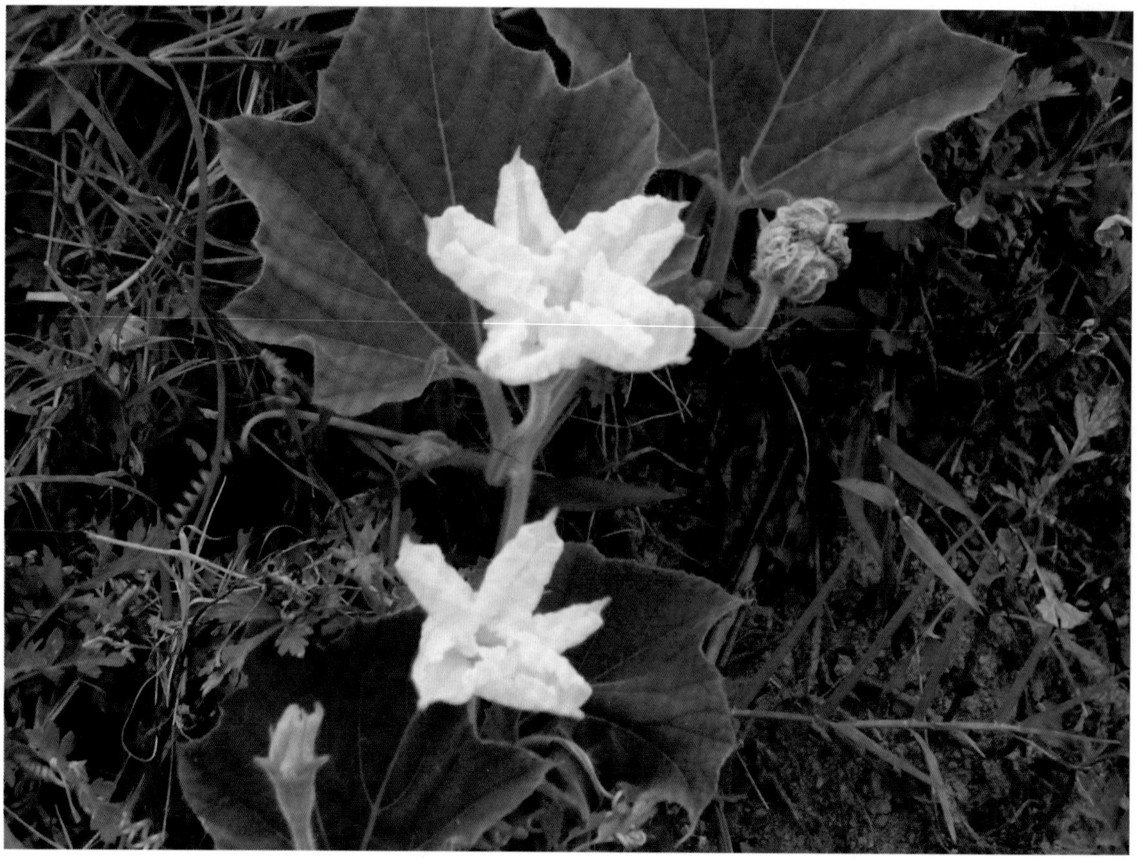

葫芦

识别特征

一年生攀缘草本，有软毛；卷须 2 裂。叶片心状卵形至肾状卵形，长 10 ~ 40 cm，宽与长近相等，稍有角裂或 3 浅裂，顶端尖锐，边缘有腺点，基部心形；叶柄长 5 ~ 30 cm，顶端有 2 腺点。花生于叶腋，雄花的花梗较叶柄长，雌花的花梗与叶柄等长或稍短；花萼长 2 ~ 3 cm，落齿锥形；花冠白色，裂片广卵形或倒卵形，长 3 ~ 4 cm，宽 2 ~ 3 cm，边缘皱曲，顶端稍凹陷或有细尖，有 5 脉；子房椭圆形，有茸毛。果实光滑，初绿色，后变白色或黄色，中间细，下部大于上部；种子白色，倒卵状椭圆形，顶端平截或有 2 角。花期 6—7 月，果期 7—8 月。

生境分布

全国大部分地区均有栽培。

采收加工

秋末或冬初，采取成熟果实，打碎，除去果瓤及种子，晒干。

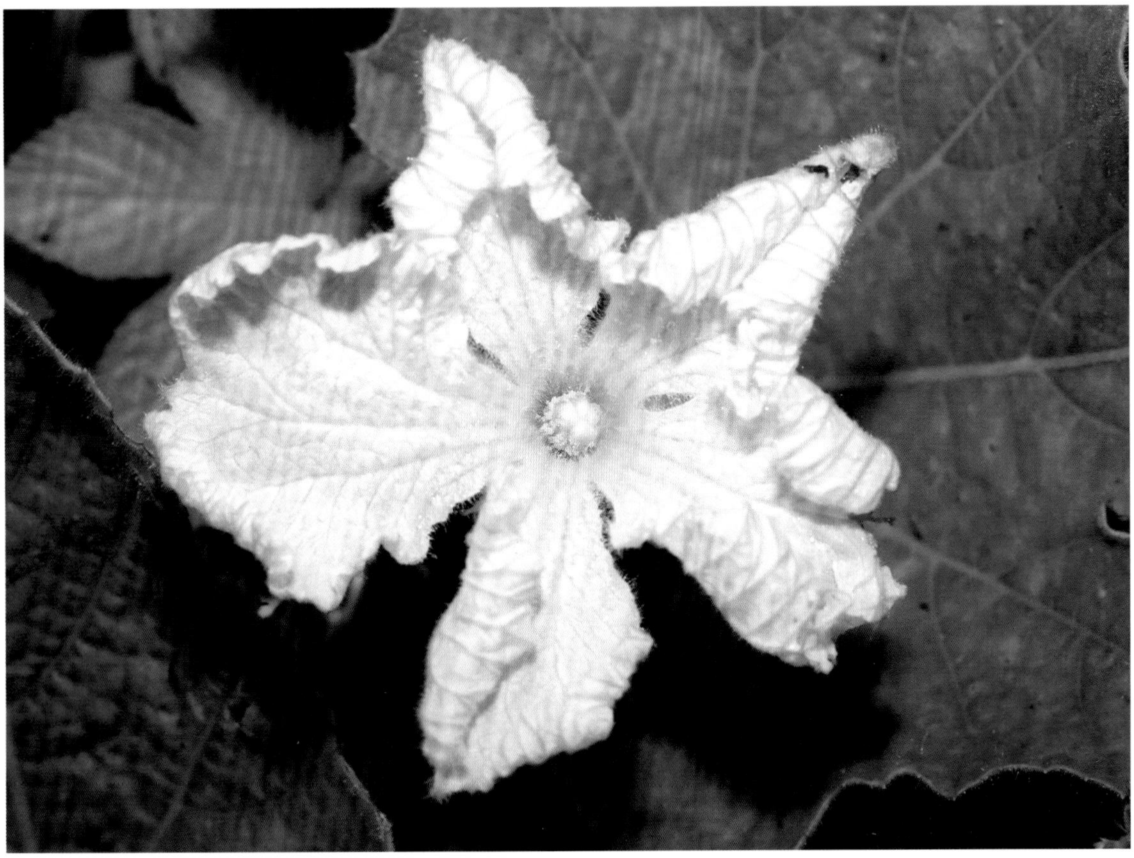

葫芦

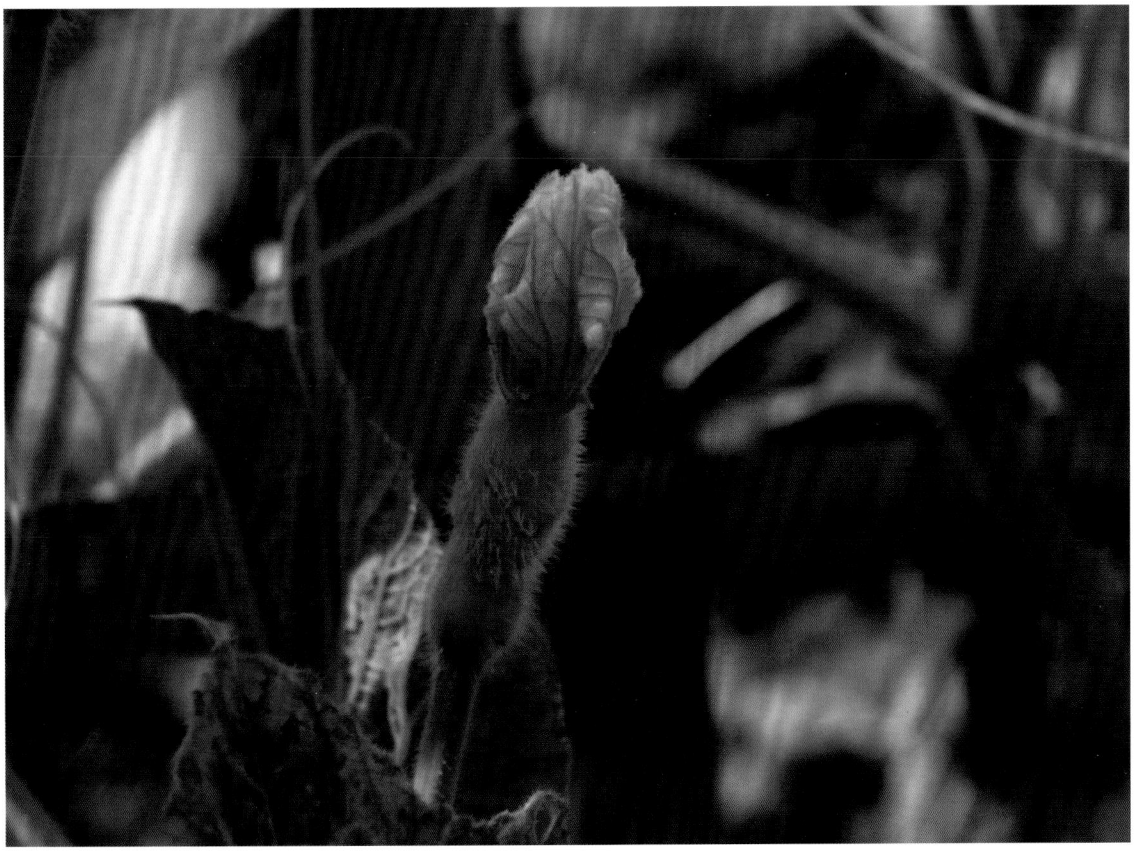

葫芦

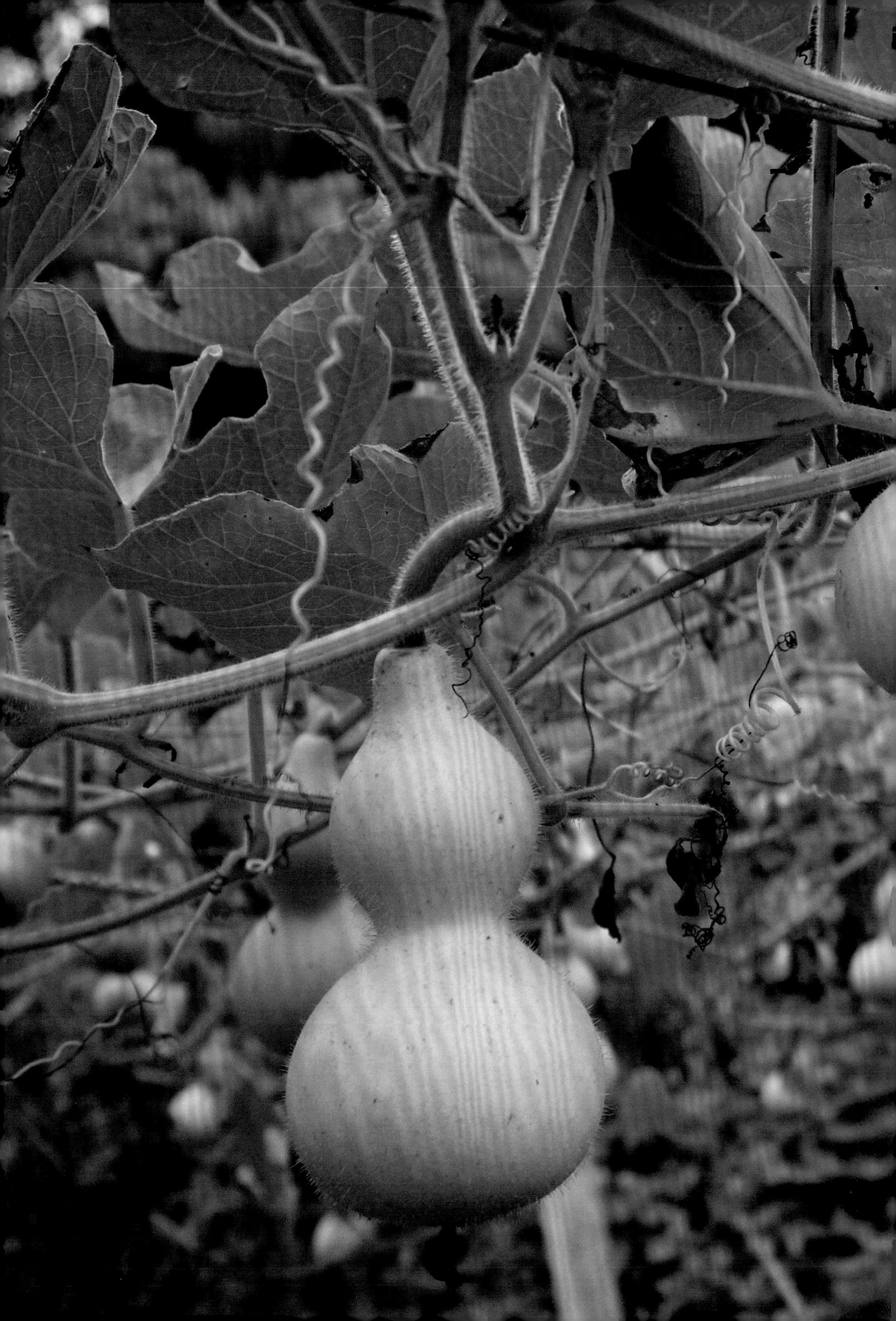

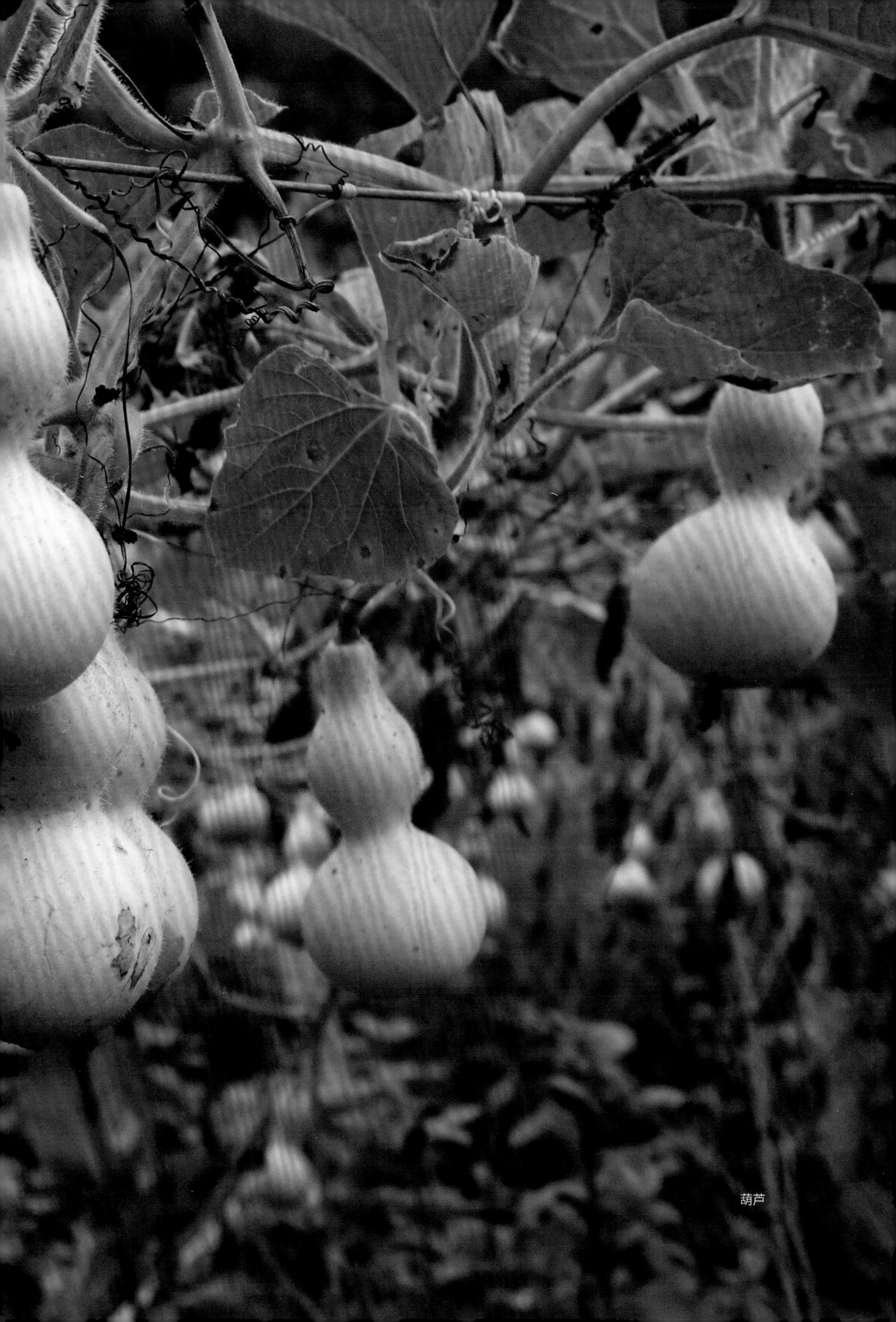

葫芦

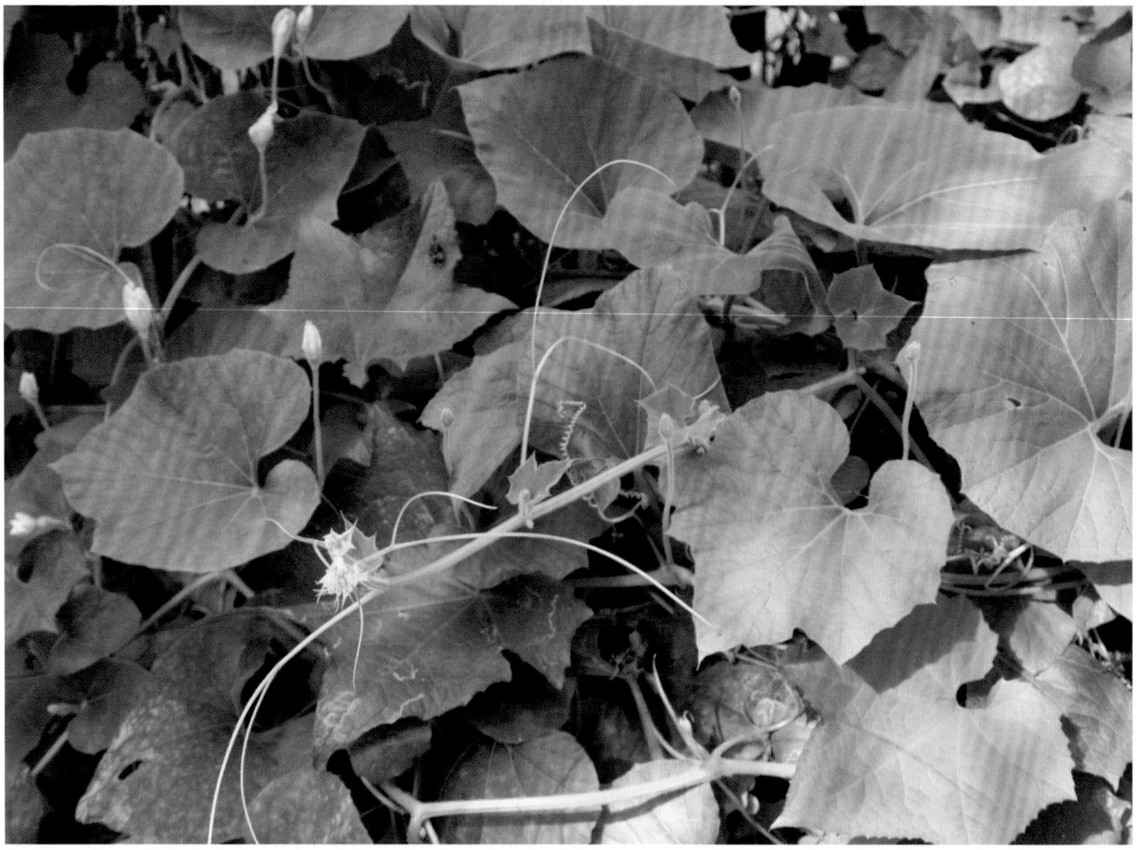

葫芦

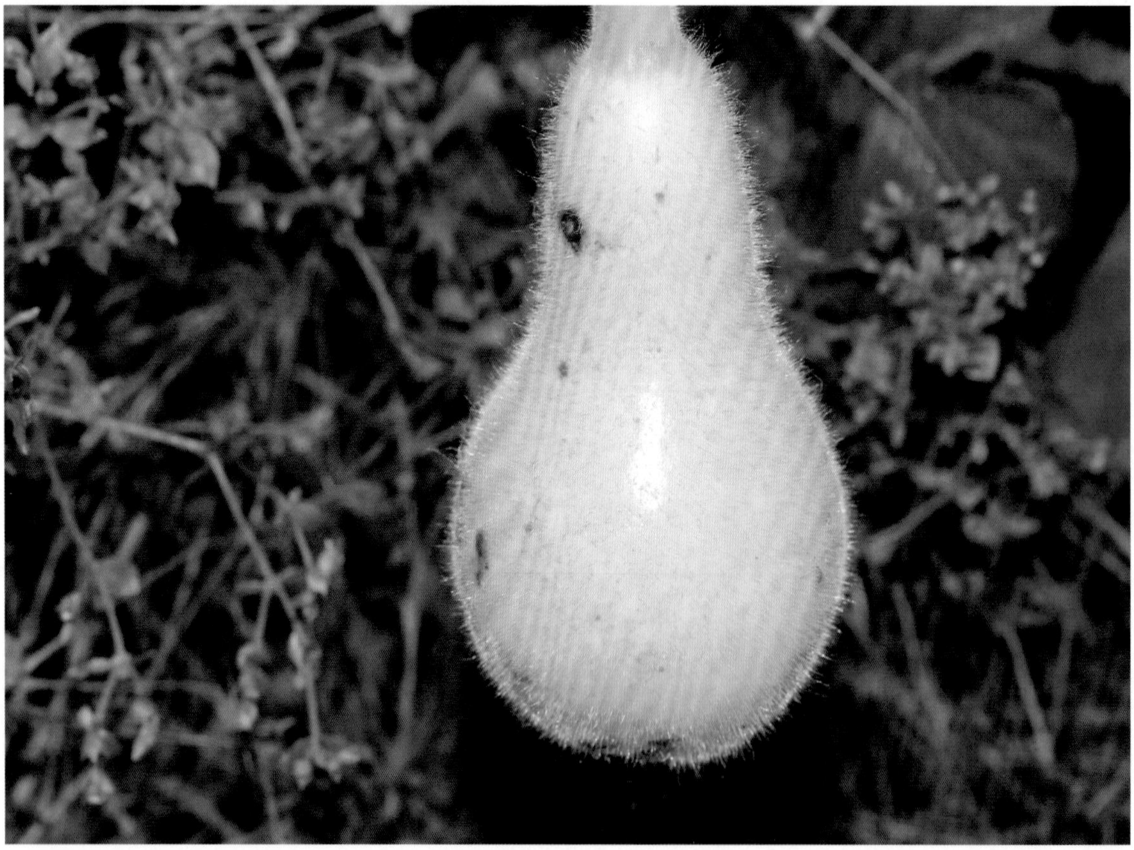

葫芦

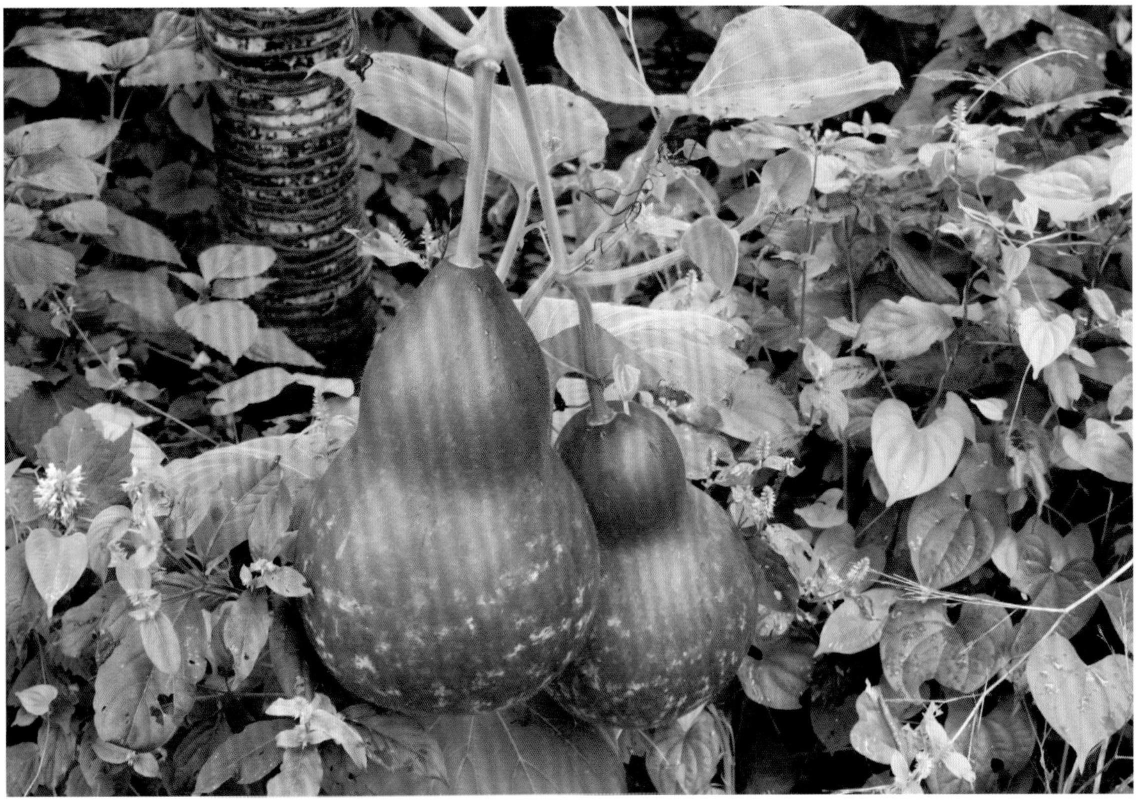

葫芦

药材鉴别

本品呈瓢状，多碎成块片。外表面黄棕色，较光滑。内表面黄白色或灰黄色，松软。体轻，质硬，断面黄白色。气微，味淡。

功效主治

利尿，消肿，散结。主治水肿，腹水，颈淋巴结结核。

用法用量

内服：15 ~ 30 g，煎服。

民族药方

1. 肾炎，心脏病水肿，脚气水肿 葫芦 15 g，粳米 100 g，冰糖 20 g。将葫芦磨成细粉待用，将粳米、冰糖加水放入砂锅内，煮至米开时，加入葫芦粉，再煮片刻，至粥稠即可。

2. 重症水肿、腹水 葫芦 15 ~ 30 g。水煎服，每日 3 次。

使用注意

中寒者忌服。

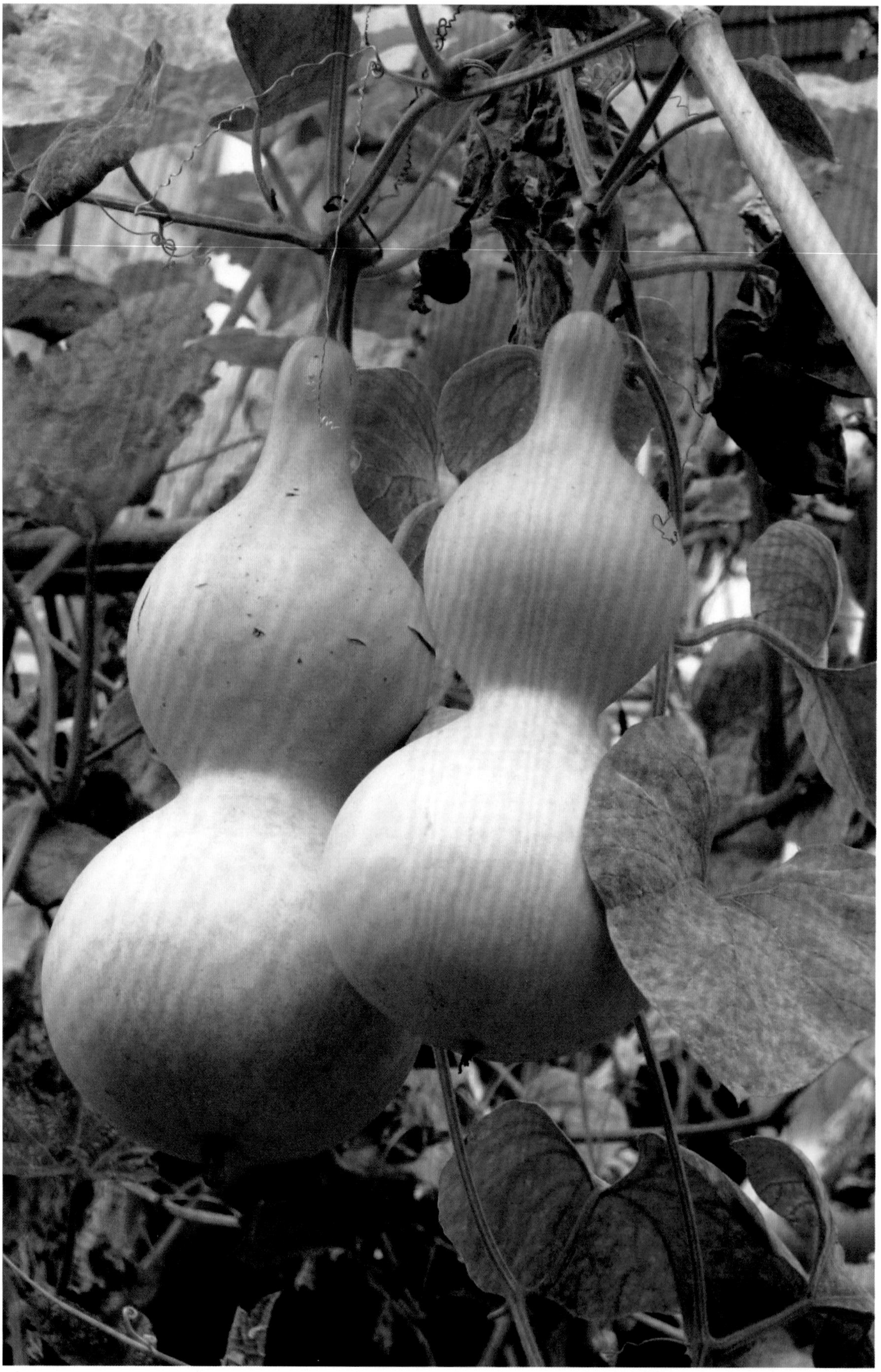

葫芦

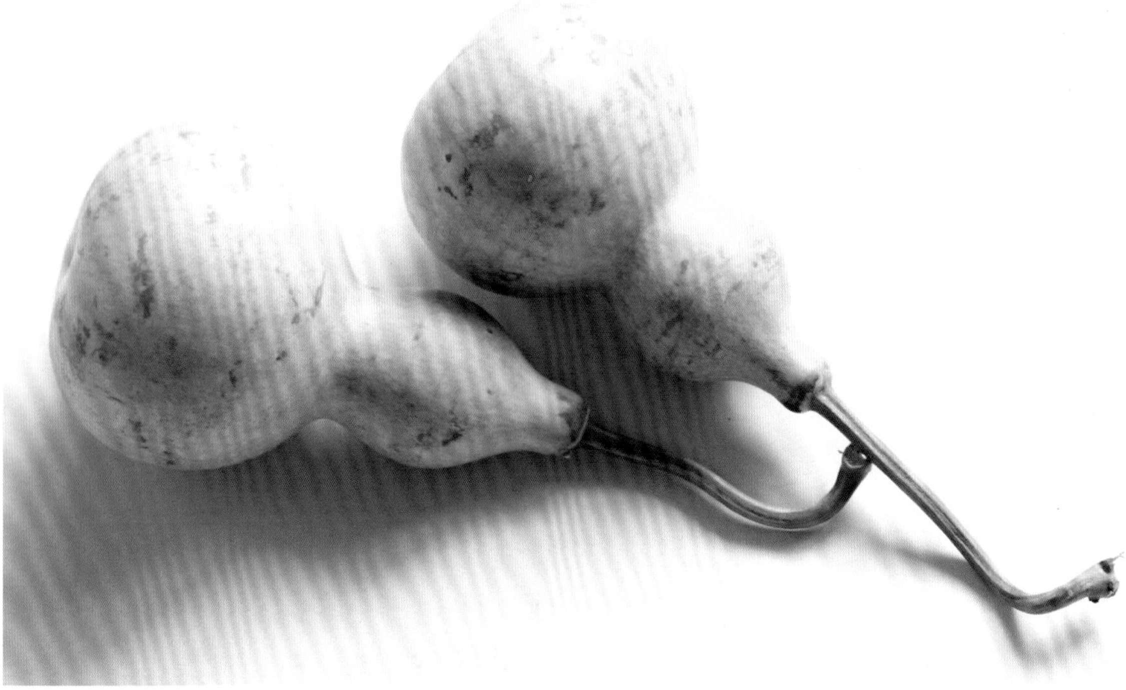

葫芦药材

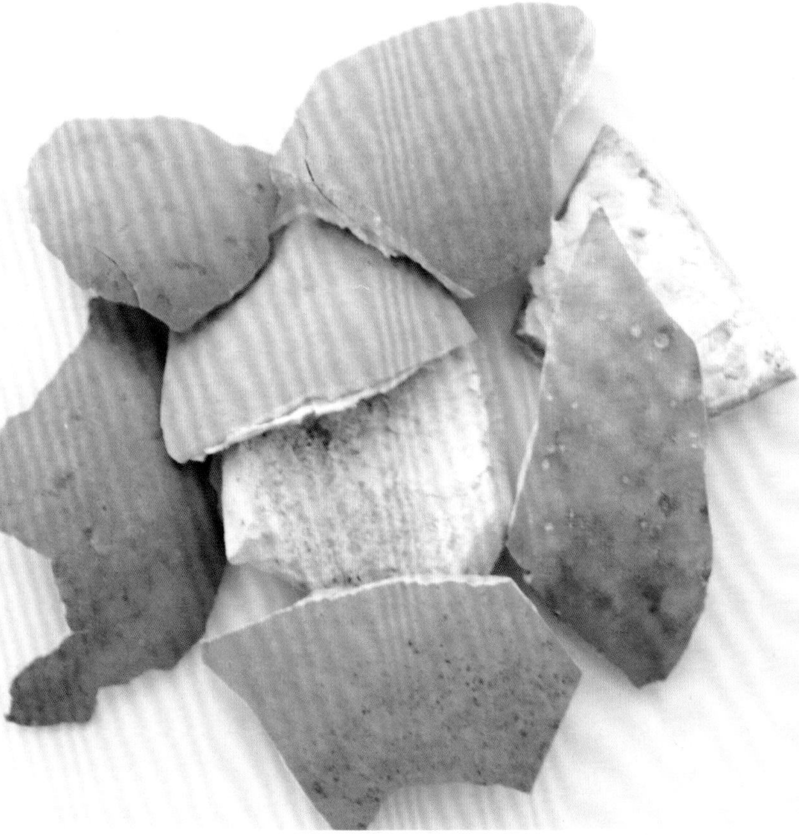

葫芦药材

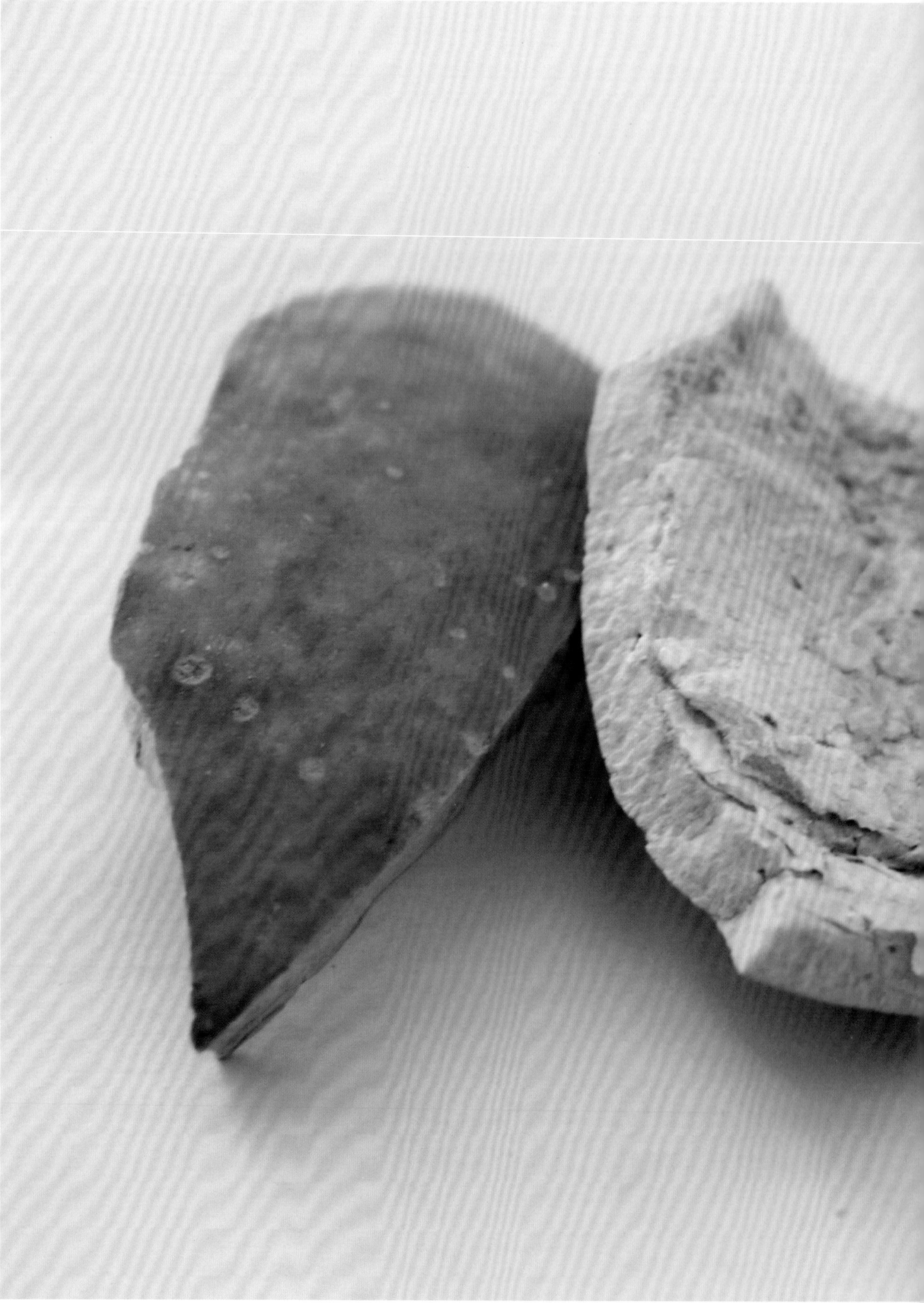

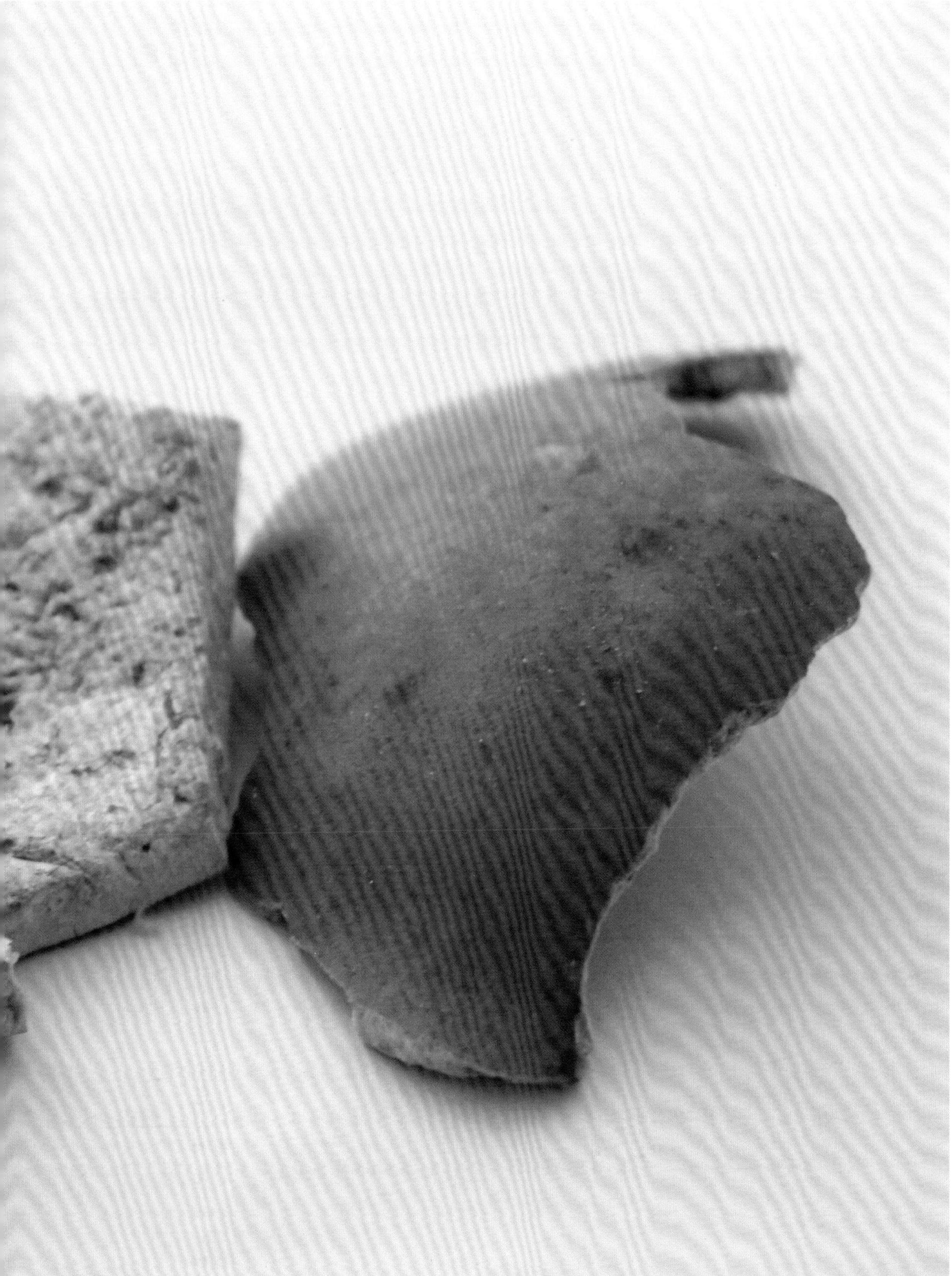

葫芦饮片

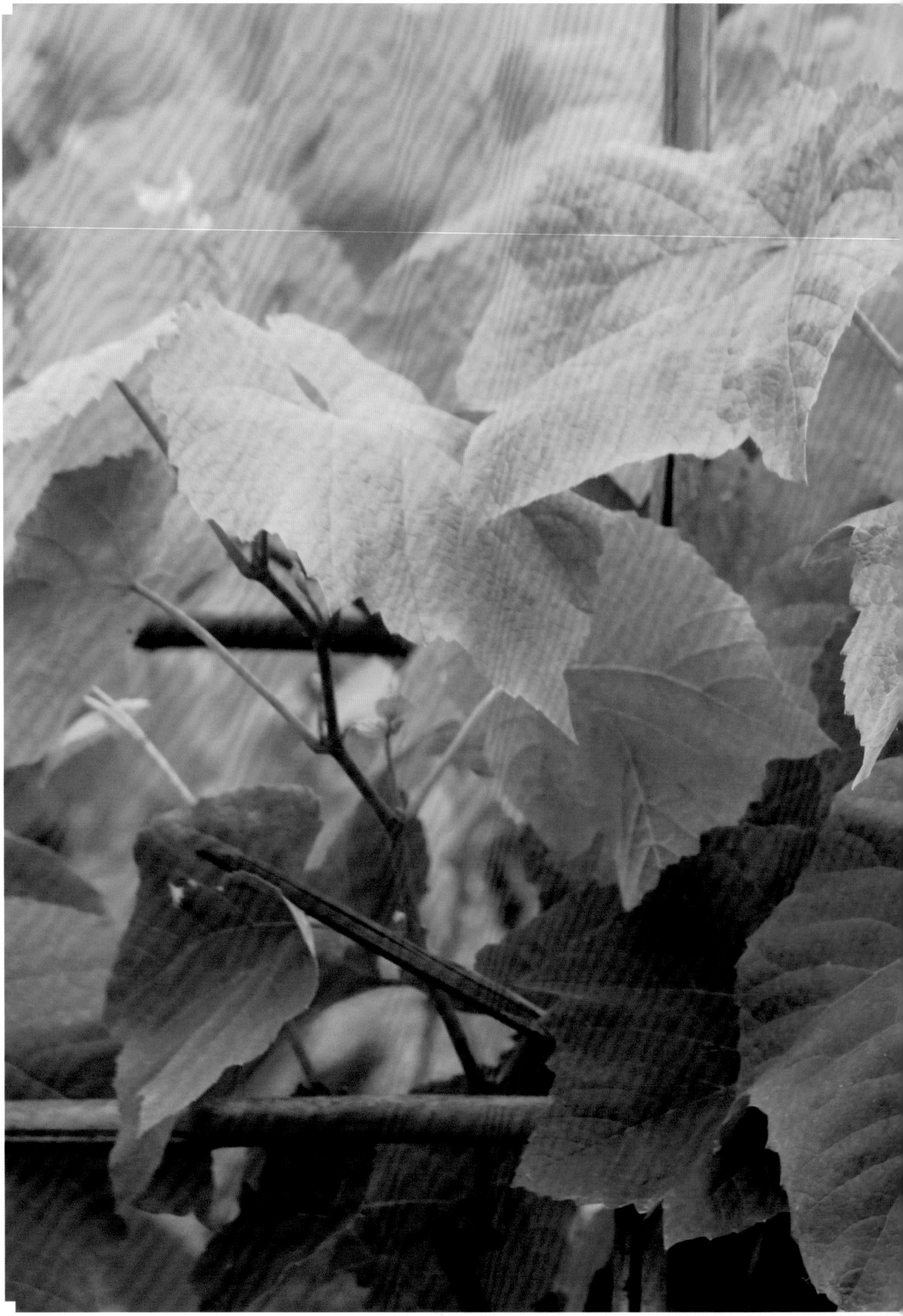

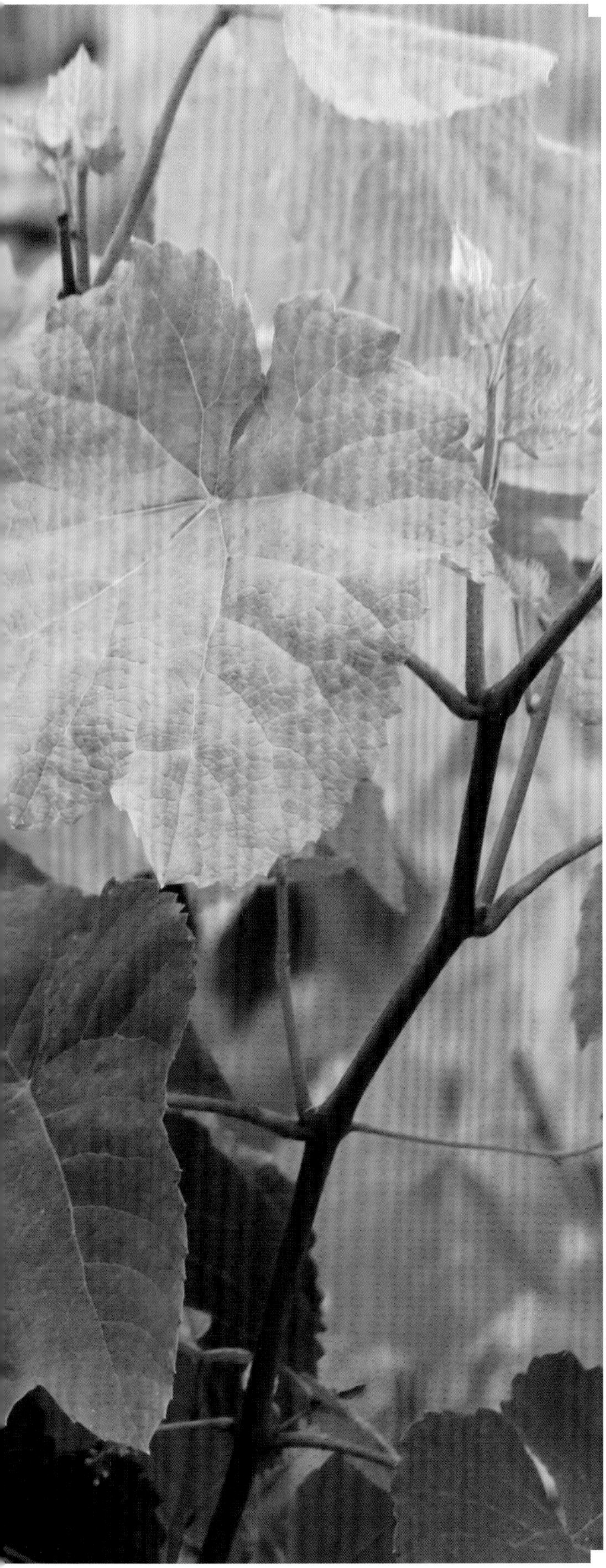

葡萄

【藏药名】滚珠木。

【别　名】琵意奴娃、如南、如阿、马思。

【来　源】本品为葡萄科植物葡萄 *Vitis vinifera* L. 的果实。

【性味归经】味甘，微酸，性凉。

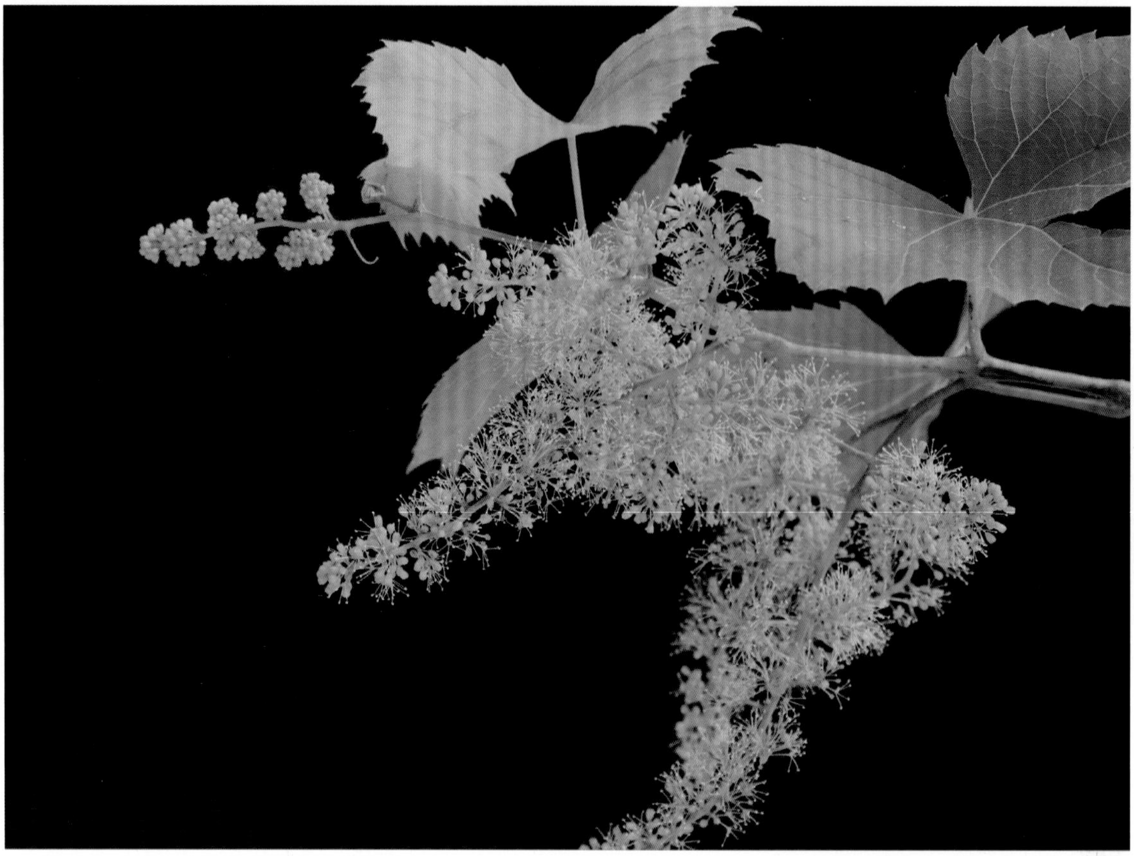

葡萄

识别特征

木质藤本，长达10 m。树皮成片状剥落，幼枝无毛或有毛，卷须分枝。单叶互生，叶片圆卵形，长7 ~ 15 cm，3中裂，基部心形，边缘有粗齿，两面无毛或下面有短柔毛，叶柄长4 ~ 8 cm。圆锥花序与叶对生，花杂性，异株，花小，淡黄绿色，花瓣上部合生呈帽状，早落，雄蕊5，花盘由5腺体形成，子房2室，每室有2胚珠。浆果椭圆形或球形，熟时紫黑色或红而带青色。

生境分布

生长于海拔1600 m左右的山坡常绿阔叶林中。主要分布于新疆、甘肃、山东、陕西等省区。四川、云南、西藏等普遍栽培，品种也非常丰富。

采收加工

秋季采果，鲜用或晒干备用。

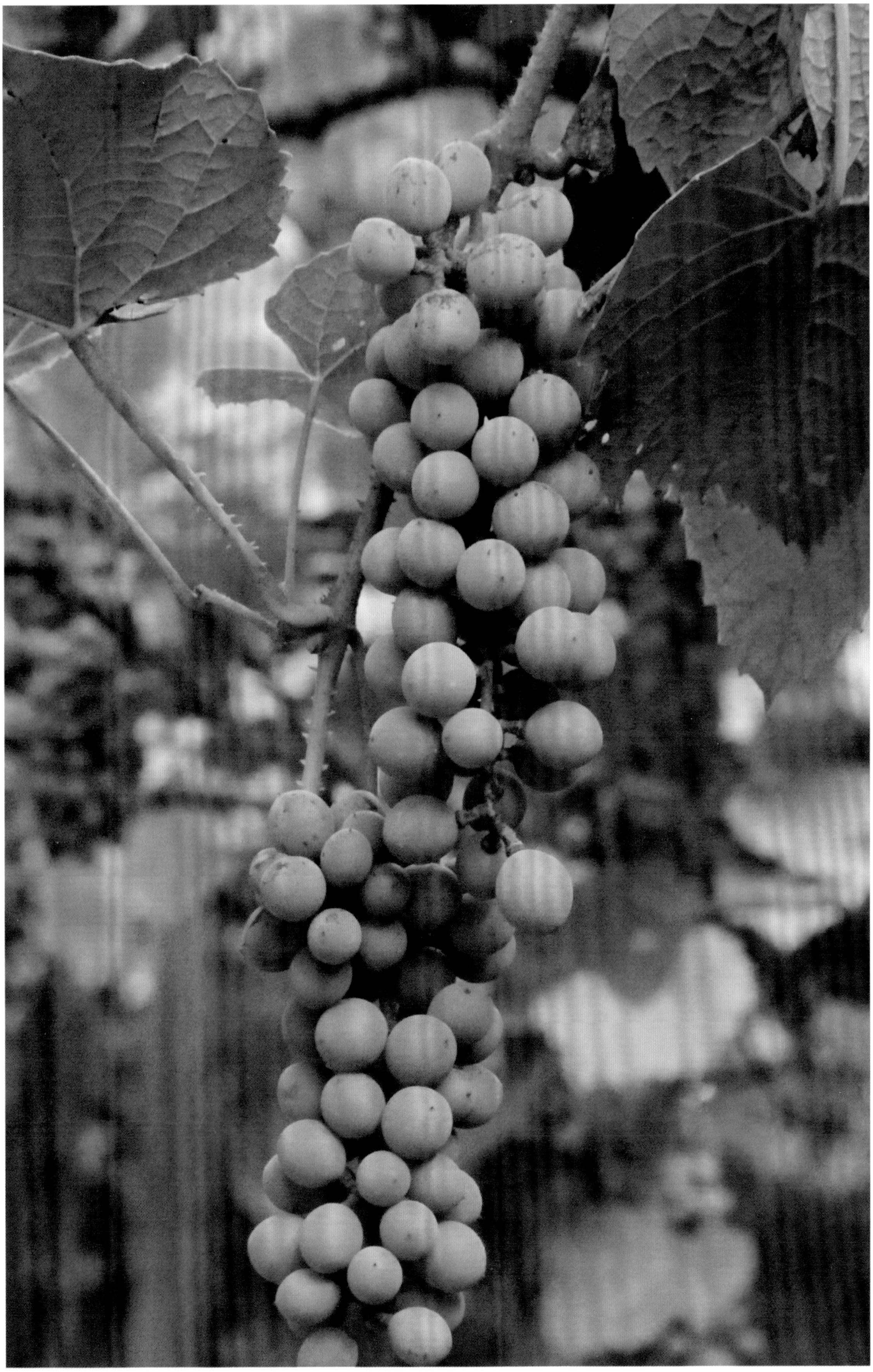

葡萄

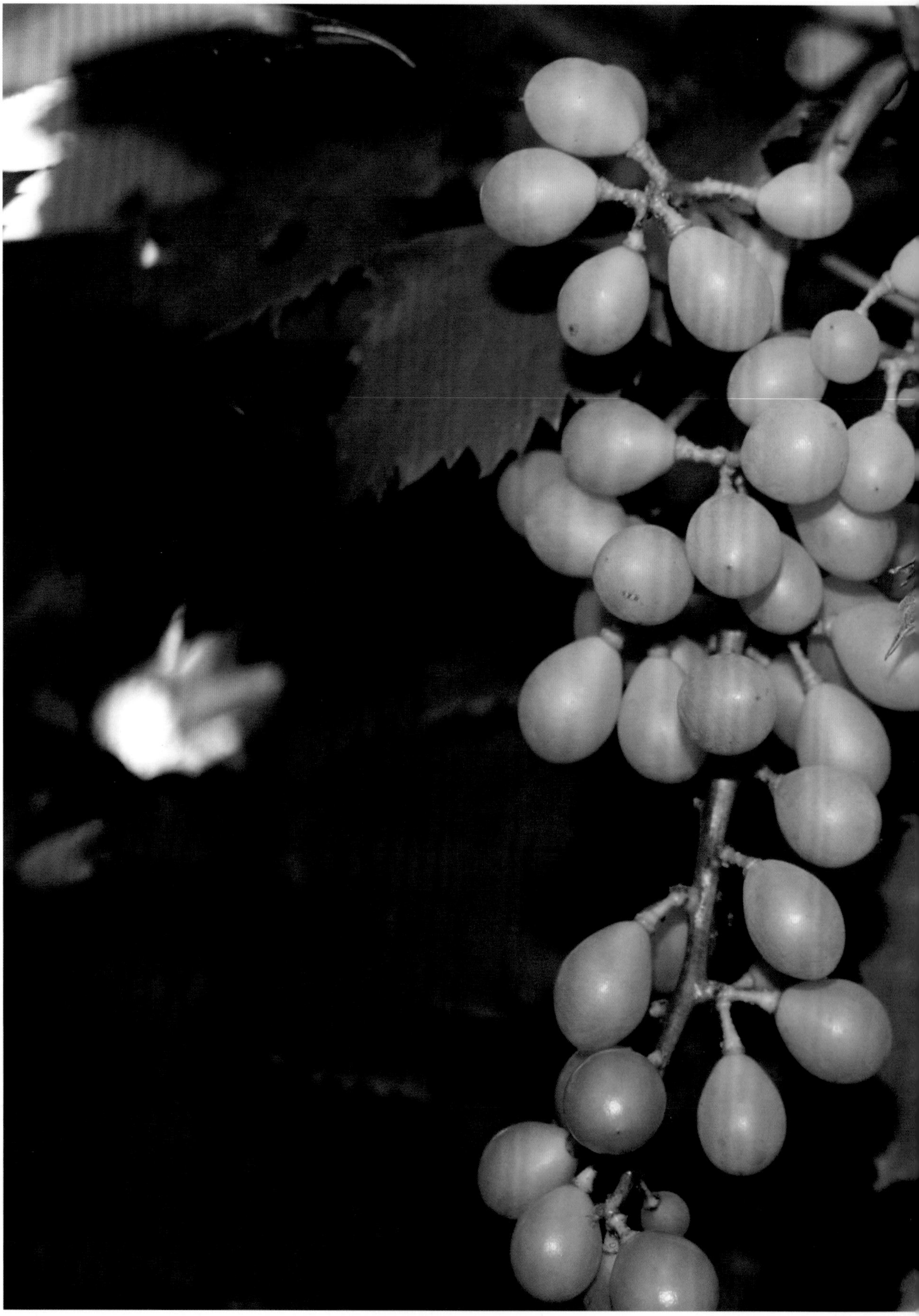

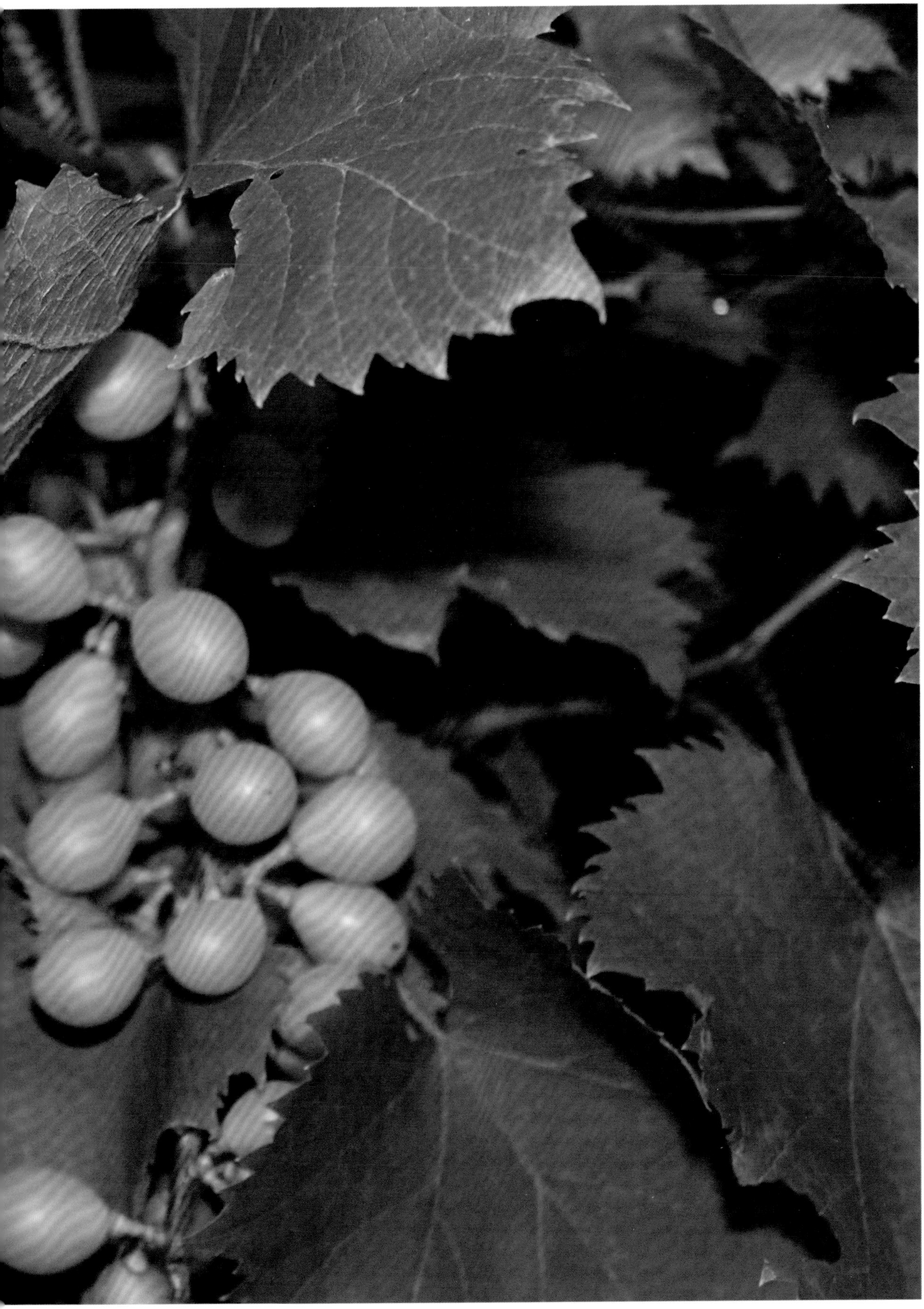

葡萄

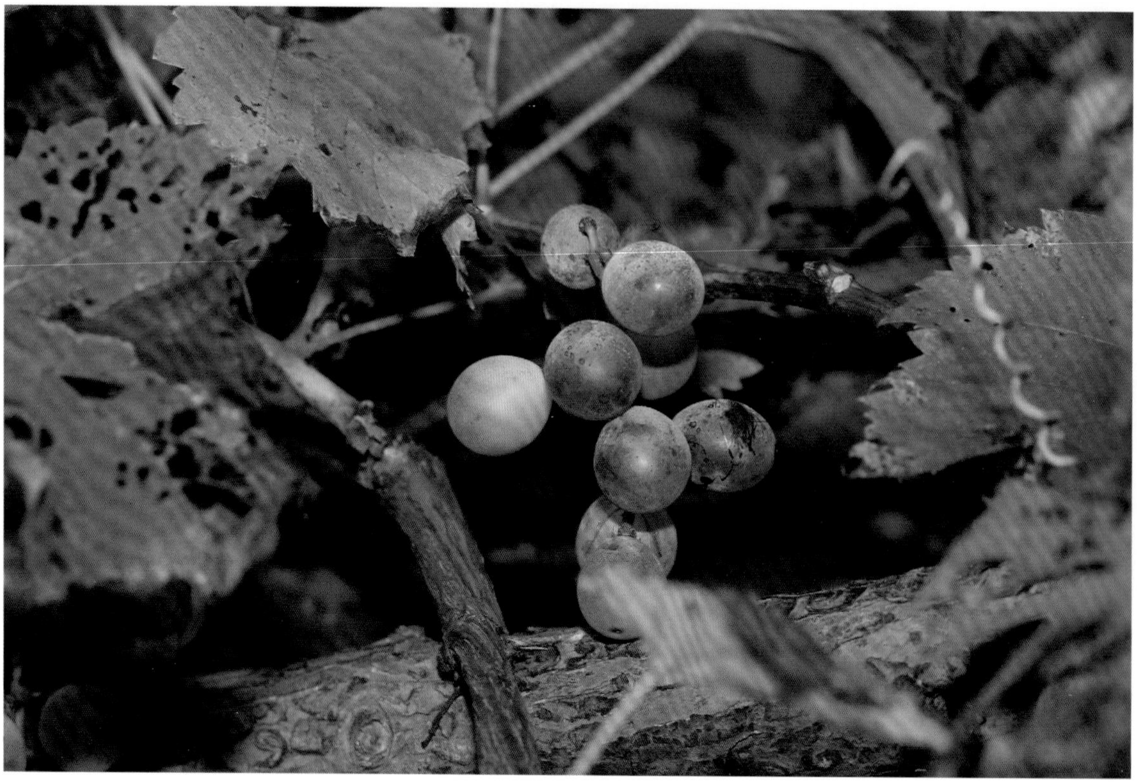

葡萄

药材鉴别

干燥的果实外皮红褐色，小颗粒，果皮有皱纹，味甜。以色红褐、粒整齐、无杂质者为佳，粒瘦破烂者为次。

功效主治

清热利肺，利尿。主治各种肺热症，肺痨，小儿肺病，便闭。

用法用量

内服：煎汤，3 ~ 5 g；或入丸、散。

民族药方

1．肺病，呼吸困难 葡萄、香附子各 250 g，石灰华 100 g，草红花、甘草、石榴子各 50 g，桂皮 25 g。同粉碎成粗粉，煎汤内服，每次 3 g，每日 1 ~ 2 次。

2．陈旧性肺病，肺痨咯血 葡萄、巴亚咱娃、索罗嘎布（高山辣根菜）、船形乌头、白花龙胆、石灰华、草红花各 50 g，咱阿仲（雪莲花）100 g，丁香 25 g。共研细混匀，制散剂，早、晚各服 1.5 g。

3．咽喉肿痛，咽痛喑哑 八味石灰散：葡萄、甘草、索罗嘎布（高山辣根菜）、白花龙胆、诃子各 15 g，石灰华 20 g，丁香 10 g，木香 12 g。共研细，过筛，混匀即得，每次 3 g，每日 2 次。

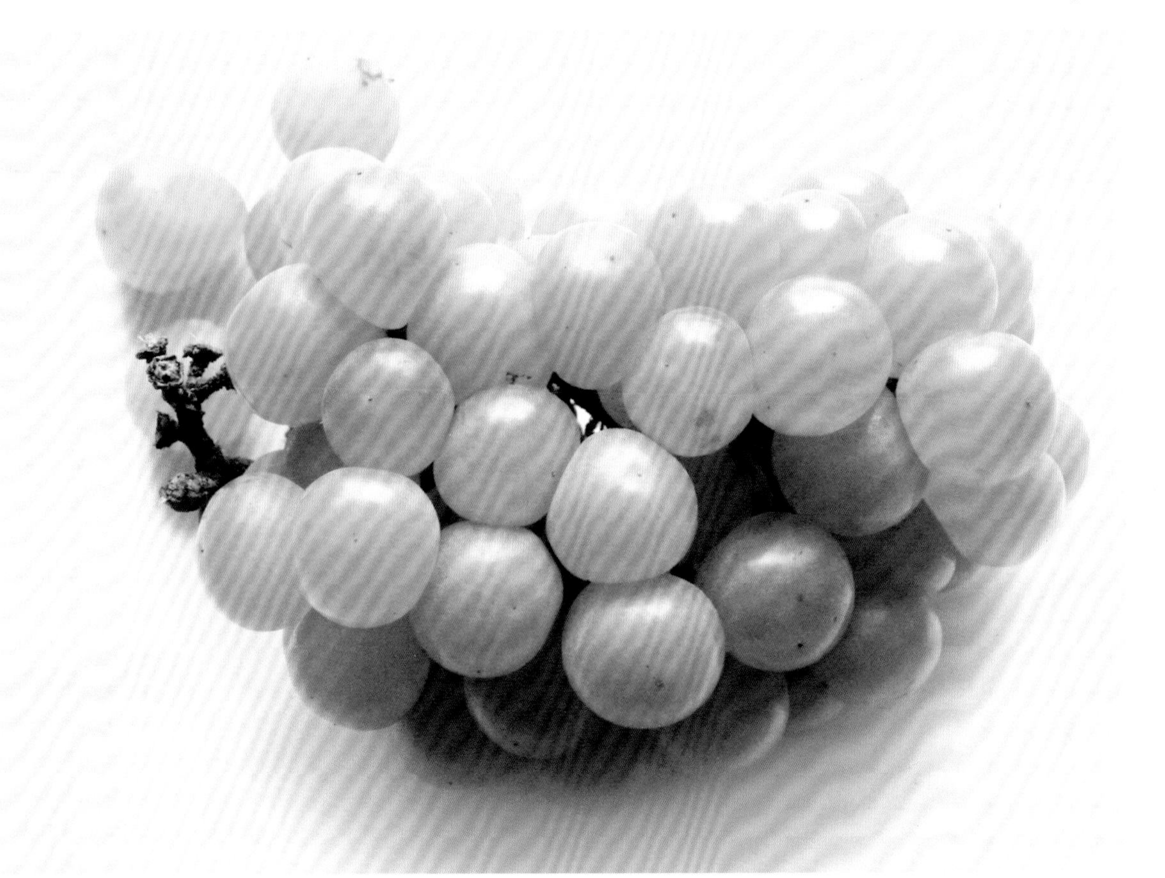

葡萄

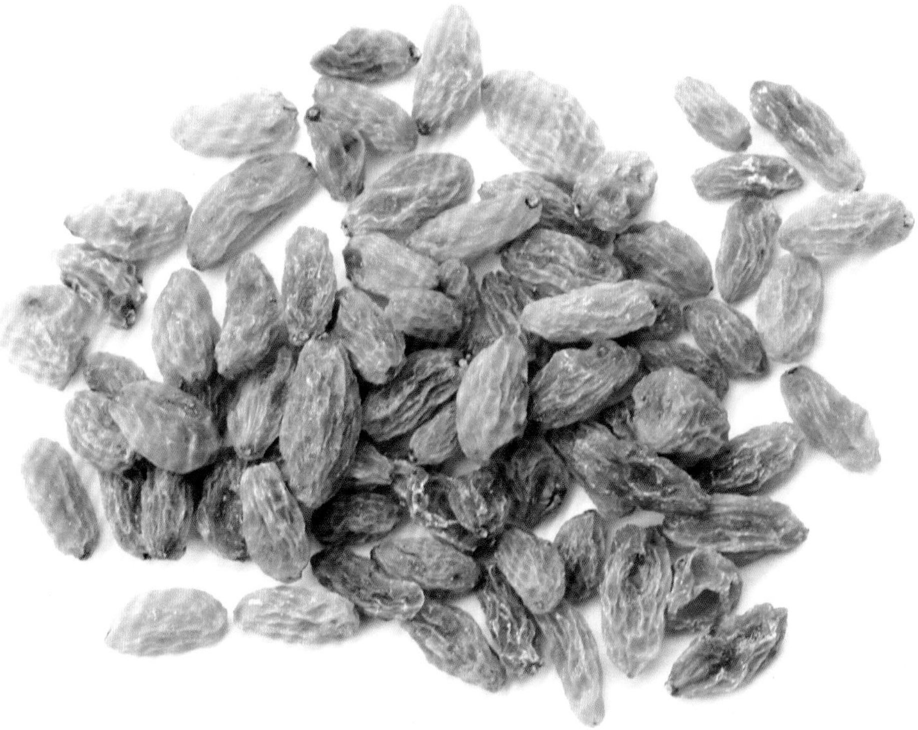

葡萄干饮片

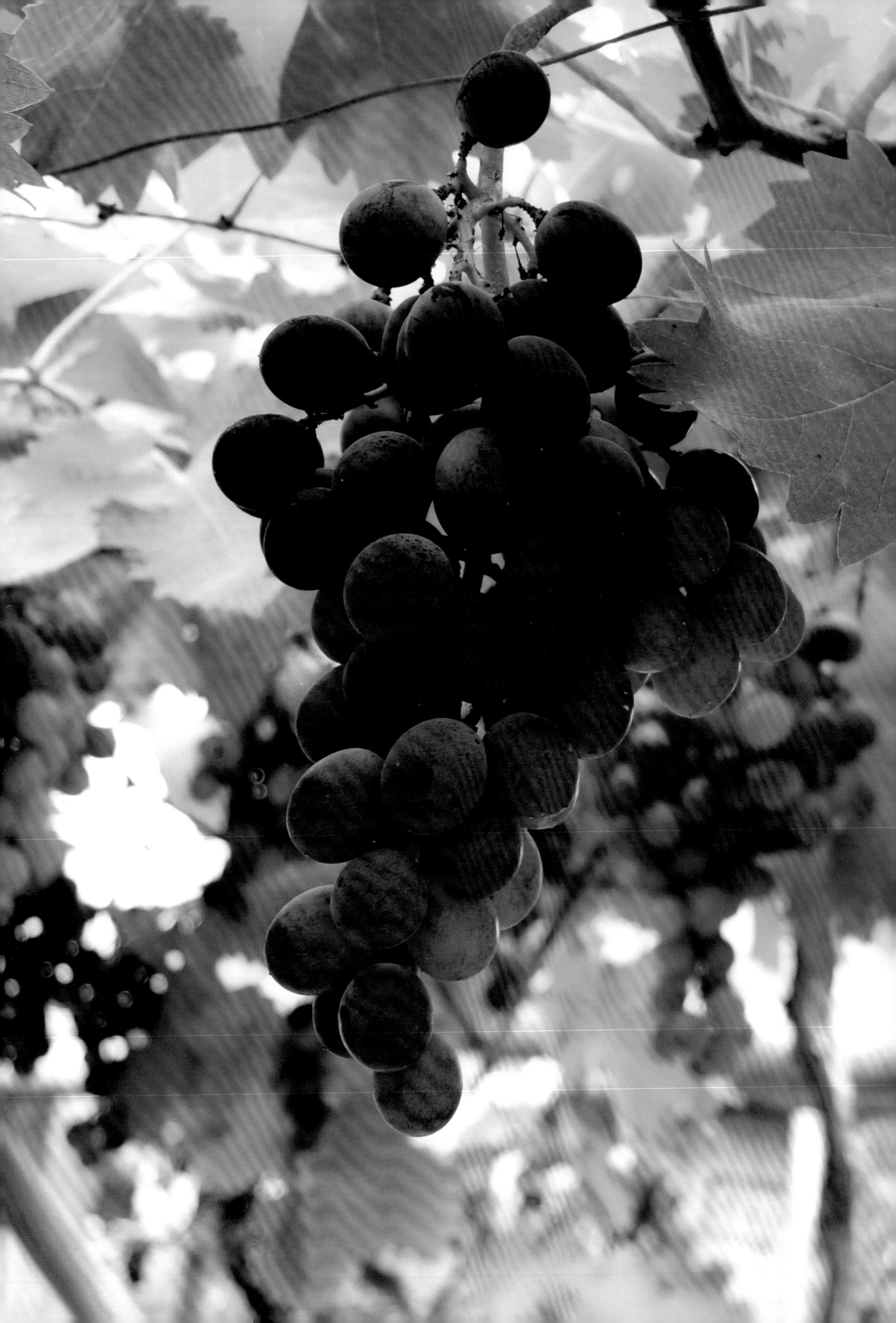

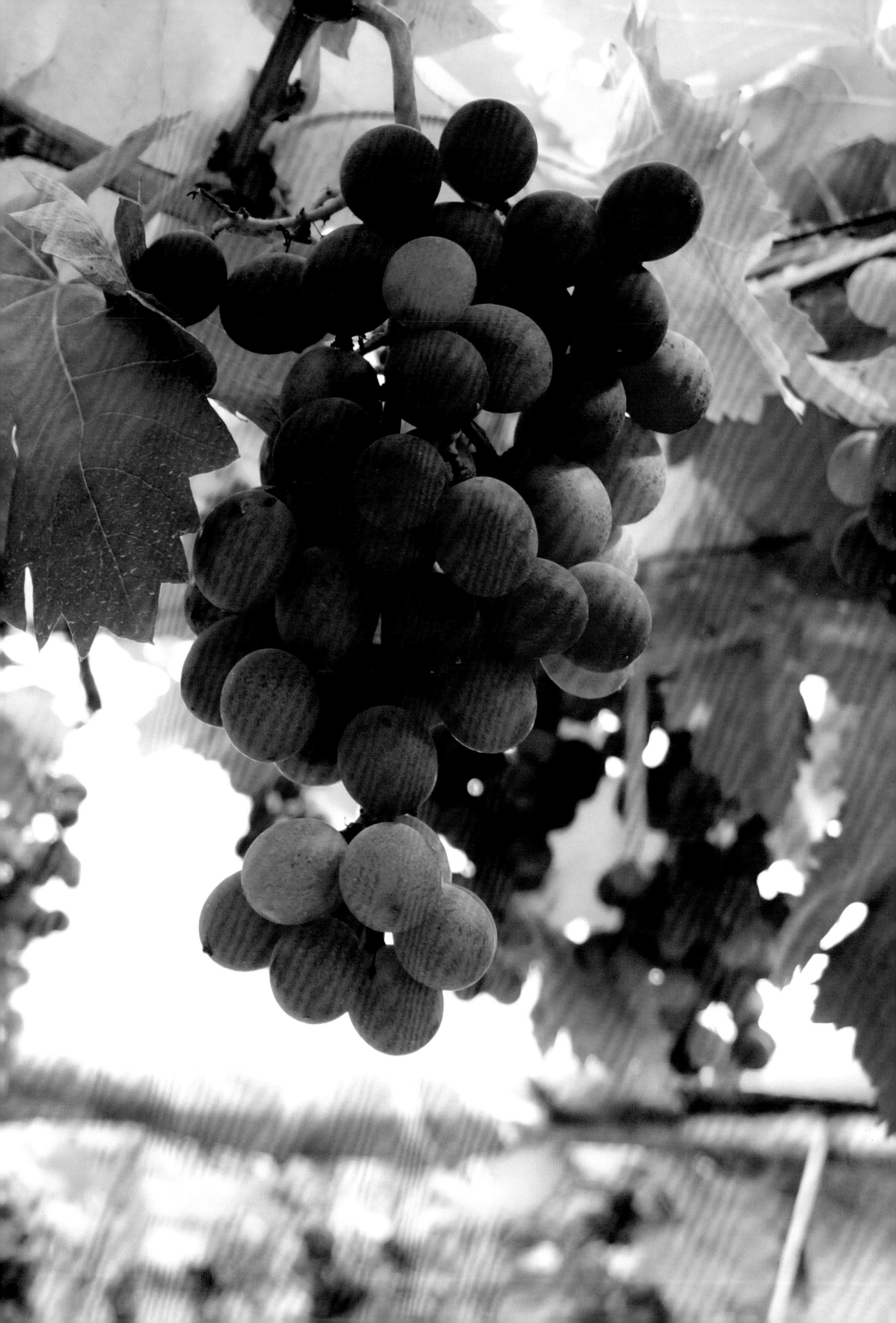

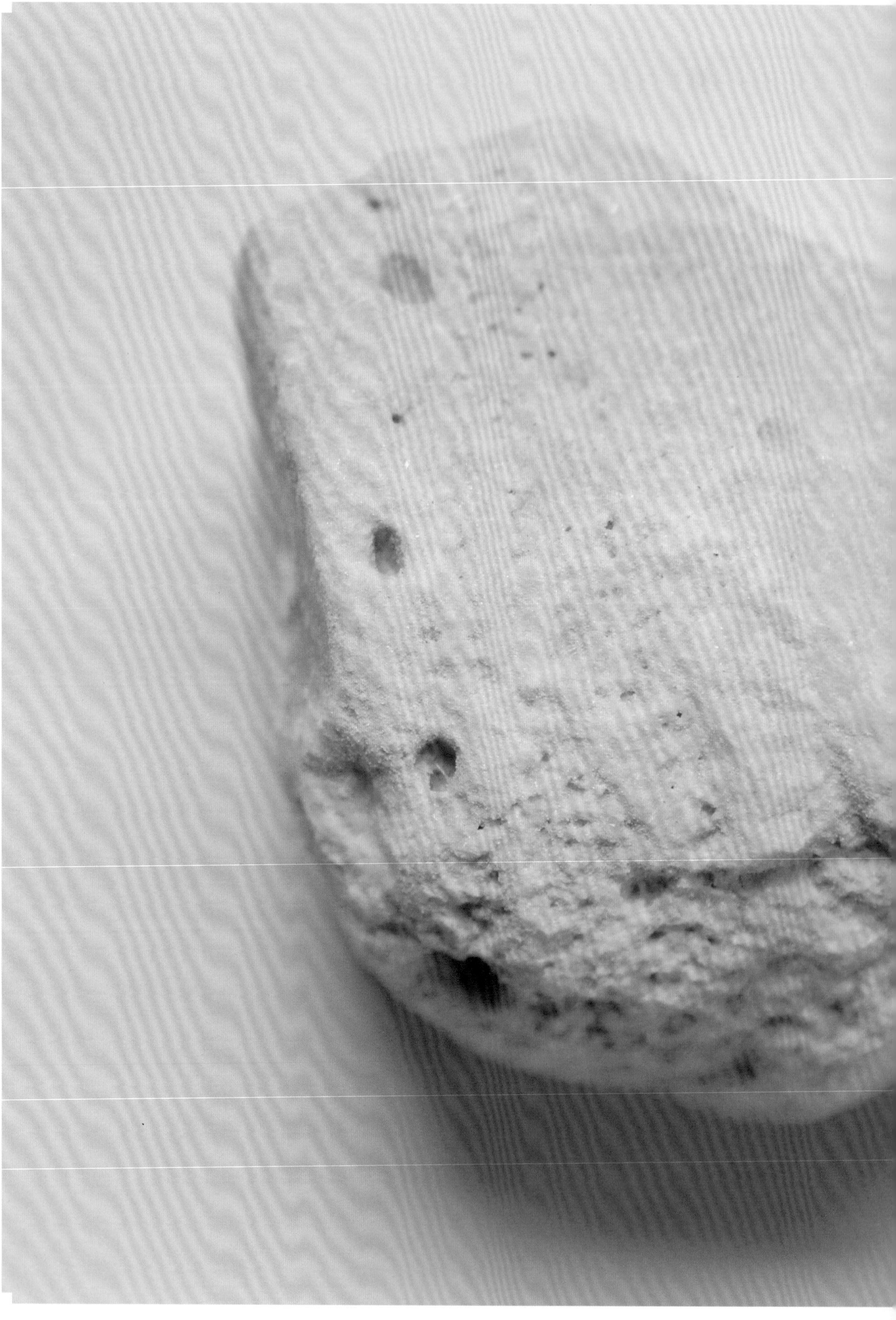

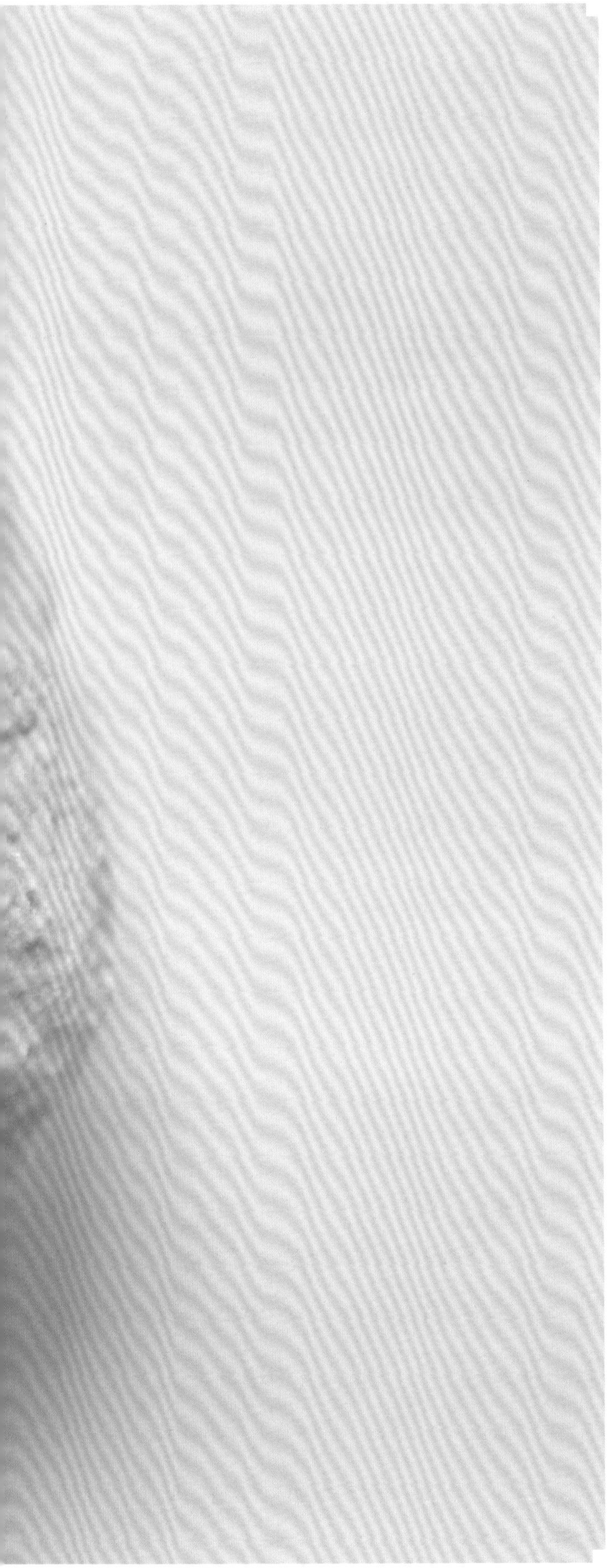

硫黄

【藏药名】东瑞。

【别　名】门西、硫磺、石硫黄、么布尺点、玛乃石察。

【来　源】本品为自然元素类矿物硫族自然硫，采挖后，加热熔化，除去杂质；或用含硫矿物经加工制得。

【性味归经】酸，温；有毒。归肾、大肠经。

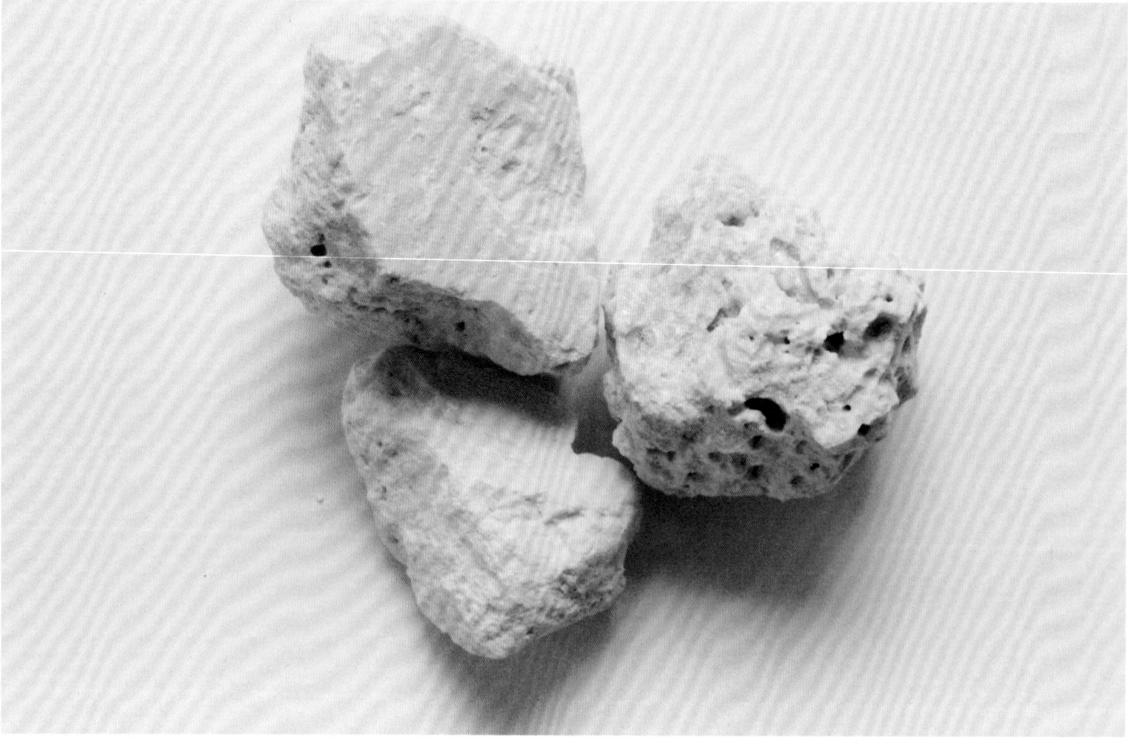

硫黄

识别特征

斜方晶系。晶体的锥面发达，偶尔呈厚板状。常见者为致密块状、钟乳状、被膜状、土状等。颜色有黄、浅黄、淡绿黄、灰黄、褐色和黑色等。条痕白色至浅黄色。晶面具金刚光泽，断口呈脂肪光泽，半透明，解理不完全，断口呈贝壳状或参差状。硬度 1 ~ 2，相对密度 2.05 ~ 2.08。性脆，易碎。用手握紧置于耳旁，可闻轻微的爆裂声，体轻，有特异的臭气，味淡。

生境分布

常见于温泉、喷泉、火山口区域；沉积岩中也常有之。分布于山西、陕西、河南、山东、湖北、湖南、江苏、四川、广东等省区。

采收加工

将泥块状的硫黄及矿石，在坑内用素烧罐加热熔化，取其上层之硫黄溶液，倒入模型内，冷却后，取出。

药材鉴别

本品为不规则块状。略呈绿黄色或黄色，外表皮不平坦，呈脂肪光泽，常有多数小孔。体轻，质松易碎，断面常呈针状结晶形。有特异的臭气，味淡。

功效主治

本品温热有毒，能以毒攻毒。外用解毒杀虫止痒；其质纯阳，内服能益火助阳、疏利大肠。

用法用量

内服：1 ~ 3 g。入丸、散。外用：适量，研末撒，或油调涂，或烧烟熏。

民族药方

1. 疥 硫黄适量。研为细末，麻油调涂。

2. 疮疽 硫黄、白面、荞麦面各适量。研为细末贴敷患处。

3. 老年性肥胖 硫黄、肉桂、艾叶（后入）各 15 g，淫羊藿 50 g，藿香叶、牵牛子（二丑）各 30 g，麻黄、磁石（后入）各 10 g。上药除磁石、硫黄外，煎煮后提取、烘干研成粉；将磁石、硫黄研成细末，与前面的药粉拌匀，装入用薄布制成的 8 cm×8 cm 的药蕊，外用绸缎布制成肚兜。将药肚兜穿在身上，紧贴肚脐处。药蕊每隔 15 ~ 30 日更换 1 次，更换 3 个药蕊为 1 个疗程。

使用注意

阴虚火旺者及孕妇忌服。不宜过量或久服。

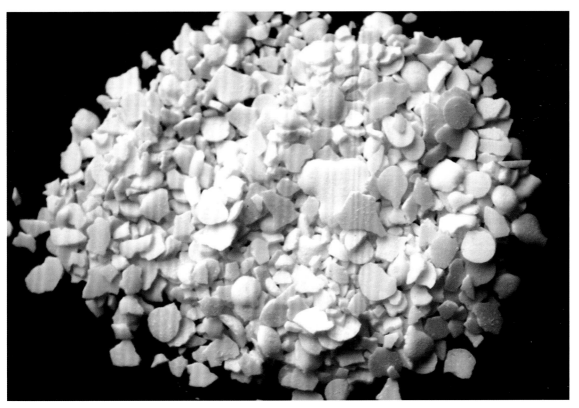

硫黄

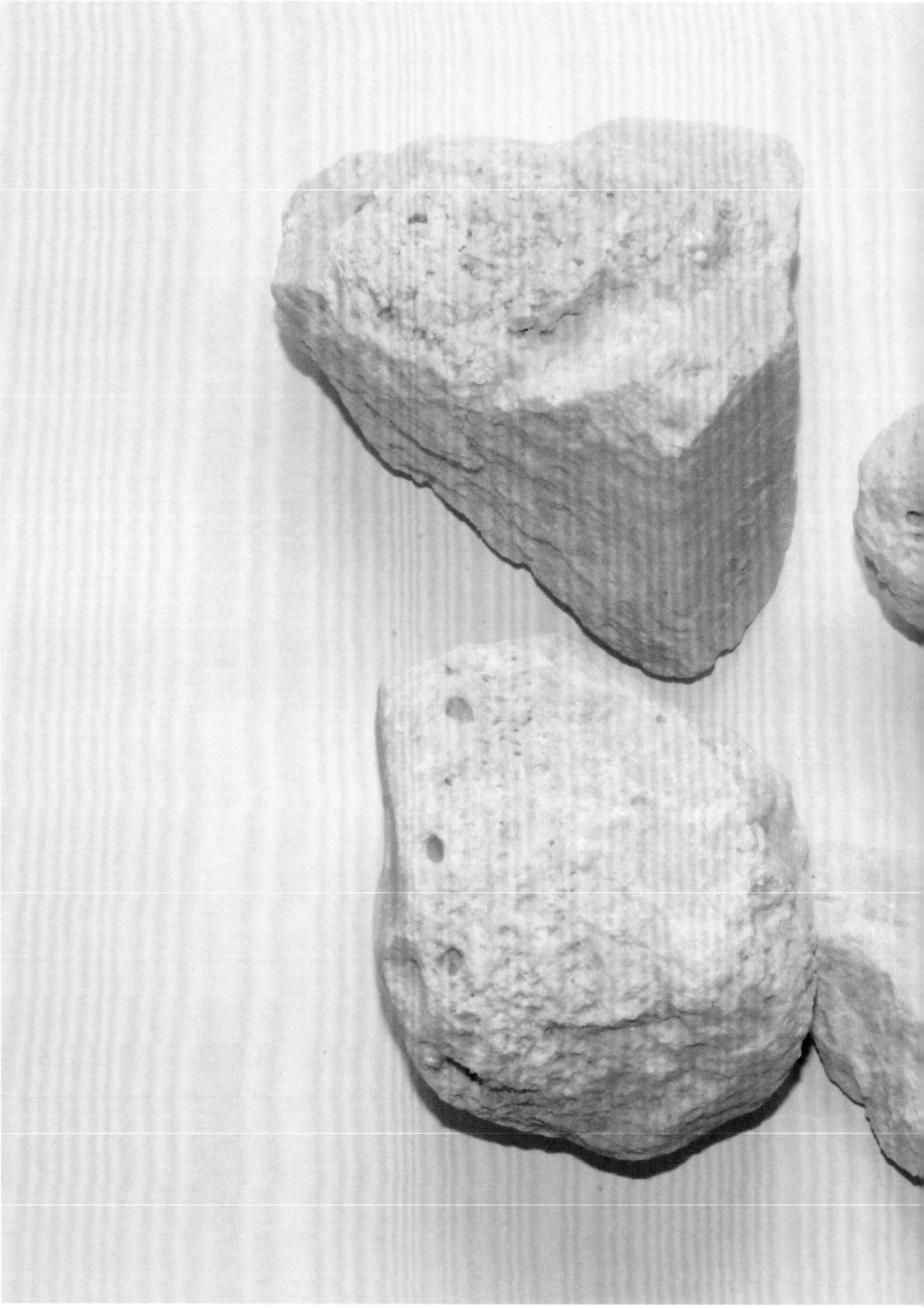

硫黄

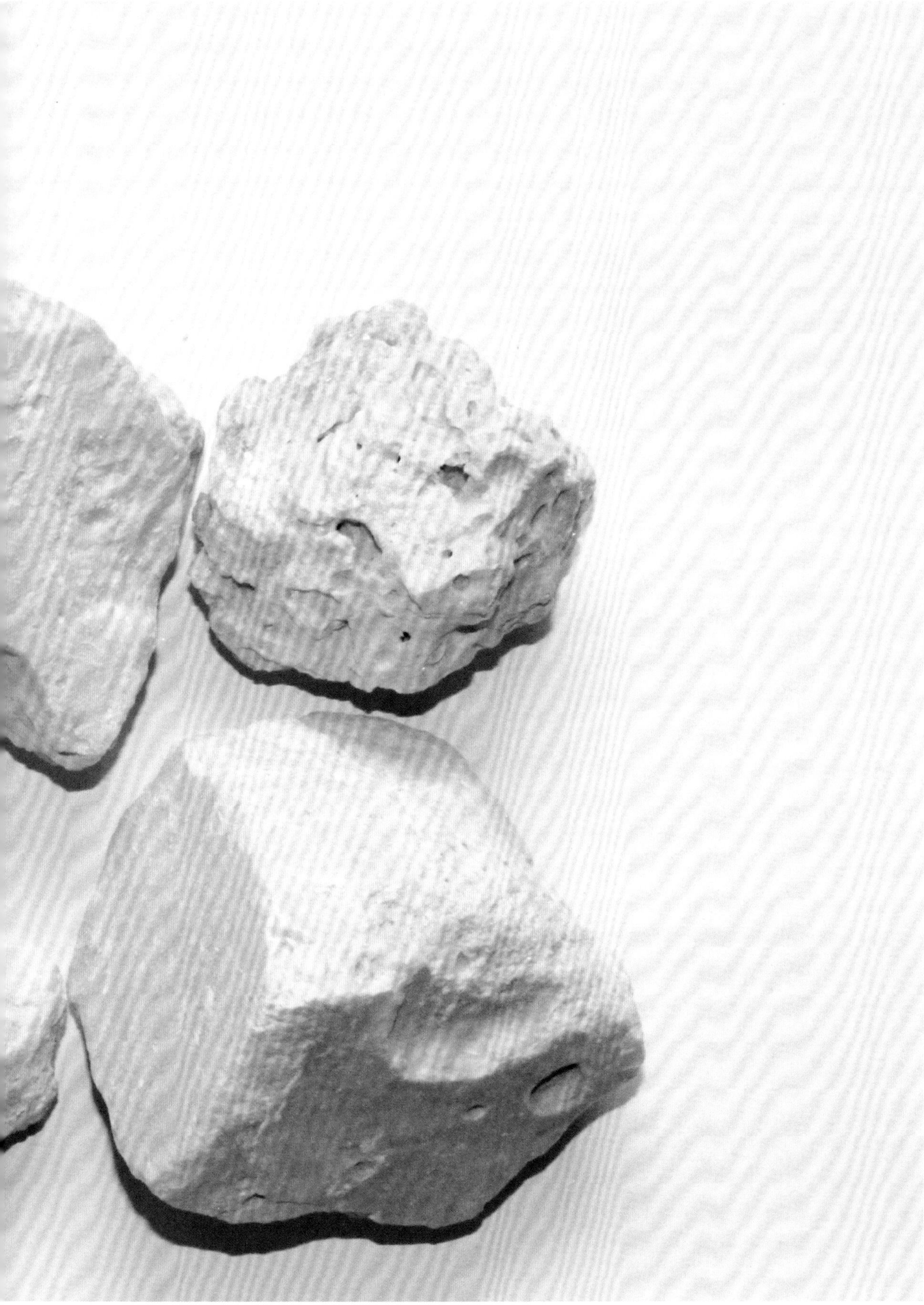

硫黄

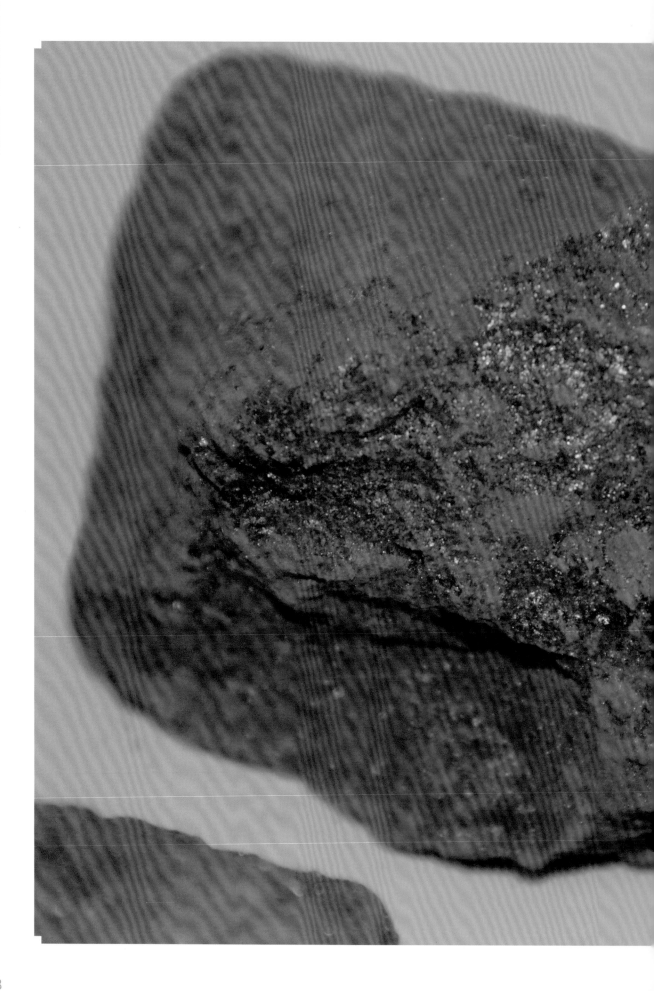

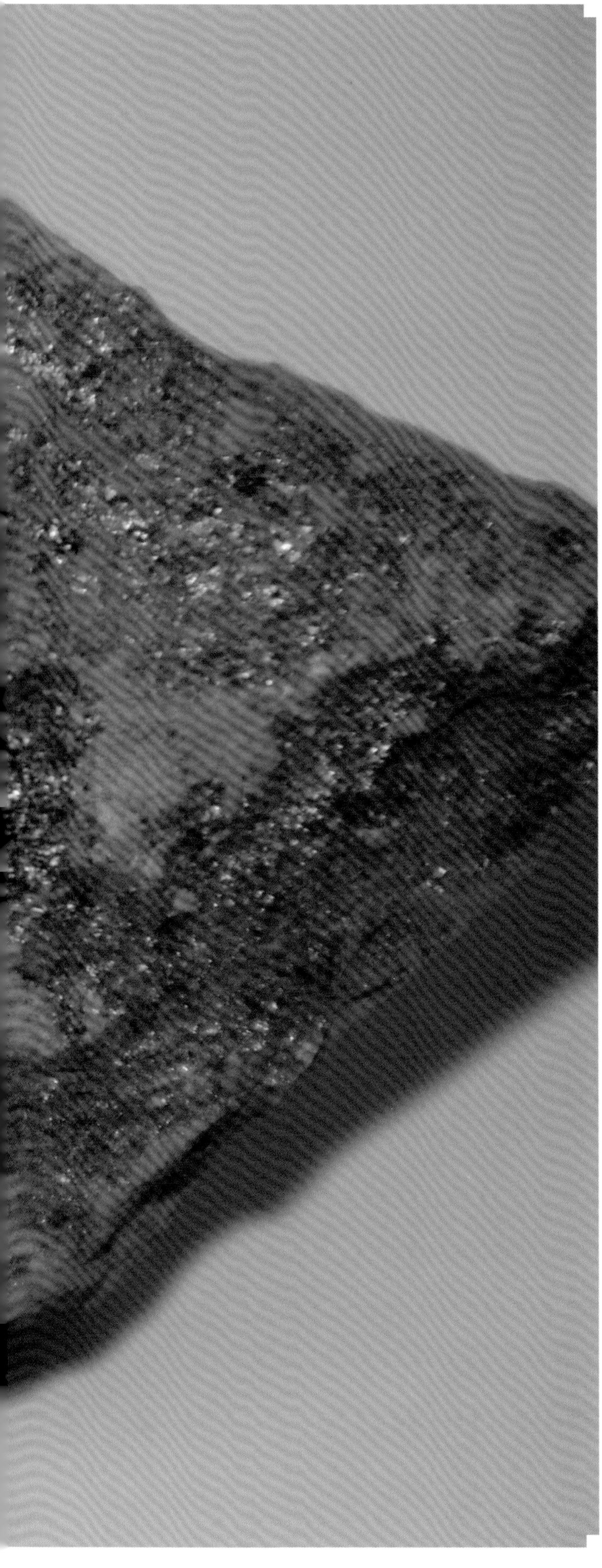

雄黄

【藏药名】东瑞。

【别　名】门西、雄精、明雄黄、么布尺点、玛乃石察。

【来　源】本品为硫化物类矿物雄黄 Realgar 的矿石。

【性味归经】辛、苦，温；有毒。归心、肝、肾经。

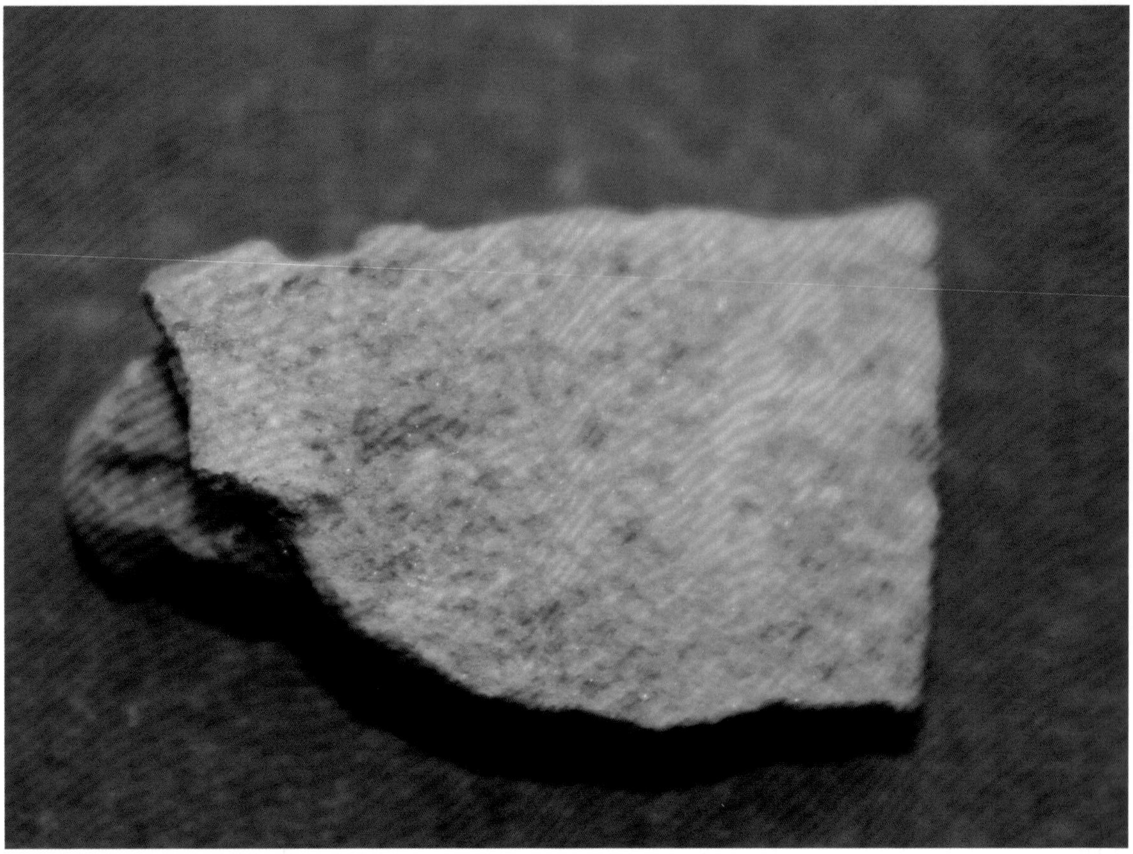

雄黄

识别特征

单斜晶系雄黄矿石，以雄黄为主，与雌黄、方解石、石英、辰砂等共生。本品呈柱状、粒柱状，单晶呈放射状粒状集合体，常为不规则块状或粉末，大小不一，橙红色或深红色。块状的表面覆有橙黄色粉末，手摸染指。具金刚光泽，断面呈树脂光泽或脂肪光泽，半透明至微透明。质松脆，易碎，硬度 1.5 ~ 2.0，相对密度 3.4 ~ 3.6，条痕橙黄色。断面色更鲜艳，具细砂孔。其中颜色鲜艳、半透明、有光泽、质松脆的习称“明雄”“雄黄精”或“腰黄”。微有特异蒜臭气，味淡。

生境分布

分布于湖南、贵州、云南、四川等省区。

采收加工

随时可采，除去杂质，研成细粉或水飞用。切忌火煅。

药材鉴别

本品为橙黄色或淡橘红色的极细粉末。触之易染手，气臭特异，微有刺鼻感，味淡。

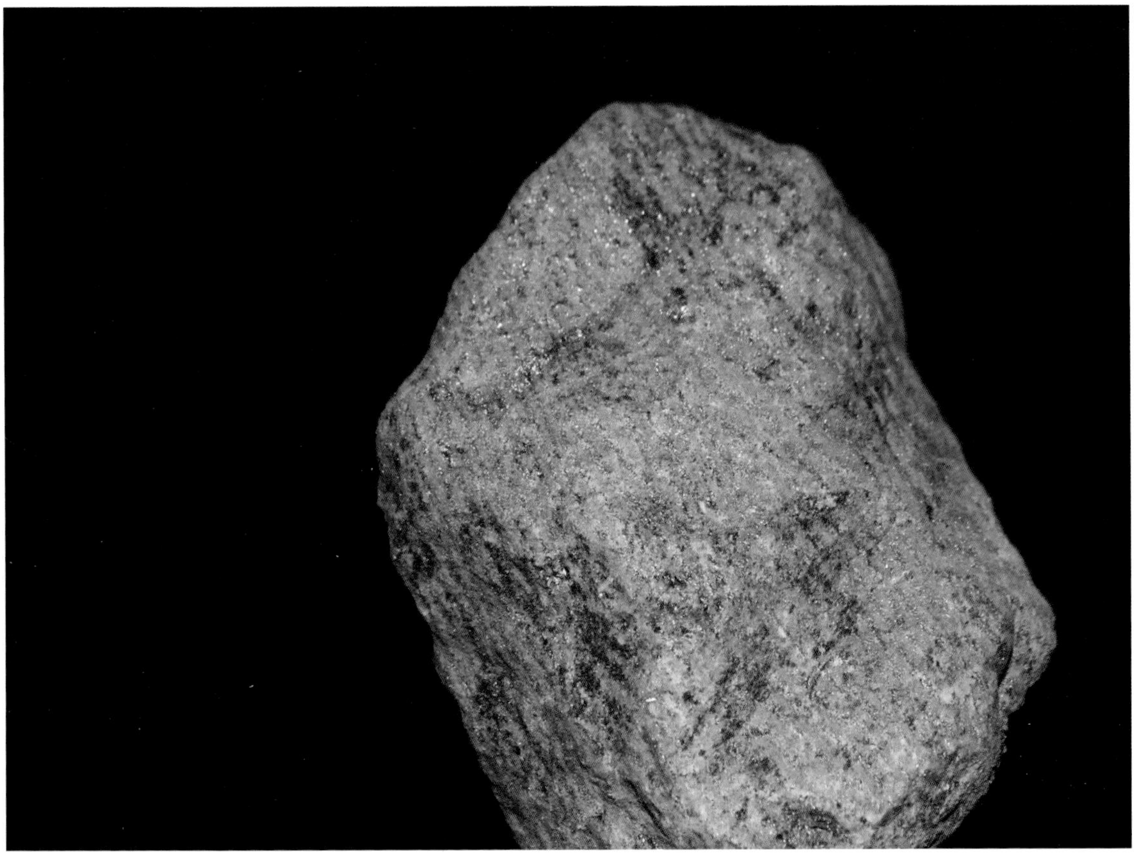

雄黄

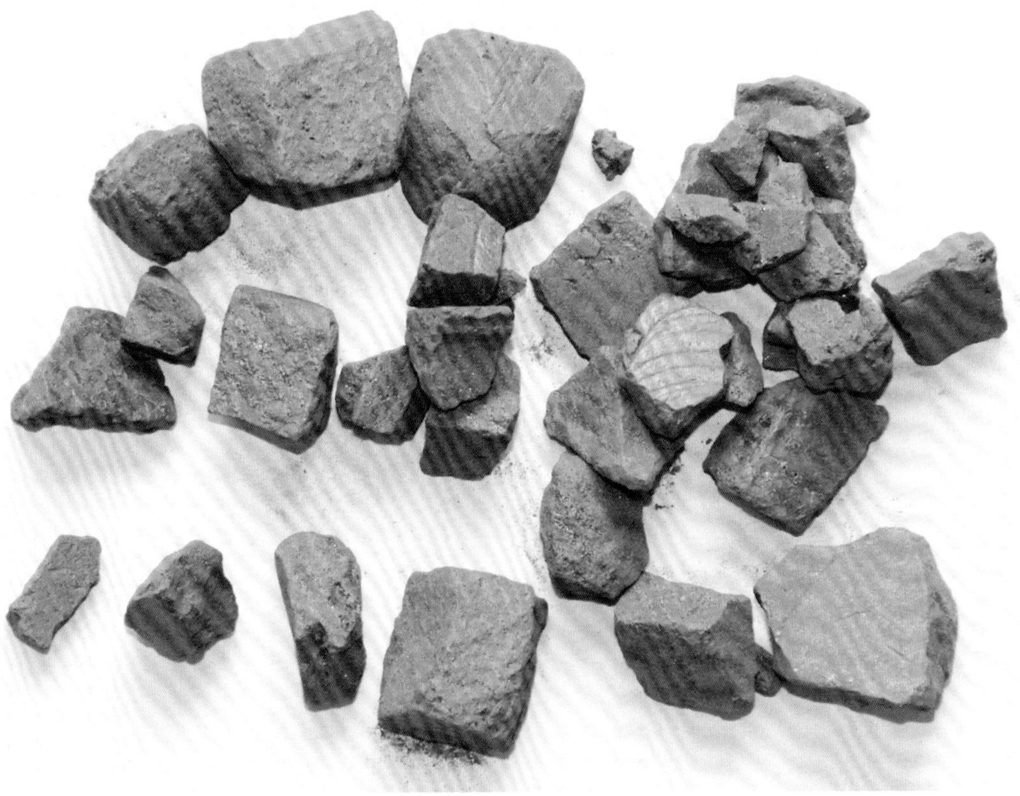

雄黄

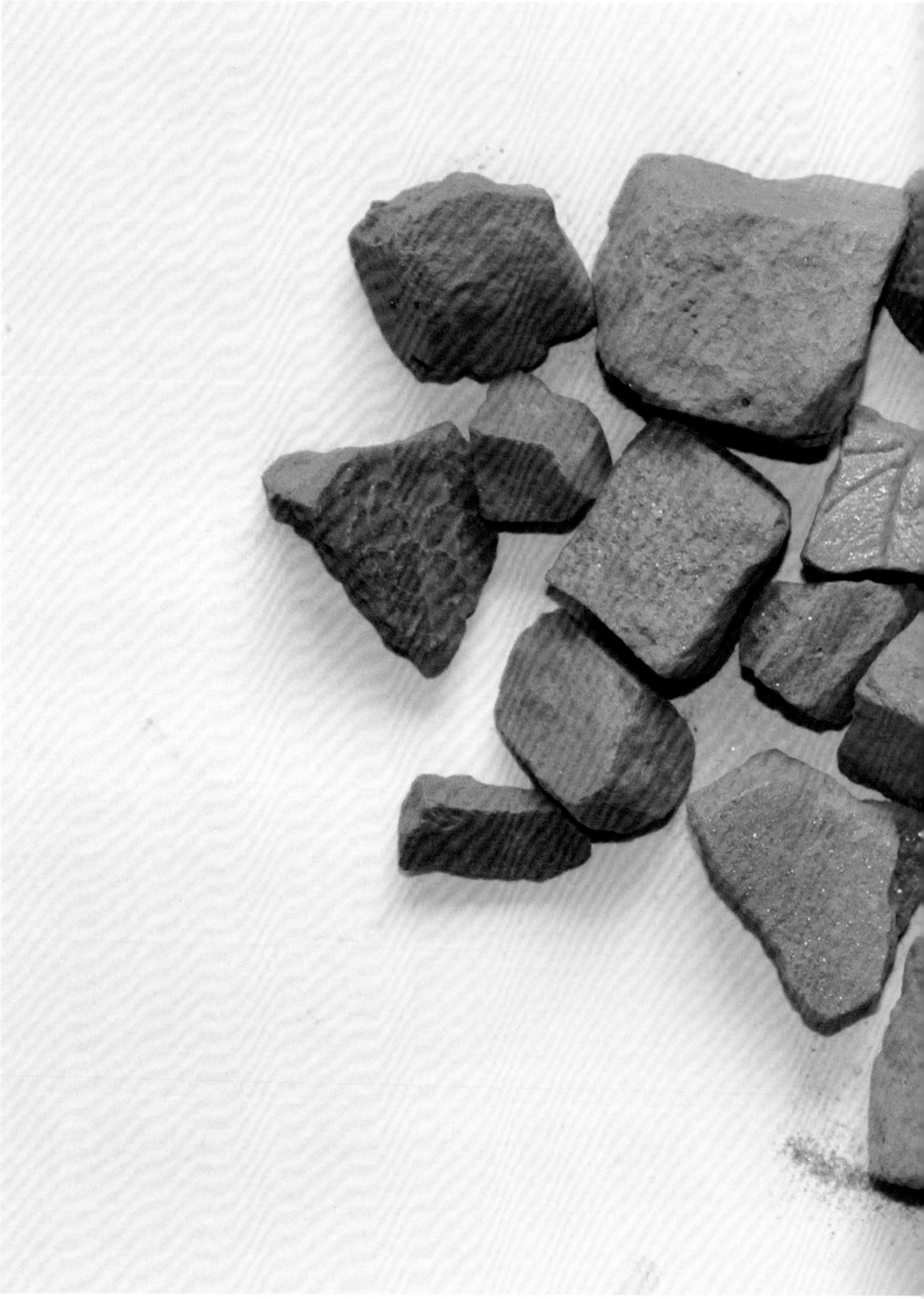

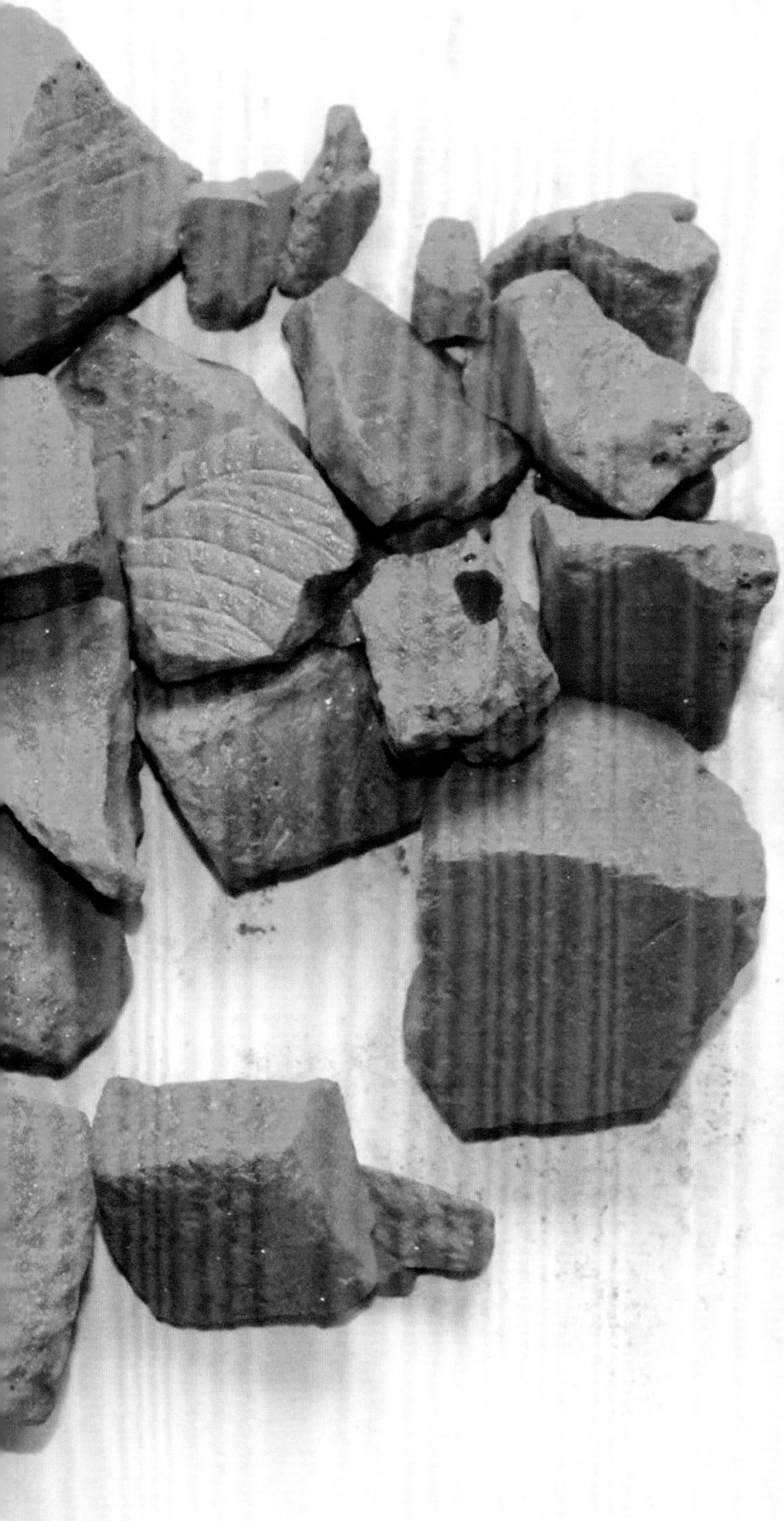

雄黄

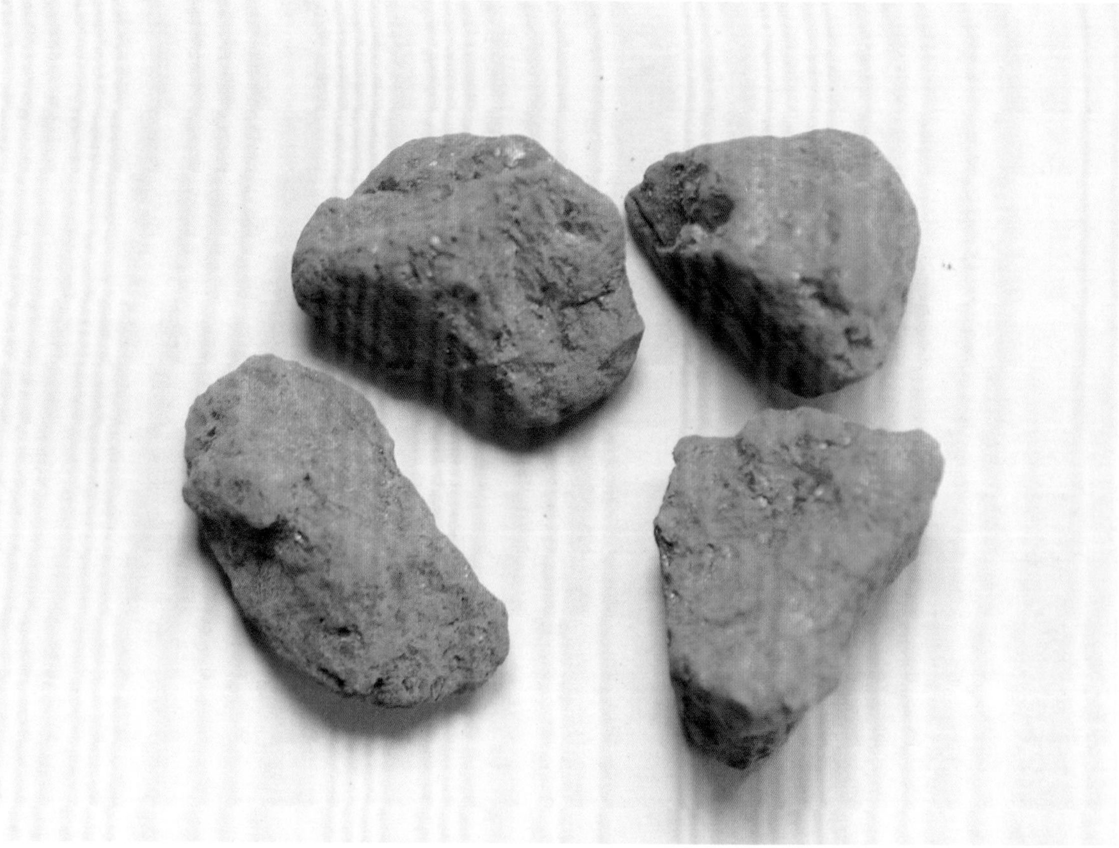

雄黄

功效主治

解毒杀虫，燥湿祛痰。本品辛苦温，性燥，有毒。外用以毒攻毒而有解毒杀虫之效；内服性燥而有燥湿祛痰之功。

用法用量

内服：0.15 ~ 0.30 g。入丸、散。外用：适量，研末敷，调搽或烧烟熏。

民族药方

1. 流行性腮腺炎 雄黄 45 g，明矾 50 g，冰片 3 ~ 5 g。共研细末，每次 2 ~ 3 g，用 75%乙醇溶液调成糊状，搽于局部。

2. 血吸虫 雄黄 6 g，枯矾 10 g，雷丸 11 g，阿魏 25 g。先化阿魏，再将前 3 味共研细末，放阿魏汁炼为丸，每次服 4.8 g。

3. 疟疾 雄黄粉 0.3 g，六一散 2 g。二药混匀，分成 2 包，于疟疾发作前 2 小时调服 1 包，4 ~ 6 小时后再服 1 包。

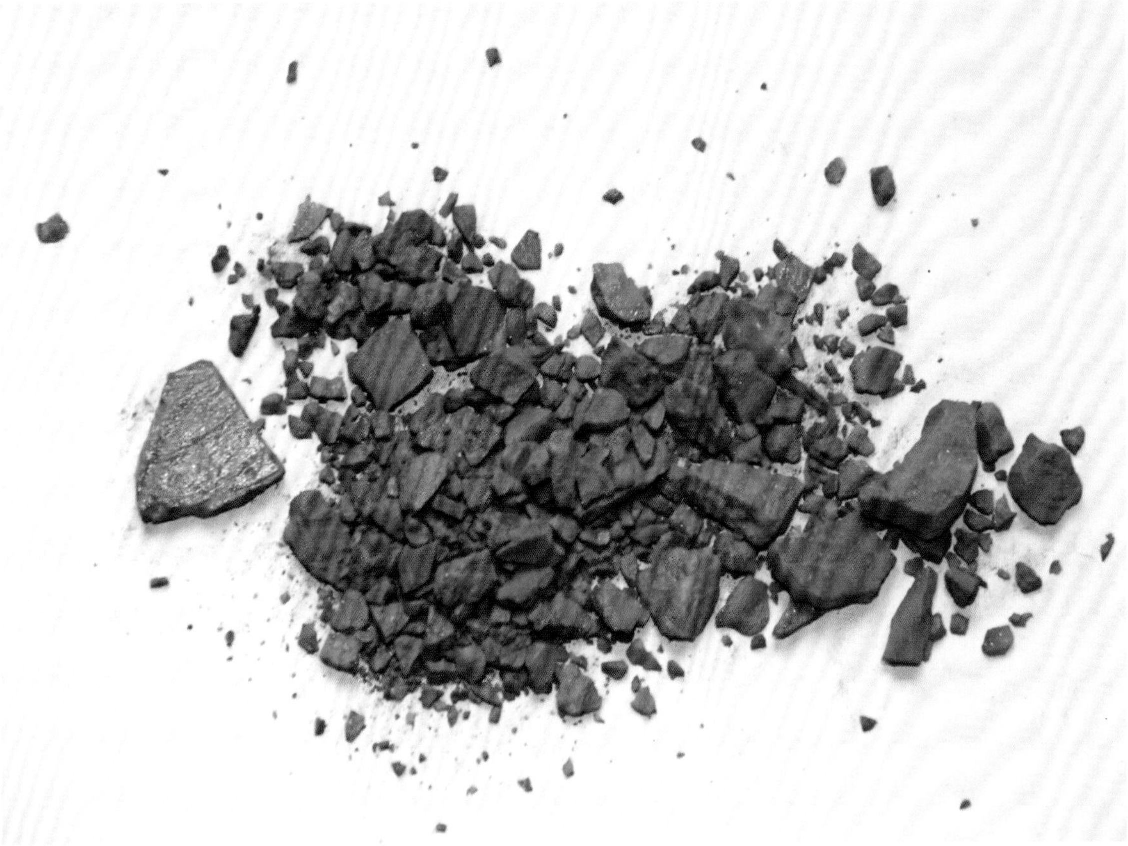

雄黄饮片

4．蛲虫病 雄黄 15 g，凡士林油 60 g。同调匀，每晚睡前搽肛门内及周围，次日早晨擦去，连用 3 ~ 7 日。

5．白血病 雄黄、青黛按 1 ：9 的比例混合。研细混匀，装胶囊或压成片剂，每日 10 g，分 3 次口服，配合辨证施治汤药。

6．癫痫 雄黄、钩藤、制乳香各 25 g，琥珀、天麻、天竺黄、全蝎、胆南星、郁金、黄连、木香各 19 g，明矾、荆芥穗、甘草各 13 g，朱砂 5 g，珍珠、冰片各 2 g，绿豆 200 粒。上药除雄黄、朱砂外，余药共研细末，制成水丸如绿豆大，雄黄、朱砂研细末为衣，每日 2 次，分早、晚温开水冲服，成人每次 4 ~ 6 g，1 周岁儿童每次 1 ~ 1.5 g，儿童 1 个月、成人 3 个月为 1 个疗程。

使用注意

孕妇忌服。切忌火煅，煅烧后即分解氧化为三氧化二砷（As_2O_3），有剧毒。雄黄能从皮肤吸收，故局部外用也不能大面积涂搽及长期持续使用。

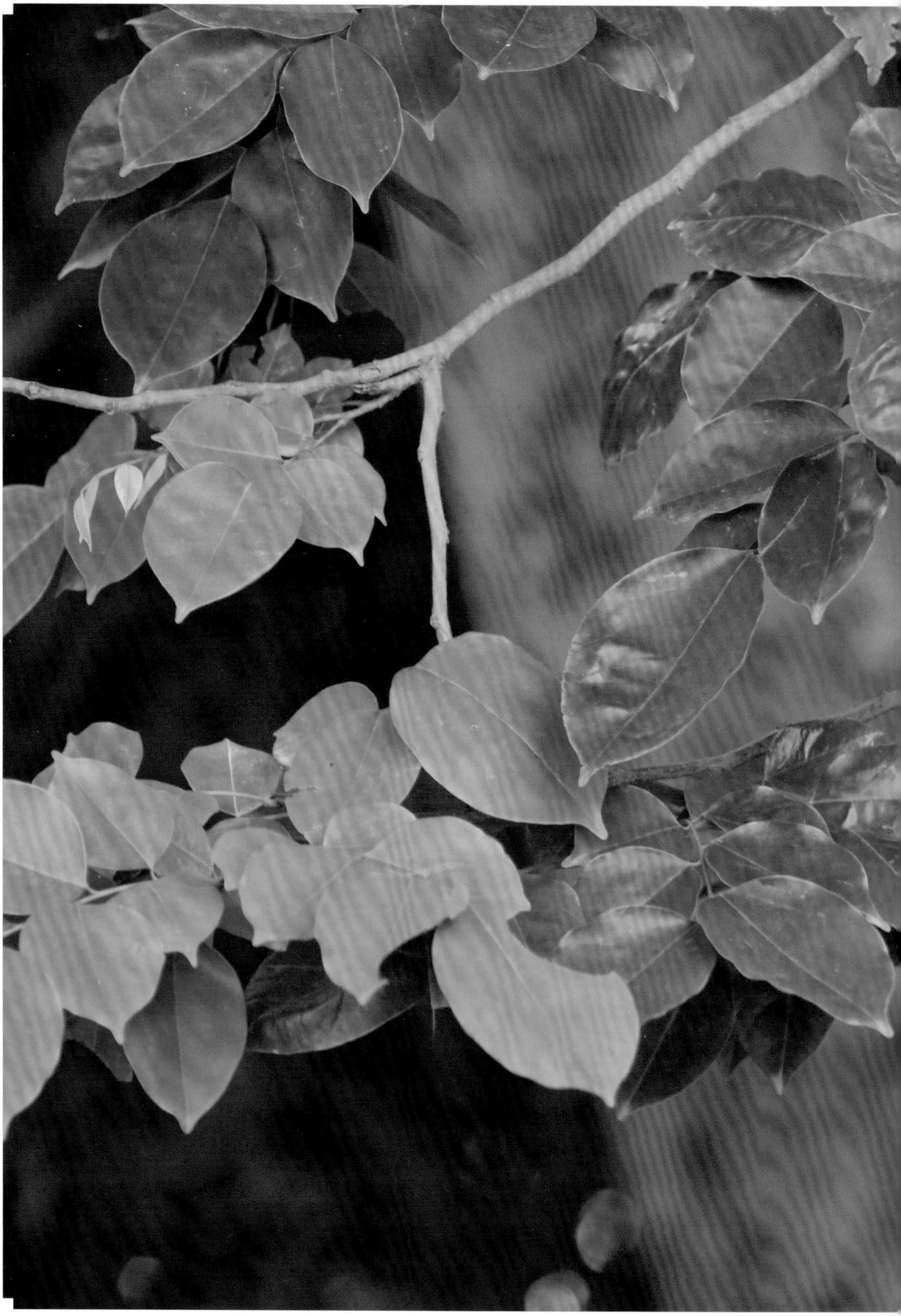

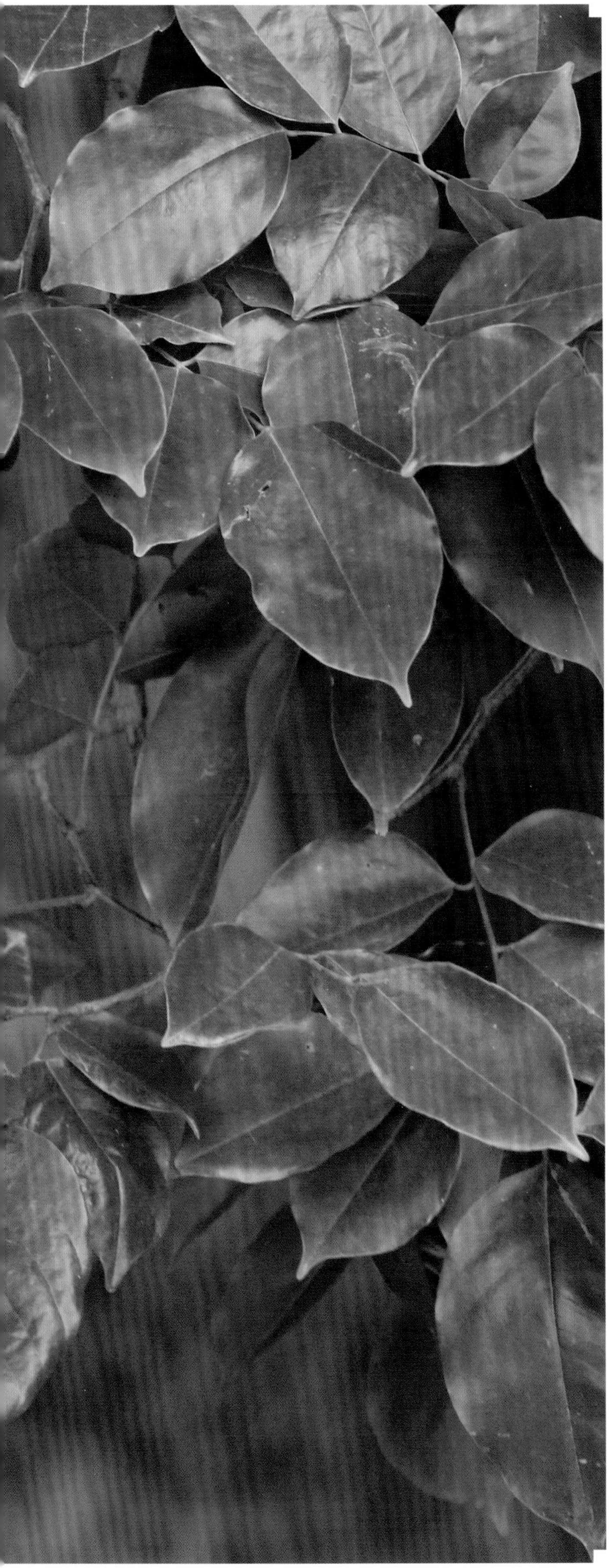

紫檀香

【藏药名】赞旦玛布。

【别　名】措起、故赞旦、赞旦幔巴。

【来　源】本品为豆科植物紫檀 *Pterocarpus indicus* Willd. 的心材。

【性味归经】味涩、微苦，性凉。

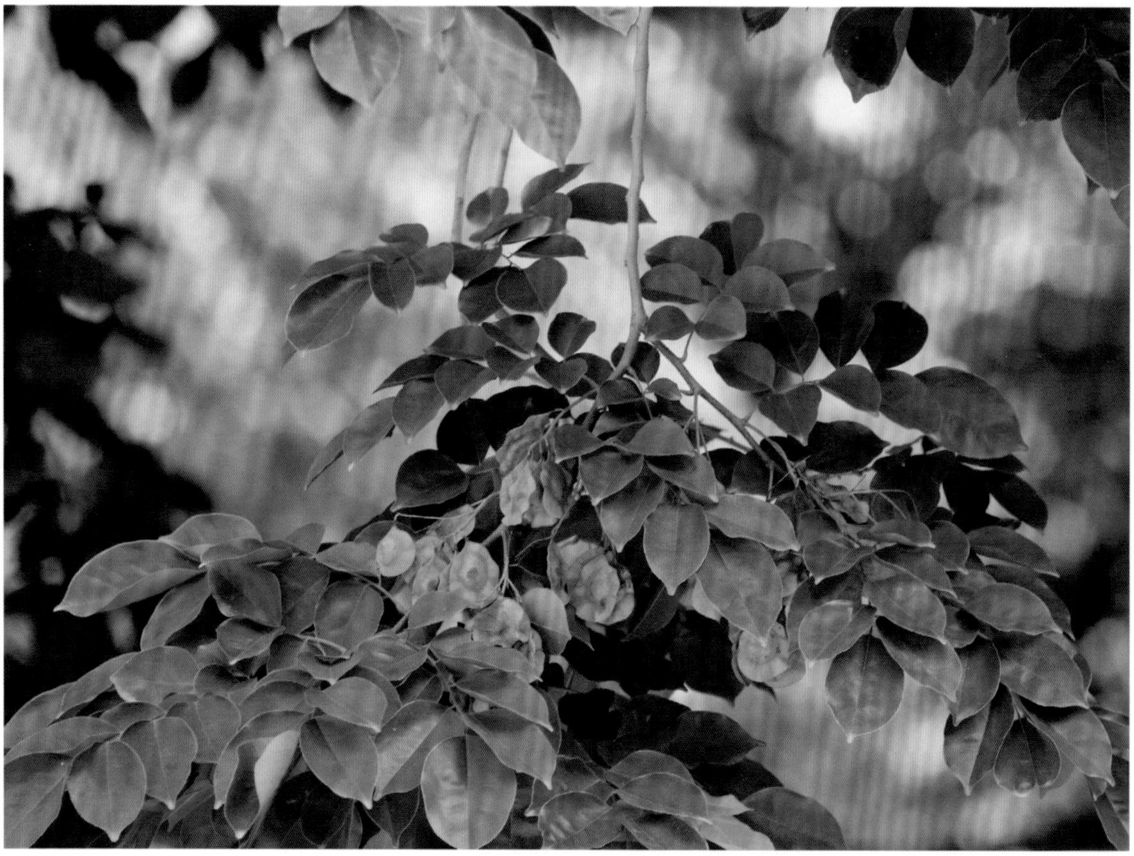

紫檀

识别特征

乔木，高 15 ~ 25 m。奇数羽状复叶，小叶 7 ~ 9，短圆形。圆锥花序腋生或顶生，梗与序轴被毛；萼钟形而具 5 齿，花冠黄色，瓣缘有皱褶，具长爪，雄蕊单体，子房具短柄，被黄柔毛。荚果圆形，微斜，扁平，具宽翅，达 20 mm，种子 1 ~ 2。

生境分布

生长于海拔 1000 m 以下的热带雨林中，或栽培。分布于福建、台湾、云南南部、广东、广西等地。

采收加工

春秋季采根或茎干，除去外皮，切成段，晾干。

药材鉴别

本品长圆柱形，长约 100 cm，直径 7 ~ 15 cm，红棕色，带绿色光泽，鲜品为鲜红色，质致密而重，易割断，横断面可见巨大的孔点，纵切面呈细条形，可见红色树脂状物，以水煮不产生红色溶液，但溶于乙醇中。气香，无臭，无味。

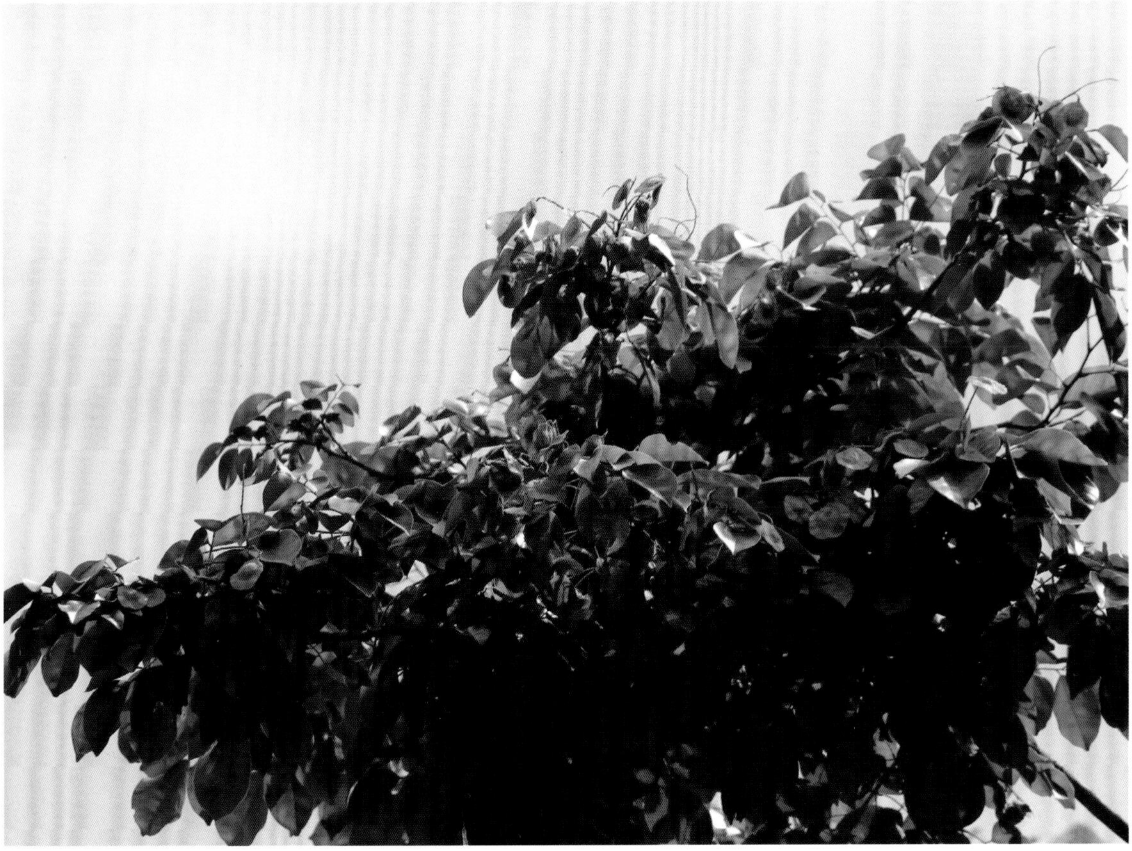

紫檀

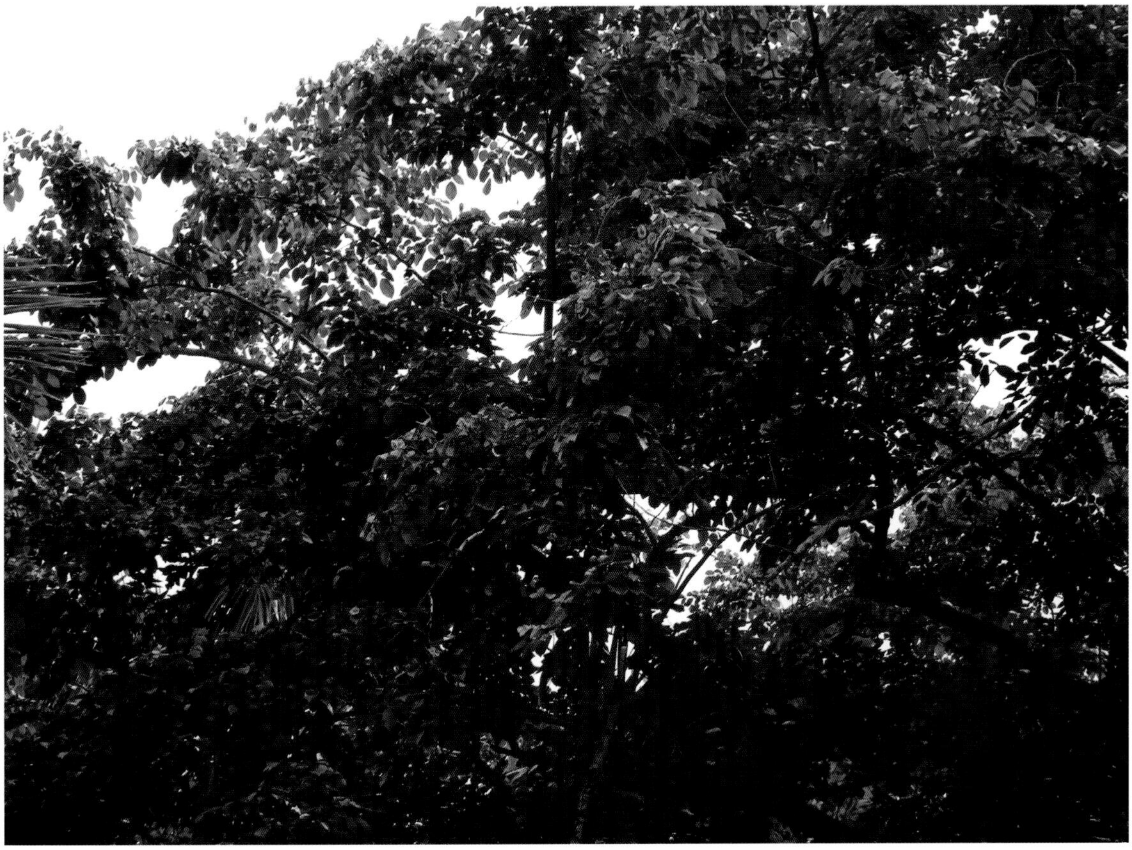

紫檀

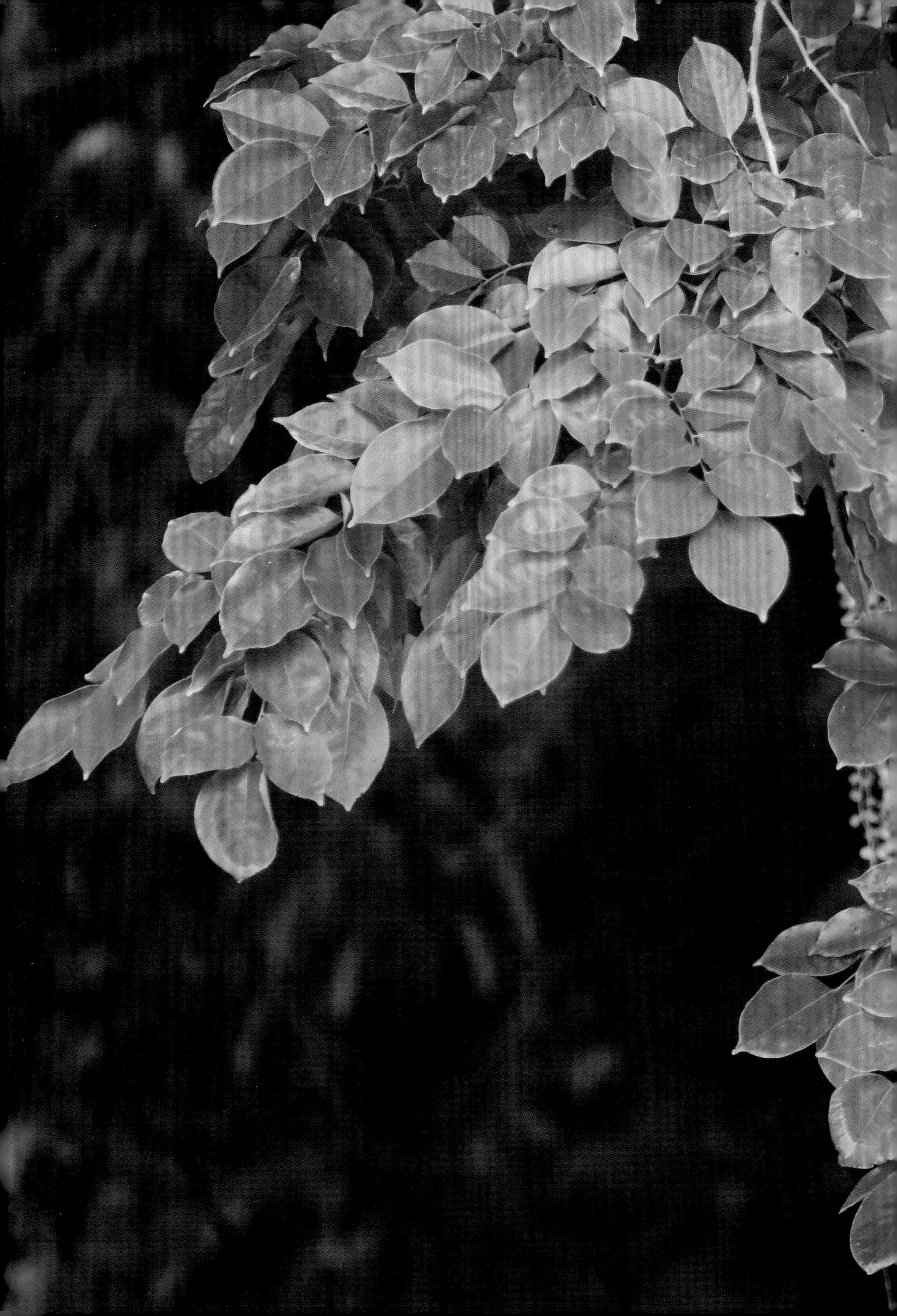

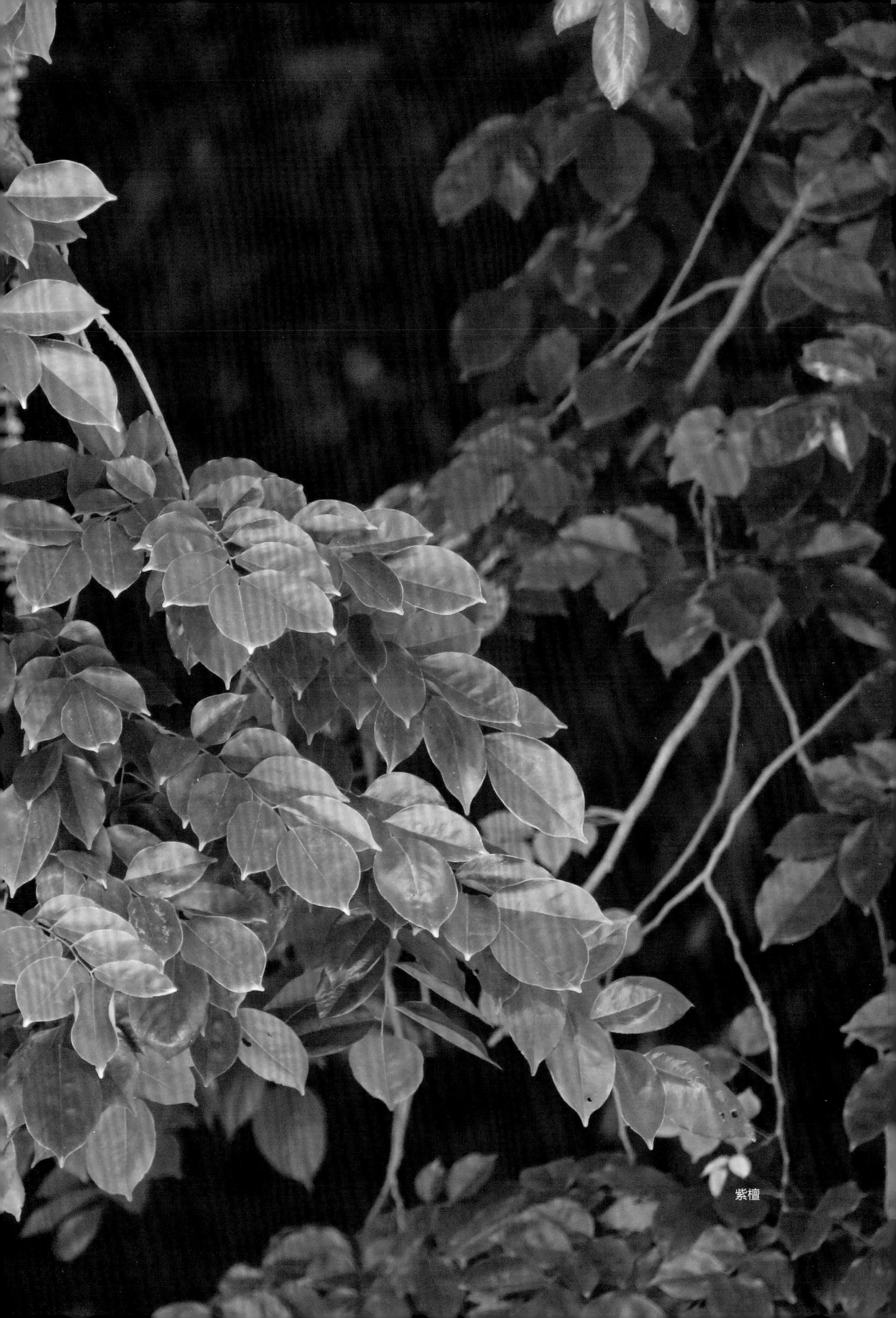

紫檀

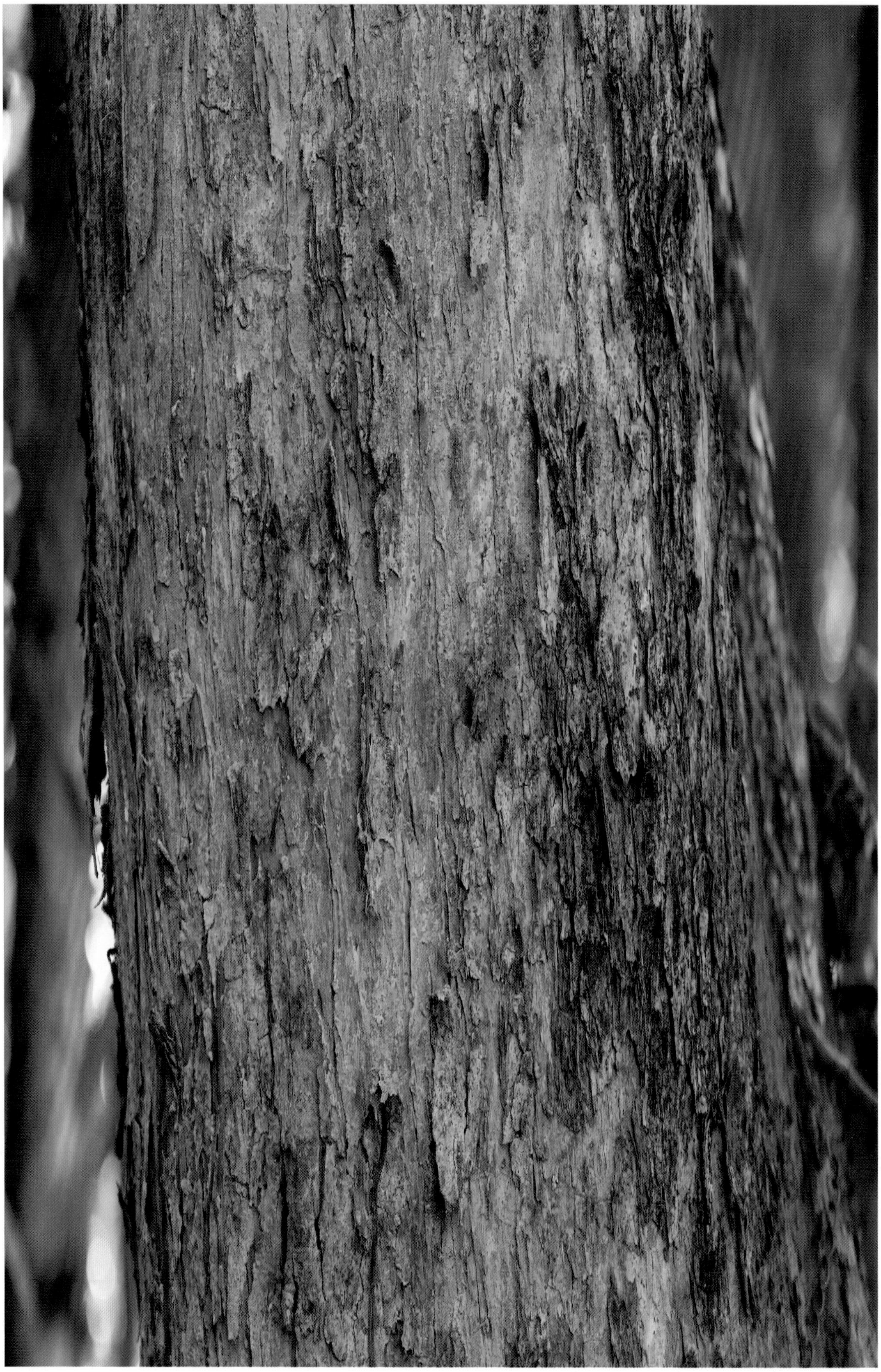

紫檀

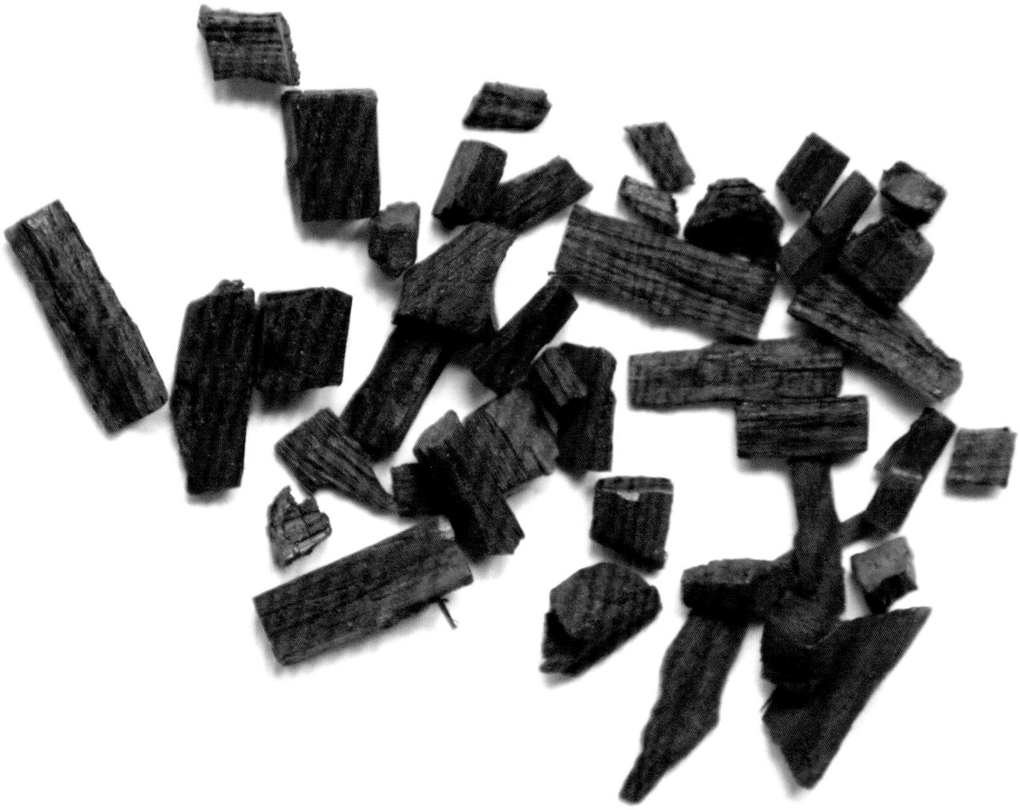

紫檀饮片

功效主治

清血热，行气。主治血热，血瘀，高血压，多血症。

用法用量

内服：煎汤，1 ~ 2 g。外用：适量，研粉撒或调敷。

民族药方

1. 炎症，高热，高血压　紫檀香 25 g，白檀香 12.5 g，绿绒蒿、沉香各 20 g，石灰华、布西孜、蒂达各15 g，麝香0.5 g。共研成细粉，制散或丸，早、晚各服2.5 g。

2. 感冒发热，肺热，肺脓肿，肺痨　紫檀香 25 g，绿绒蒿、石灰华各 20 g，红花、更中、甘草、丁香各15 g，木通10 g。共研成细粉，制丸或散，早、晚各服4 g。

3. 肺热咳嗽　十味檀香丸：紫檀香 35 g，石灰华、马兜铃、翼首草、索罗嘎布（高山辣根菜）各50 g，红花25 g，船形乌头、白秦艽、绿绒蒿各40 g，冰片12.5 g。共研成细粉，过筛，混匀，制成水丸，每次服 2 g，每日 2 次。

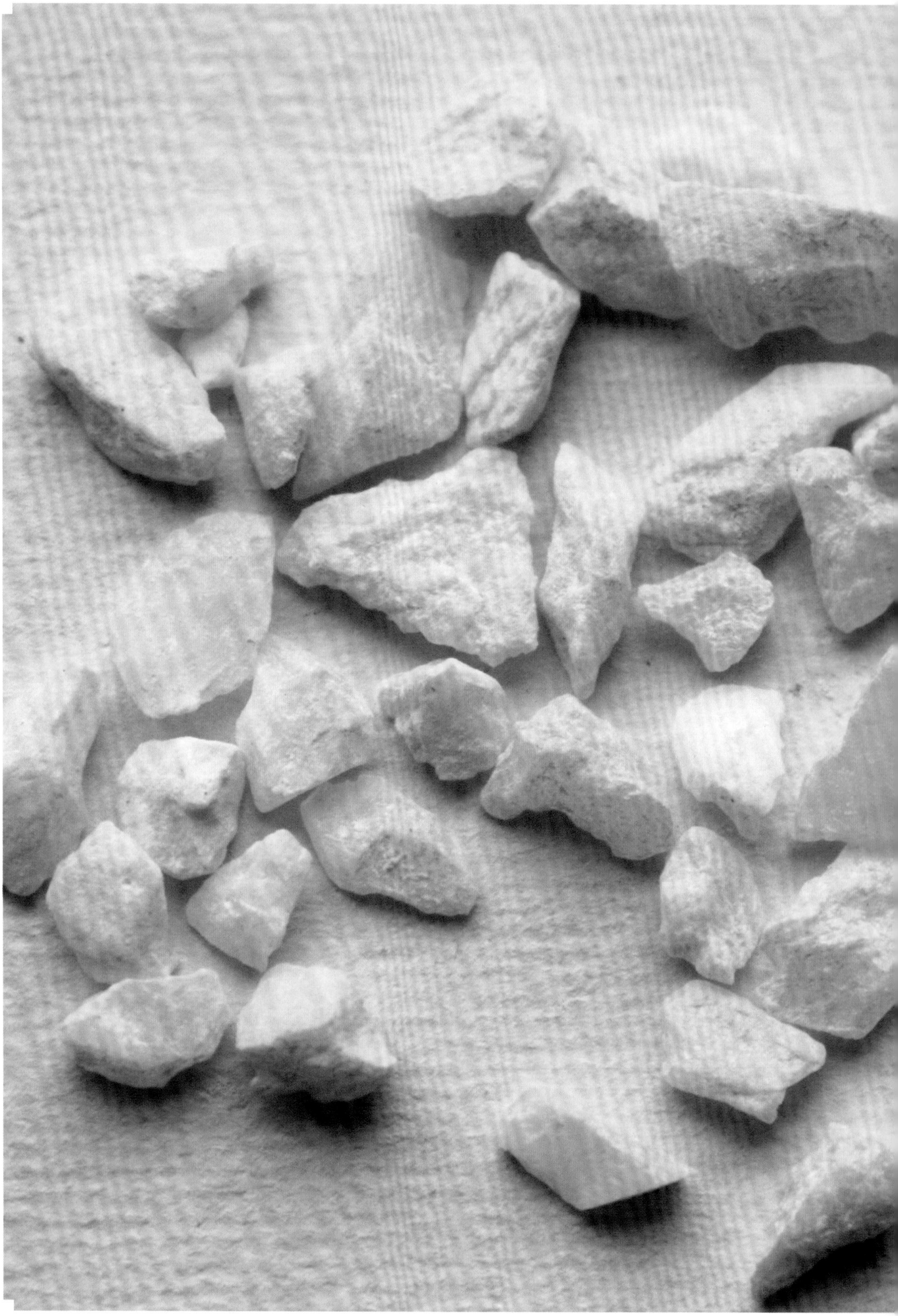

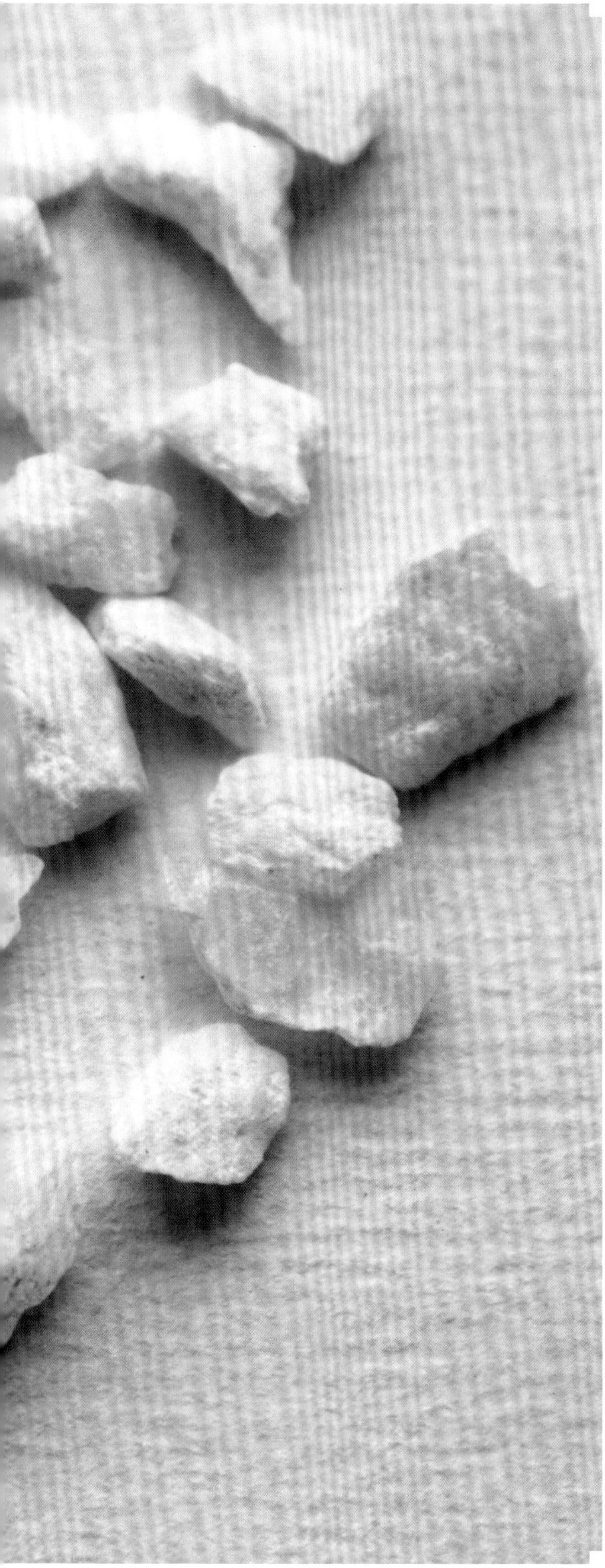

滑石

【藏药名】哈西。

【别　名】库嘎、滑石粉、卡珍卡、飞滑石、哈西李。

【来　源】本品为硅酸盐类矿物滑石族滑石 Talcum，主含含水硅酸镁 $Mg_3(Si_4O_{10})(OH)_2$。

【性味归经】甘、淡，寒。归胃、膀胱经。

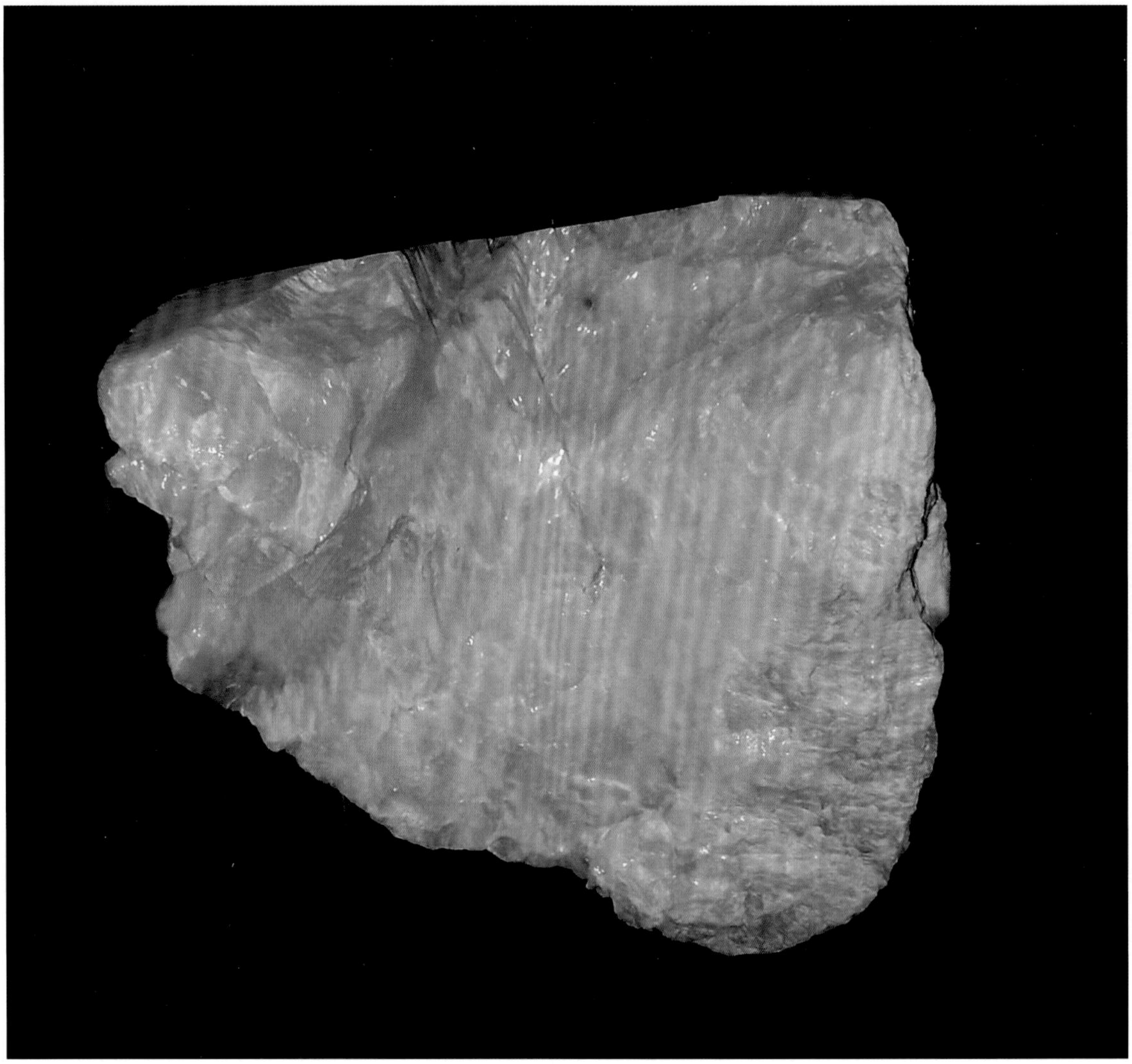

滑石

识别特征

硅酸盐类矿物滑石族滑石的块状体。为不规则的扁平块状或不规则形，大小不一。全体白色、灰白色或淡黄色，层间或隙缝处常夹有灰褐色泥岩。每层由纤维状的结晶聚合体纵向集合而成。单层的块附有青灰色或黄色片状泥岩。有的半透明。质较松软，硬度 1.5 ~ 2，相对密度 2.3，条痕白色，易纵向断裂，手捻能碎，纵断面纤维状，显丝绢光泽。气味皆无。

生境分布

多生长于变质岩、石灰岩、白云岩、菱镁矿及页岩中。分布于山东、江西、山西、辽宁等省区。

采收加工

采得后，除去泥沙或杂石。

药材鉴别

本品呈不规则的碎块状。白色或黄白色，有蜡样光泽。体较重，质软细腻，置水中不崩散。无臭，无味。

功效主治

利水通淋，清解暑热，祛湿敛疮。本品甘淡渗利，寒能清热，滑能利窍，故有利水通淋、清解暑热之功。

用法用量

内服：煎服，10 ~ 15 g；宜布包。外用：适量。

民族药方

1．反流性食管炎 滑石、黄连、甘草、枳壳、陈皮按6：1：1：2：2的比例，共研细末，每次3 g，大枣10枚煎汤送服，每日3次，4周为1个疗程，睡前2小时不进食，睡时将床头抬高15 ~ 20 cm，避免弯腰，举重物。

2．慢性浅表性胃炎、十二指肠炎 水飞滑石、醋制延胡索、炒白芍、甘草各等份。研末过筛，装胶囊，每丸0.6 ~ 0.7 g。饭前服，每次5丸，每日3次。

3．婴幼儿秋冬腹泻 滑石、车前子、黄芩各10 g，橘红7 g，黄连、杏仁、通草、半夏、厚朴各5 g。每日1剂，水煎3次，混合浓缩为40 ml，1岁以内小儿每次服5 ml，每6小时1次。

4．前列腺炎 滑石、生栀子、玄参、紫苏叶、马鞭草、生大黄、川牛膝、神曲各12 g，生山楂18 g，萹蓄10 g，青皮6 g。水煎服，每日1剂。

5．慢性牙周炎 滑石18 g，甘草粉6 g，朱砂面3 g，雄黄、冰片各1.5 g。共研为细末，早晚刷牙后撒患处；或以25 g药粉兑60 g生蜜，调和后早、晚涂患处。

使用注意

脾虚、热病伤津者及孕妇忌用。有报道称滑石性燥，在腹腔、直肠、阴道等处可引起肉芽肿。

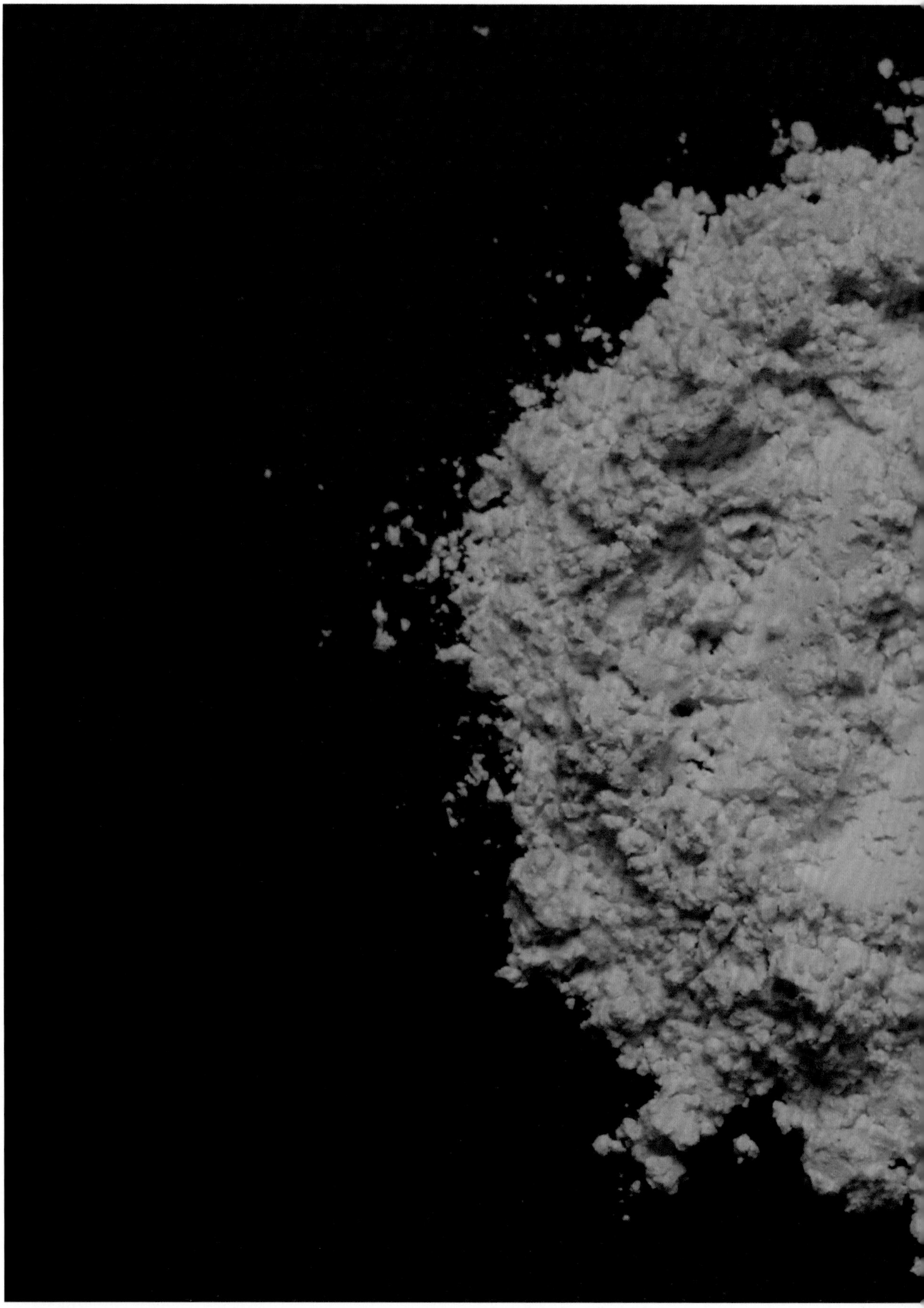

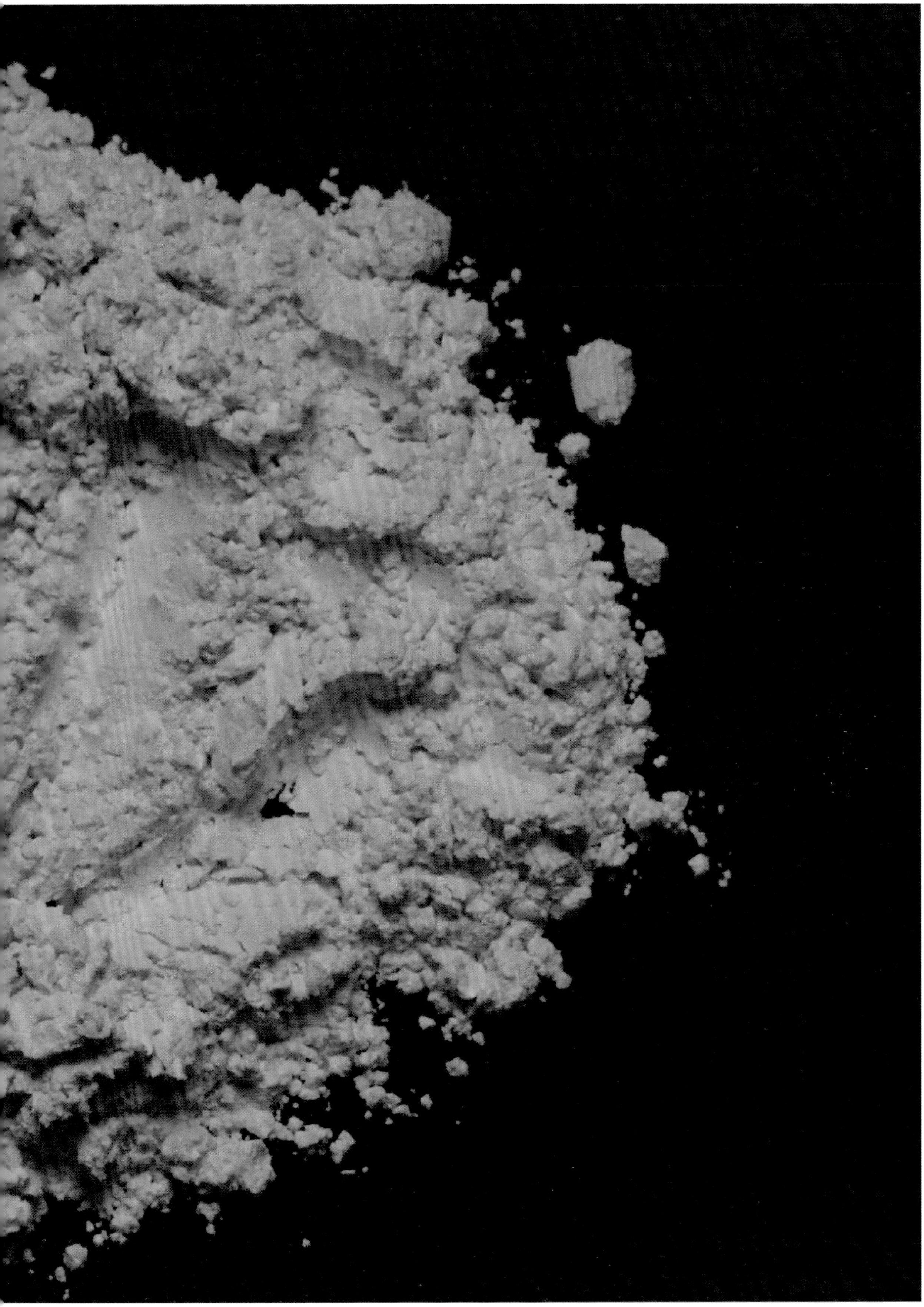

滑石饮片

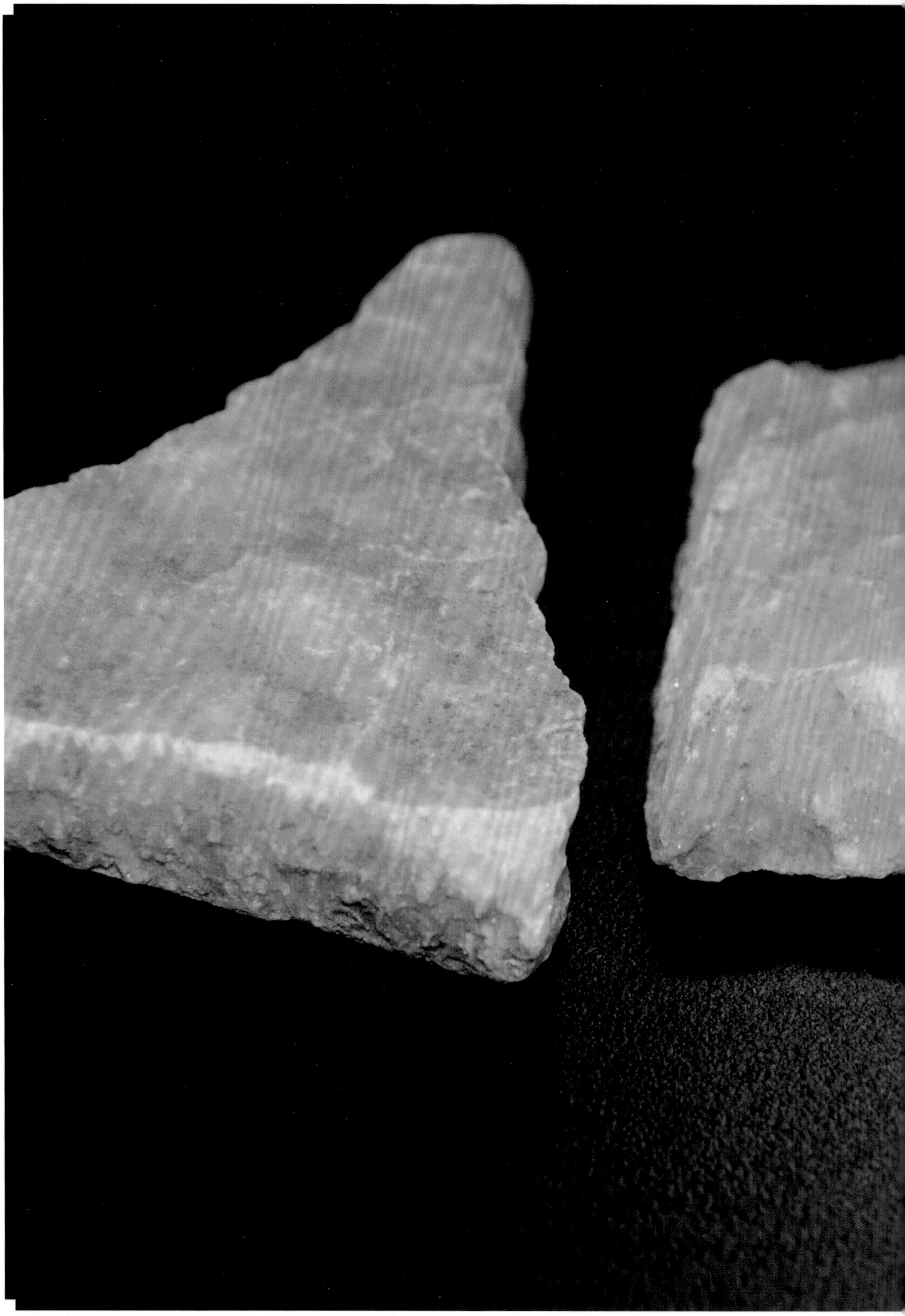

寒水石

【藏药名】君西。

【别　名】堆君、多刺普、凝水石、达瓦普、参母伟坚、如巴塔亚根。

【来　源】本品为天然产的三方晶系碳酸钙（方解石）Calcitum 的矿石。

【性味归经】辛、咸，寒。归心、胃、肾经。

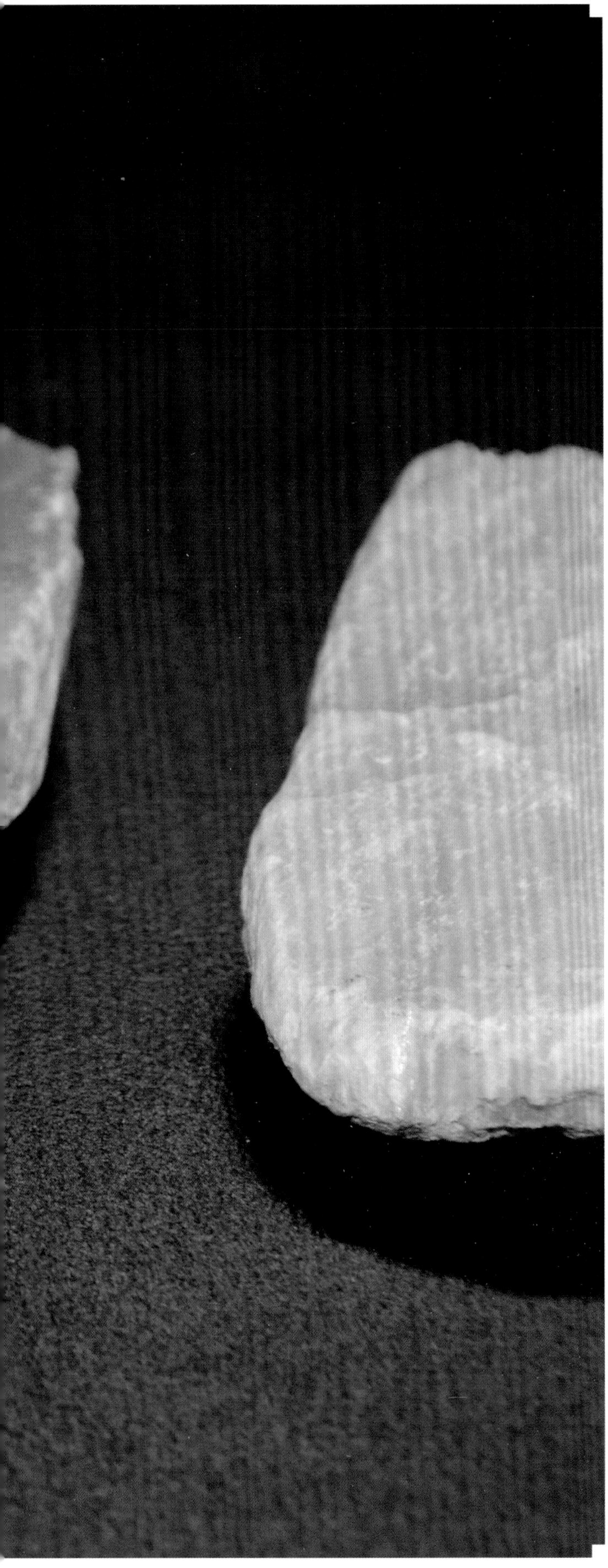

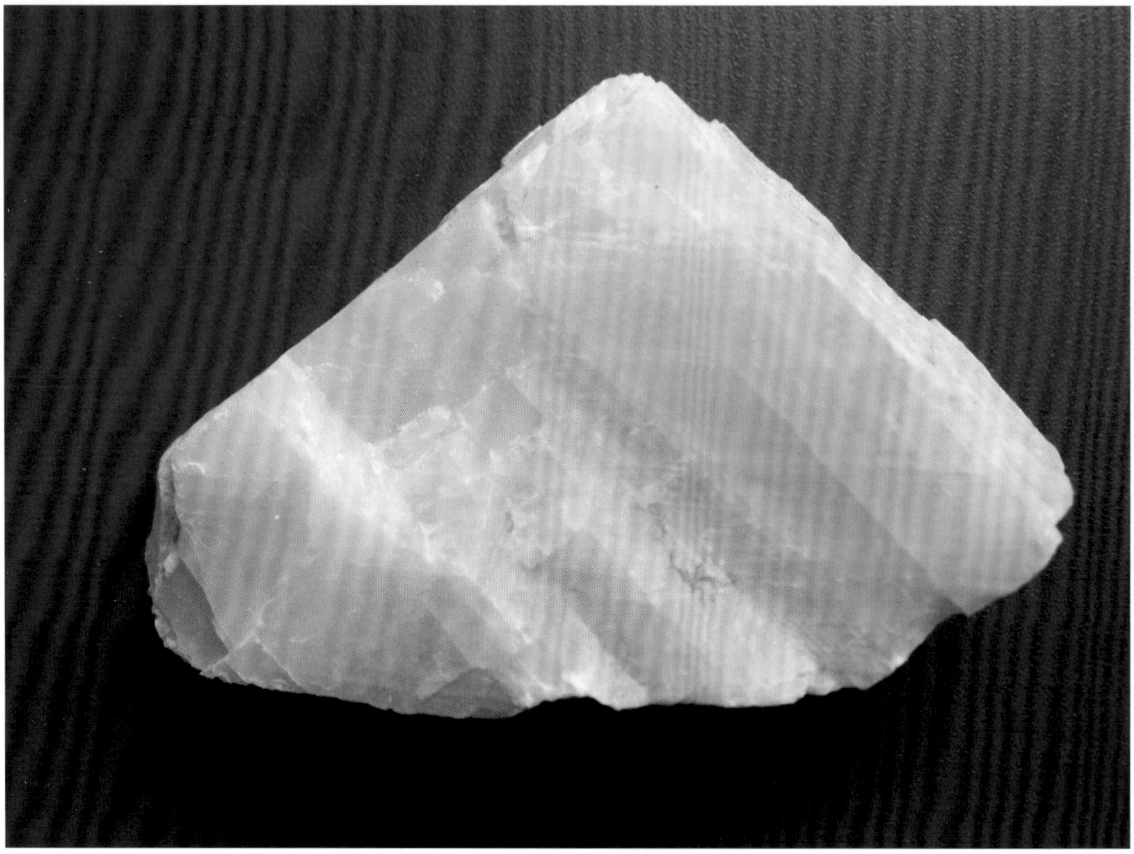

寒水石

识别特征

多为不规则的块状结晶，常呈近立方体状菱面体，也可为扁平的菱面体或尖锥状多面体。有棱角，白色或黄白色表面平滑，有玻璃样光泽，微透明。有完全解理，故晶体可沿 3 个不同方向劈开，碎片多呈带斜角扁方块。质坚硬而脆，硬度 3，相对密度 2.7，条痕为白色或淡灰色。断面平坦。气无，味淡。

生境分布

形成于沉积作用，如海盆或湖盆地中化学沉积的石膏，常与石灰岩、红色页岩、泥灰岩等成层出现。方解石分布于河南、安徽、江苏、浙江等省区；红石膏分布于辽宁、吉林、内蒙古、山东、甘肃等省区。

采收加工

全年可采，挖出后除去泥土，拣去杂石。

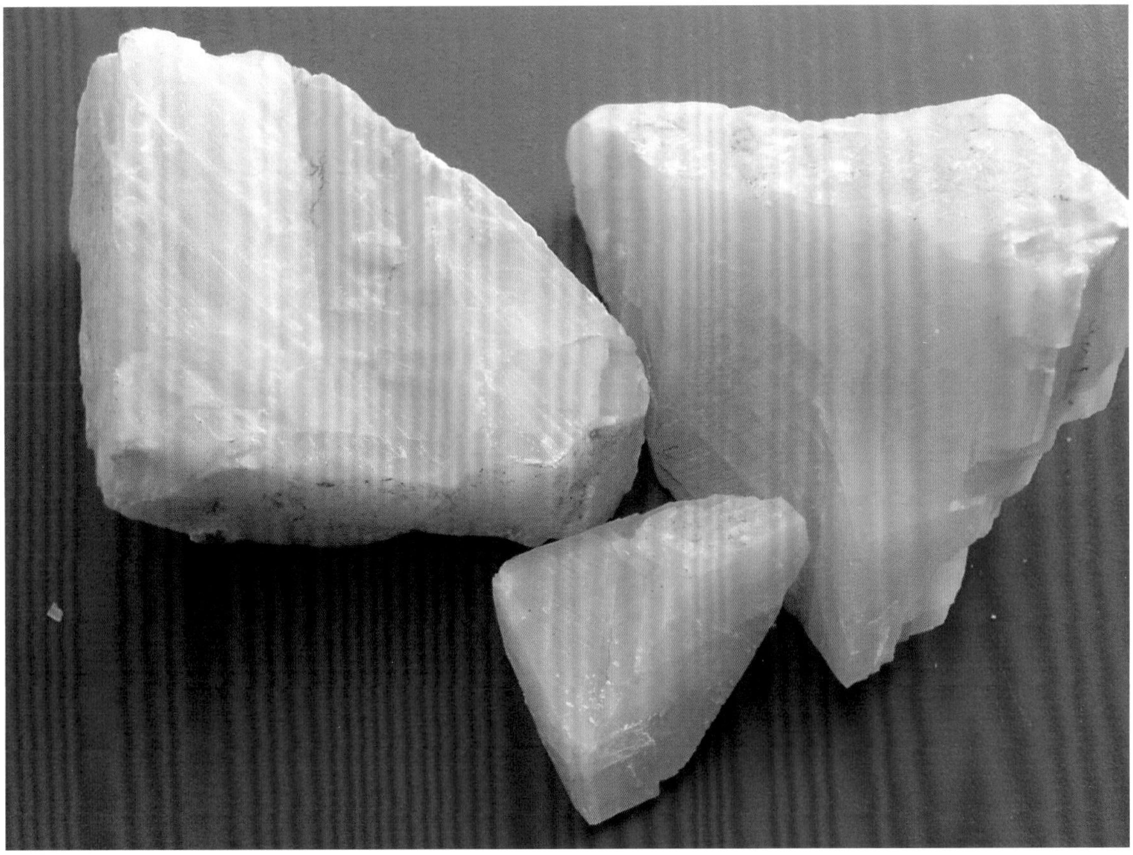

寒水石

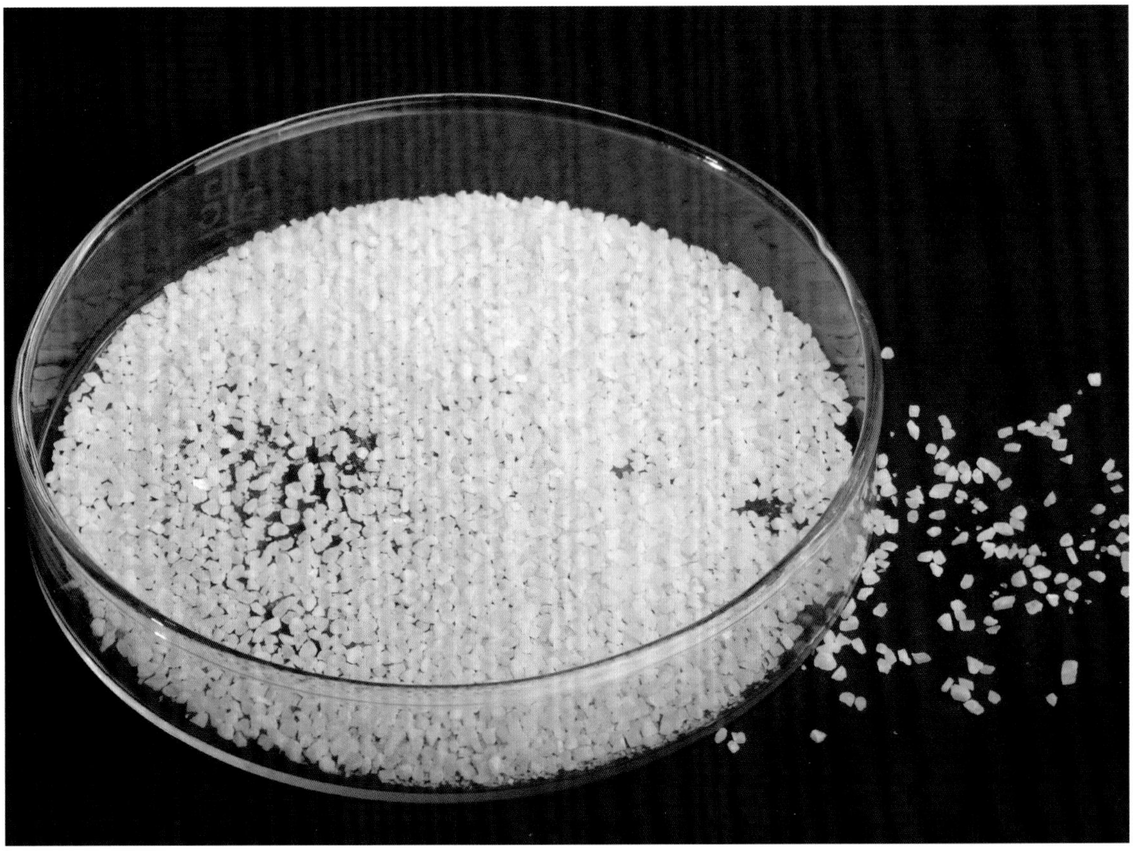

寒水石

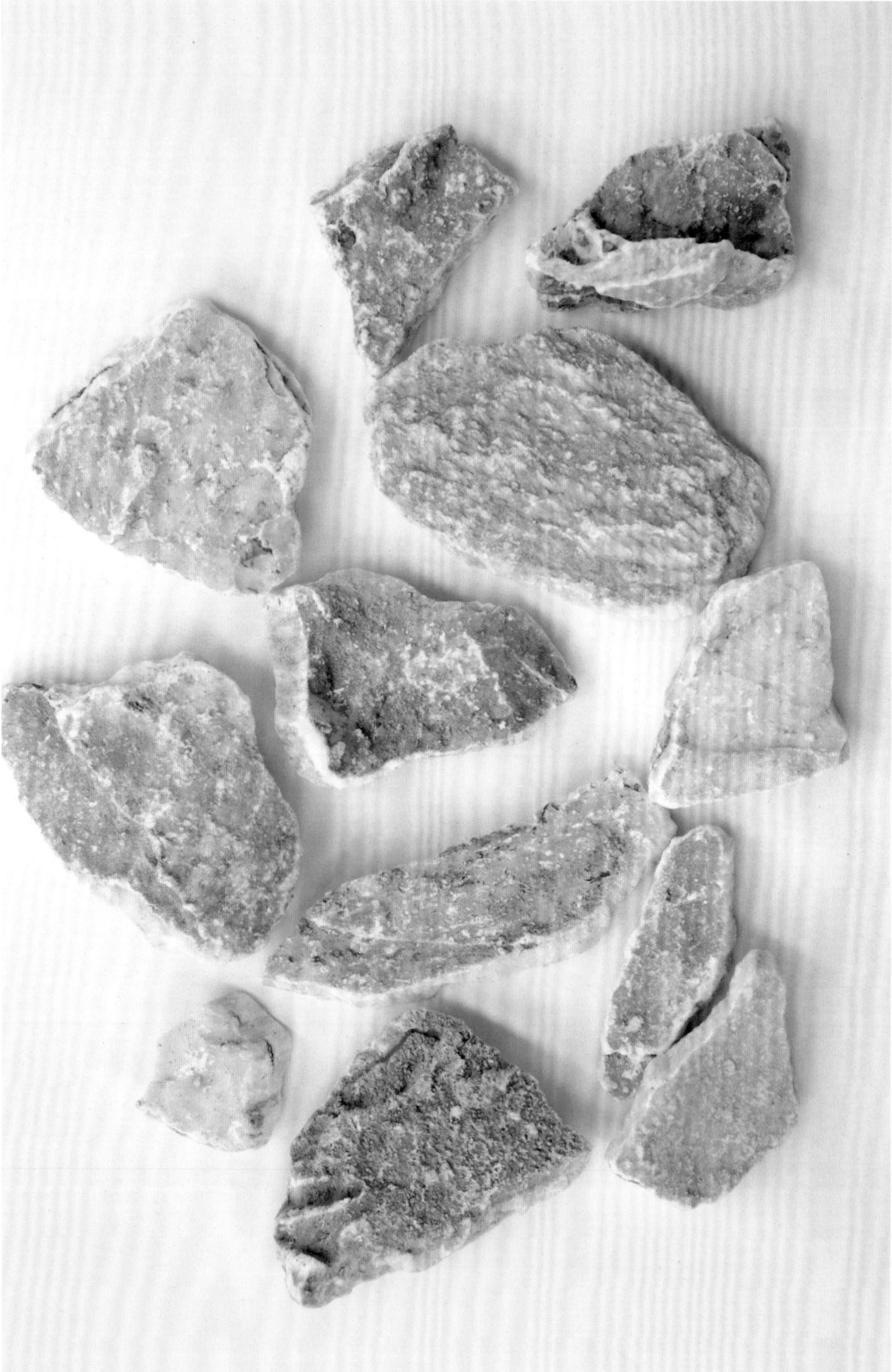

寒水石

药材鉴别

本品多呈不规则的块状结晶，常呈斜方柱形，有棱角，无色或黄白色，透明、略透明或不透明，表面平滑，有玻璃样光泽。质坚硬，易砸碎，碎块为方形或长方形。无臭，味淡。

功效主治

清热泻火，除烦止渴。本品性寒凉而清热，走心、胃、肾经，故可清三经之热而除烦止渴。外用尚可治丹毒烫伤。

用法用量

内服：10 ~ 15 g，煎服。外用：适量。

民族药方

1．牙齿内出血　寒水石粉、朱砂、甘草各等份。研为细末，以少许撒于出血处。

2．水、火烫伤　寒水石、石膏、炉甘石各 30 g，冰片 3 g。共研细末，撒于创面；或寒水石、炉甘石、赤石脂、生石膏各 150 g。共研细末，梅片（另研）6 g，混匀，装瓶备用。均在无菌条件下进行。用时加植物油调成糊状，涂于创面，每日早、晚换药（用 1%碱水洗净陈药），直至创面愈合。

3．疖、湿疹疮面红肿者　寒水石 30 g，黄连 12 g，滑石 18 g，冰片 3 g。共研细末，用麻油或凡士林调成含量 50%的软膏，外搽患处，每日 1 次，治愈为止。

4．喉癌　寒水石、紫雪散、羚羊角、生石膏、升麻各 30 g，玄参、水牛角各 60 g，甘草 20 g，沉香、木香各 15 g。加工成细粉，装瓶备用。每次服 3 g，每日 2 次。

5．急、慢性肝炎　柴胡、竹叶、黄芩各 10 g，茵陈、土茯苓、滑石、凤尾草各 12 g，七叶一枝花、寒水石、生石膏、金银花各 6 g。水煎取药汁，每日 1 剂，分 2 次服。

6．癫痫　寒水石 12 g，钩藤、威灵仙、莲子心各 9 g，天竺黄 6 g，青黛 3 g。共研细末，每次服 0.9 ~ 1.5 g，每日 2 ~ 3 次。

使用注意

脾胃虚寒者忌服。

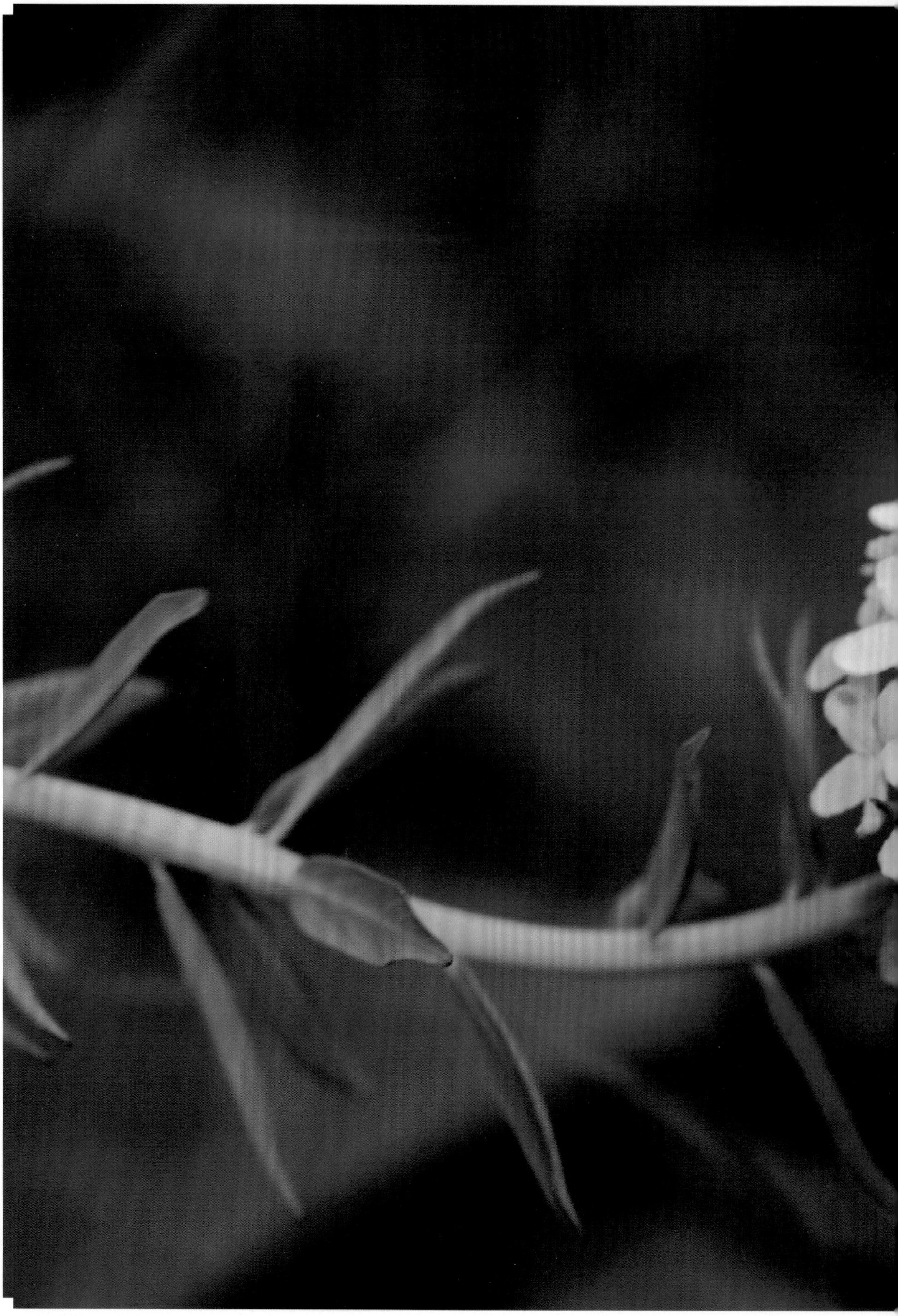

瑞香狼毒

【藏药名】日甲巴。

【别　名】硼毒、诱新巴、塔推坚、避旗拉、冬布、诱洞巴。

【来　源】本品为瑞香科植物瑞香狼毒 *Stellera chamaejasme* L. 的根。

【性味归经】味苦、辛，消化后味苦，性温，效轻、糙。

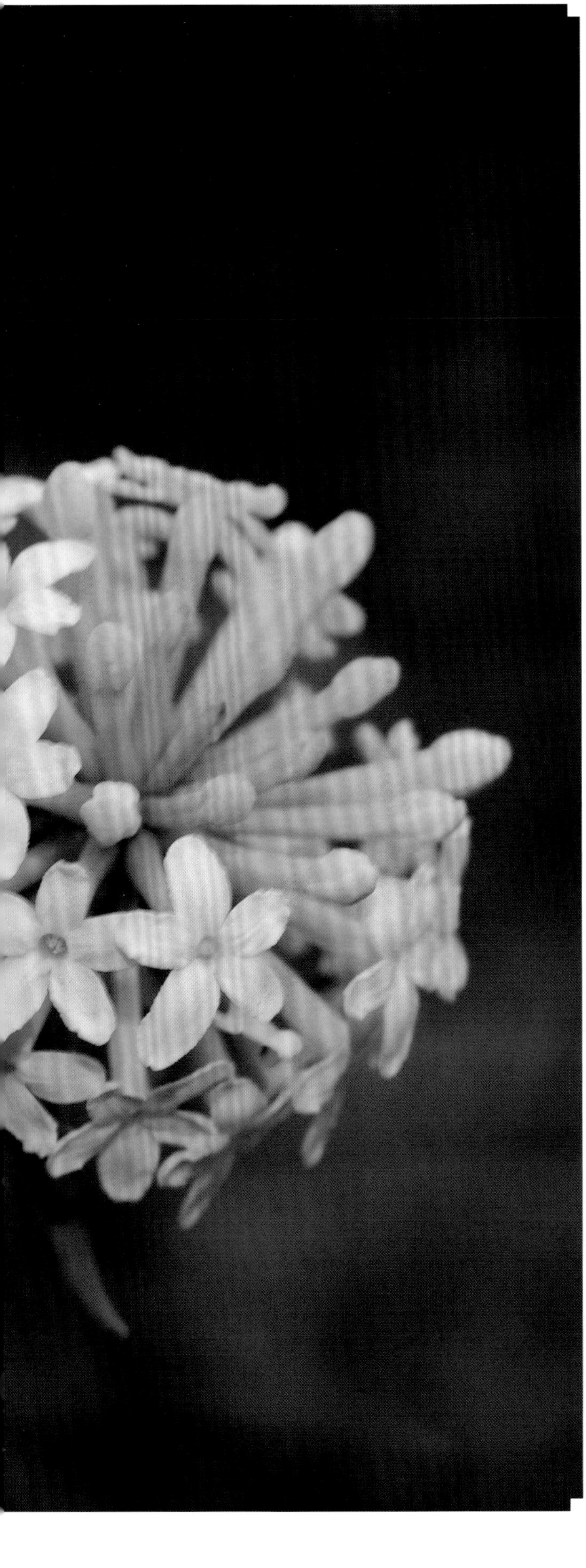

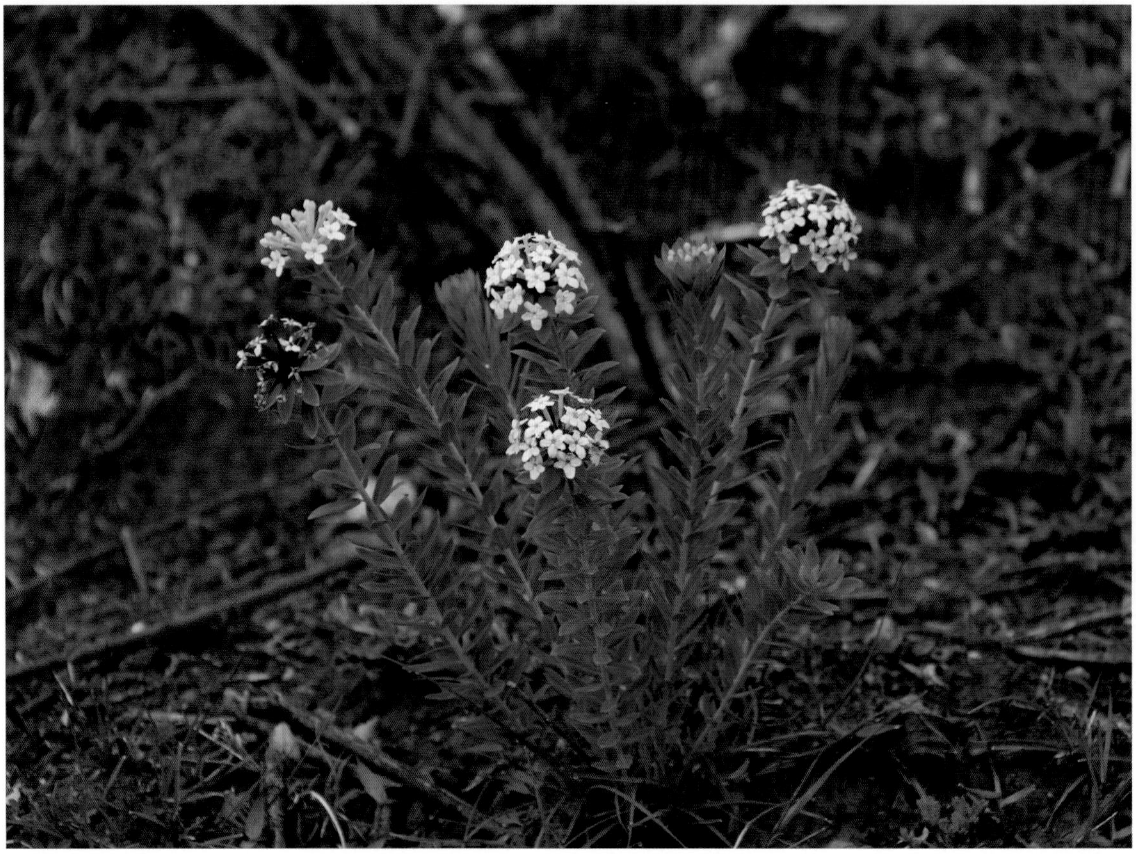

瑞香狼毒

识别特征

多年生草本，高 15 ~ 30 cm，根粗大，圆锥或纺锤形，长 10 ~ 25 cm，根头有多数茎残迹，表面棕色至棕褐色，有纵皱及横向皮孔，断时呈纤维状。茎直立，丛生。单叶，互生，无柄，披针形至椭圆状披针形，长 1.4 ~ 2.8 cm，宽 3 ~ 6 mm，全缘。头状花序顶生，花黄色或白色，稀紫红或紫黑，花被筒细瘦，长 8 ~ 12 mm，下部常为紫色，上端 5 齿，裂片长 2 ~ 3 mm，有紫红网纹，雄蕊 10，2 轮，子房 1 室，顶具黄毛。果圆锥形，为花被管所包。花期 7—8 月。

生境分布

生长于海拔 1700 ~ 4600 m 的草坡、路边。分布于西藏、青海、甘肃、四川等省区。

采收加工

8—9 月挖根，洗净，切片，晒干。

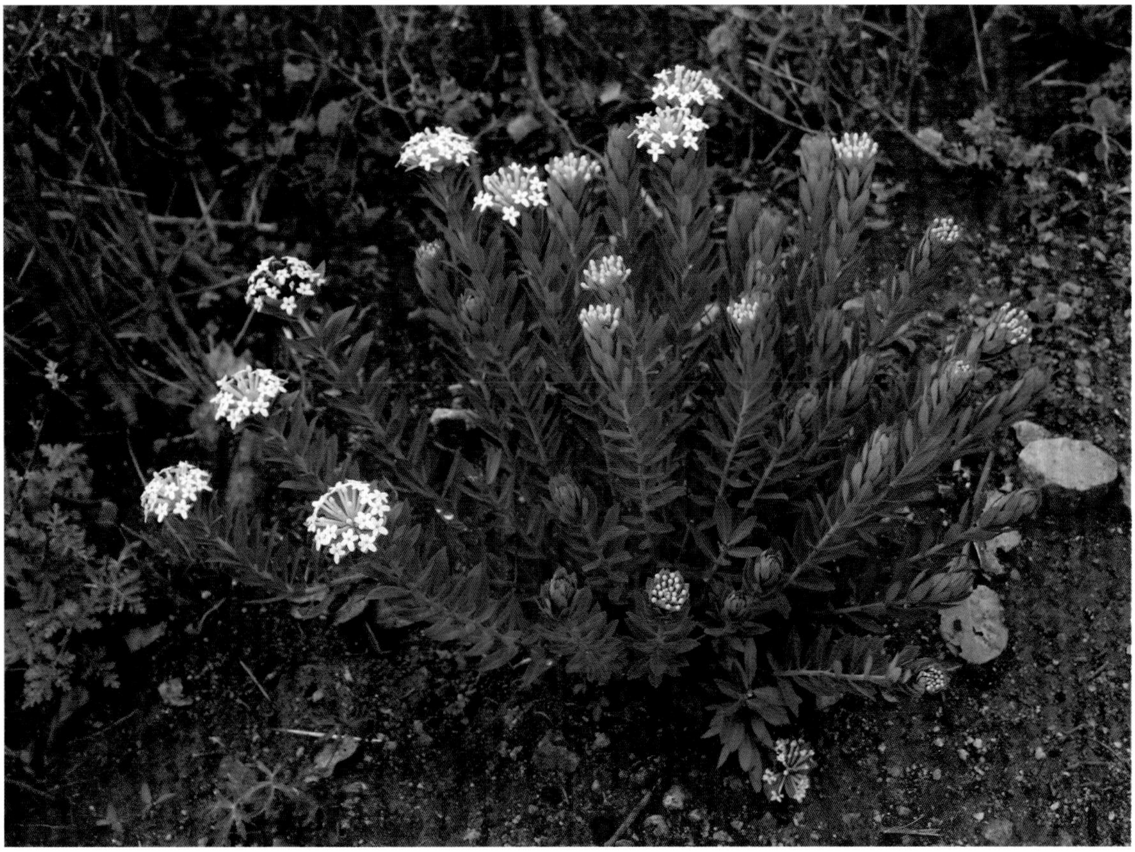

瑞香狼毒

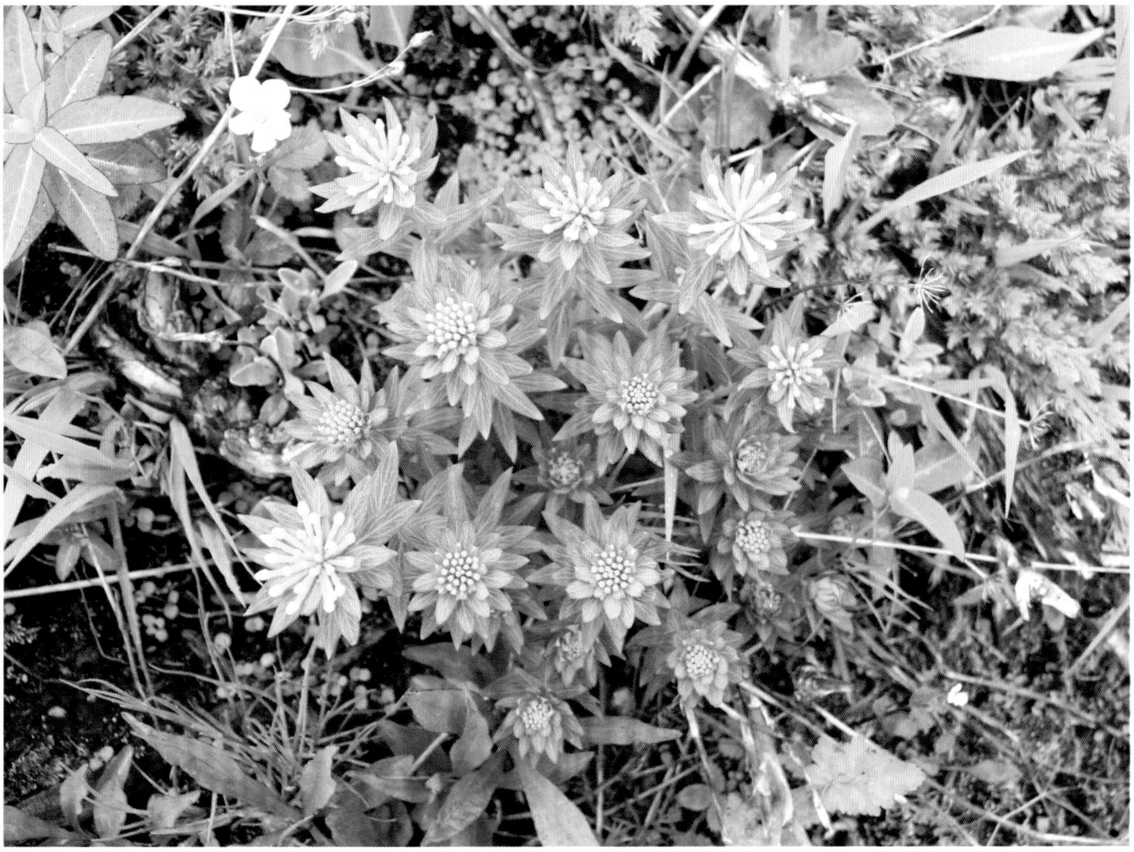

瑞香狼毒

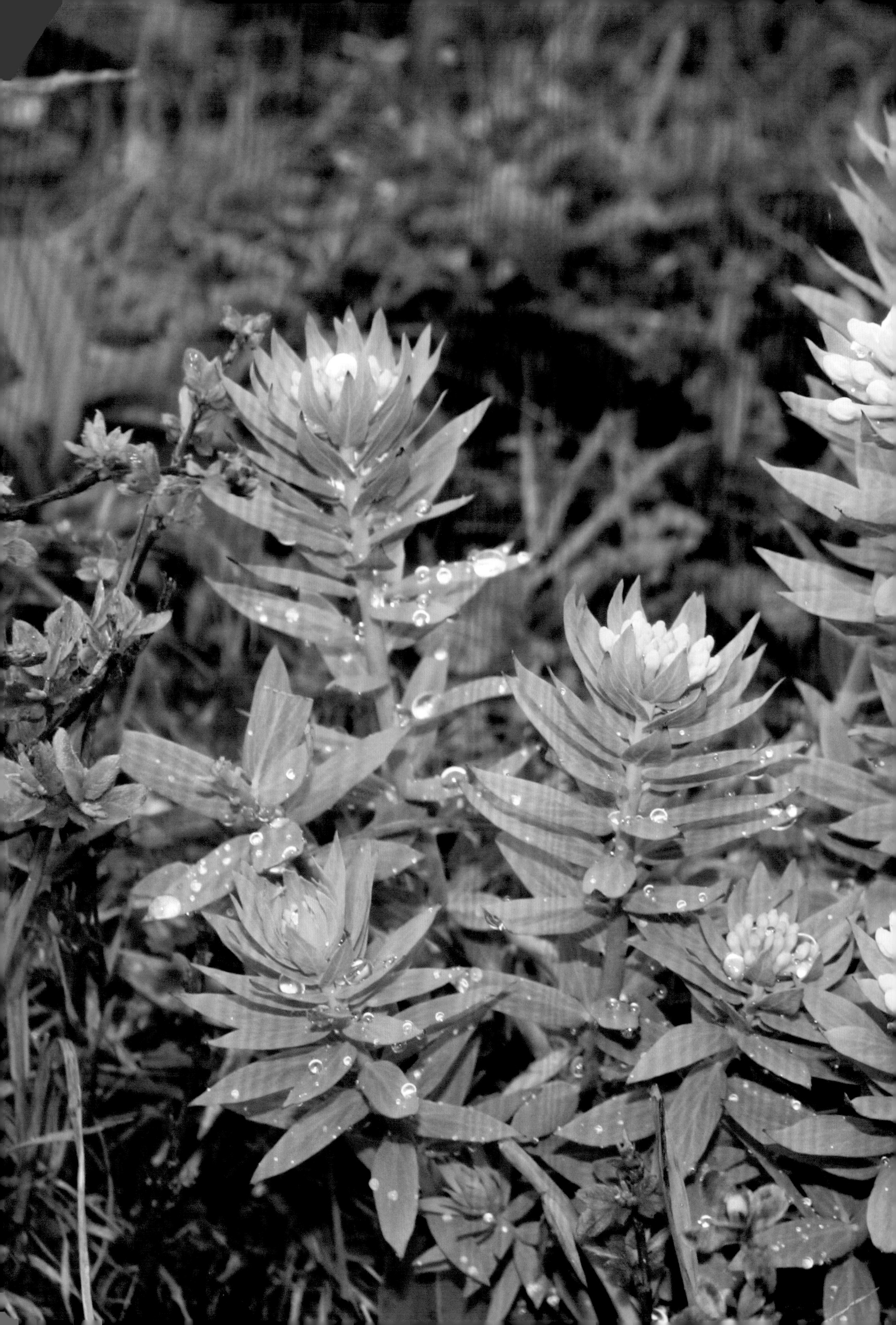

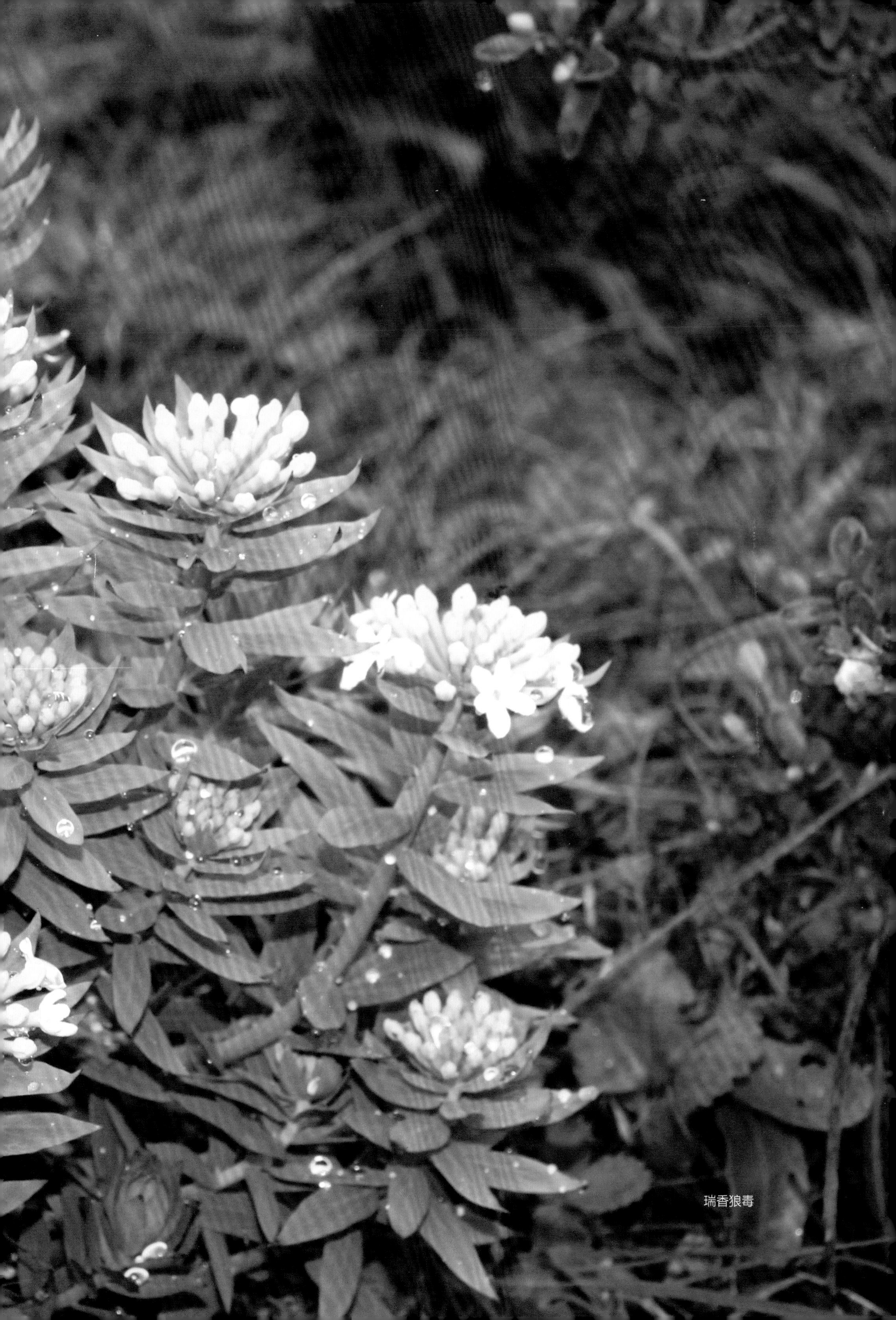

瑞香狼毒

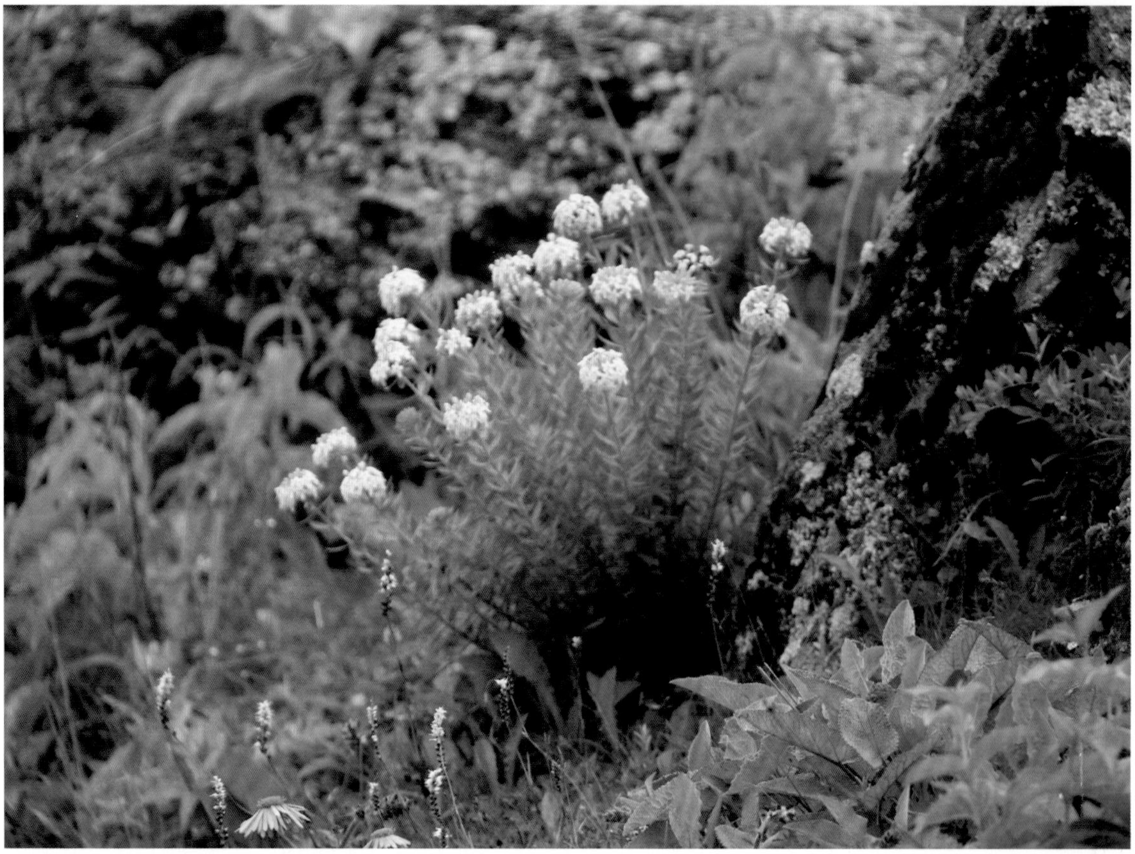

瑞香狼毒

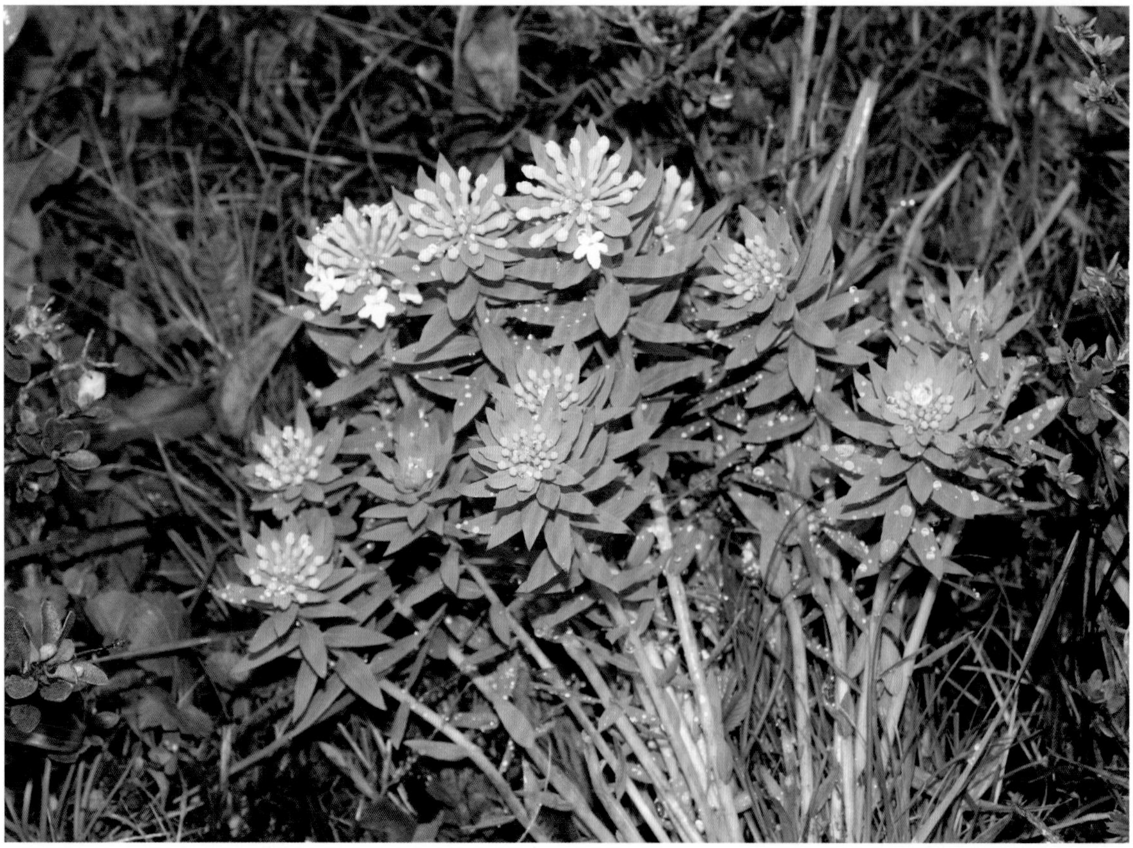

瑞香狼毒

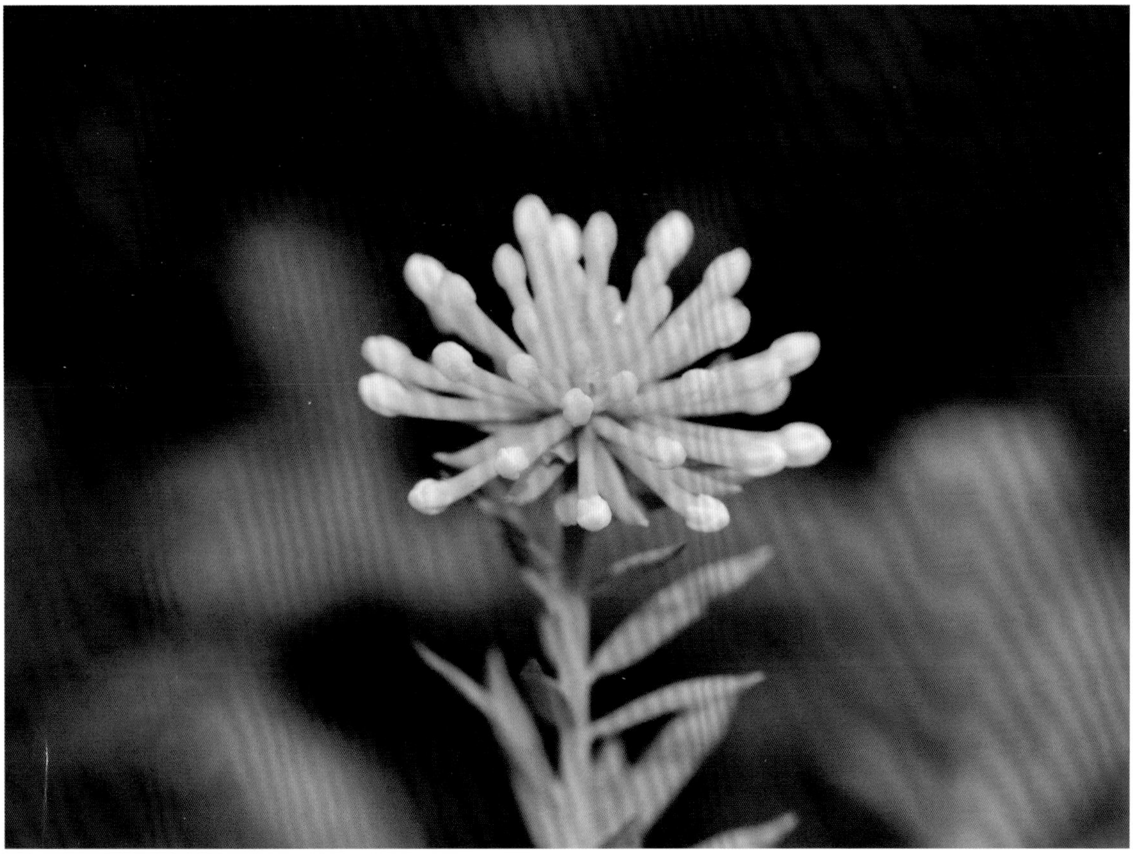

瑞香狼毒

药材鉴别

根呈纺锤形、圆锥形或长圆柱形，稍弯曲，单一或有分枝，长短不等，根头部有地上茎残迹，表面棕色至棕褐色，有扭曲的纵沟及横生隆起的皮孔和侧根痕，栓皮剥落处露出白色柔软纤维。体轻，质韧，不易折断，断面呈纤维状，皮部类白色，大部淡黄色。气微，味微辛。

功效主治

清热解毒，消肿，泻火，止溃疡，祛腐生肌。主治内脏痞瘤，瘟疫等。外用：治顽癣，溃疡，跌打损伤。

用法用量

内服：研末，0.5 ~ 1.0 g；或入丸、散。外用：适量，研末调敷。

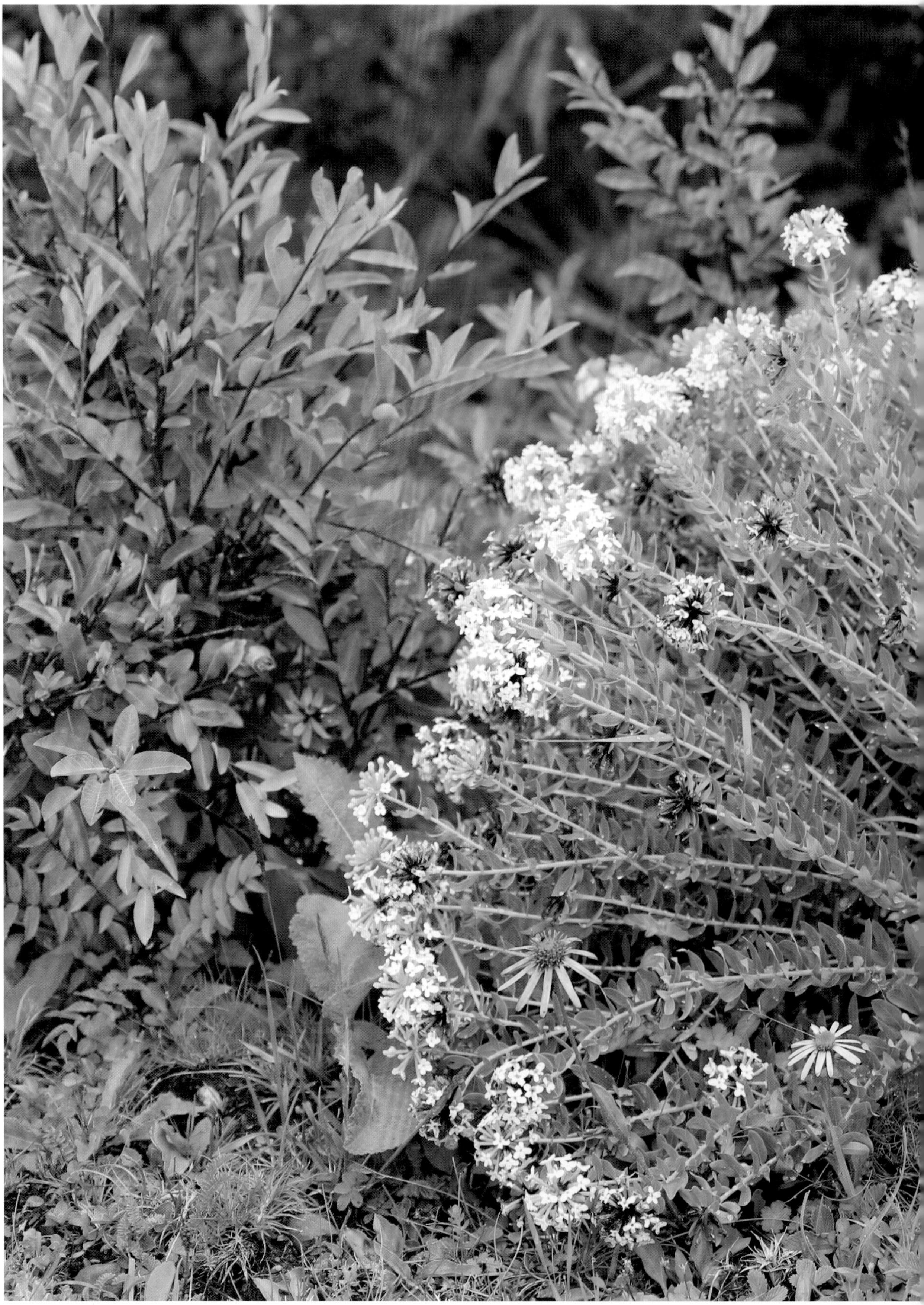

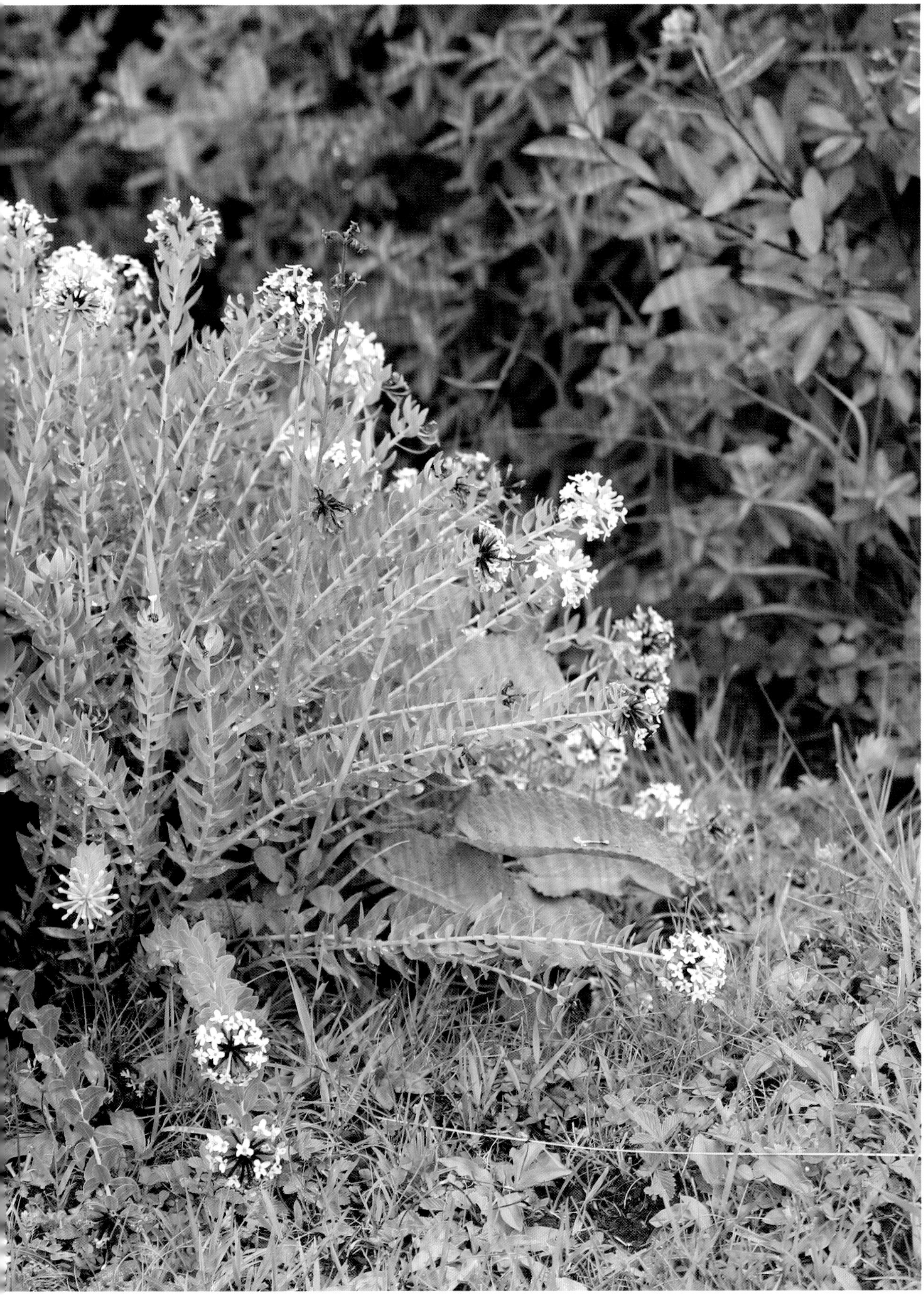

瑞香狼毒

民族药方

1．陈旧不愈的瘢痕、肉瘤、肿胀等 瑞香狼毒、羌活根、马蹄骨、狗粪、帕春、狼毒、山羊肉各 50 g（均需加工处理）。共研成细粉，加蛇的脂肪或 8 岁童尿，混匀成糊状，适量敷于患处。

2．炎症引起的全身发冷、刺痛、呼吸缓慢等 瑞香狼毒、长嘴诃子、大戟、大黄、雪上一枝蒿各 20 g，打箭菊 35 g，仲血 25 g。共研成细粉，制成散剂，每日服 2 g。

3．皮肤生疮、红肿、刺痛、生水疱等 六味消炎搽剂：瑞香狼毒根、草乌各 25 g，虱草花、羌活根各 20 g，轮叶棘豆、擦崩膏各 15 g。共研成细粉，加适量的蒸馏水，用温火煮开，搅拌制成糊剂，搽于患处，每日 1 次。

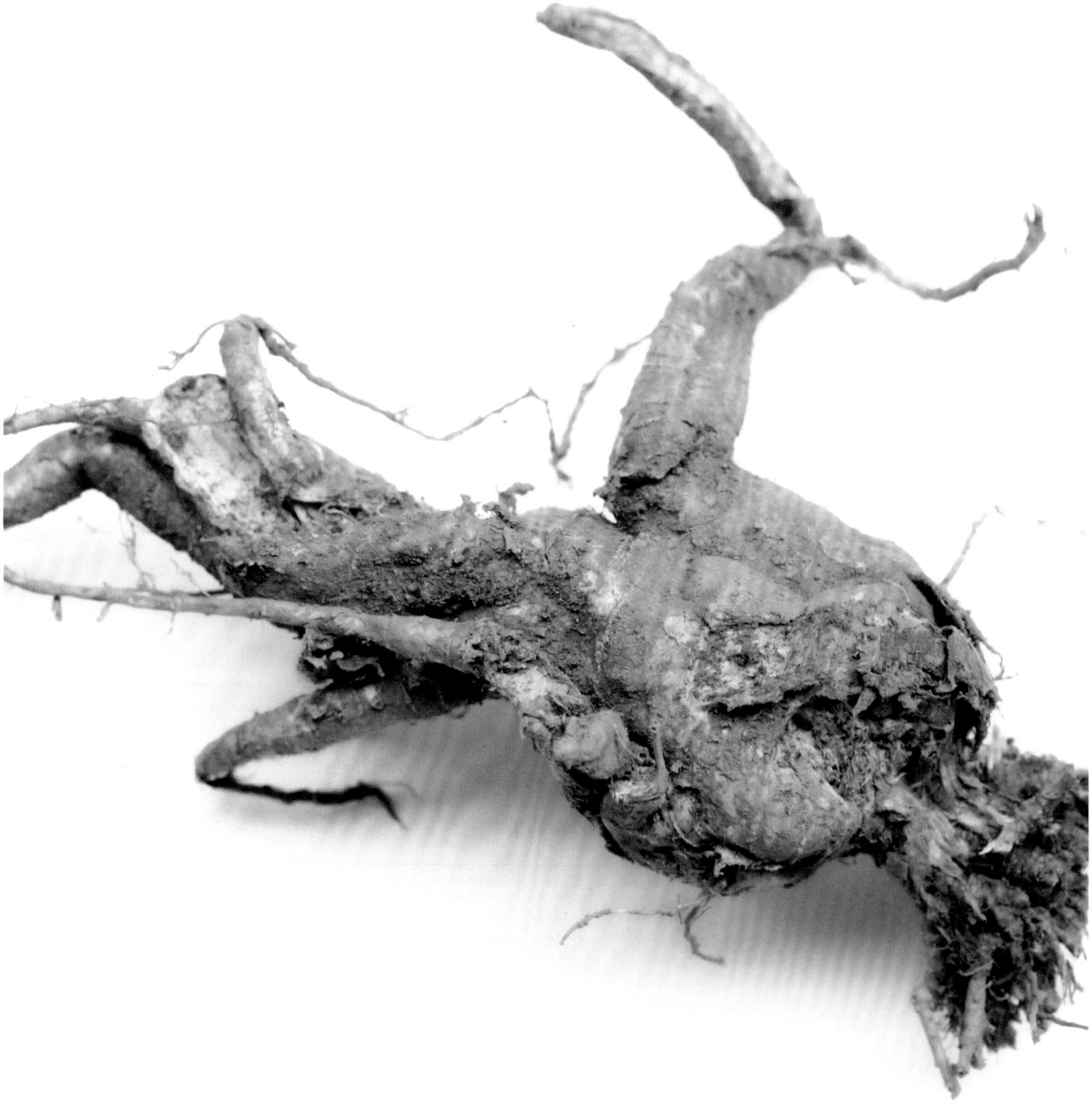

瑞香狼毒药材

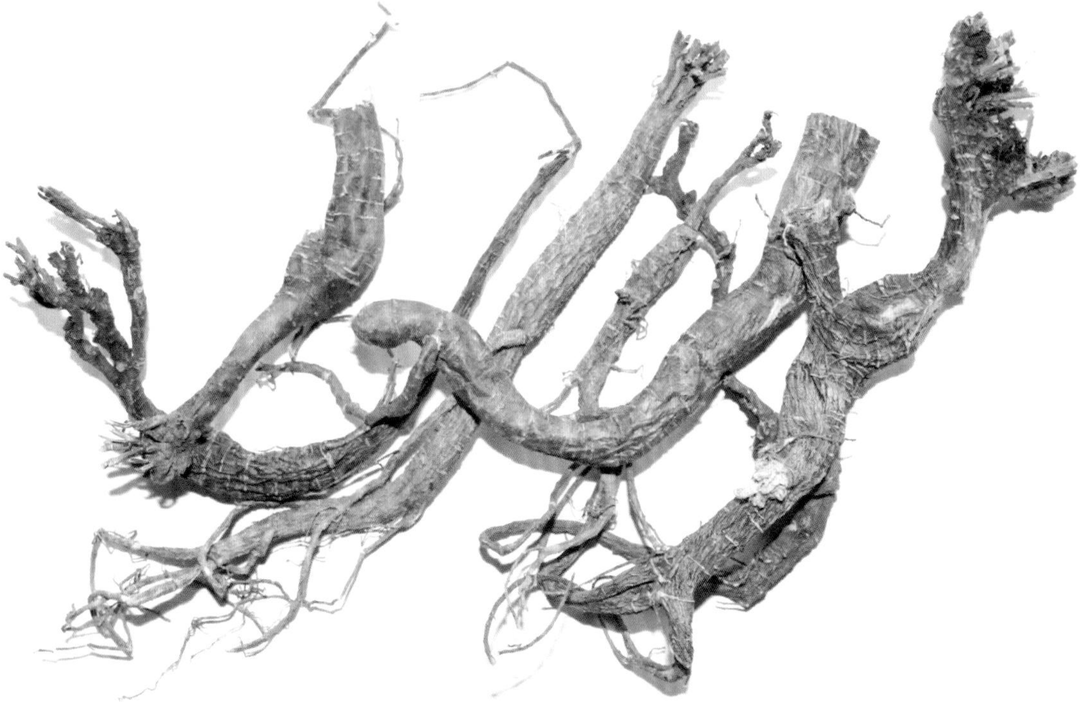

瑞香狼毒药材

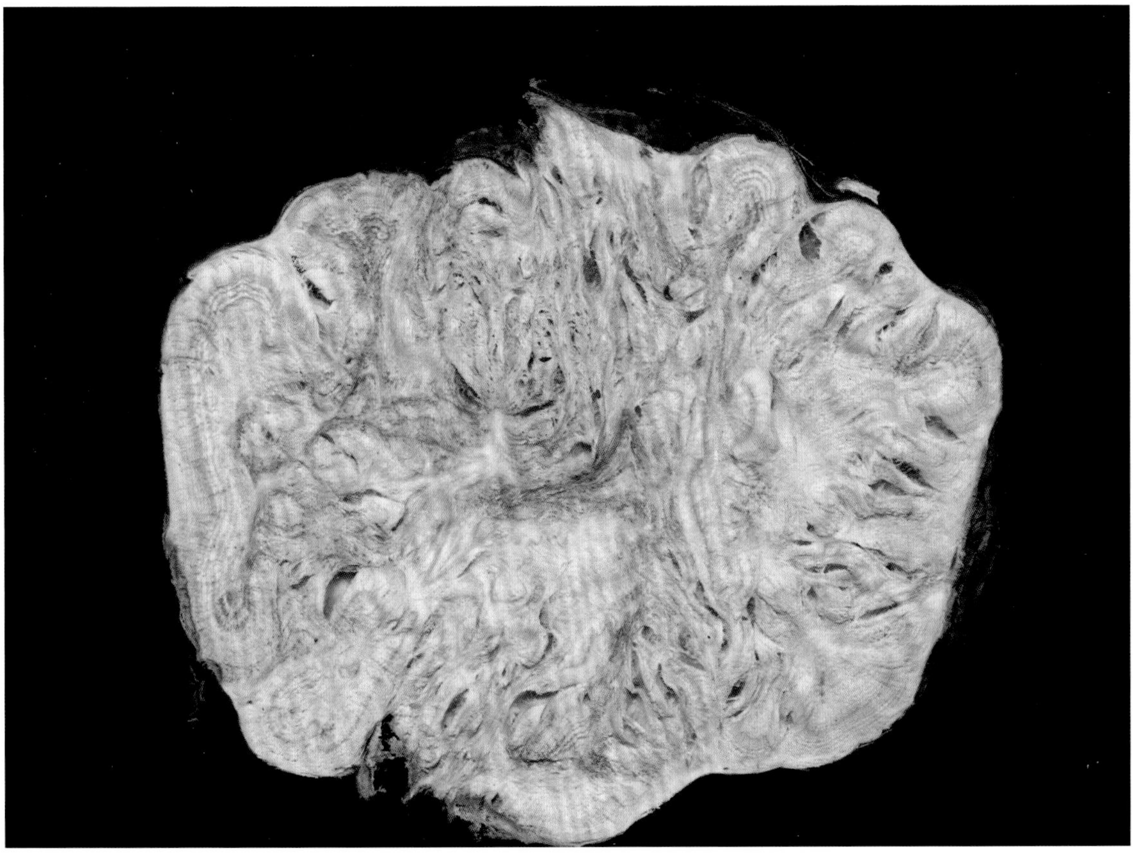

瑞香狼毒饮片

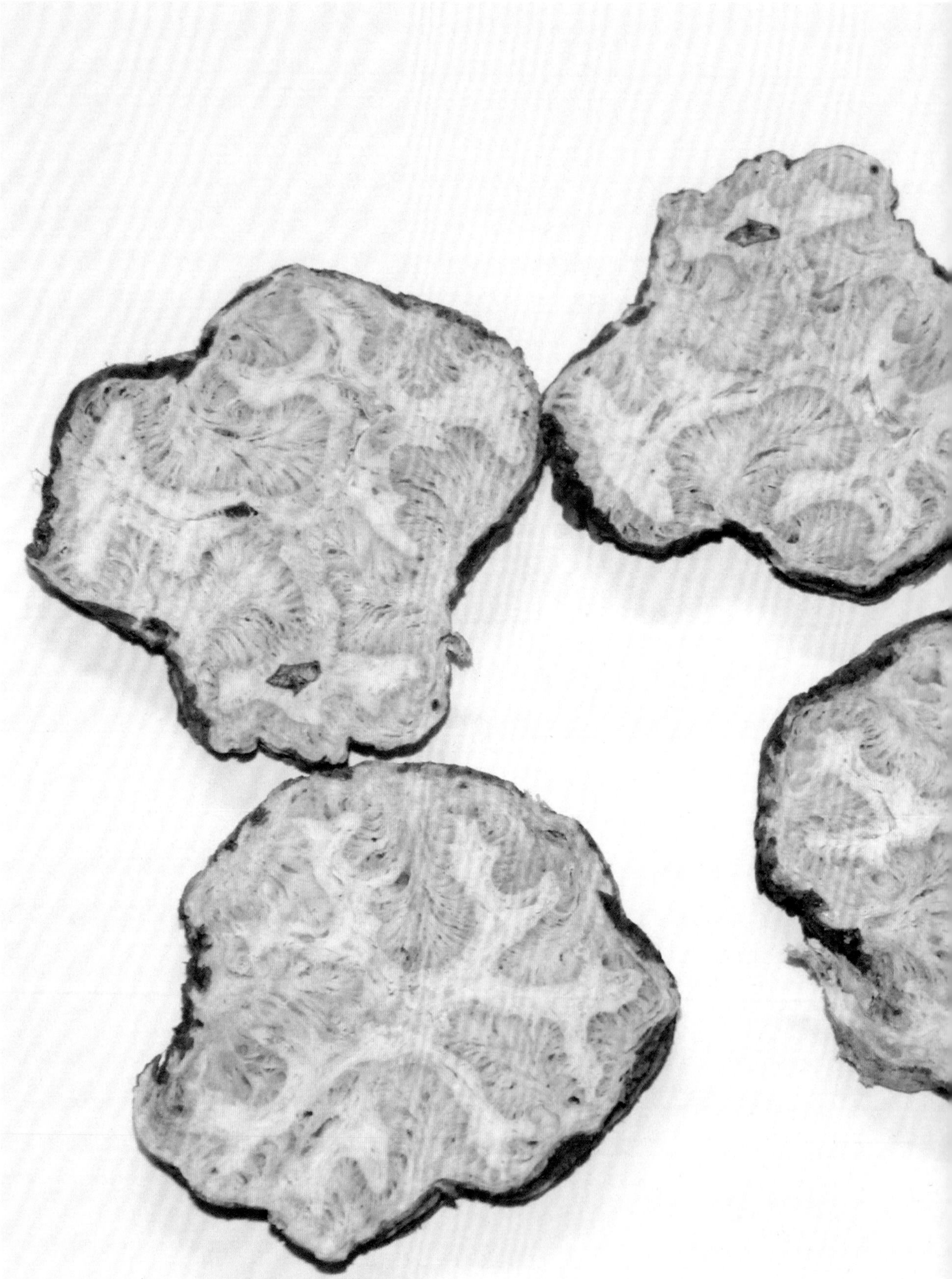

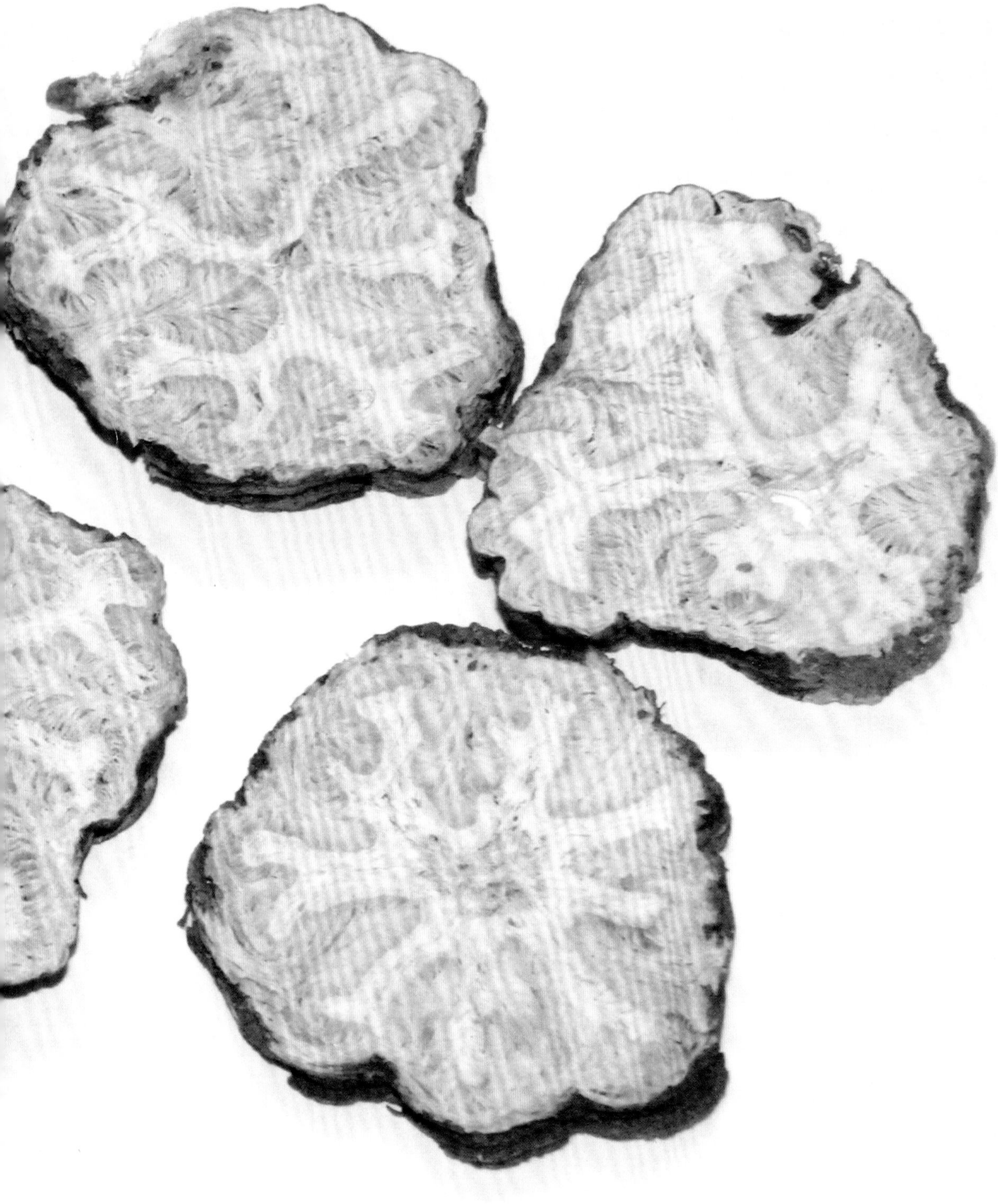

瑞香狼毒饮片

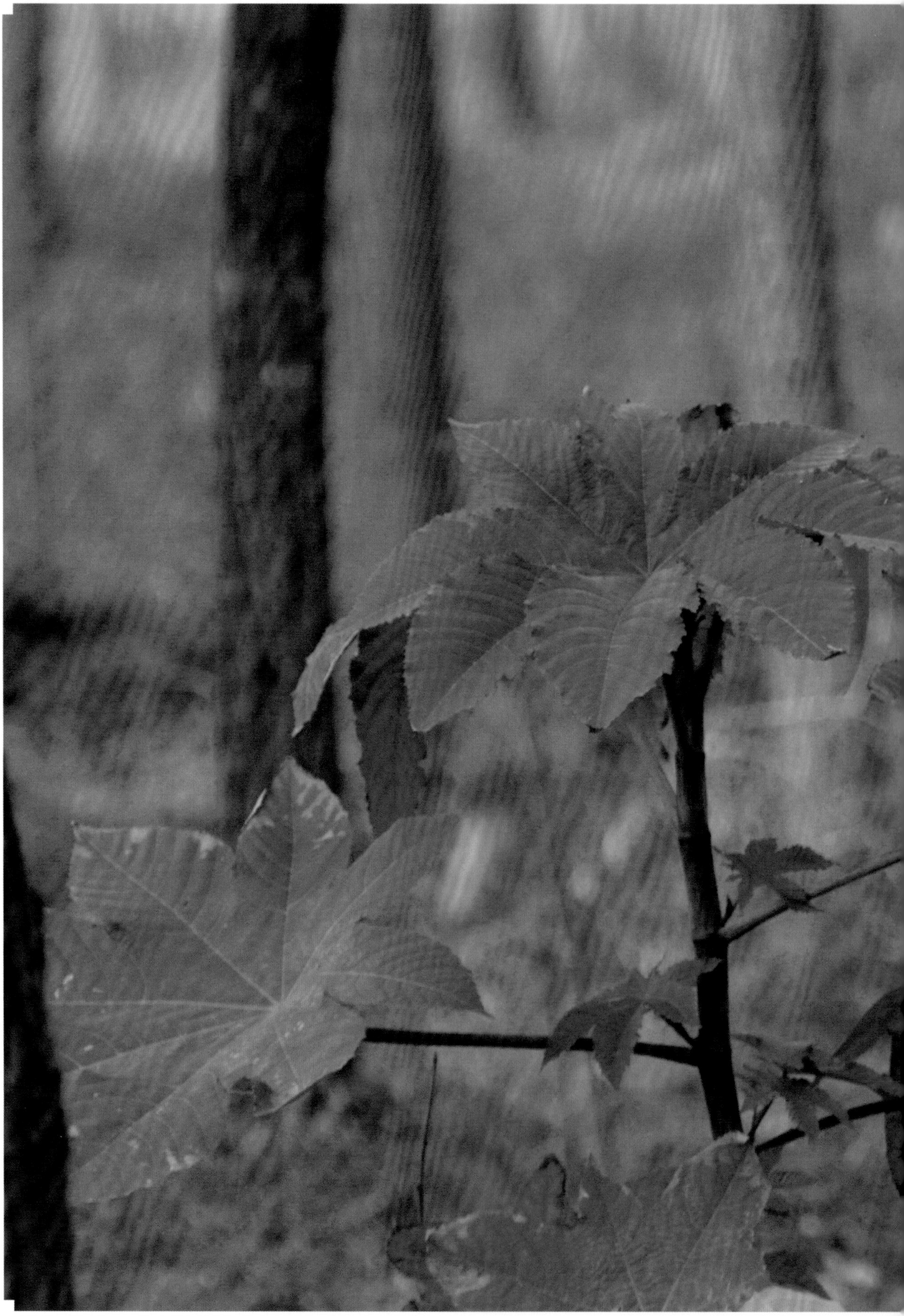

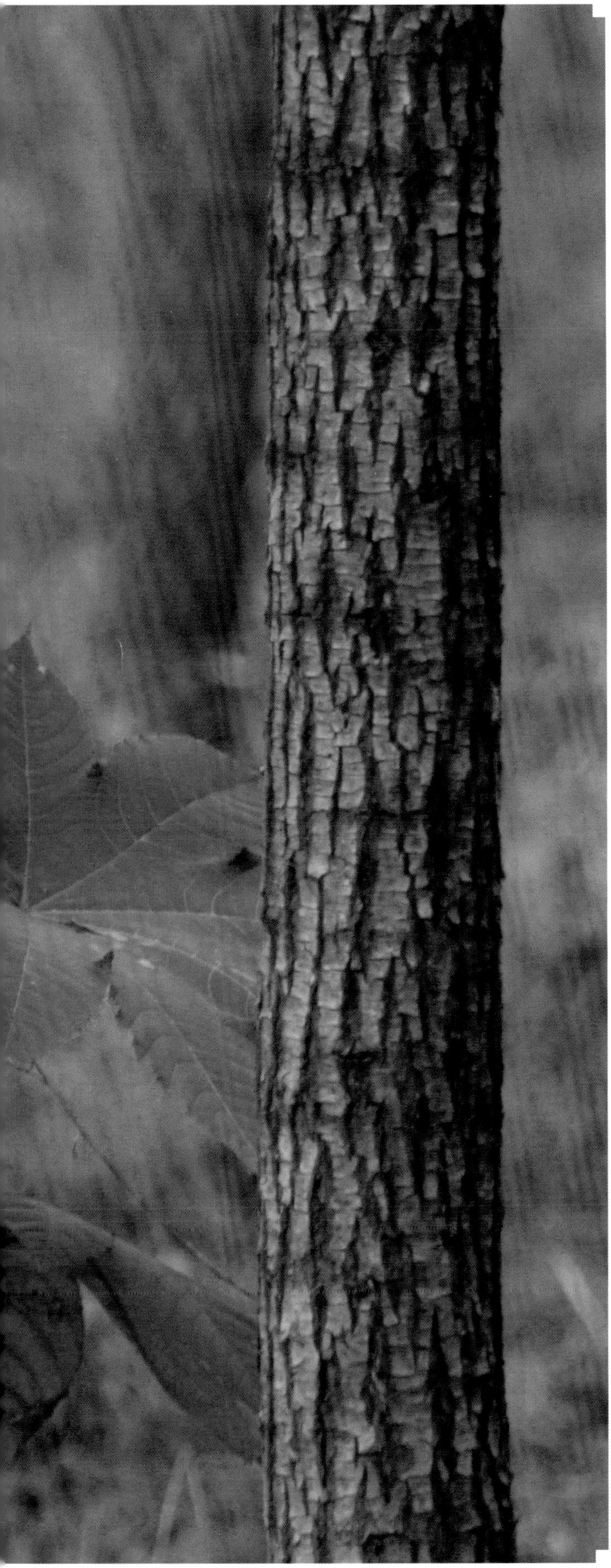

蓖麻子

【藏 药 名】田查若布。

【别　　名】埃热达、赤塞喇马、蓖麻仁、大麻子、萆麻子、砍达靶娃哈大。

【来　　源】本品为大戟科植物蓖麻 *Ricinus communis* L. 的干燥成熟种子。

【性味归经】辛、甘，平；有毒。归肺、大肠经。

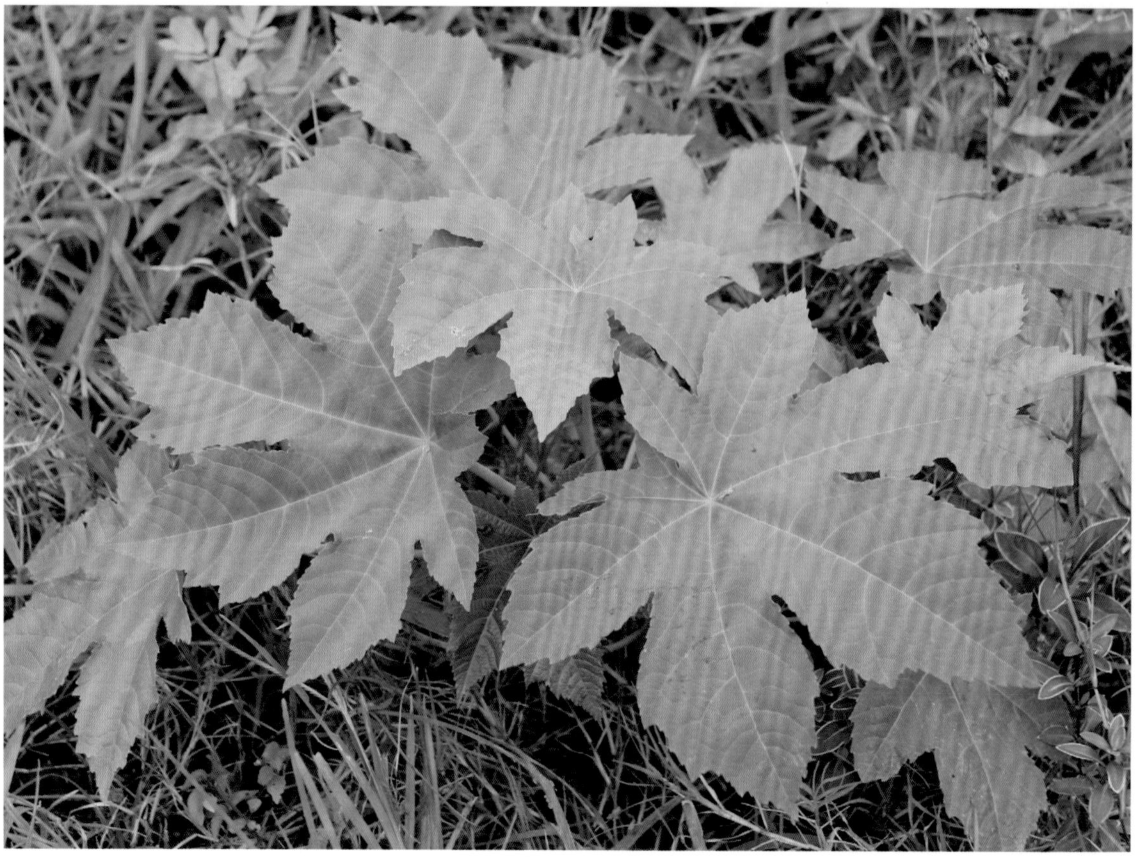

蓖麻

识别特征

一年生草本，在南方地区常成小乔木，幼嫩部分被白粉。叶互生，盾状着生，直径 15 ~ 60 cm，有时大至 90 cm，掌状中裂，裂片 5 ~ 11，卵状披针形至矩圆形，顶端渐尖，边缘有锯齿；叶柄长。花单性，同株，无花瓣，圆锥花序与叶对生，长 10 ~ 30 cm 或更长，下部雄花，上部雌花；雄花萼 3 ~ 5 裂；子房 3 室，每室 1 胚珠；花柱 3，深红色，2 裂。蒴果球形，长 1 ~ 2 cm，有软刺。种子矩圆形，光滑有斑纹。花期 5—8 月，果期 7—10 月。

生境分布

全国大部分地区有栽培。

采收加工

秋季果实变棕色，果皮未开裂时分批采摘，晒干，除去果皮。

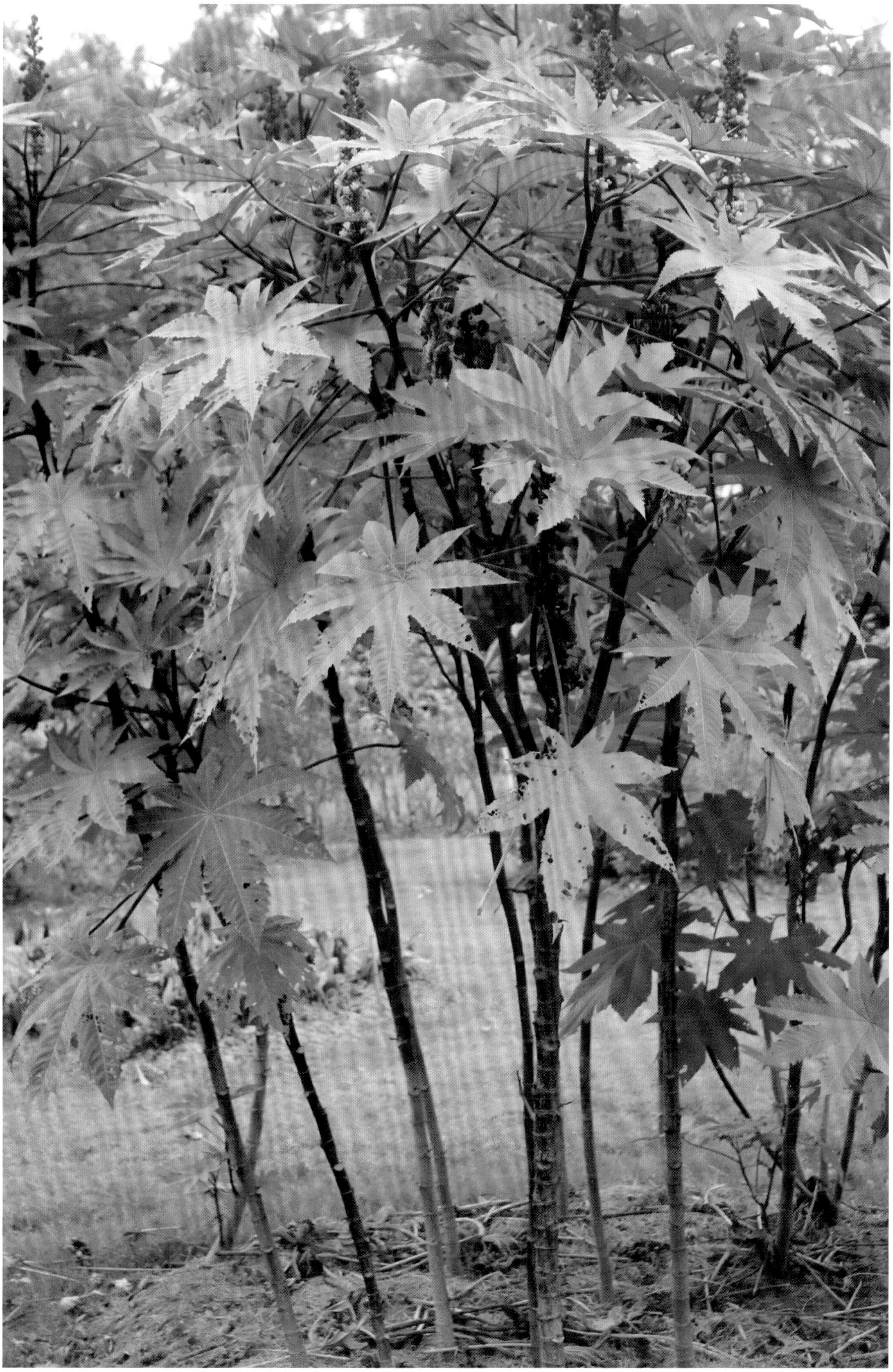

蓖麻

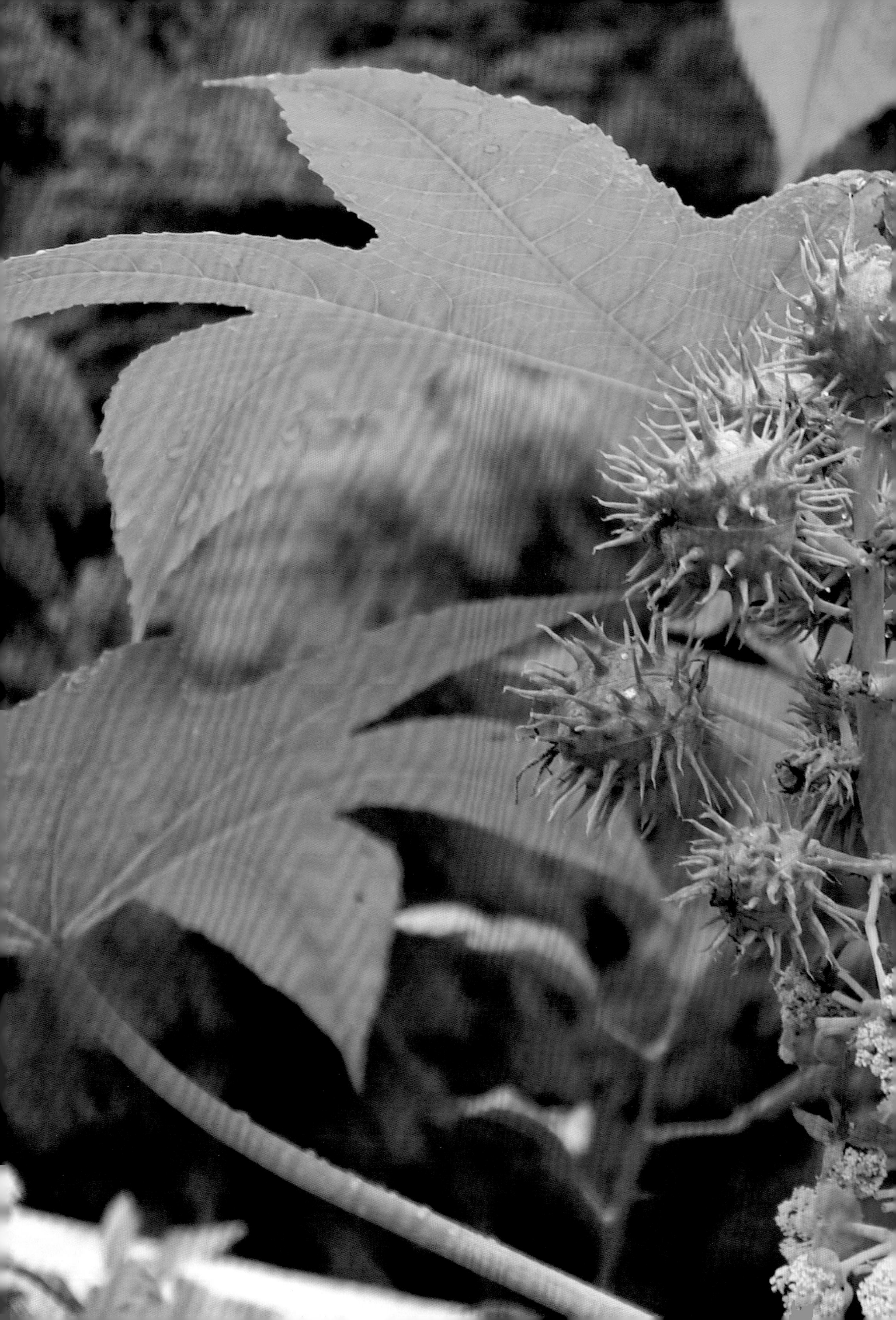

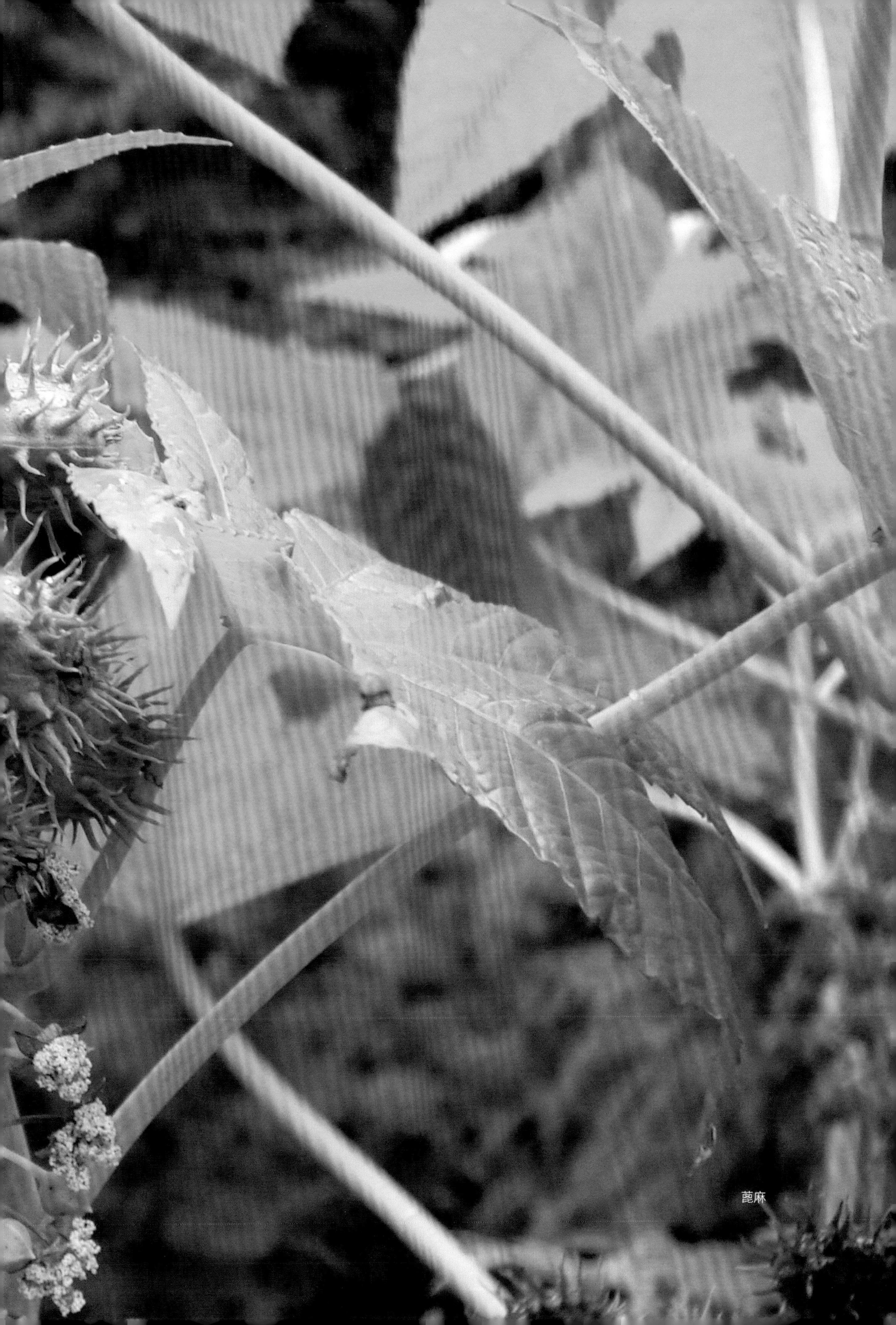

蓖麻

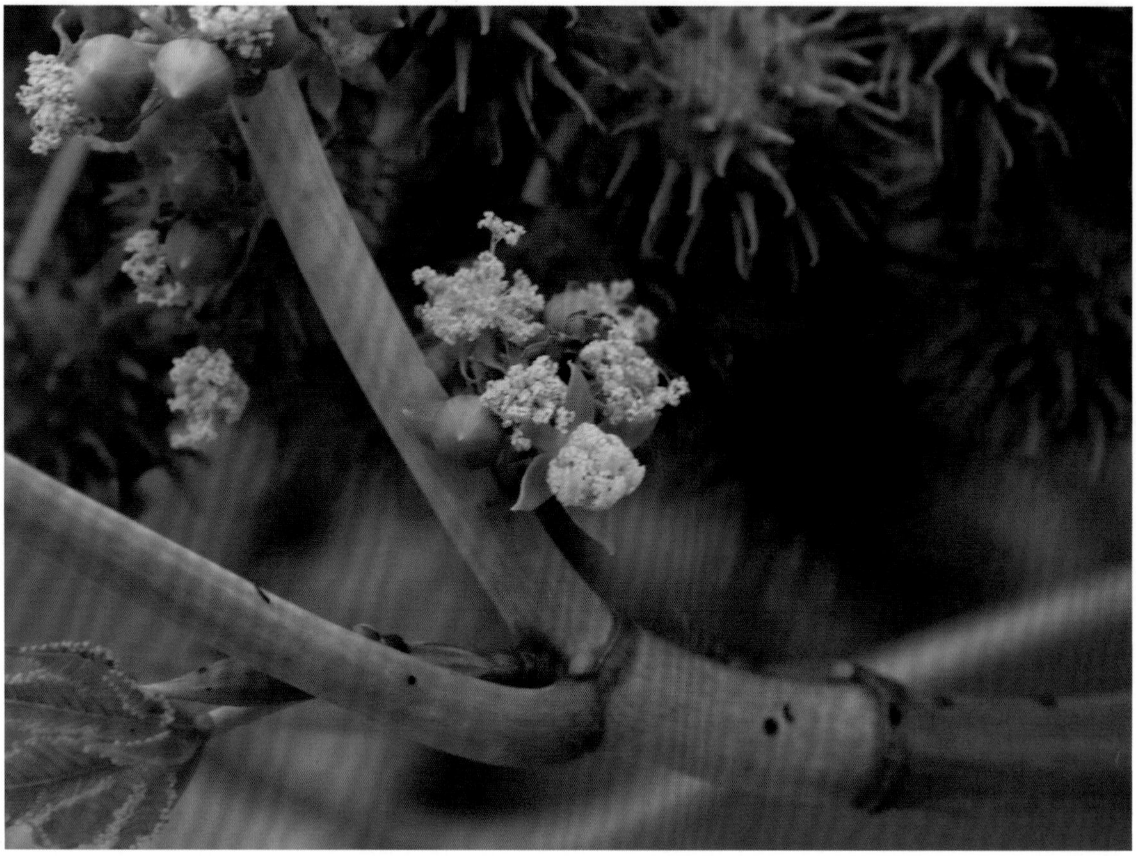
蓖麻

药材鉴别

本品呈椭圆形或卵形，稍扁，表面光滑，有灰白色与黑褐色或黄褐色与红棕色相间的花斑纹。种脊隆起，种阜灰白色或浅棕色。种皮薄而脆，富油性。无臭，味微苦辛。

功效主治

消肿拔毒，泻下导滞，通络利窍。主治痈疽肿毒，瘰疬，乳痈，喉痹，疥癞癣疮，烫伤，水肿胀满，大便燥结，口眼㖞斜，跌打损伤。

用法用量

内服：5 ~ 10 枚。入丸剂，生研或炒食。外用：适量，捣敷或调敷。

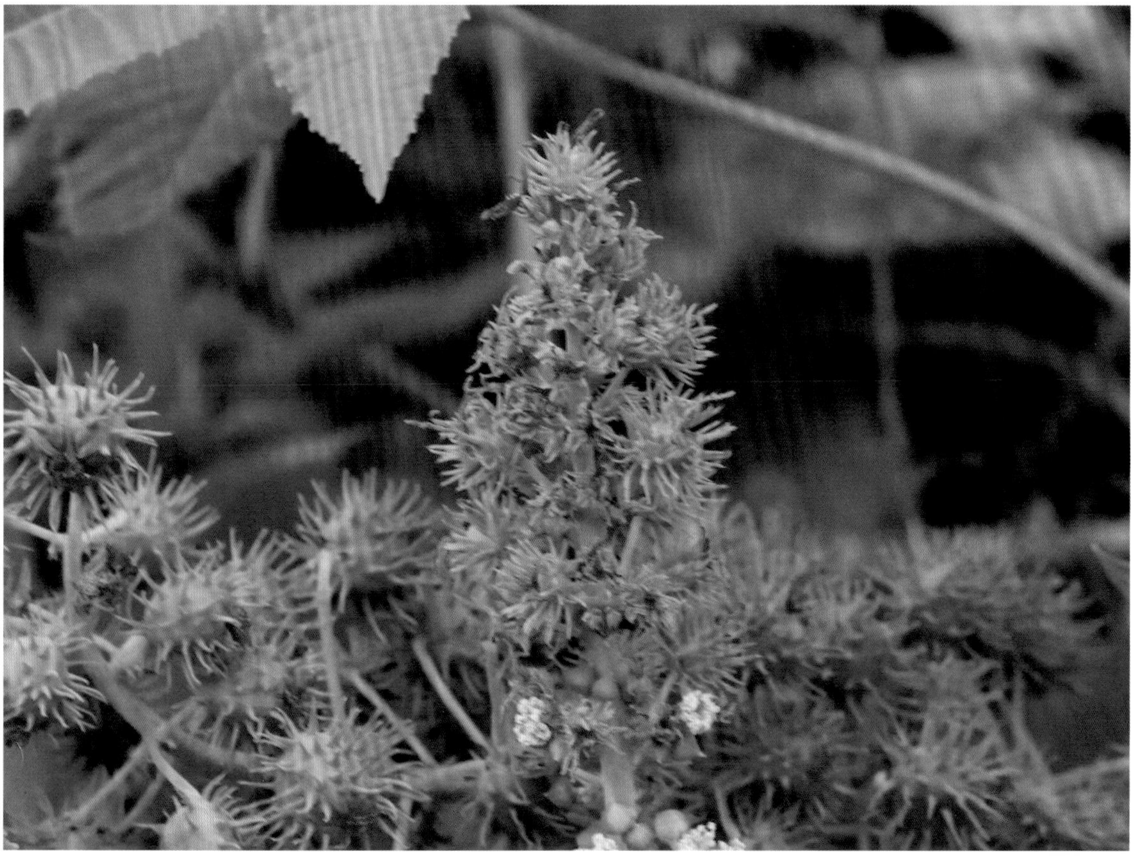
蓖麻

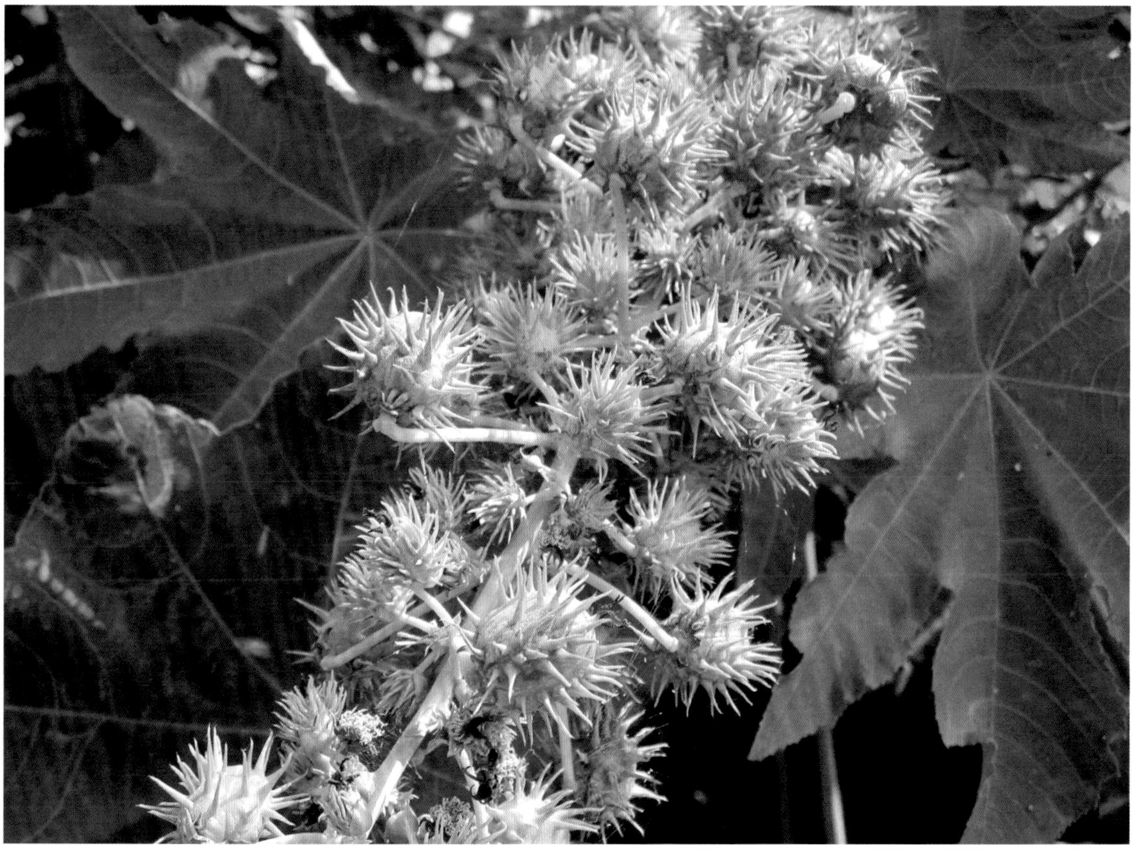
蓖麻

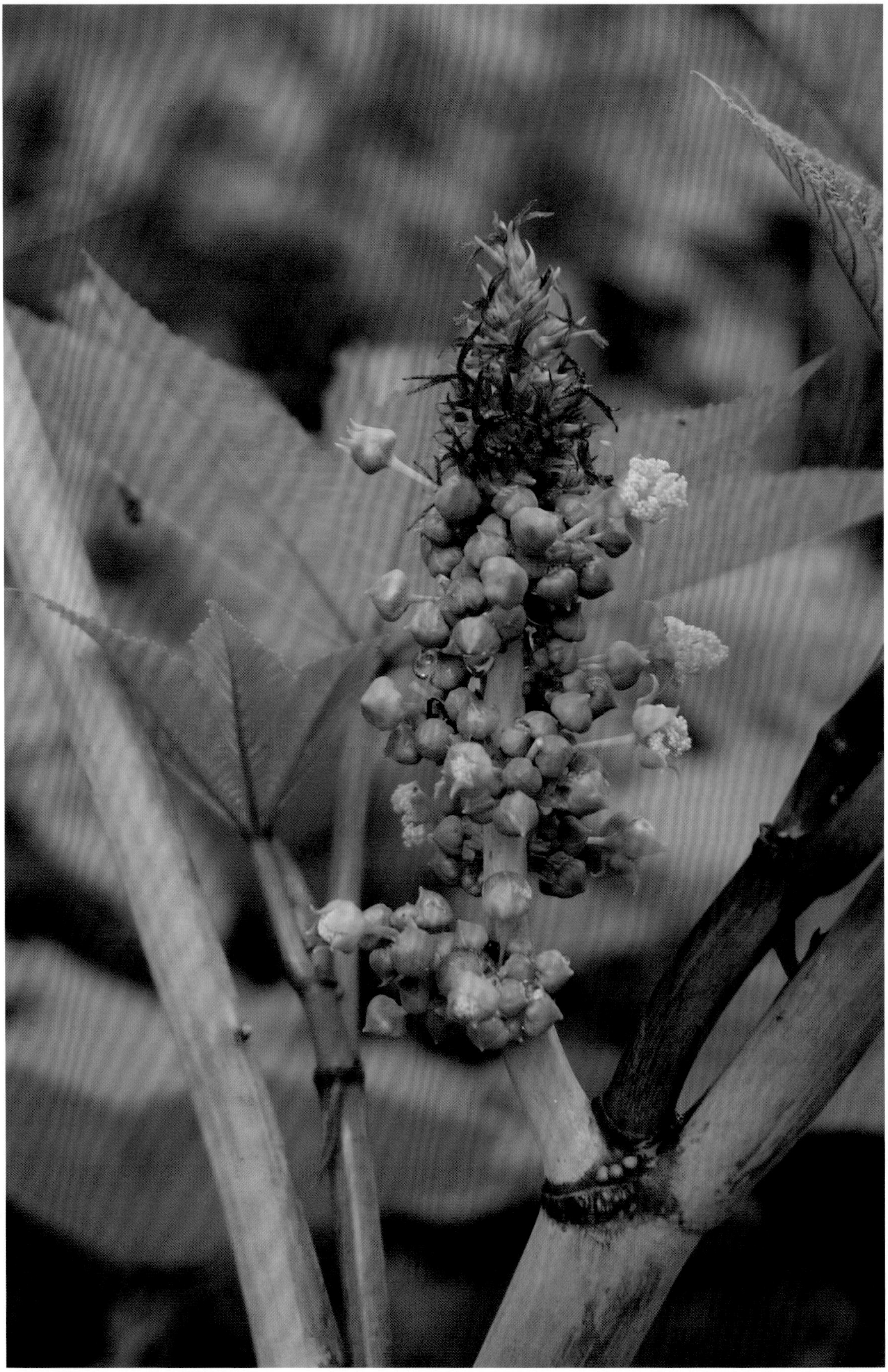

蓖麻

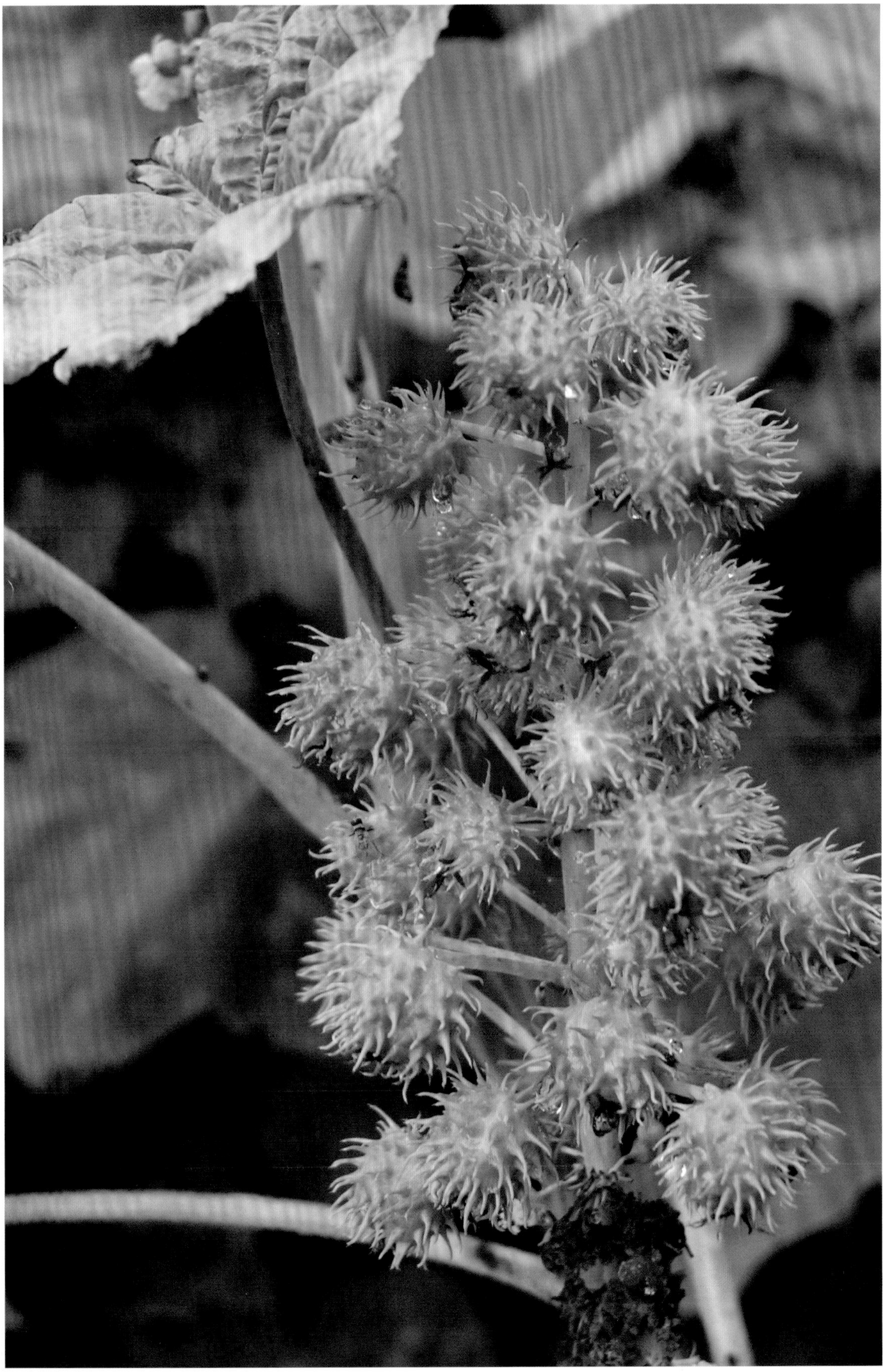

蓖麻

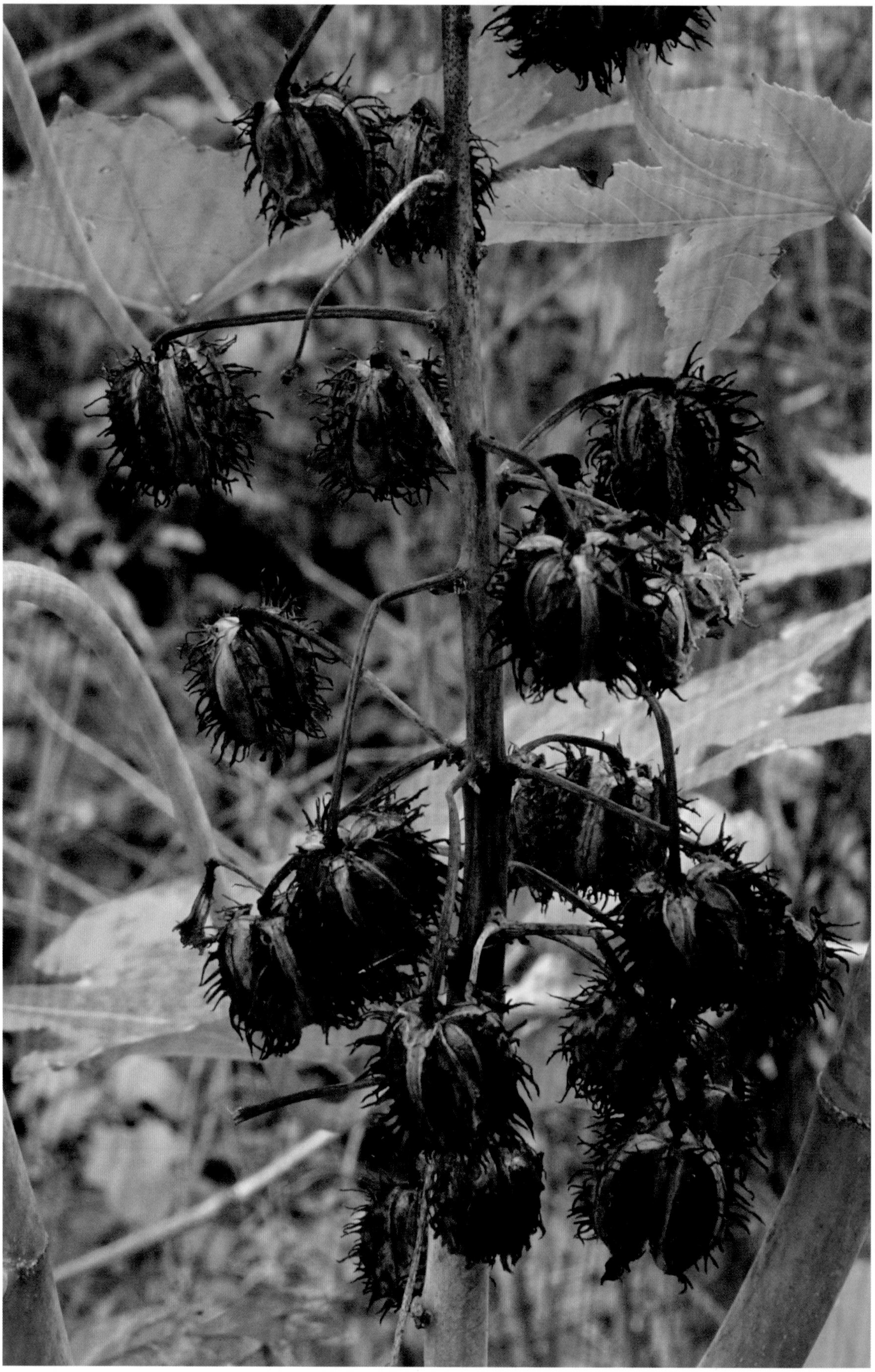

蓖麻

民族药方

1．宫颈癌　用含 3%～5%蓖麻毒蛋白的冷霜式软膏加 3%二甲基亚砜，以增加渗透作用，将软膏掺入胶囊，推入子宫颈内，每日 1 次，每周 5～6 次，月经期停药。

2．面神经麻痹　蓖麻仁 10 粒，全虫、冰片各 3 g，葱 5 g，露蜂房 6 g。共捣烂如泥，摊于敷料上，贴于面部下关穴（左歪贴右下关，右歪贴左下关），每日 1 次。

3．淋巴结核瘘　蓖麻子、山药各等份。共捣如泥膏，以无菌敷料摊膏盖在瘘口上，每个瘘口可用 4～6 g，每日 1 次。

4．酒渣鼻　蓖麻子、大枫子各 30 g，木鳖子 10 g。研成细末，加樟脑用力研磨，加核桃仁 30 g 捣泥后，再加水银 30 g 研磨，看不见水银珠为止，搽抹患处。

使用注意

孕妇及便滑者忌服。

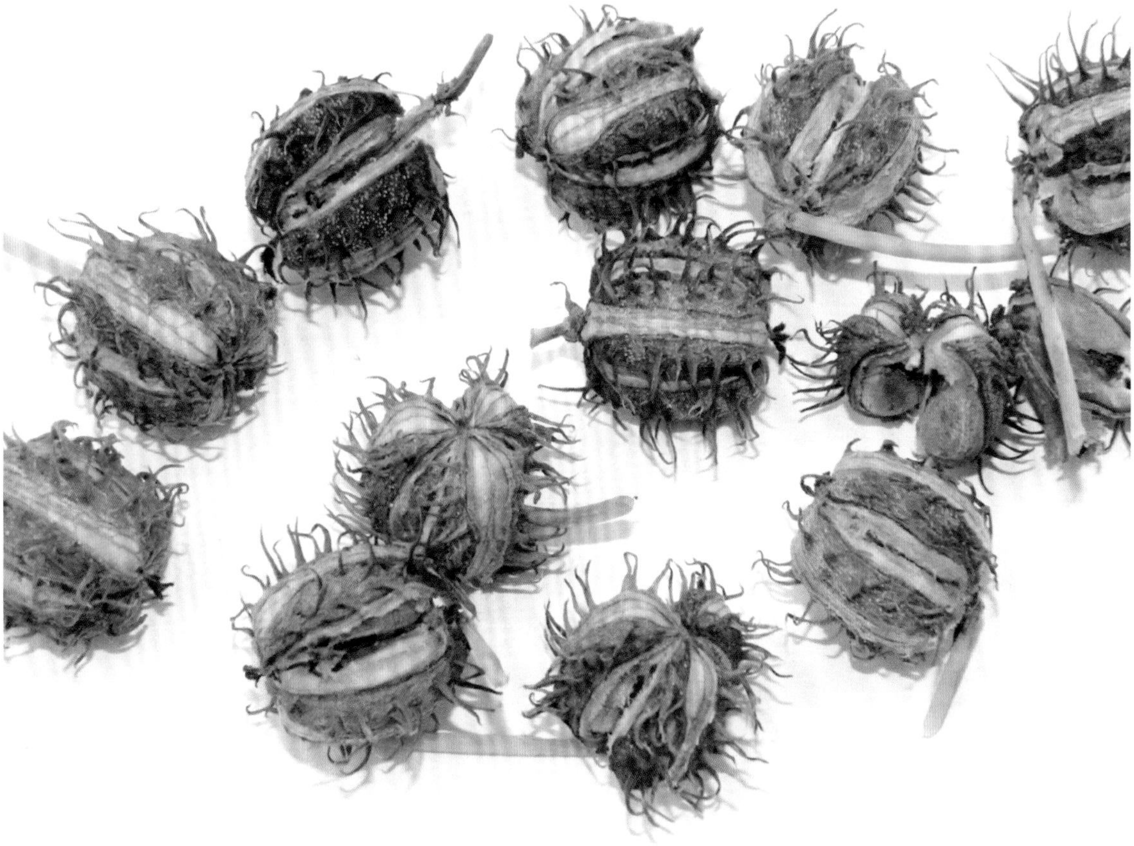

蓖麻子药材

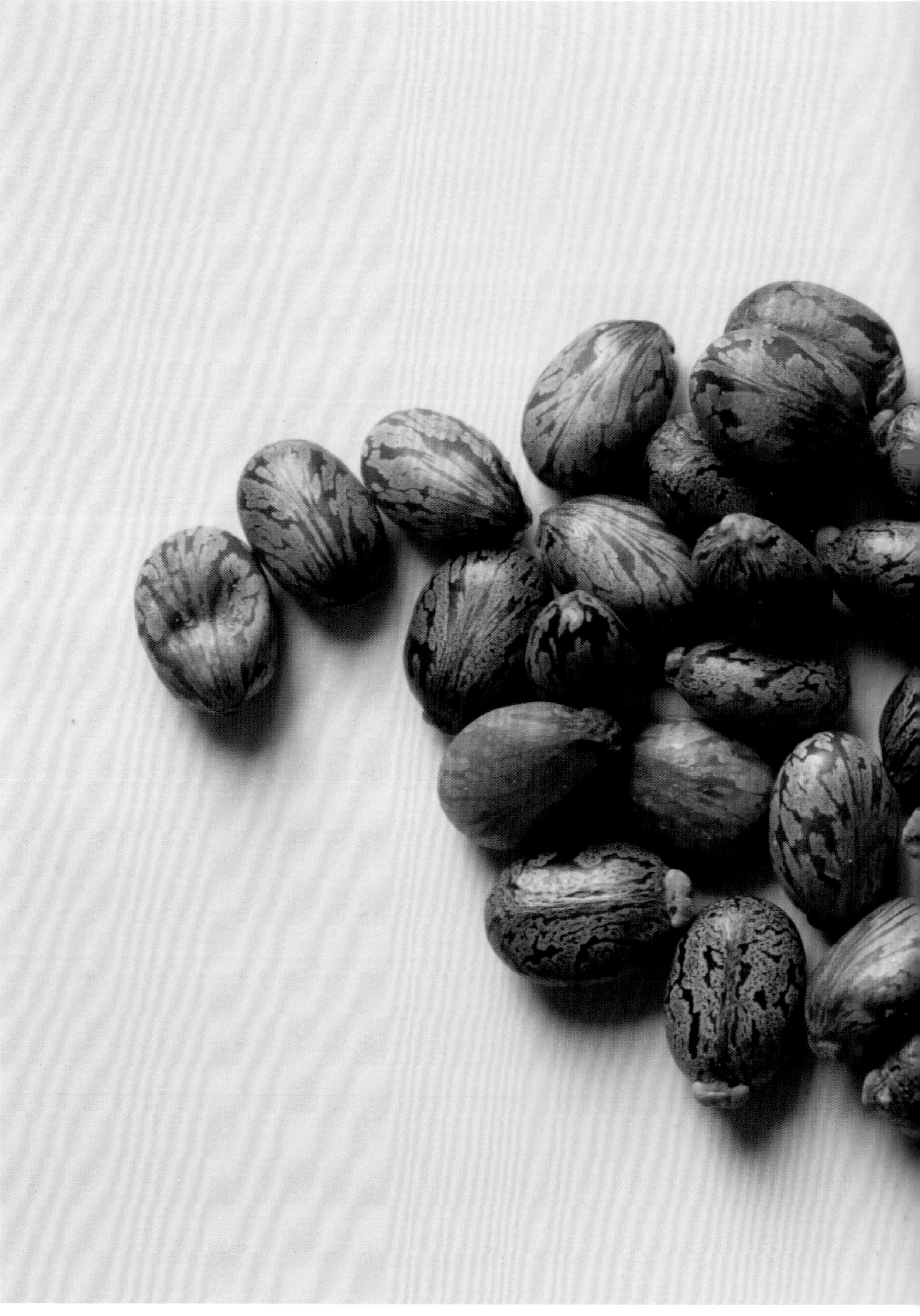

蓖麻子

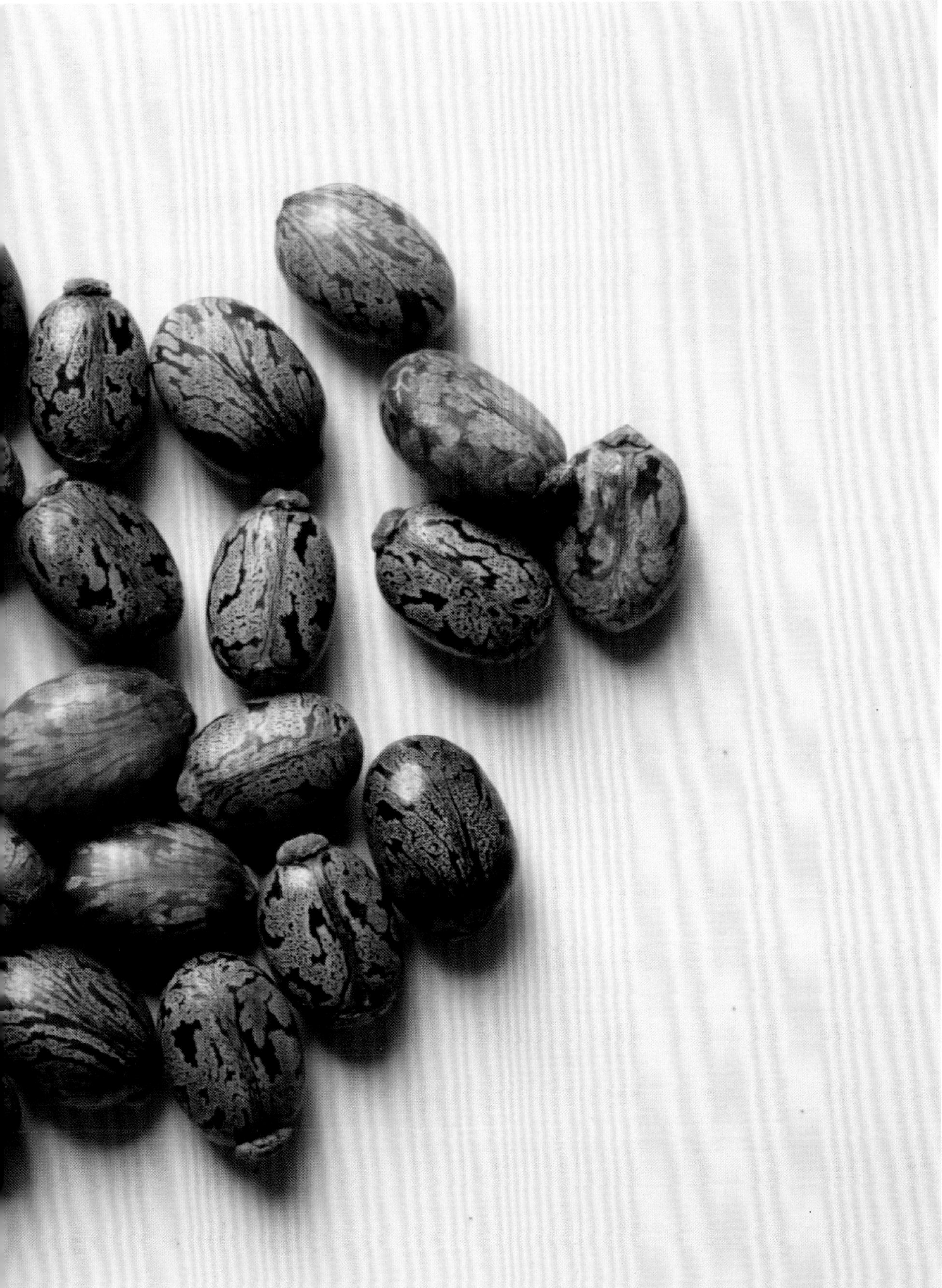

蓖麻子饮片

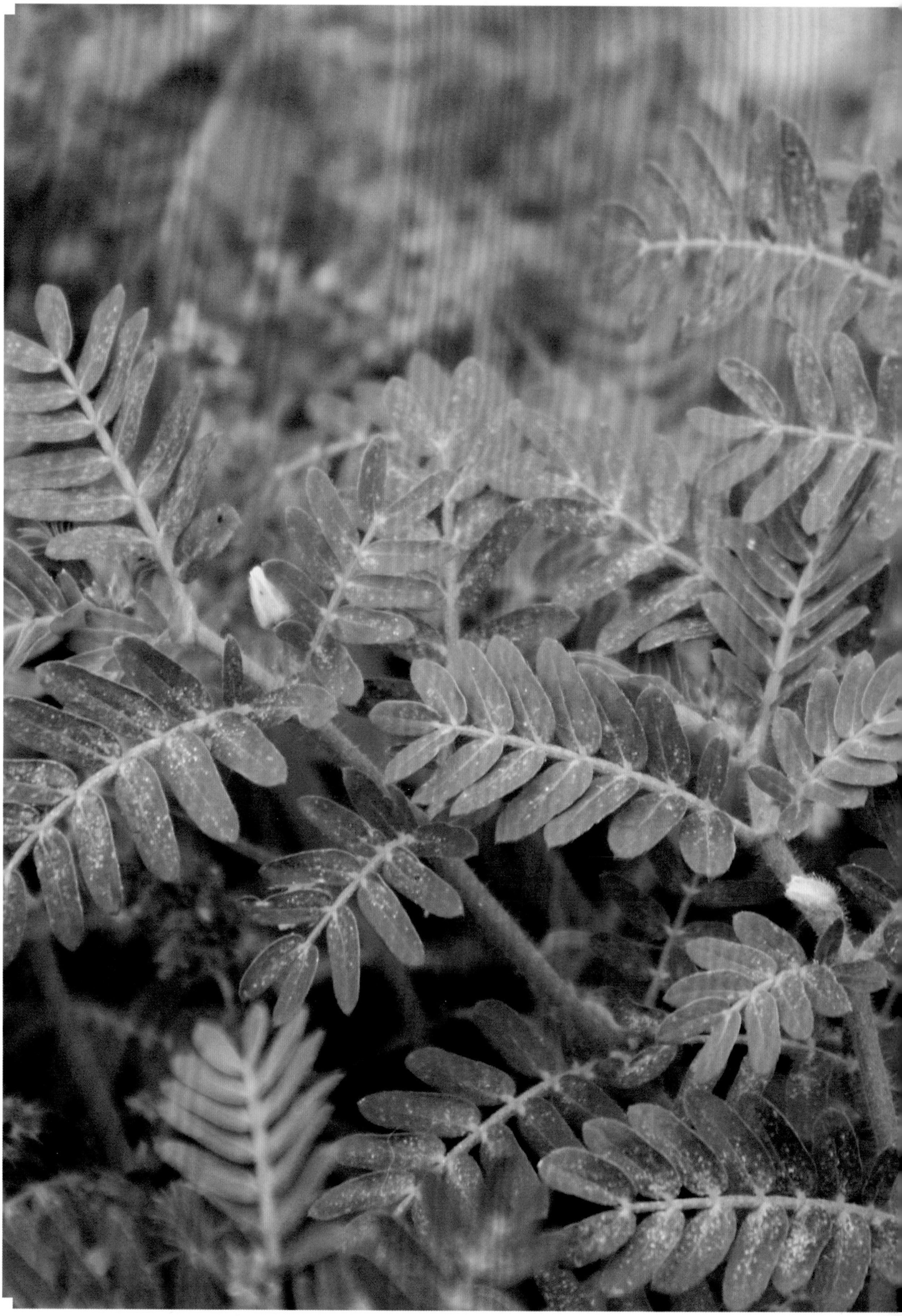

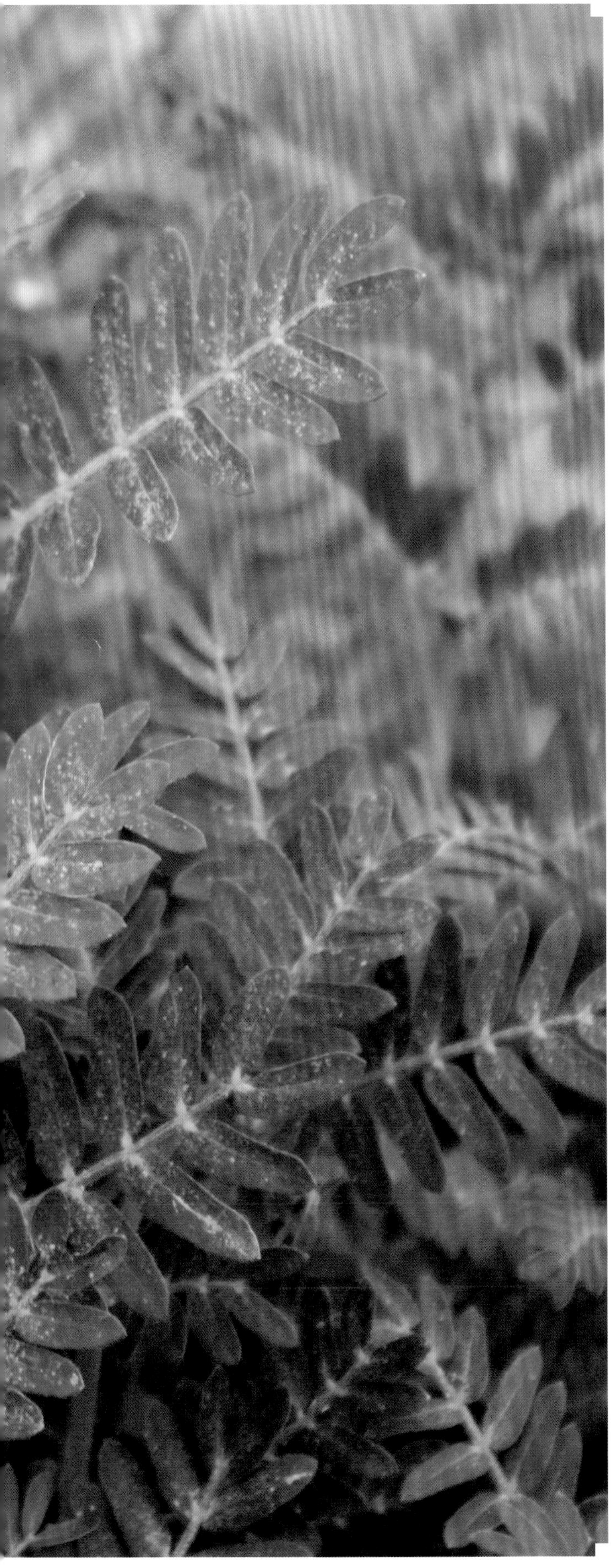

蒺藜

【藏药名】色麻。

【别　名】日嘎、蒺藜、萨刺玛、白蒺藜、热古乌、蒺藜子、智甘达。

【来　源】本品为蒺藜科一年生或多年生草本植物蒺藜 *Tribulus terrestris* L. 的成熟果实。

【性味归经】苦、辛，平。归肝经。

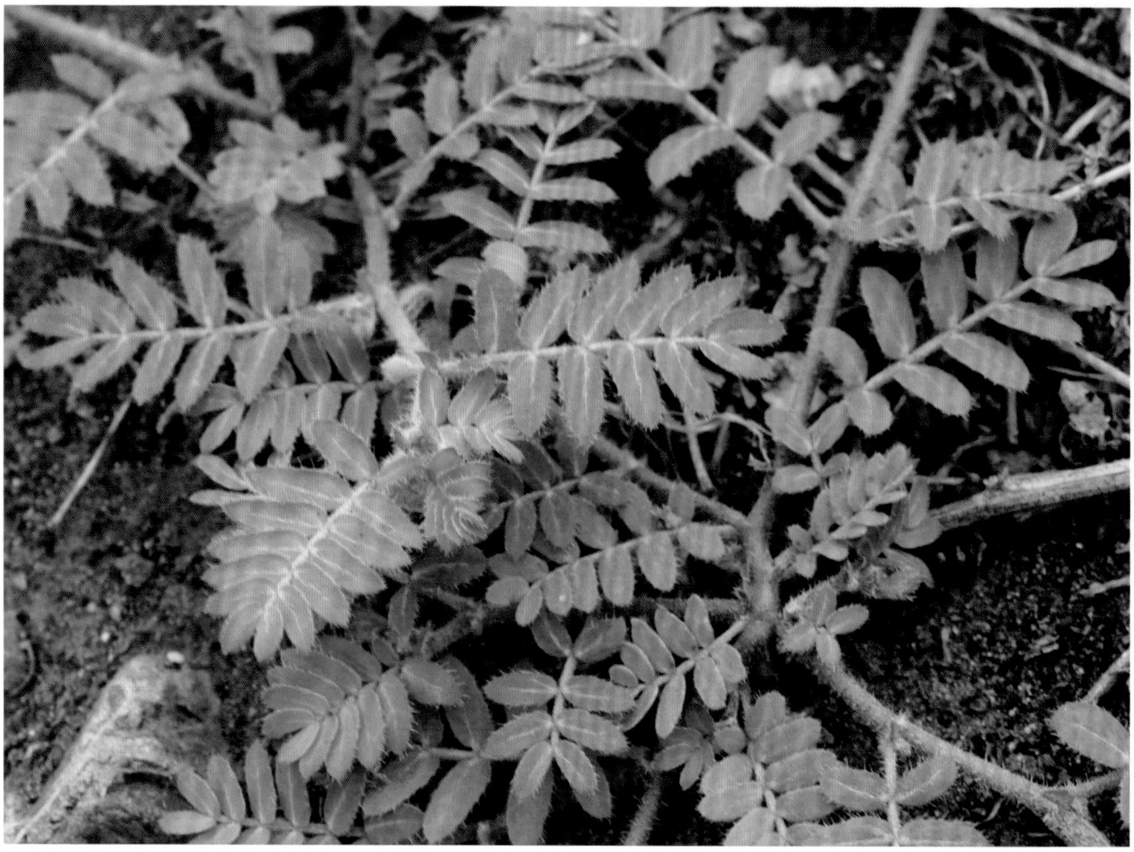

蒺藜

识别特征

一年生或多年生草本，全株密被灰白色柔毛。茎匍匐，由基部生出多数分枝，枝长 30 ~ 60 cm，表面有纵纹。双数羽状复叶，对生，叶连柄长 2.5 ~ 6.0 cm；托叶对生，形小，卵形至卵状披针形；小叶 5 ~ 7 对，具短柄或几无柄，小叶片长椭圆形，长 5 ~ 16 mm，宽 2 ~ 6 mm，先端短尖或急尖，基部常偏斜，上面仅中脉及边缘疏生细柔毛，下面毛较密。花单生叶腋间，直径 8 ~ 20 mm，花梗丝状；萼片 5，卵状披针形，边缘膜质透明；花瓣 5，黄色，倒广卵形；花盘环状；雄蕊 10，生于花盘基部，其中 5 枚较长且与花瓣对生，在基部的外侧各有 1 小腺体，花药椭圆形，花丝丝状；子房上位，卵形，通常 5 室，花柱短，圆柱形，柱头 5，线形。果五角形，直径约 1 cm，由 5 个果瓣组成，成熟时分离，每果瓣呈斧形，两端有硬尖刺各 1 对，先端隆起，具细短刺。每分果有种子 2 ~ 3 枚。花期 5—7 月，果期 7—9 月。

生境分布

生长于沙丘、路旁。分布于河南、河北、山东、安徽等省区。

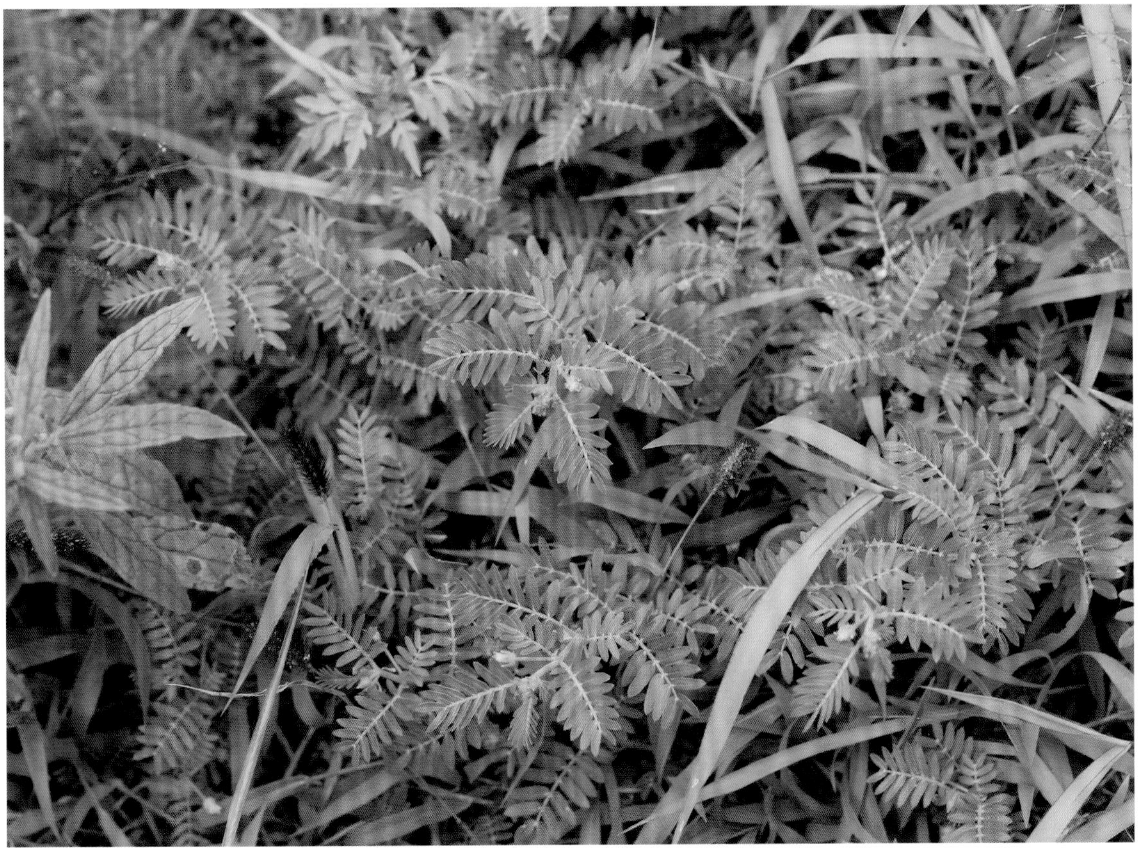

蒺藜

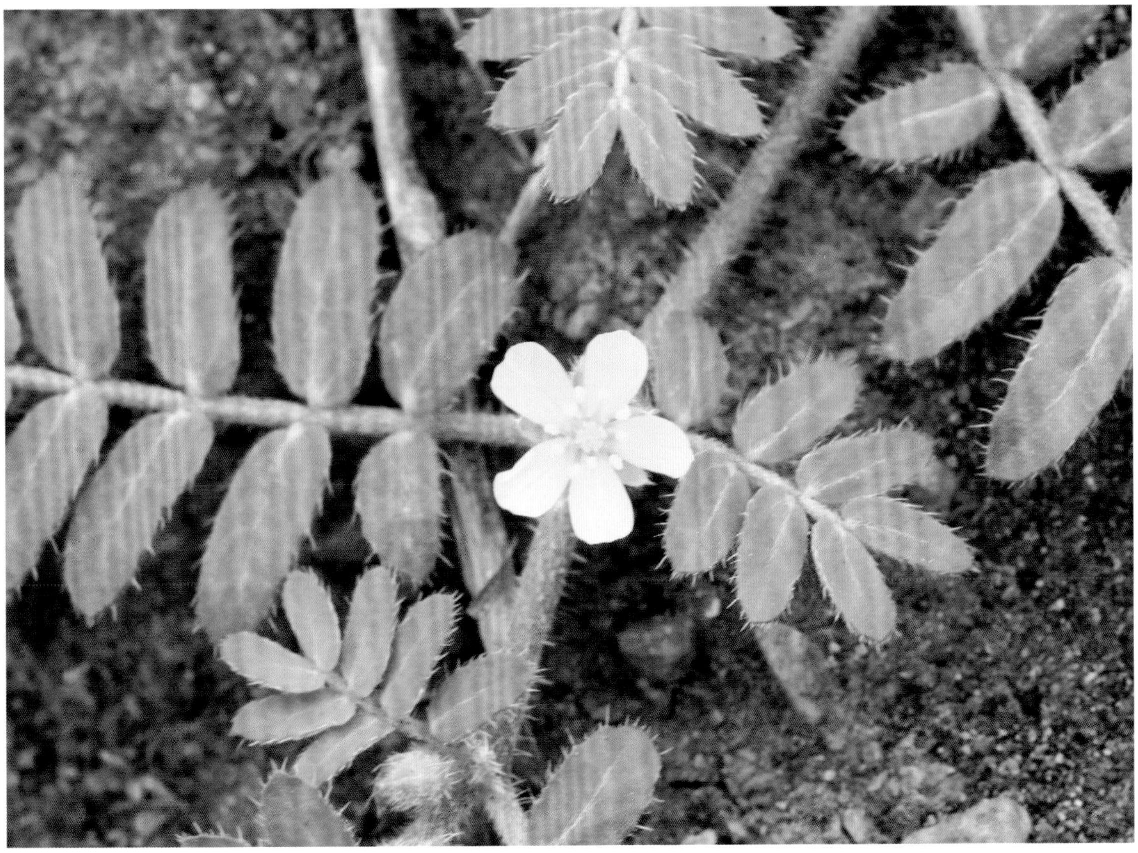

蒺藜

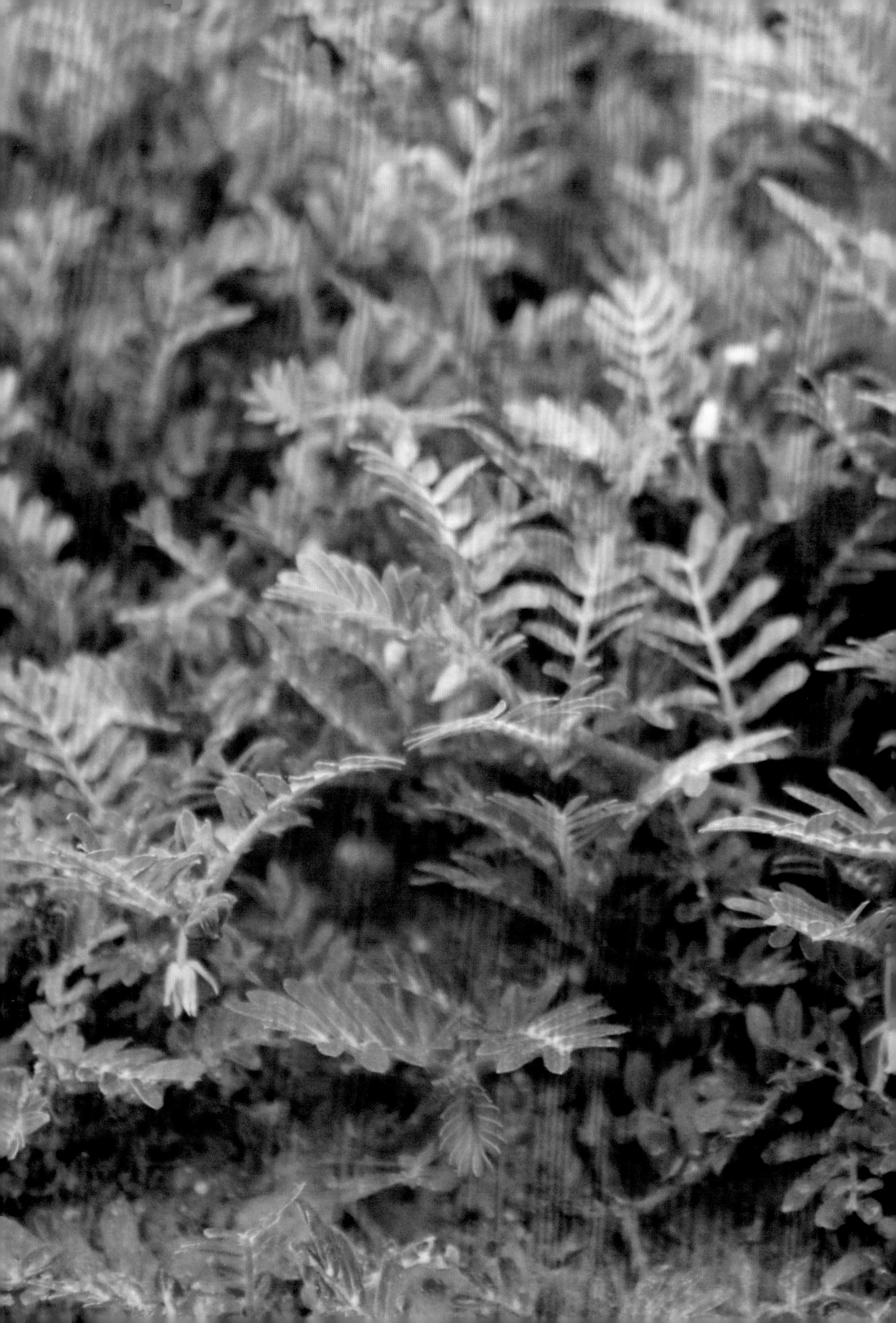

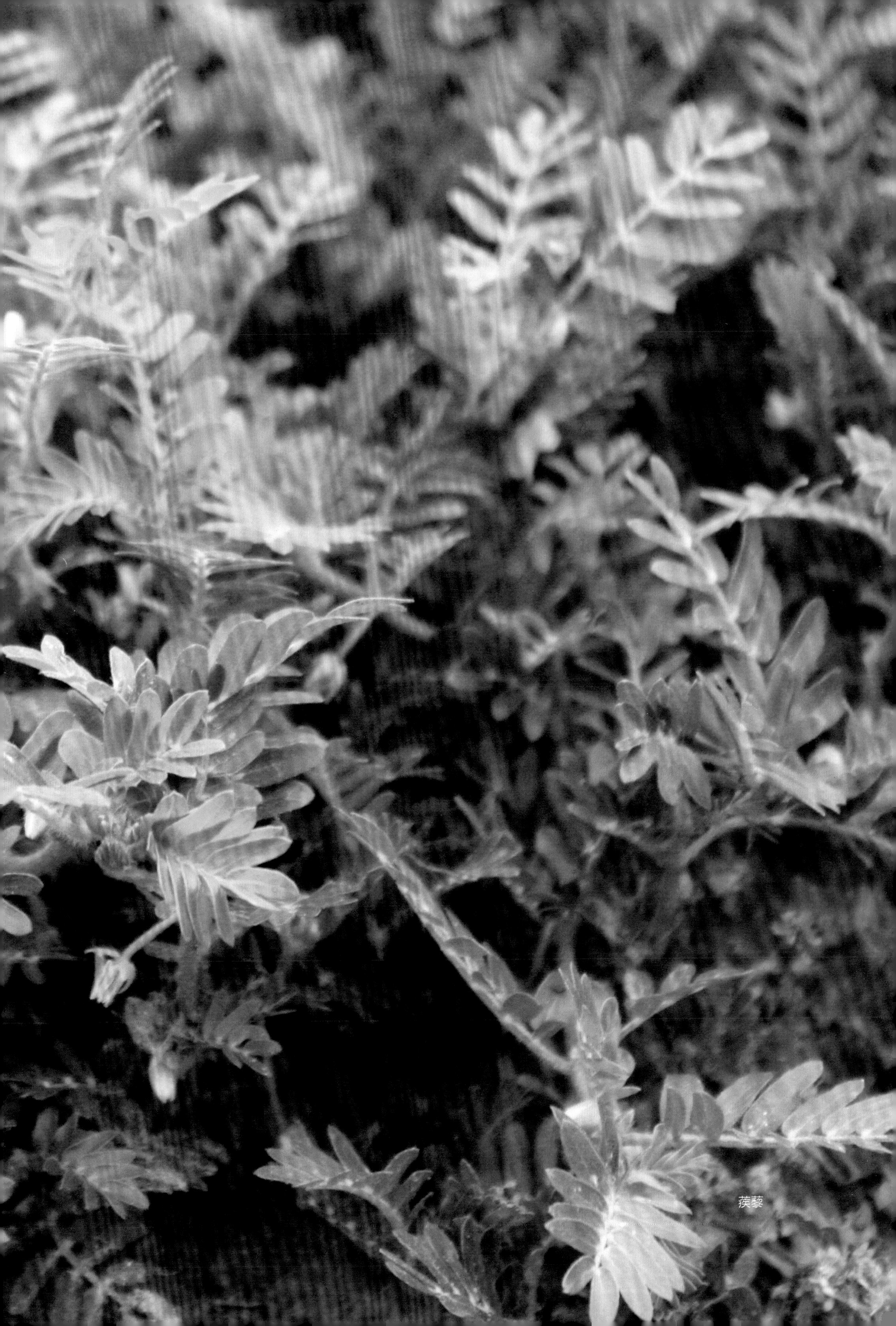

蒺藜

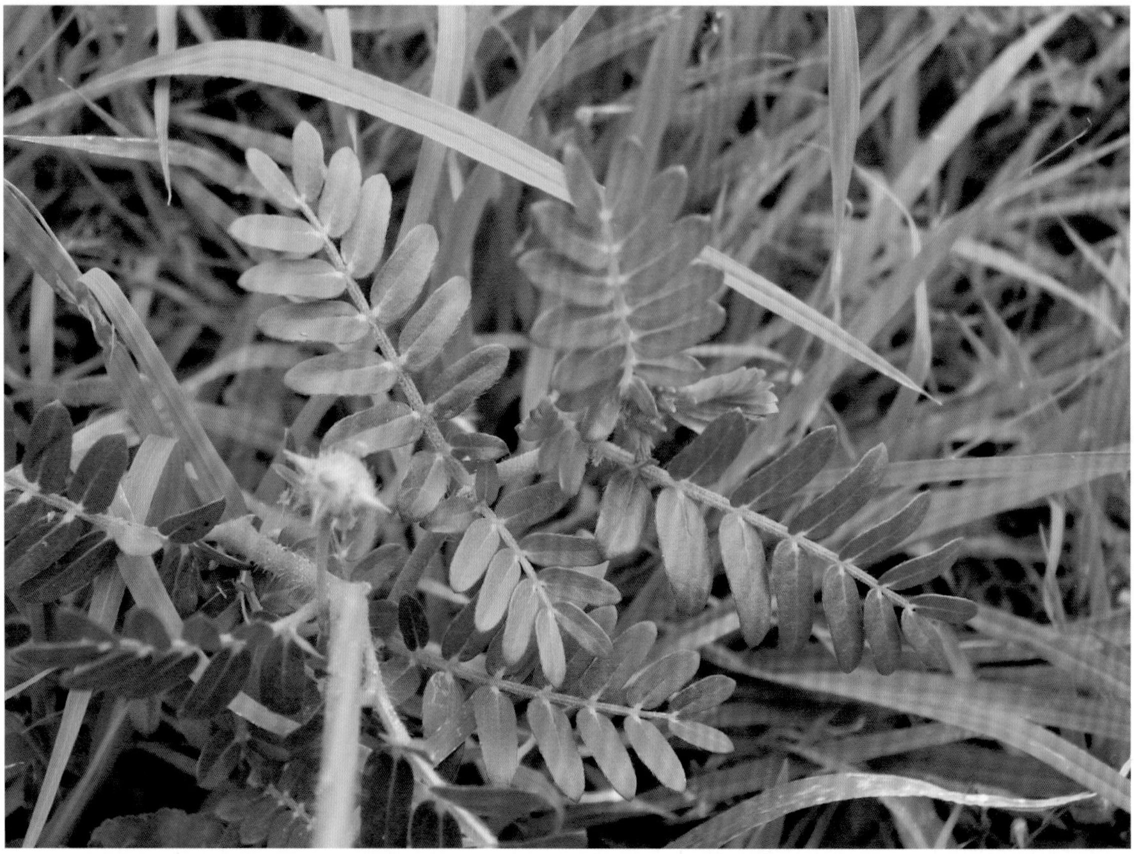

蒺藜

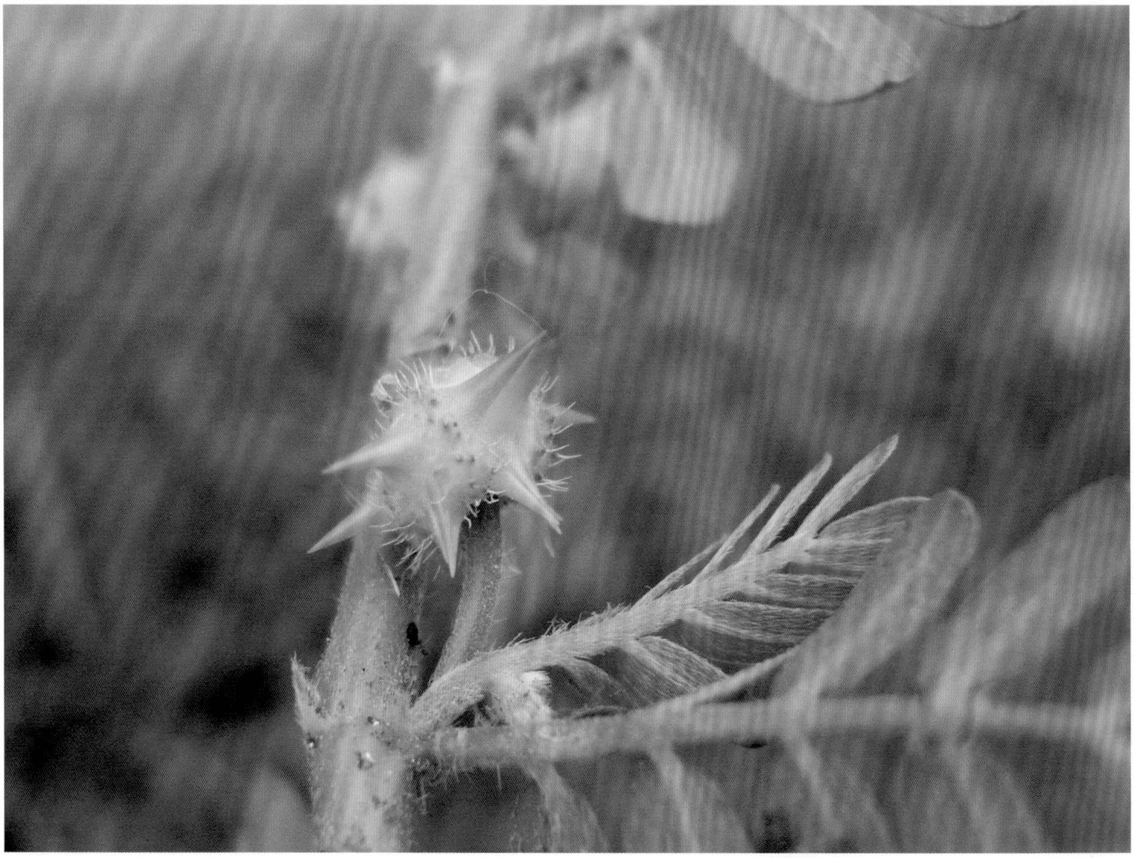

蒺藜

采收加工

秋季果实成熟时采割植株，晒干，打下果实，碾去硬刺，簸净杂质。

药材鉴别

本品呈放射状五棱形。表面绿白色或灰白色，背部隆起，有许多网纹及小刺。质坚硬，破面可见白色而有油性的种仁。无臭，味苦、辛。

功效主治

平肝疏肝，祛风明目。本品苦泄辛散，主入肝经，能平肝阳、解肝郁，兼能疏散肌肤及肝经风热，故有平肝疏肝、祛风明目之效。

用法用量

内服：6 ~ 15 g，煎服。外用：适量。

民族药方

1．白癜风 蒺藜、补骨脂、白鲜皮、生地黄各 15 g，白芷、菟丝子、赤芍、防风各 10 g，僵蚕 6 g，红花 6 ~ 10 g，丹参 15 ~ 20 g。水煎服，每日或隔日 1 剂。

2．肝虚视物模糊 蒺藜、女贞子、枸杞子、生地黄、菊花各 10 g。水煎服，每日 1 剂。

使用注意

孕妇慎用。

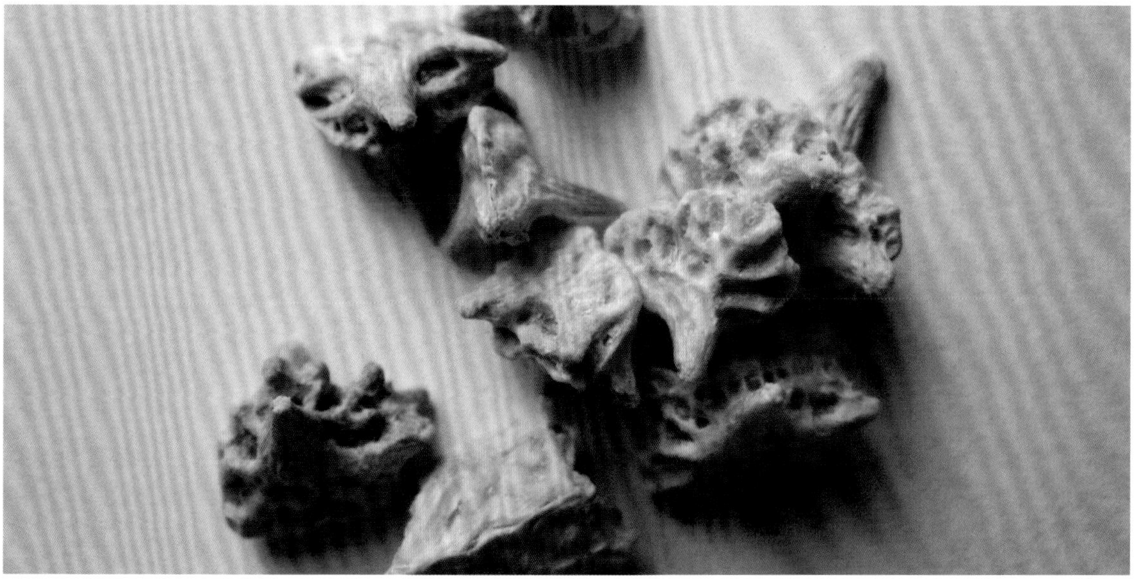

蒺藜

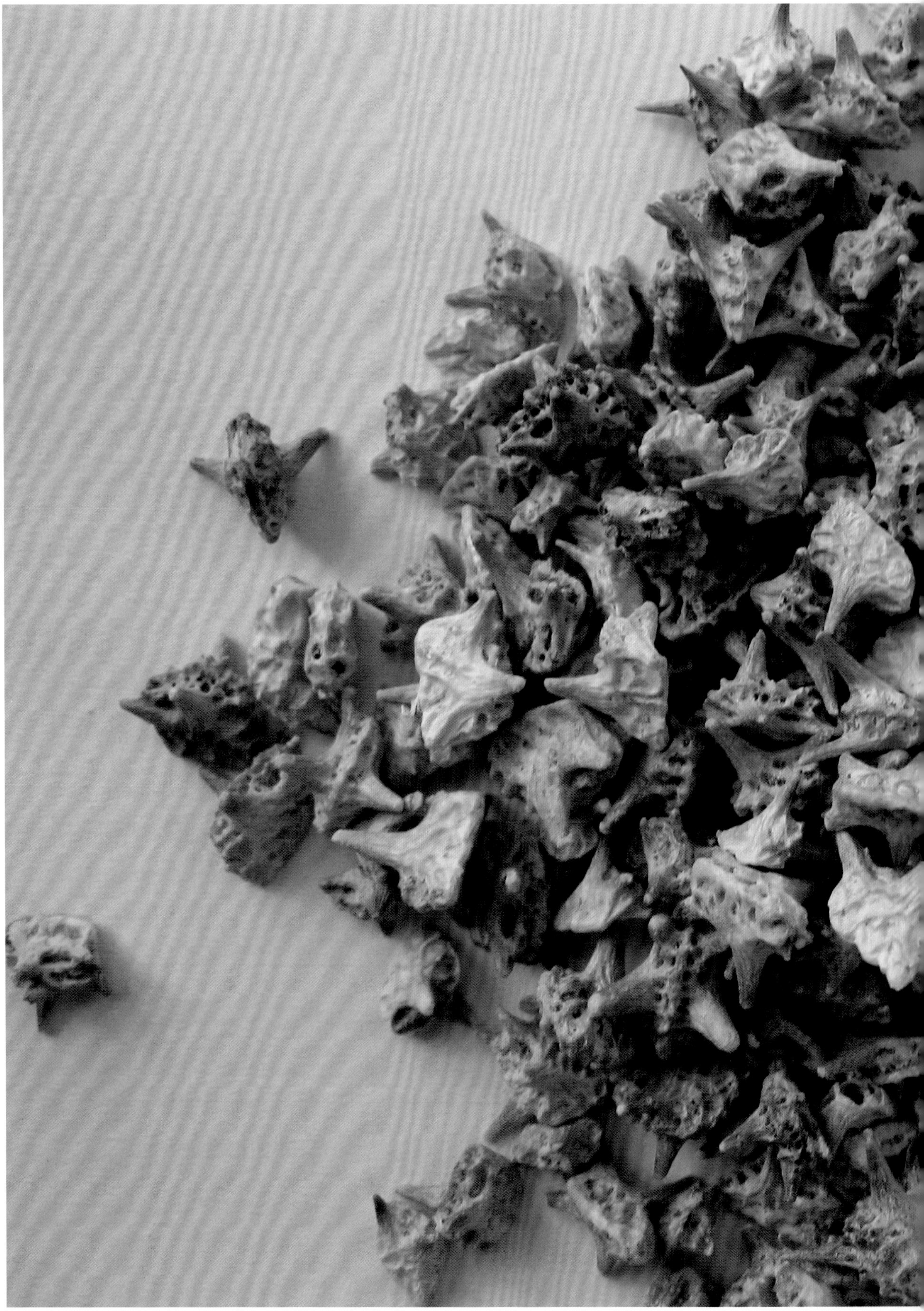

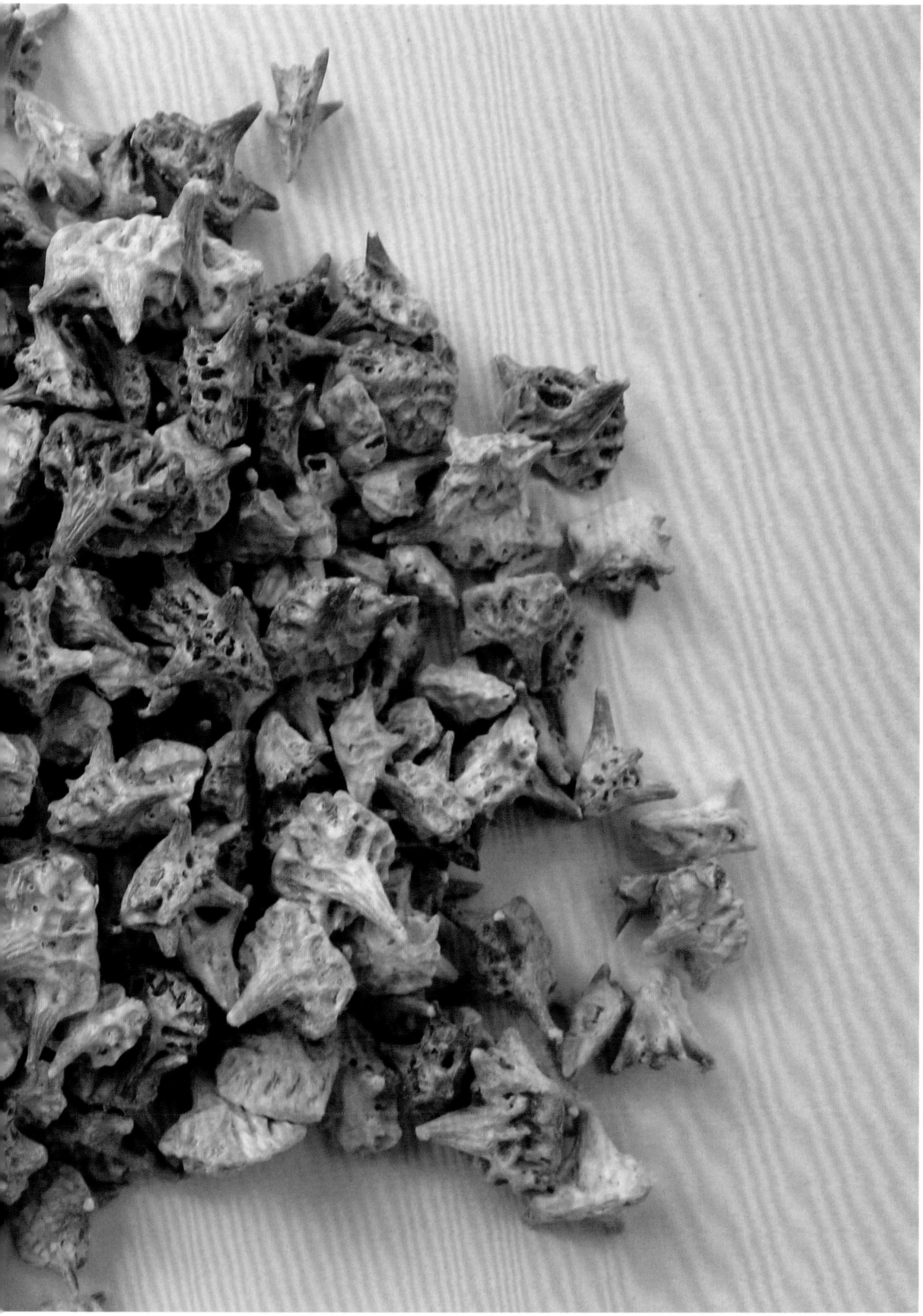

蒺藜饮片

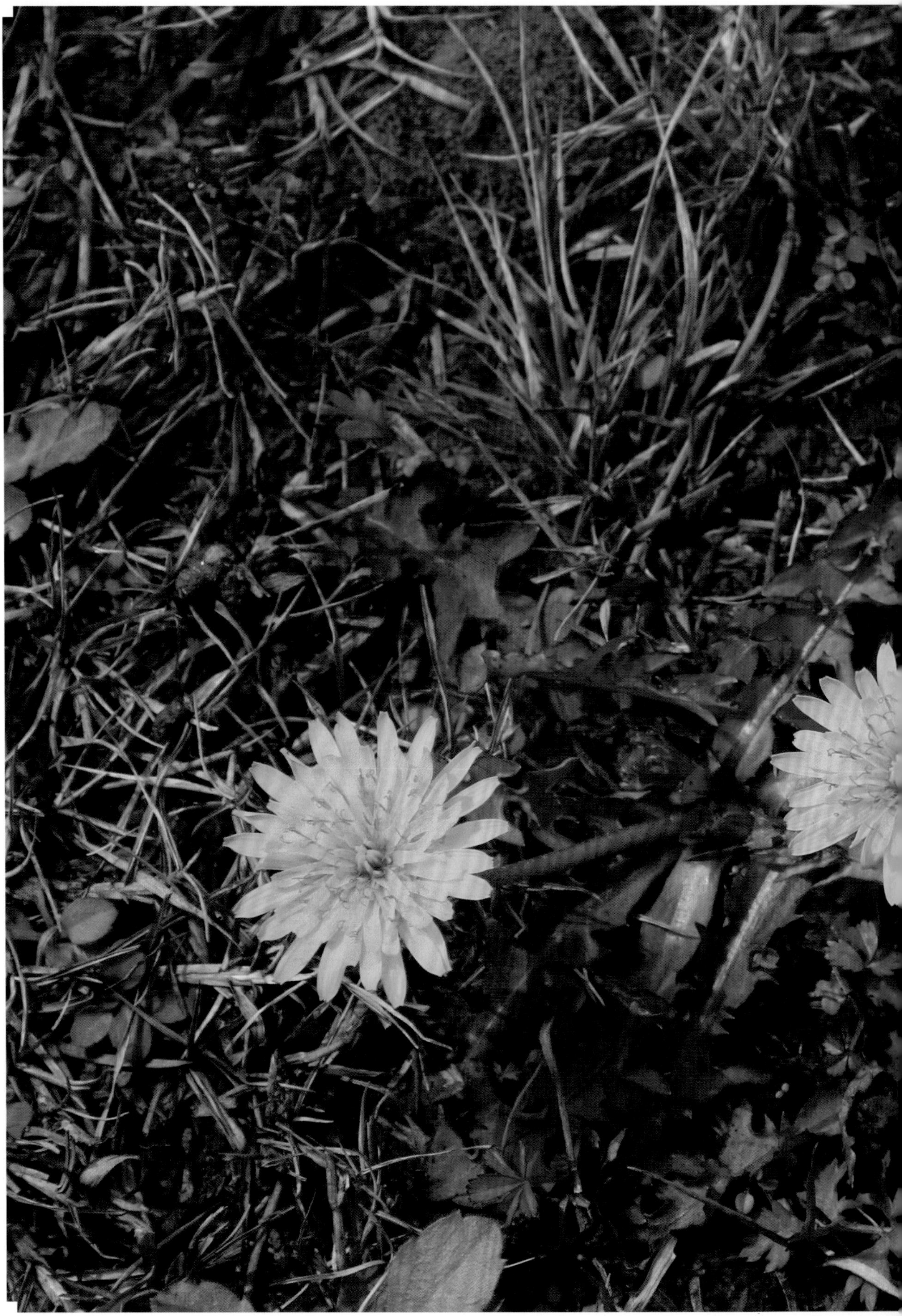

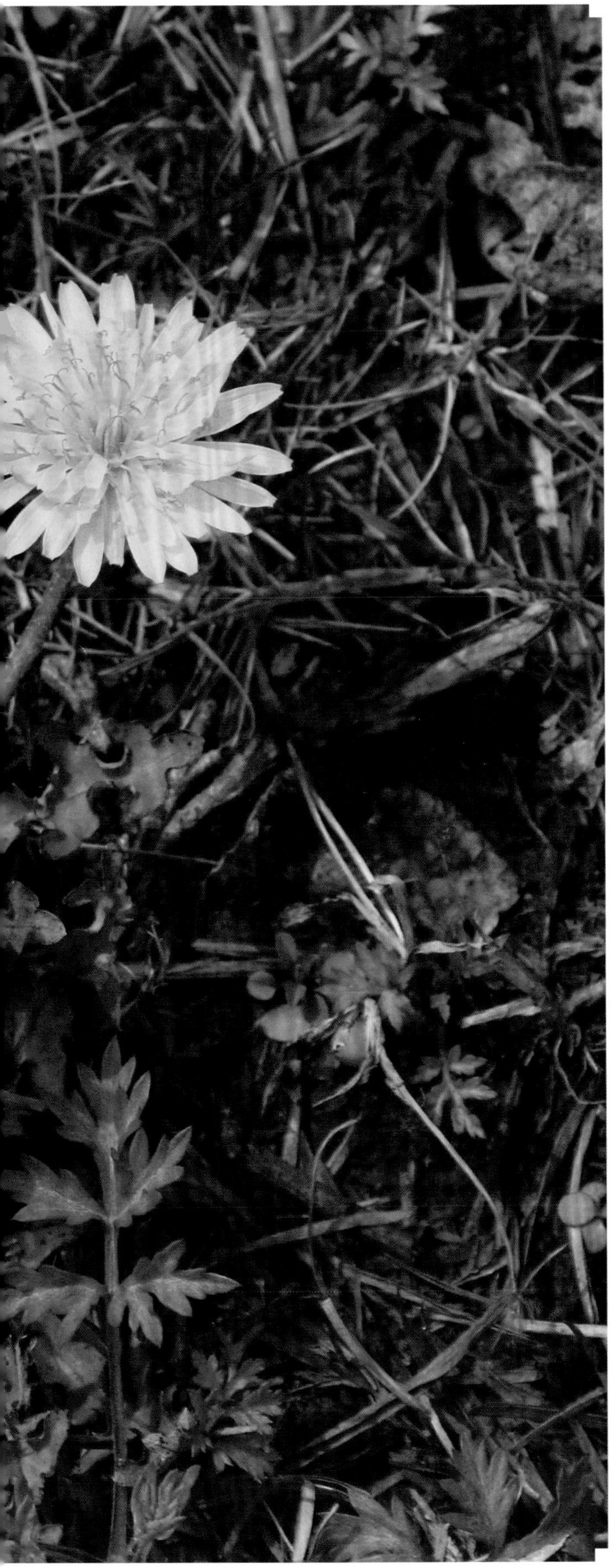

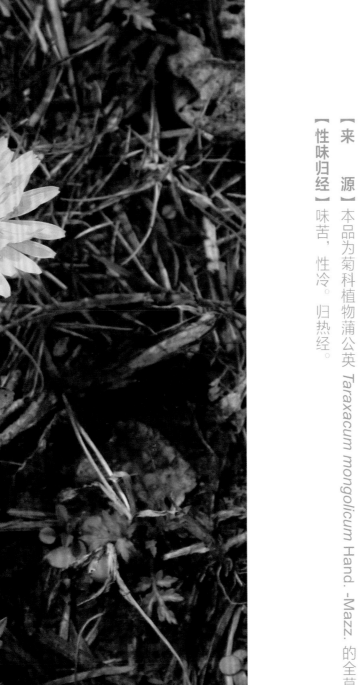

蒲公英

【藏药名】苦尔芒。

【别　名】婆婆丁、鬼灯笼、白鼓丁、西然奥玛、加卡奈嘎布尔。

【来　源】本品为菊科植物蒲公英 *Taraxacum mongolicum* Hand. -Mazz. 的全草。

【性味归经】味苦，性冷。归热经。

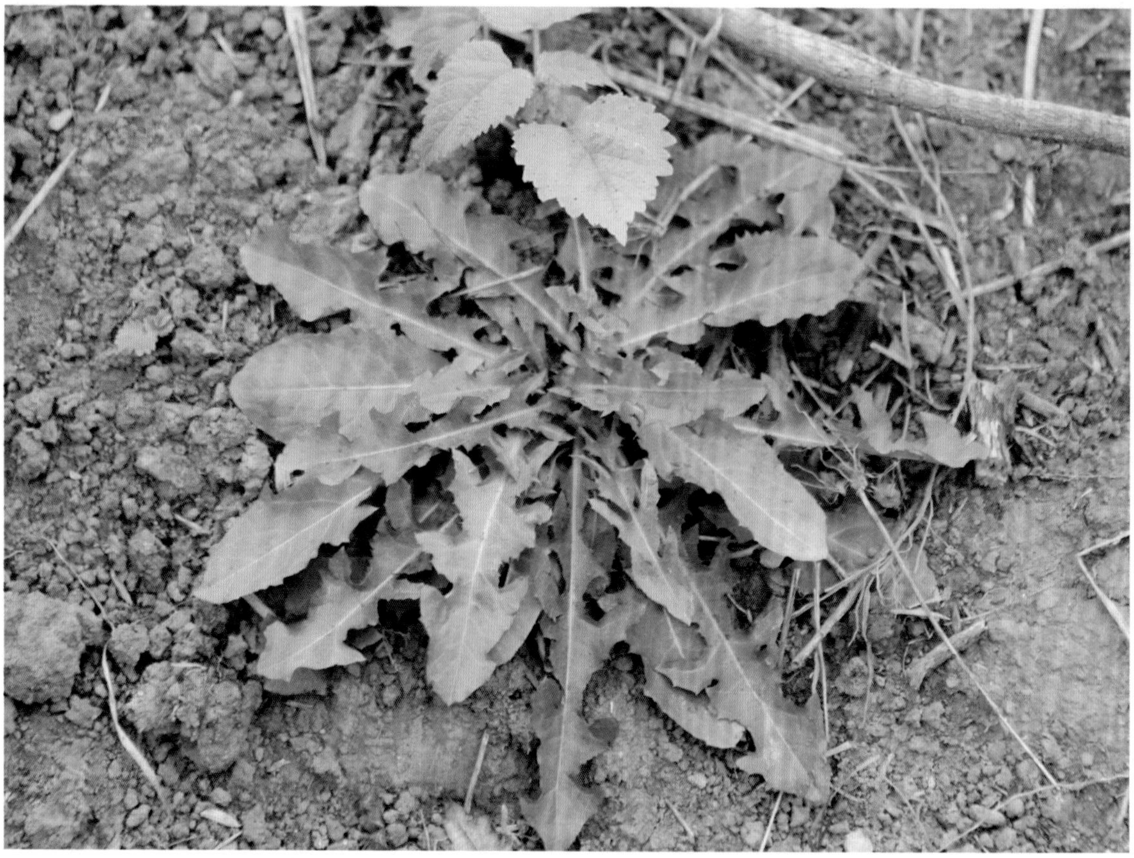

蒲公英

识别特征

多年生草本植物，高 10 ~ 25 cm。全株含白色乳汁，被白色疏软毛，根垂直生长，单一或分枝，直径通常 3 ~ 5 mm，外皮黄棕色。叶根生，排列成莲座状；具叶柄，柄基部两侧扩大呈鞘部；叶片矩圆状倒披针形或全披针形，长 5 ~ 15 cm，宽 1.0 ~ 5.5 cm，先端尖或钝，基部狭窄，下延，边缘浅裂或作不规则羽状分裂，裂片齿牙状或三角状，全缘或具疏齿，裂片间有细小锯齿，绿色或有时在边缘带淡紫色斑迹，被白色蛛丝状毛。侧裂片 4 ~ 5 对，矩圆状披针形或三角形。花茎由叶丛中抽出，比叶片长或稍短，上部密被白色蛛丝状毛；头状花序单一，顶生，全为舌状花，两性；总苞片淡绿色，多层，外面数层较短，卵状披针形，内面一层线状披针形，边缘膜质，缘具蛛丝状毛，内、外苞片先端均有小角状突起；花托平坦；花冠黄色，先端平截，常裂；雄蕊 5，花药合生成筒状包于花柱外，花丝分离；雌蕊 1，子房下位，花柱细长，柱头 2 裂，有短毛。瘦果倒披针形，长 4 ~ 5 mm，宽 1.5 mm，具纵棱，并有横纹相连，果上全部有刺状突起，冠毛白色，长约 7 mm。花期 4—5 月，果期 6—7 月。

生境分布

生长于山坡草地、路旁、河岸沙地及田间。分布于东北、华北、华东、华中及西南等地区。

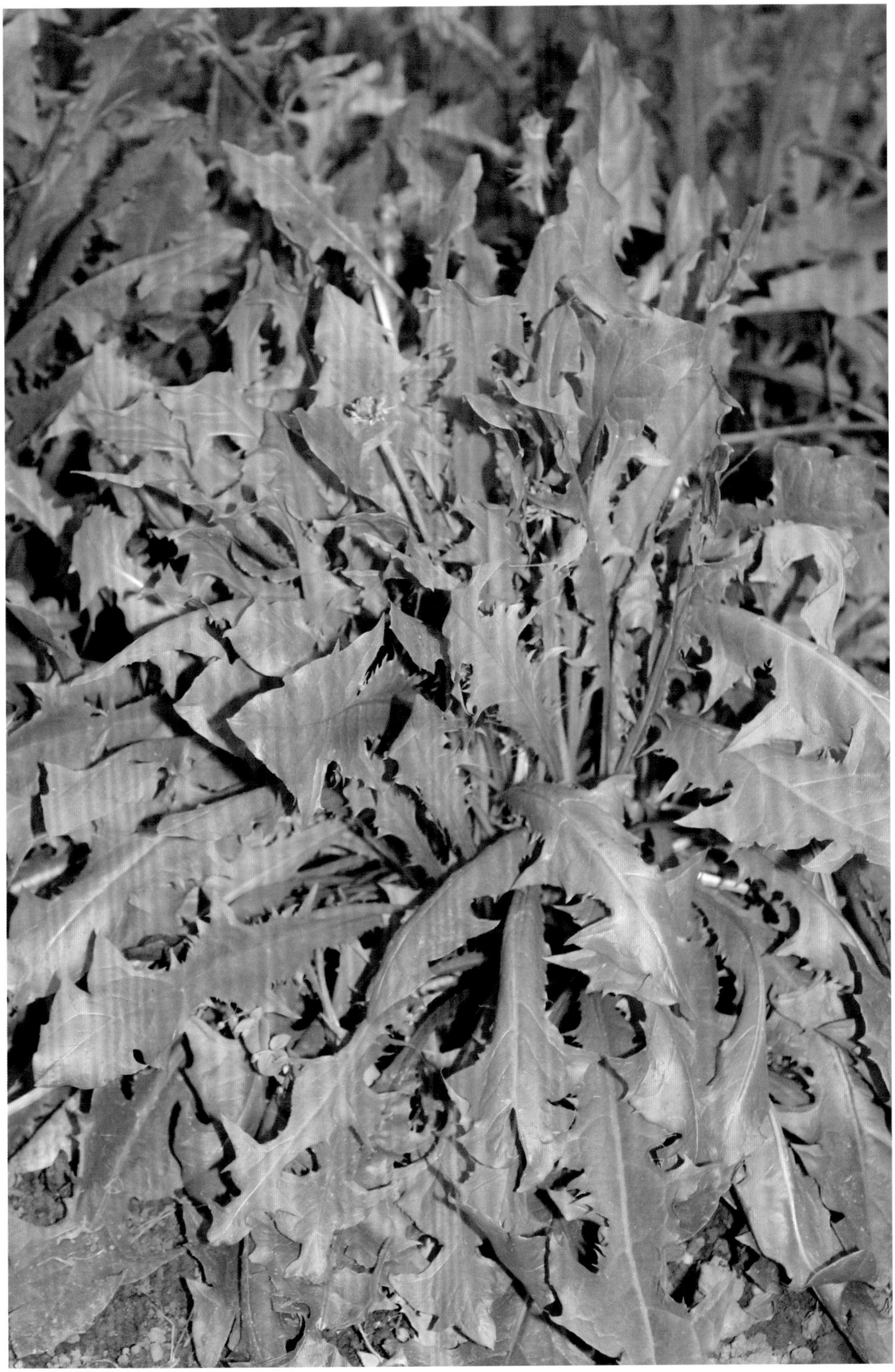

蒲公英

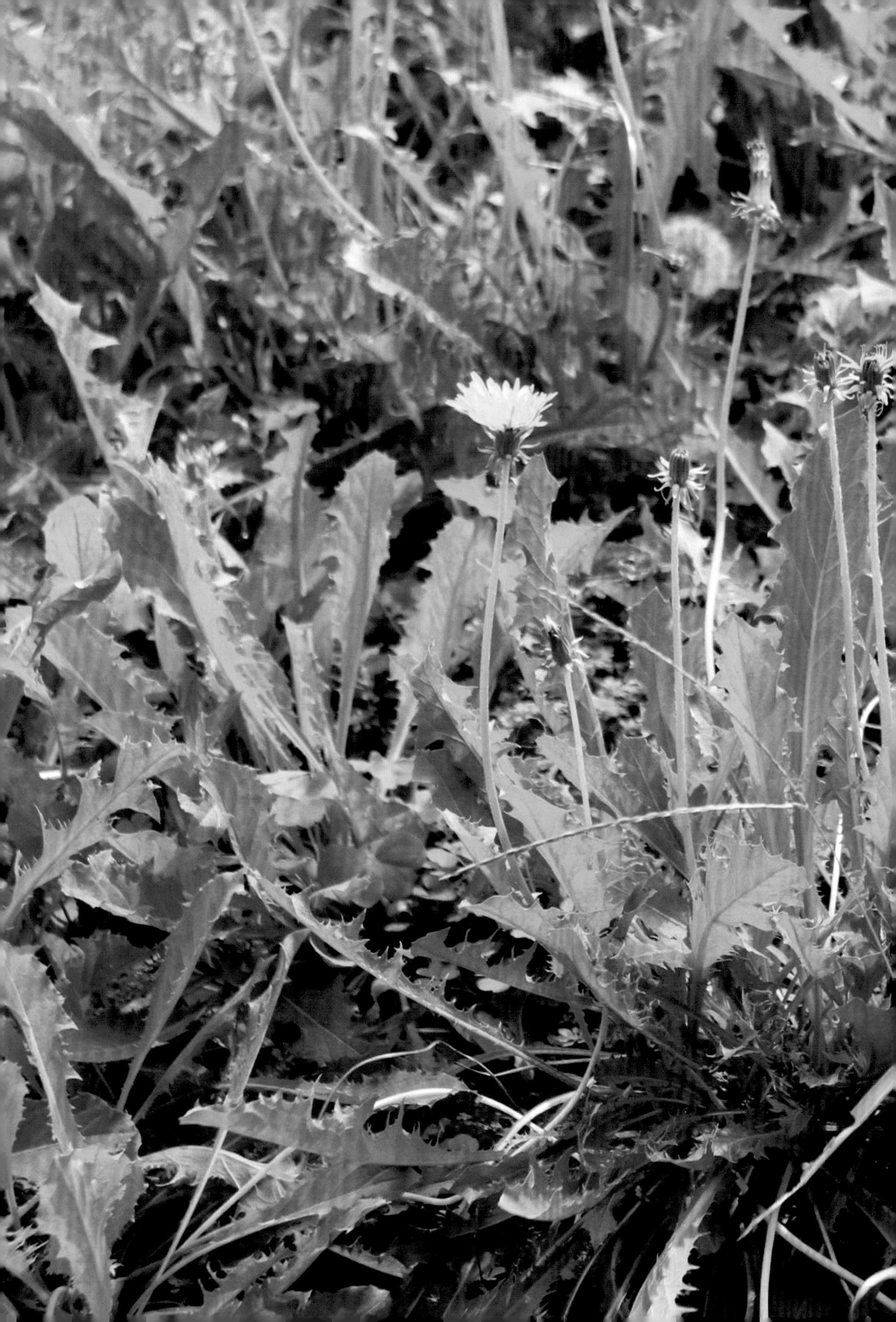

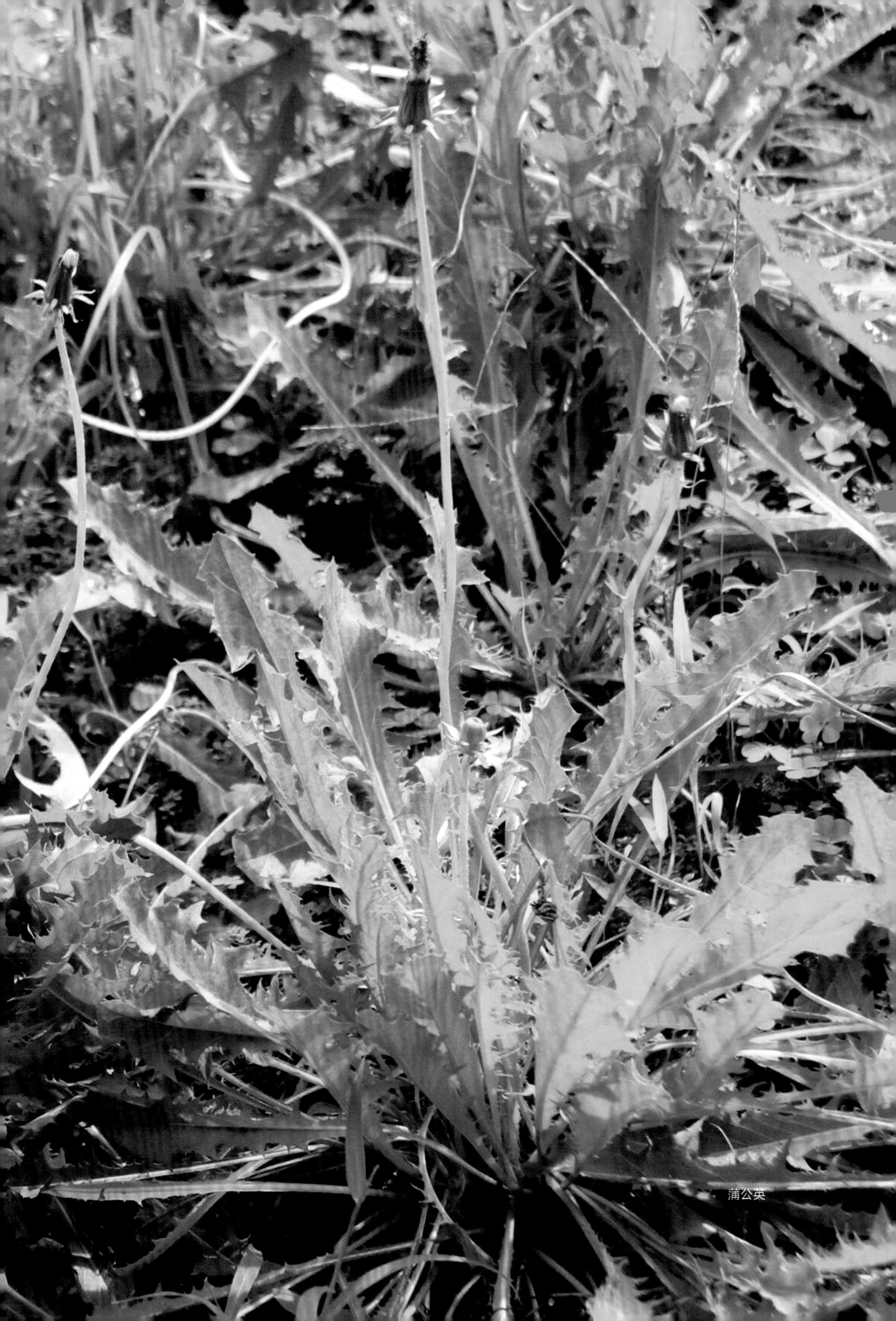

蒲公英

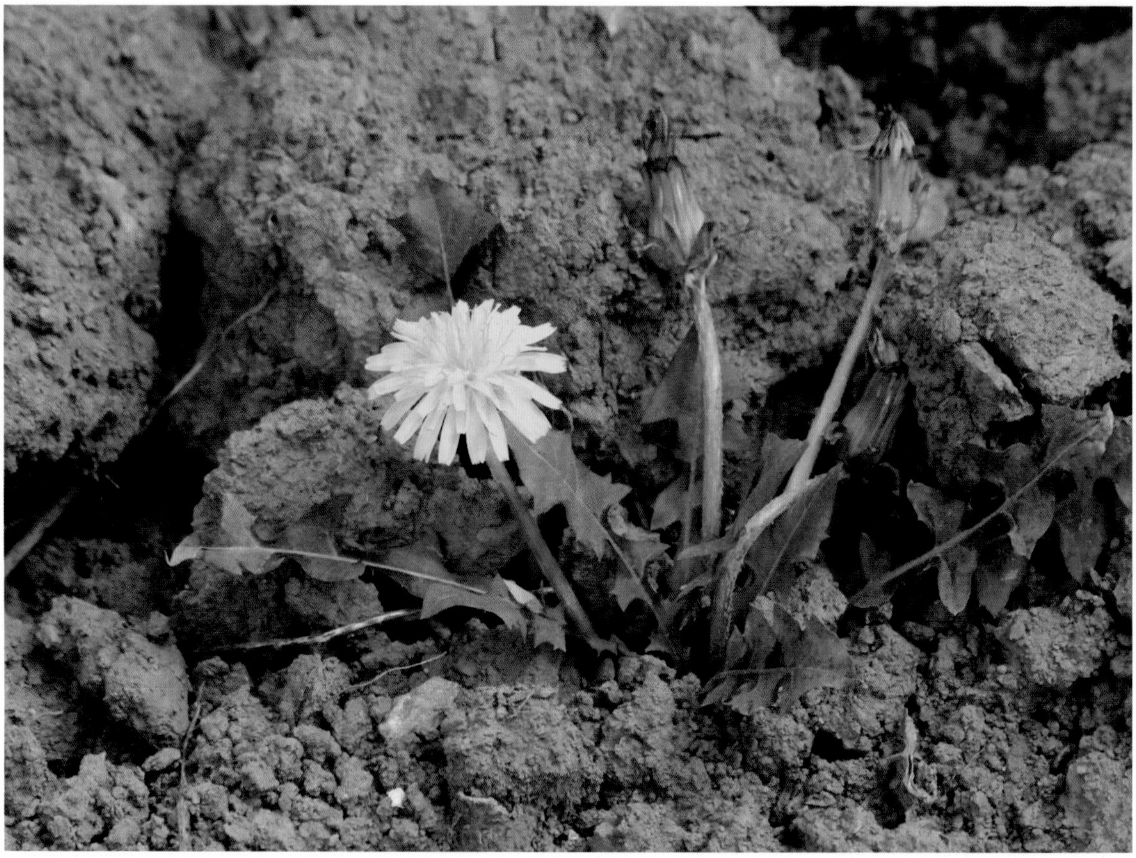

蒲公英

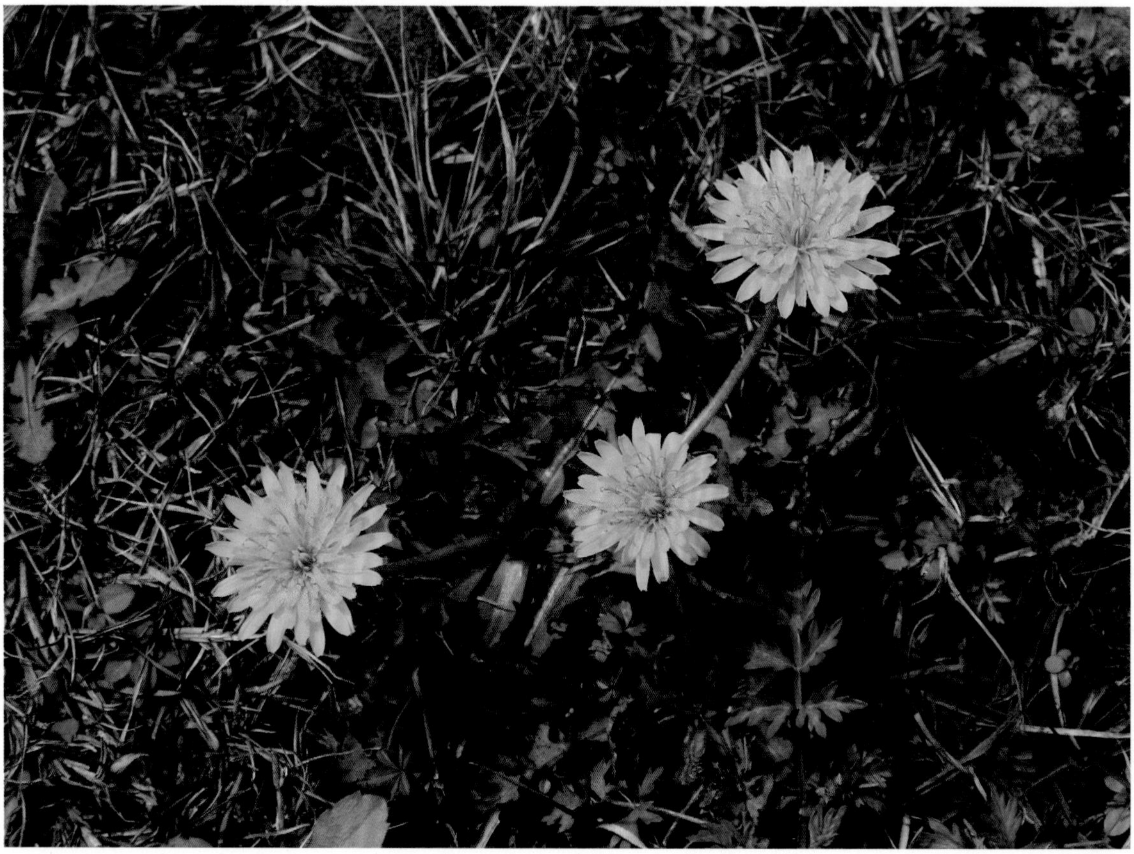

蒲公英

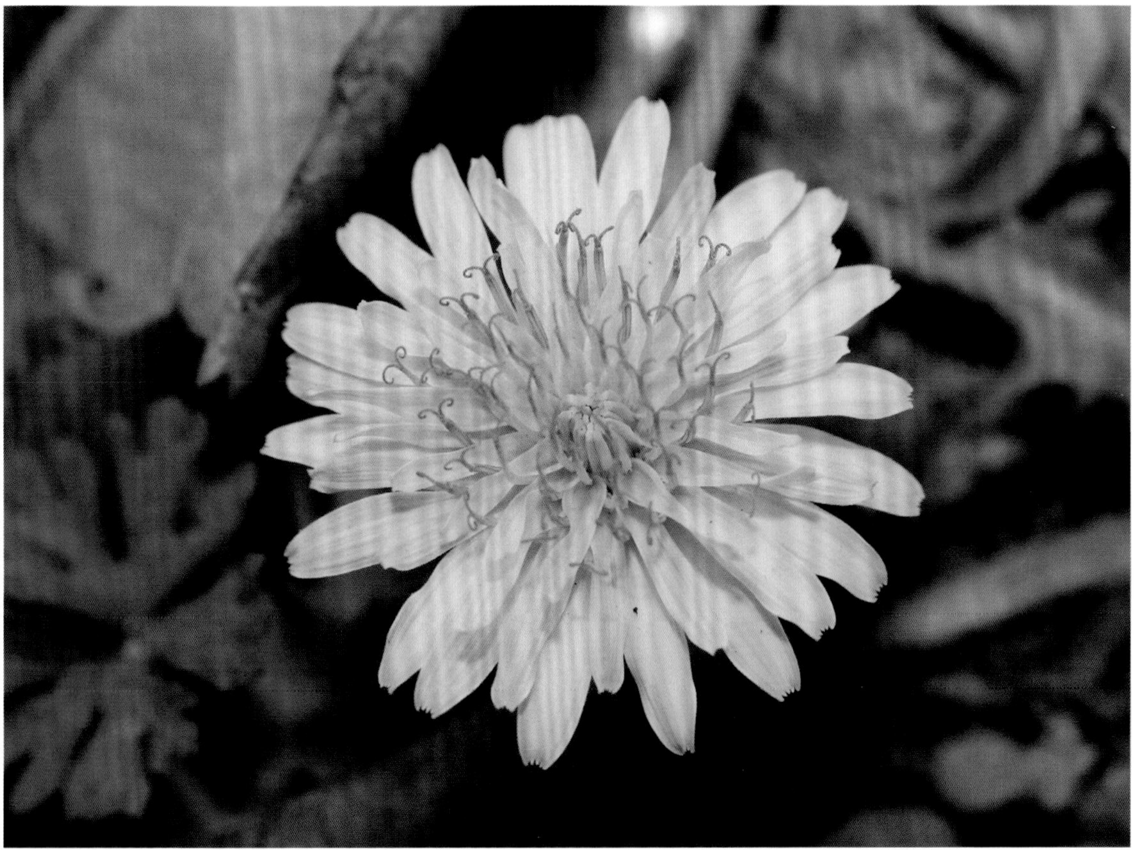

蒲公英

采收加工

4—5 月开花前或刚开花时连根挖取，除净泥土，晒干。

药材鉴别

全草呈皱缩卷曲的团块。完整叶基生，倒披针形，长 6 ~ 15 cm，宽 2.0 ~ 3.5 cm，绿褐色或暗灰色，先端尖，边缘浅裂或羽状分裂，裂片齿牙状或三角形，基部渐狭，下延呈柄状，下表面主脉明显，被蛛丝状毛。花茎 1 条至数条，每条顶生头状花序；总苞片多层，外面总苞片数层，先端有或无小角，内面 1 层长于外层的 1.5 ~ 2 倍，先端有小角，花冠黄褐色或淡黄白色。有的可见多数具白色冠毛的长椭圆形瘦果。气微，味微苦。根圆锥状，多弯曲，长 3 ~ 7 cm，表面棕褐色，抽皱，根头部有棕褐色或黄白色的茸毛，有的已脱落。

功效主治

清热解毒，消肿散结，利尿通淋。主治疔疮肿毒，乳痈，目赤，咽痛，肺痈，湿热黄疸，上呼吸道感染，急性咽喉炎，腮腺炎，慢性胃炎，急性黄疸性肝炎，烫伤，消化性溃疡，毛囊炎，小儿龟头炎，中耳炎，结膜炎，眼睑炎，乳腺炎。

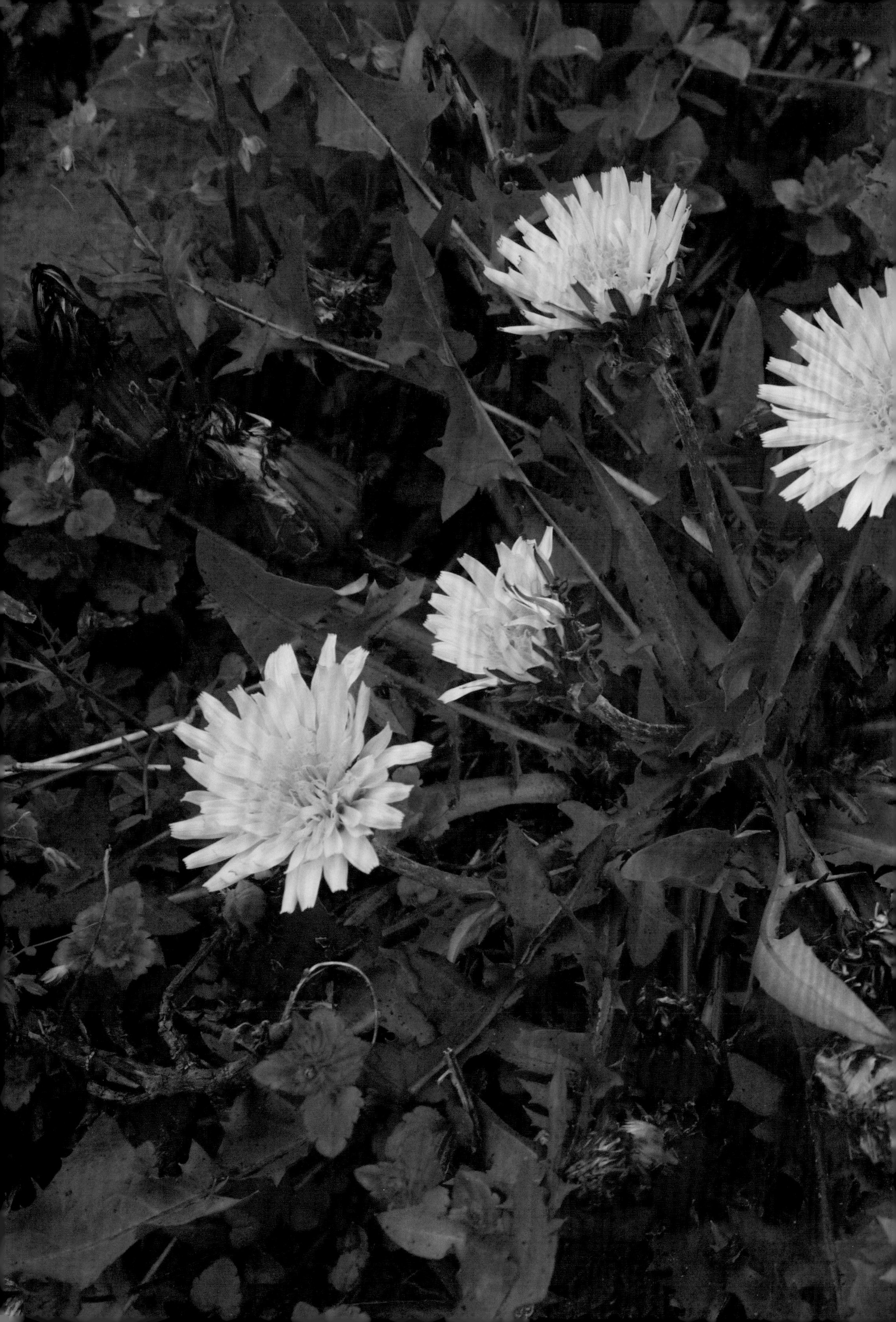

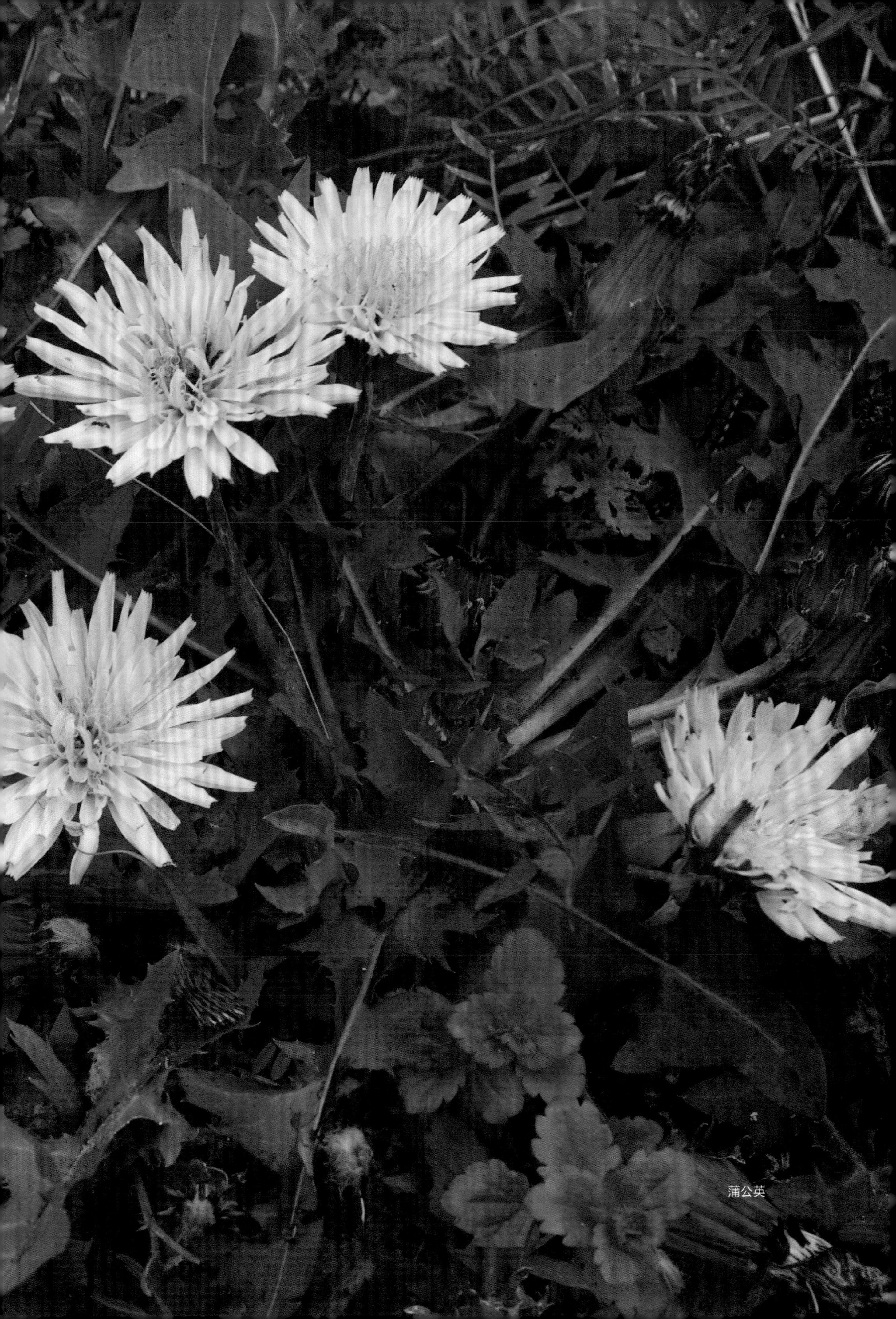

蒲公英

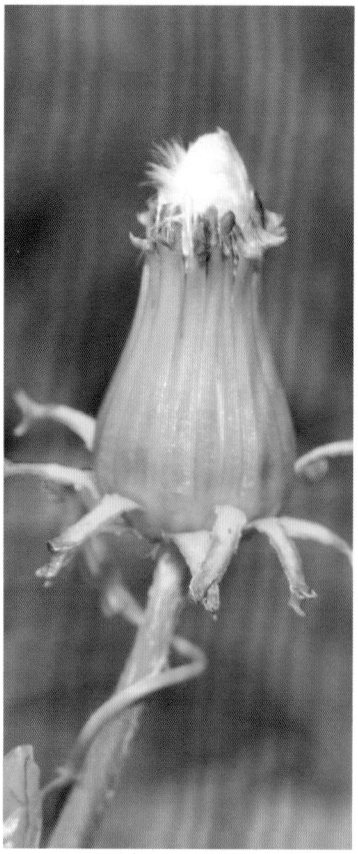

蒲公英

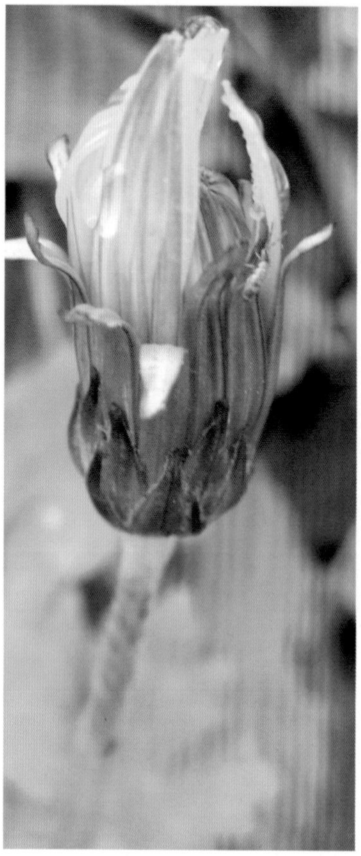

蒲公英

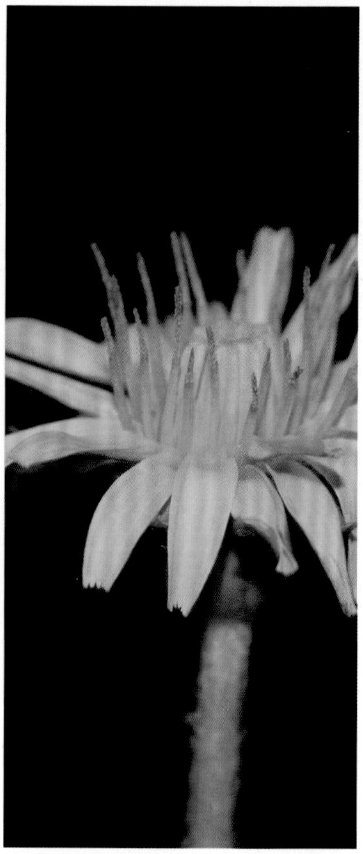

蒲公英

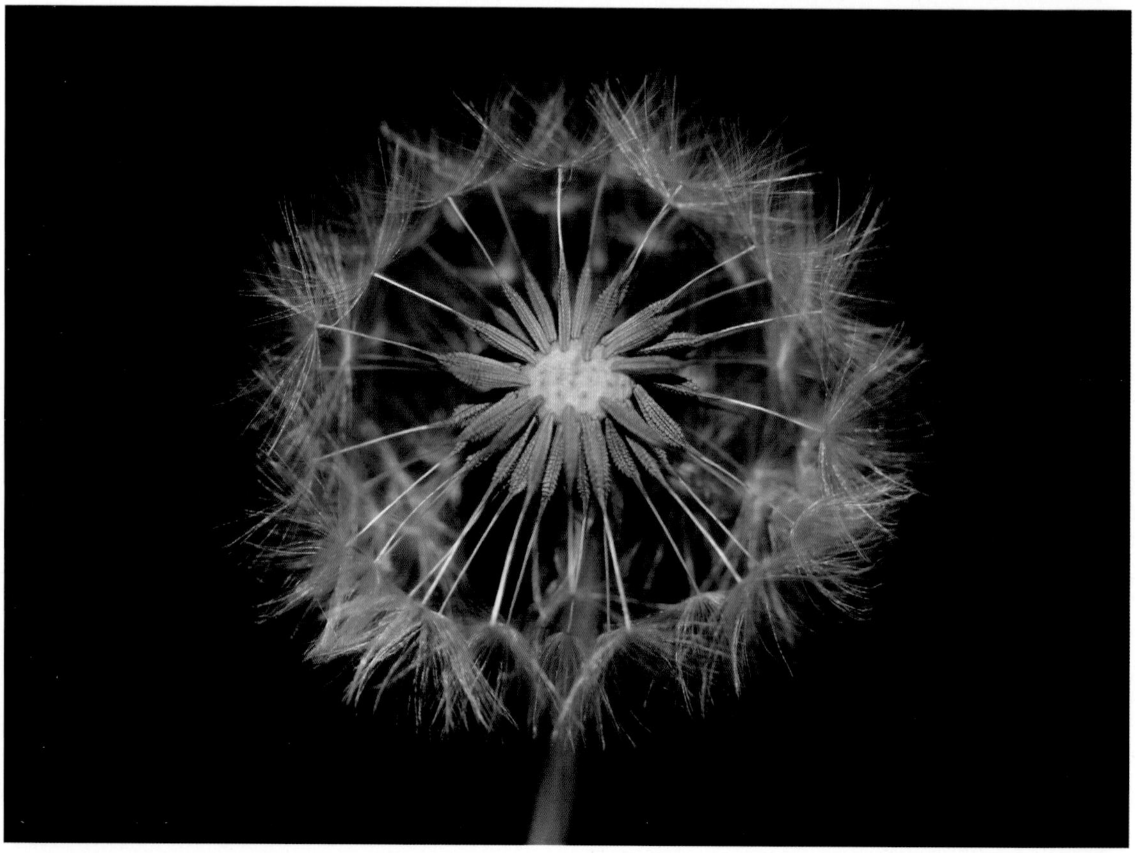

蒲公英

民族药方

1．乳腺炎 鲜蒲公英 20 g。水煎服，并将全草捣烂，加白酒炒热外敷患处。

2．疖疮 蒲公英 15 g，千里光 20 g。煎水去渣，将汁熬成糊状，直接涂患处。

3．肾炎 蒲公英、三颗针、红牛膝各 30 g。水煎服。

4．慢性胃炎，胃溃疡 蒲公英根 90 g，青藤香、白及、鸡蛋壳各 30 g。研细末，每次 3 g，开水吞服。

5．预防小儿麻疹后感染 蒲公英 15 g。煨水服。

6．高热 ①蒲公英 60 g，生石膏、鲜绿豆各 30 g。共研细末，用猪胆汁 40 ml 调成糊状，均匀地涂在纱布上，外敷大椎、曲池、合谷三穴，用胶布固定。每次敷 8 小时，每日 2 次，每日为度。②蒲公英、玄参各 6 ~ 12 g，葎草（干茎叶，不含根）15 ~ 30 g，柴胡 3 ~ 6 g。加水煎至 100 ~ 150 ml，分 2 次内服，每日 1 剂，3 剂为 1 个疗程。

7．上呼吸道感染 蒲公英、鱼腥草各 4000 g，葶苈子 1500 g，赤芍 500 g。用鱼腥草蒸馏提取芳香水 500 ml，药渣与剩余药同煎 2 次，煎液浓缩醇沉过滤，回收乙醇，稀释至 9500 ml，加入鱼腥草蒸馏液 500 ml，混匀，装入 100 ml 的盐水瓶中灭菌备用。采用直肠点滴，每次 100 ml，2 日 1 次。

8．腮腺炎 ①鲜蒲公英 30 g（或干品 20 g）。捣碎，加入 1 个鸡蛋清中搅匀，再加冰糖适量，共捣成糊剂，摊于纱布上，外敷耳前区及下颌角区的肿胀处，每日换药 1 次，一般 2 ~ 4 次即愈。②鲜蒲公英 30 ~ 60 g，白糖 30 g。加水 300 ~ 400 ml，煎煮后过滤取汁，早、晚服。③鲜蒲公英适量。捣烂外敷，每日 1 次。

9．急性扁桃体炎 蒲公英片或冲剂（每片 0.5 g，15 片相当于蒲公英干品 30 g；冲剂 1 袋 20 g，相当于蒲公英干品 120 g）。成人每次 15 片，冲剂每次 1/4 袋，每日 4 次，饭后服。或用蒲公英干品，每日 120 g，病重者每日 180 g。煎水分 4 次服。

10．小儿龟头炎 蒲公英根、苦菜根各 30 g（如鲜根可各用 60 g）。置锅内，加水 1 碗，煮沸后以干净白布蘸药液洗龟头发炎部位即可。

11．高脂血症 蒲公英、山楂、桑寄生、黄芪和五味子按 7 ∶ 3 ∶ 3 ∶ 3 ∶ 1 的比例制成片剂，每片含生药 0.35 g。

12．泌尿系感染 蒲公英 30 ~ 60 g，金银花、滑石各 20 ~ 30 g，甘草 6 g。加水 500 ~ 600 ml。煎成药液 300 ml，每日 1 剂；高热重症，口服 2 剂。10 日为 1 个疗程，一般服药 1 ~ 2 个疗程。并随证加减。

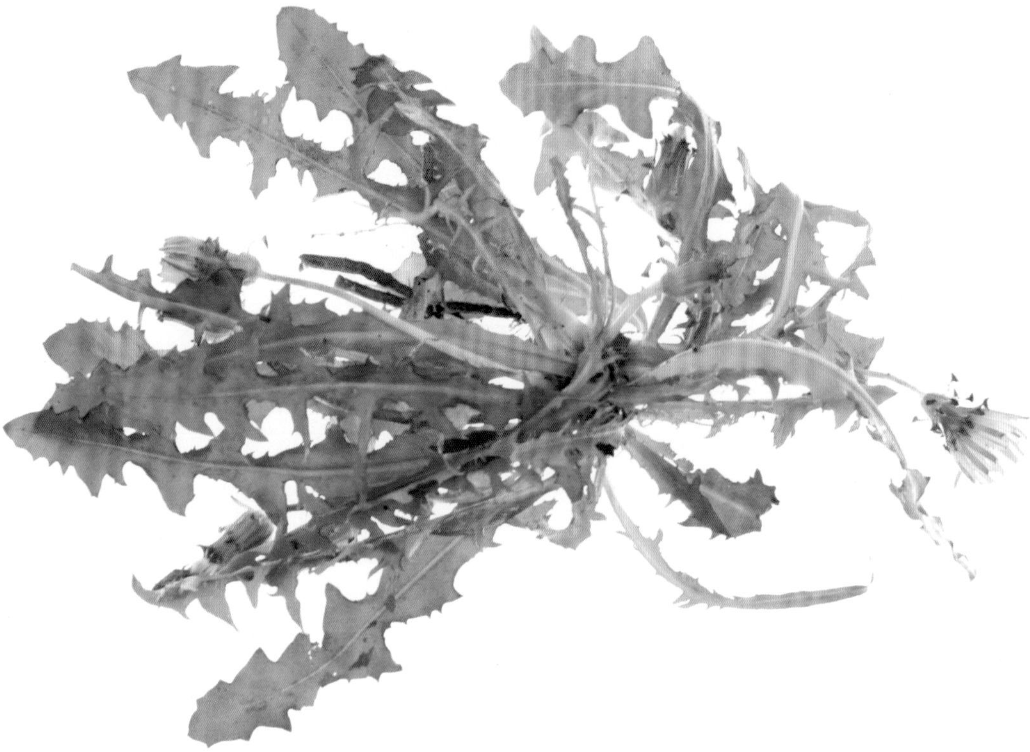

蒲公英药材

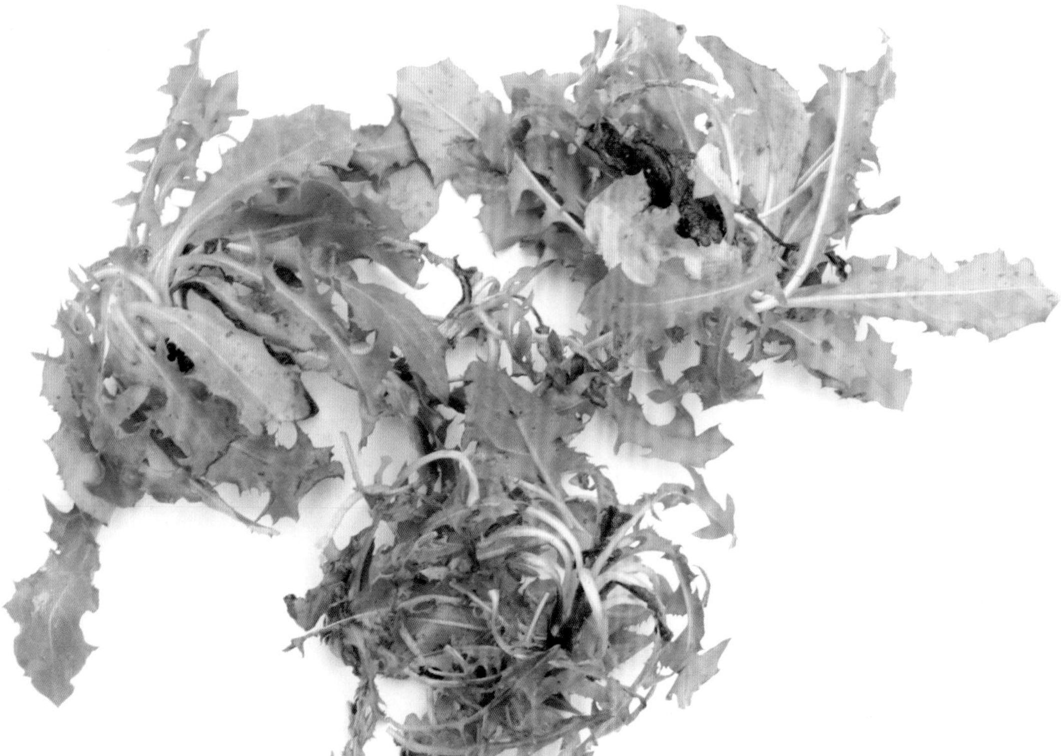

蒲公英药材

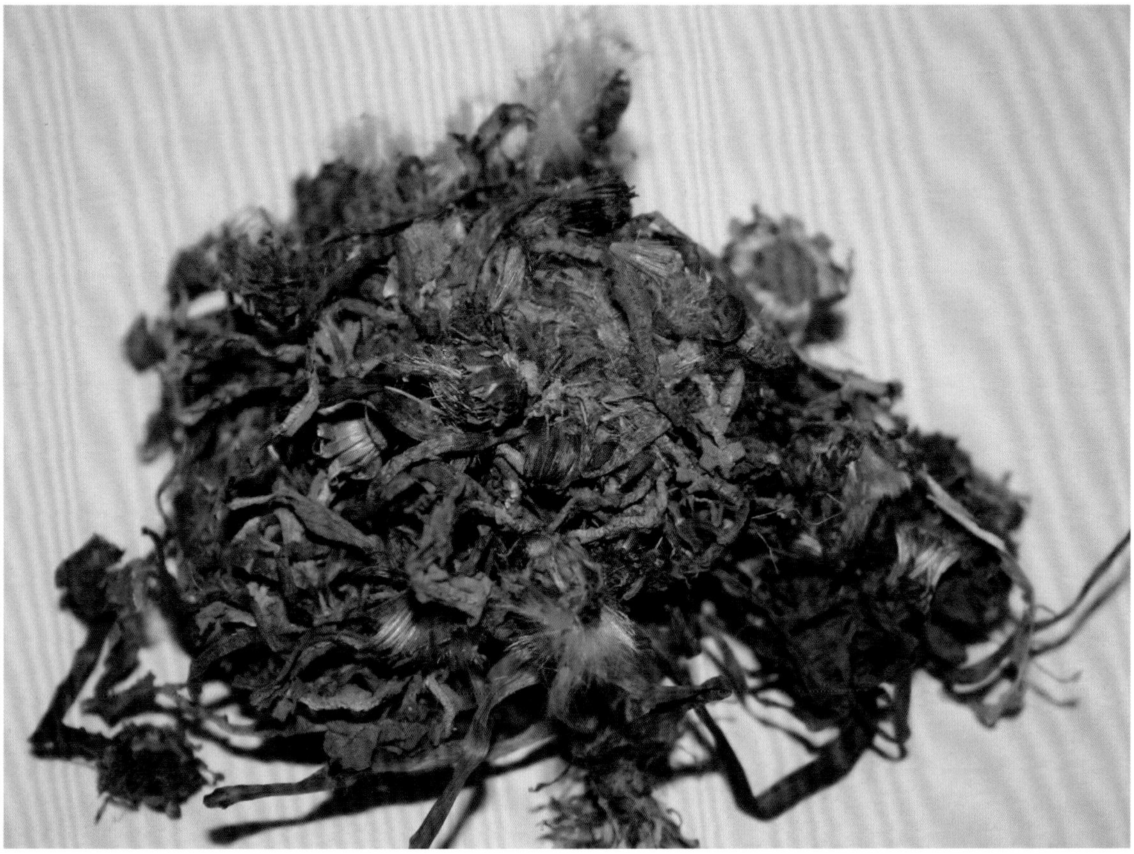

蒲公英饮片

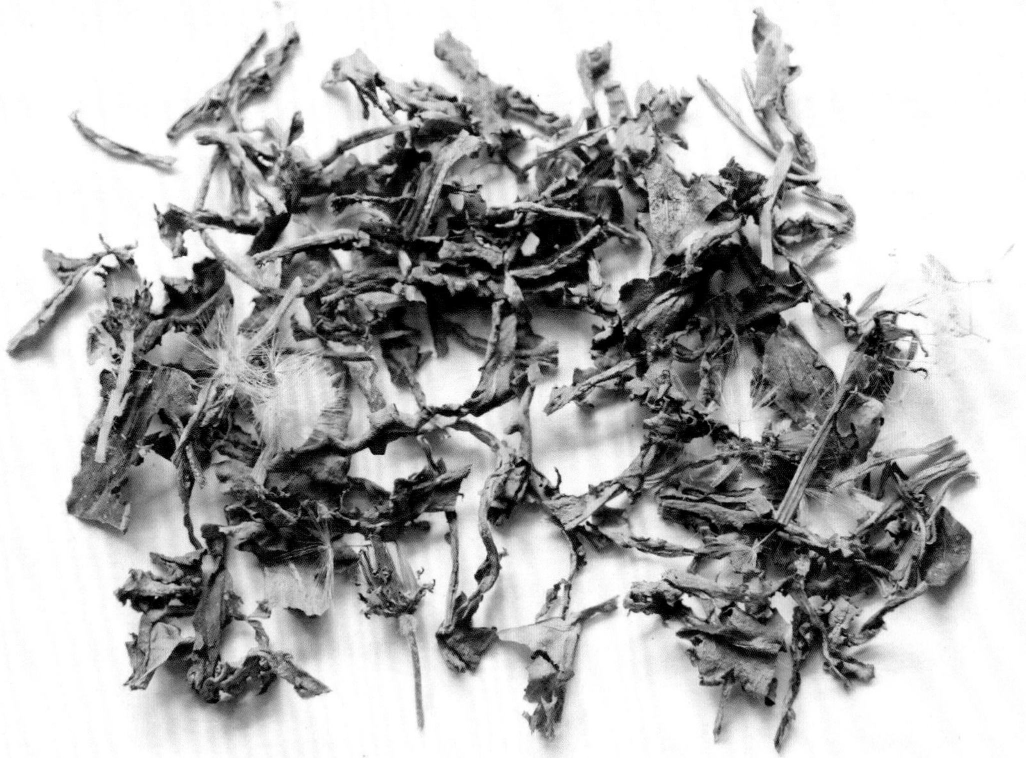

蒲公英饮片

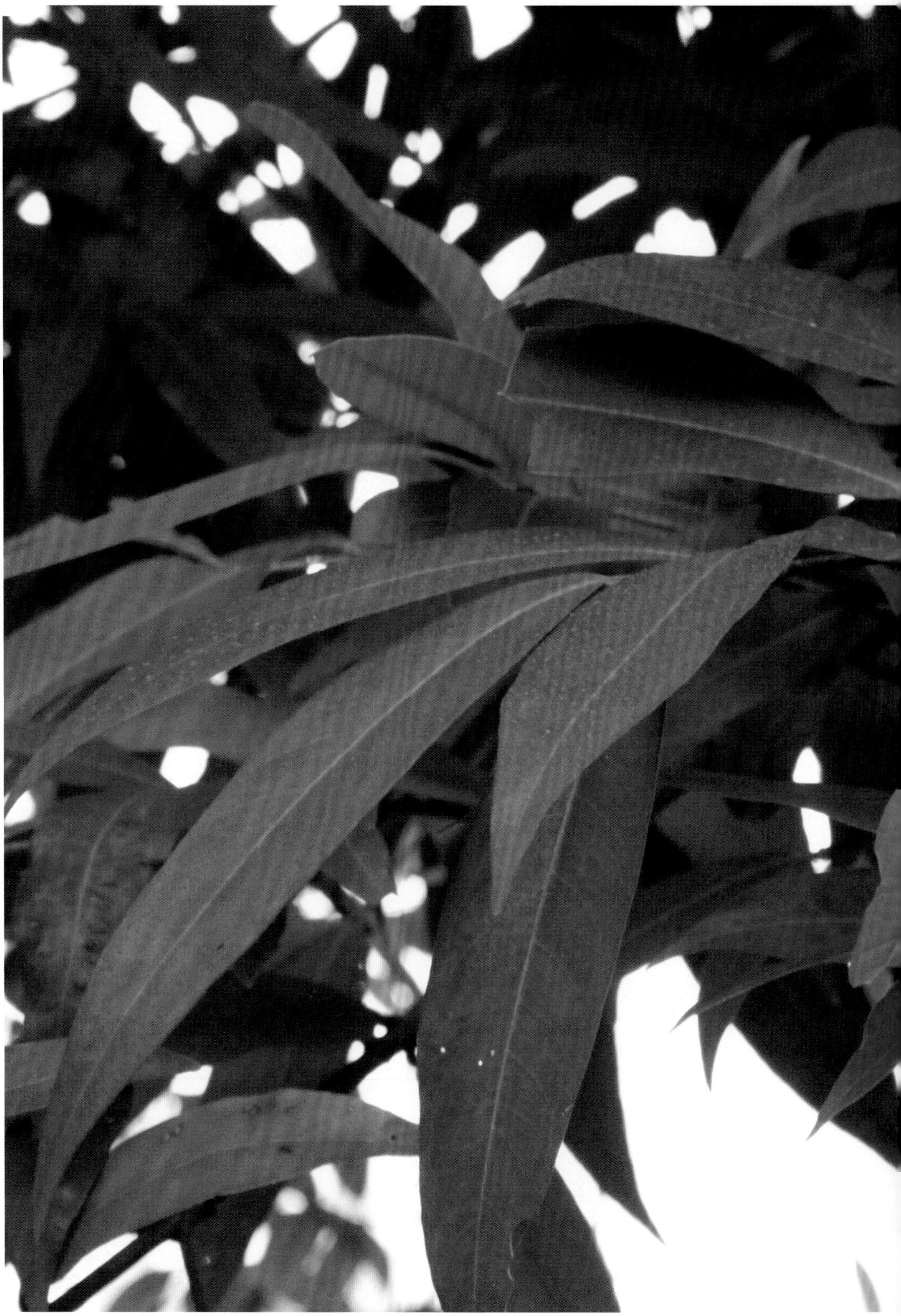

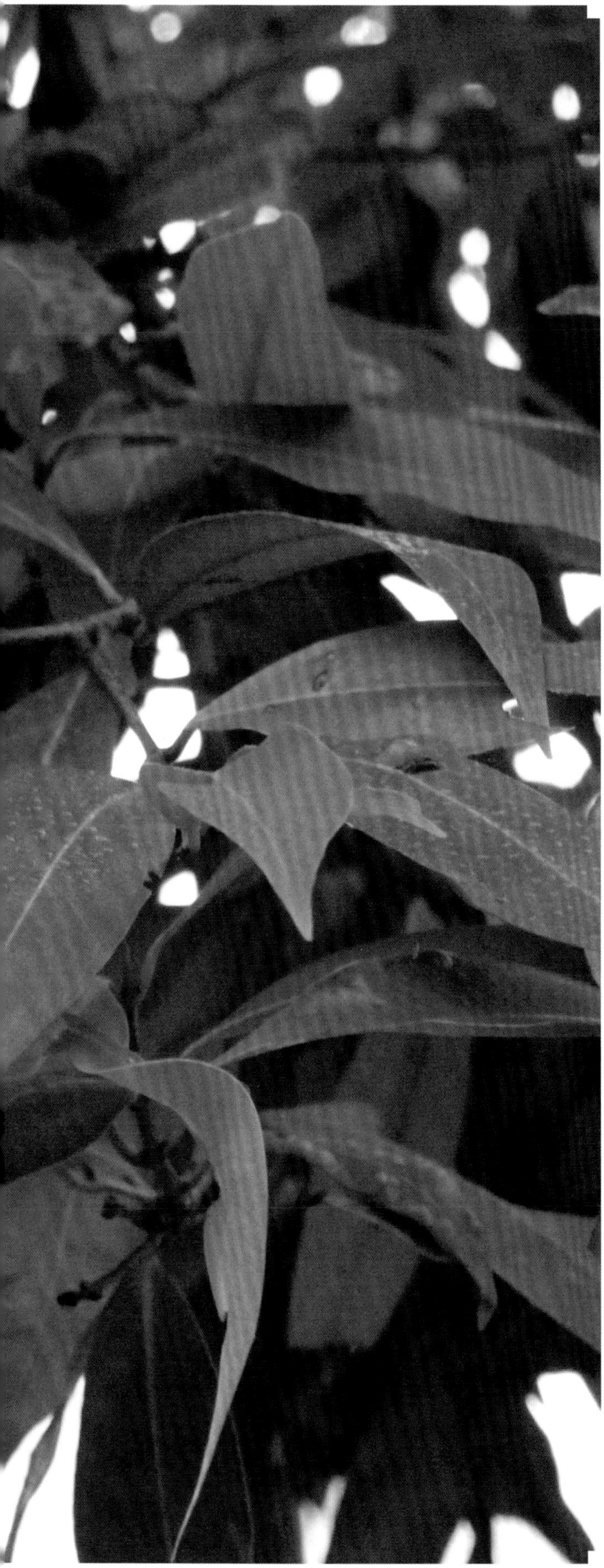

蒲桃

【藏 药 名】萨债。

【别　 名】佳债、杂母那、杂拉杂母、扭债。

【来　 源】本品为桃金娘科植物海南蒲桃 *Syzygium cumini*（L.）Skeels 的果实。

【性味归经】味甘、酸，性温。

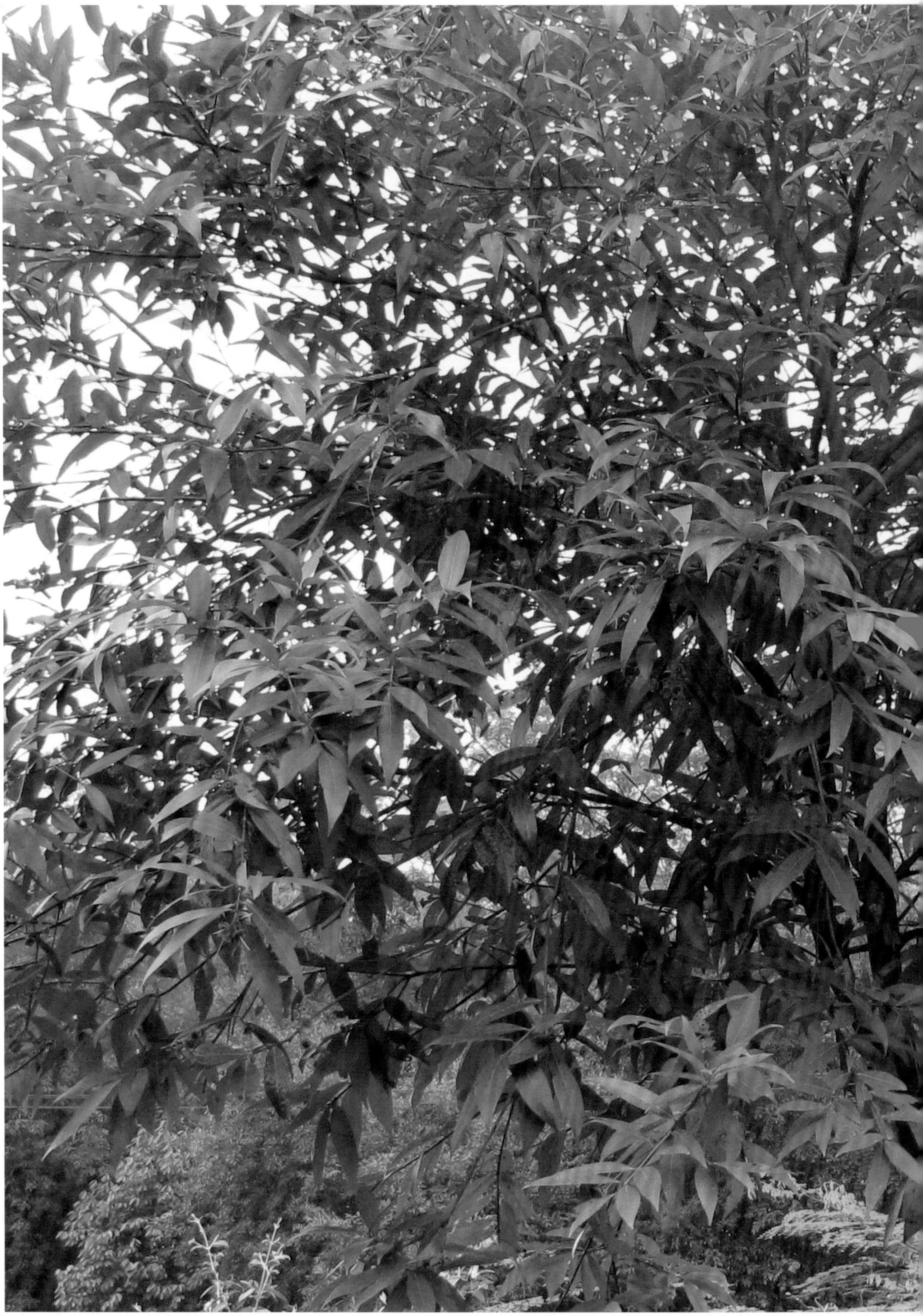

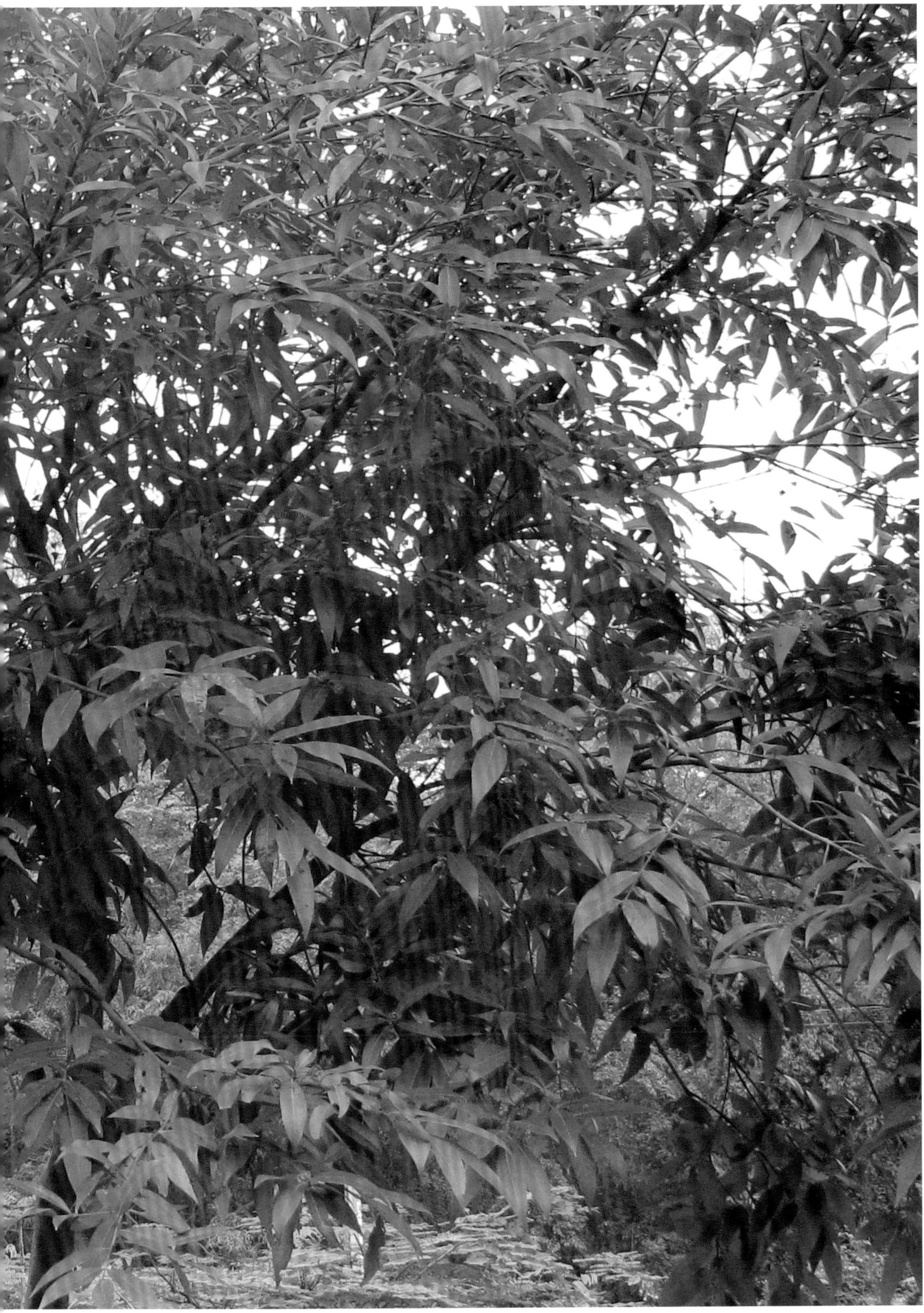

蒲桃

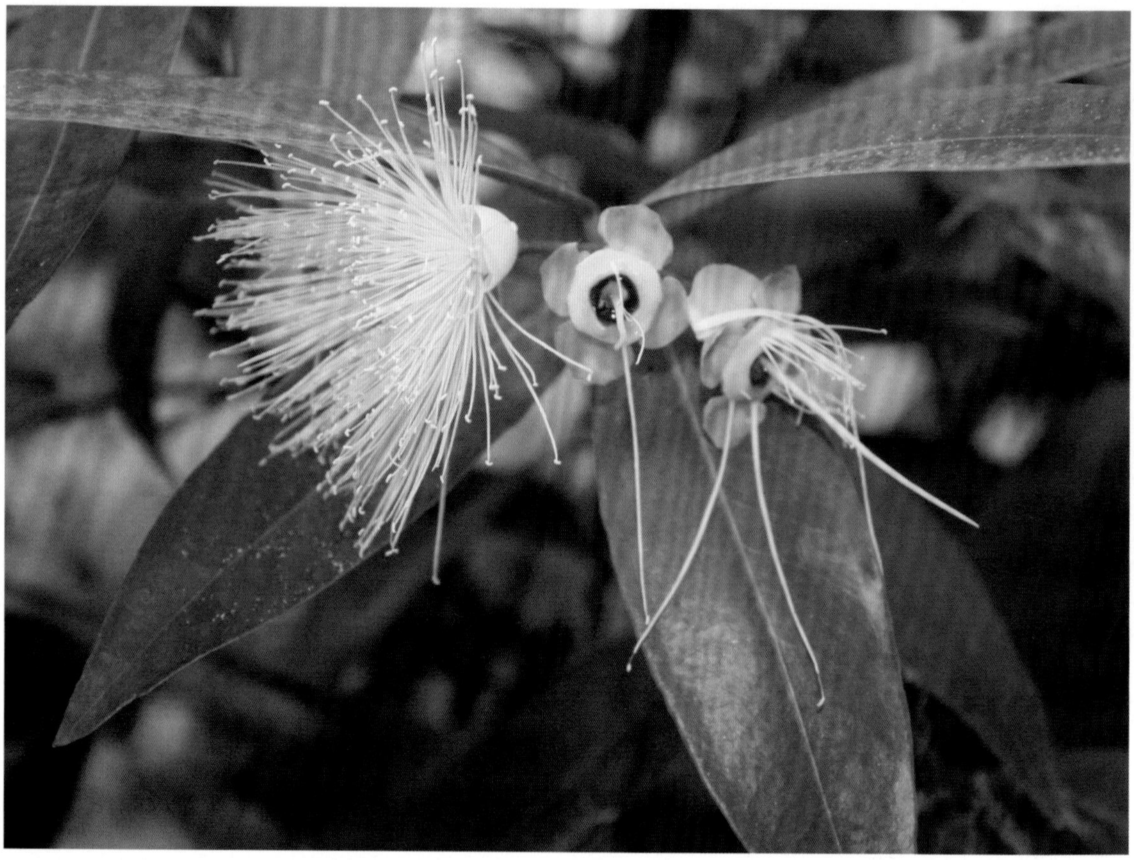

蒲桃

识别特征

乔木，高 6 ~ 15 m，小枝圆柱状或压扁。叶对生，革质，阔椭圆形至长圆状椭圆形，长 5 ~ 12 cm，宽 3 ~ 7 cm，先端钝或骤狭渐尖，基部楔形，全缘，具羽状脉，侧脉纤细，叶柄长 1.5 ~ 2.0 cm。聚伞花序通常腋生或有时顶生，长、宽均可达 11 cm，多花；花蕾倒卵形，长约 5 mm，苞片小，早落，花白色，芳香；萼筒陀螺状，长约 5 mm，先端截平或呈不明显的阔 4 齿裂；花瓣 4，分离，覆瓦状排列，直径 2.0 ~ 2.3 mm，瓣片圆形，雄蕊多数，分离，花丝 4 ~ 5 mm，花药丁字着生；子房下位，花柱线形，柱头极小。浆果斜长圆形或橄榄形至圆球形，紫红色至黑色，长 1 ~ 2 cm，宽 5 ~ 10 mm，种子 1 枚，坚硬。花期 2—3 月，果期 7—9 月。

生境分布

生长于海拔 1800 m 以下平地或山地、次生林等热带地区。分布于云南、福建、海南、广东、广西等省区。

采收加工

采集果实，除去杂质，洗净，晾干。

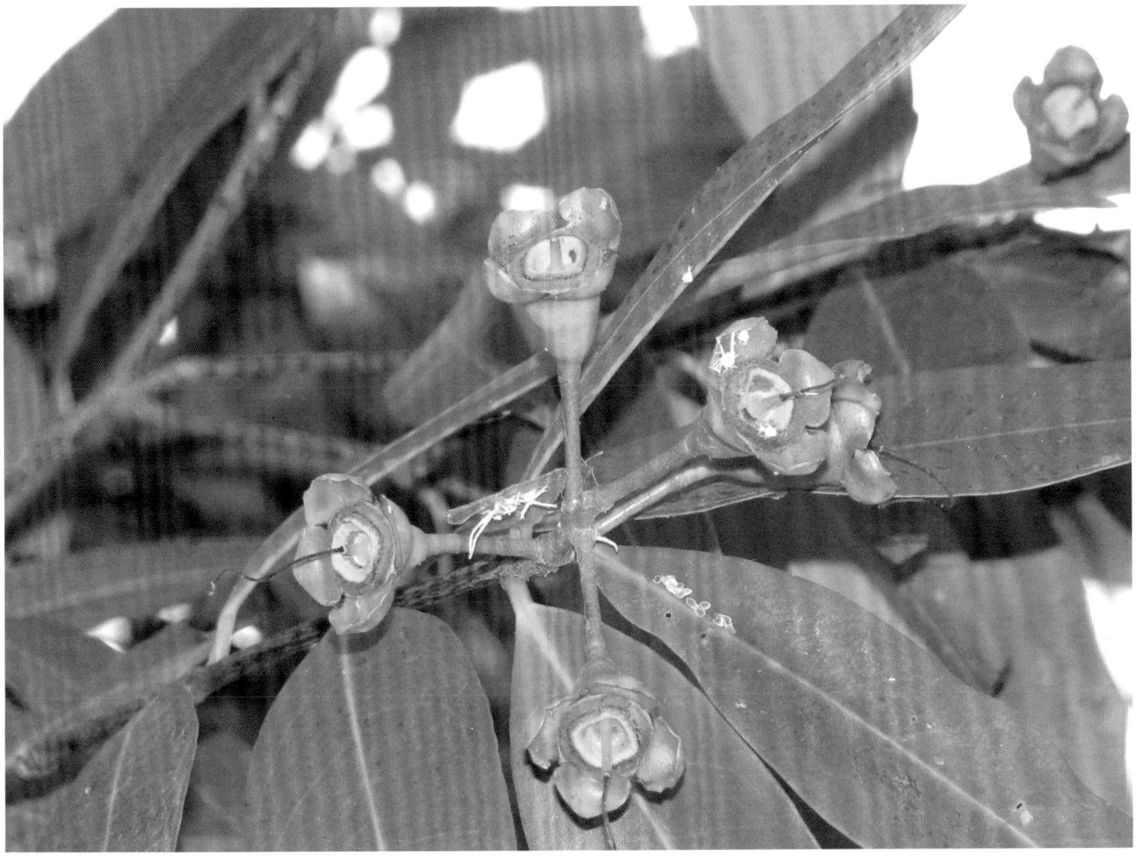

药材鉴别

果实呈圆形、斜矩圆形，长 1 ~ 2 cm，宽 0.5 ~ 1.0 cm。表面棕褐色至黑色，外果皮皱缩成网状纹，有时外果皮脱落，表面较光滑，内果皮淡黄棕色，顶端带有宿萼，似瓶口状，中心可见一干枯的花柱，种子 1 枚，黄褐色，坚硬。气清香，味淡。

功效主治

温肾祛寒。主治肾病及“三邪”病、淋浊等。

用法用量

内服：研末，3 ~ 6 g；或入丸、散。

民族药方

1．水肿 蒲桃、光明盐、碎金石各 10 g，豆蔻 30 g，螃蟹 15 g，麝香 2.5 g。同捣为细粉，过筛，混匀制散，口服，每次 3 g，每日 2 ~ 3 次。

2．肾病 蒲桃、五灵脂、大托叶云实、芒果核、刀豆各 20 g，豆蔻 25 g，槟榔 50 g，麝香 5 g。研细过筛，再用五灵脂的溶液来制水泛丸，口服，每次 2.5 g，每日 2 次。

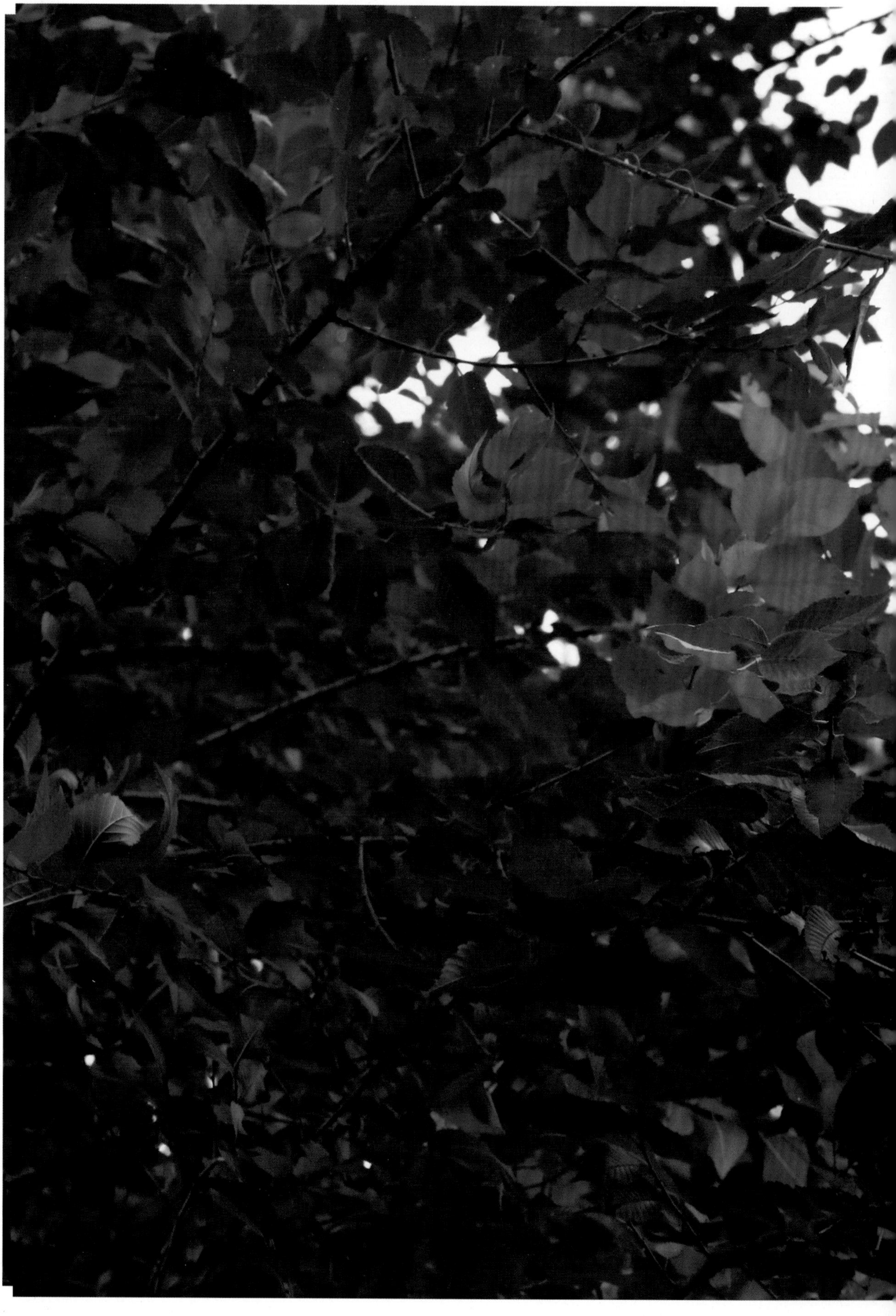

榆树

【藏 药 名】榆保。

【别　　名】布子、朱出其、榆皮、加尔子。

【来　　源】本品为榆科植物榆树 *Ulmus pumila* L. 的树皮或根皮的韧皮部。

【性味归经】甘，平。归胃、大肠、小肠经。

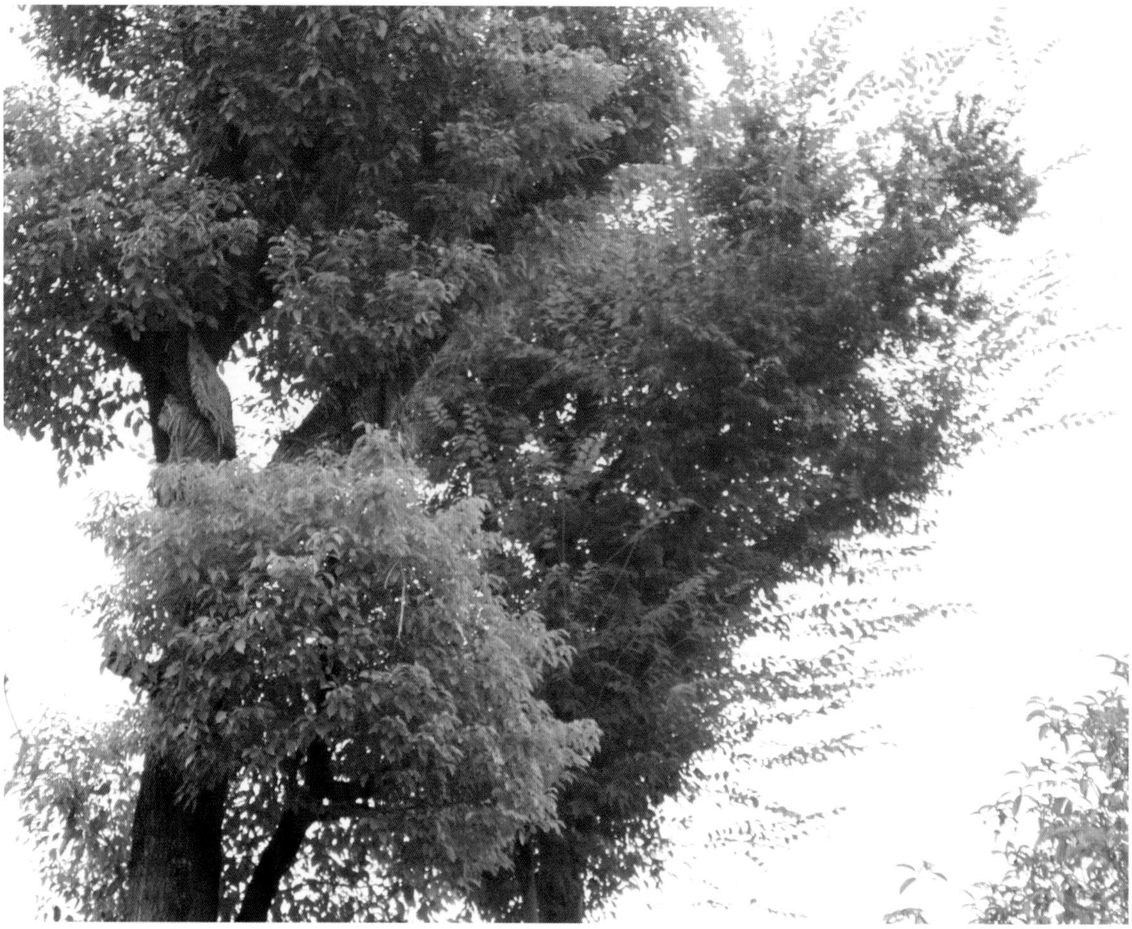
榆树

识别特征

落叶乔木，树干端直，高达 20 m。树皮暗灰褐色，粗糙，有纵沟裂；小枝柔软，有毛，浅灰黄色。叶互生，纸质；叶柄长 2 ~ 10 m，有毛；托叶早落；叶片倒卵形、椭圆状卵形或椭圆状披针形，长 2 ~ 8 cm，宽 1.2 ~ 2.5 cm，先端锐尖或渐尖，基部圆形或楔形，上面暗绿色，无毛，下面幼时有短毛，老时仅脉腋有毛，边缘具单锯齿；侧脉明显，9 ~ 18 对。花先叶开放，簇生成聚伞花序，生于去年枝的叶腋；花被针形，4 ~ 5 裂；雄蕊与花被同数，花药紫色；子房扁平，1 室，花柱 2。翅果近圆形或倒卵形，长 1.0 ~ 1.5 cm，宽 0.8 ~ 1.2 cm，光滑，先端有缺口，种子位于翅果中央，与缺口相接；果柄长约 2 mm。花期 3—4 月，果期 4—6 月。

生境分布

生长于河堤、田埂和路边；山麓、沙地上也有生长。全国大部分地区均有栽培。

采收加工

8—9 月取老枝条，立即剥取内皮晒干，切段。

药材鉴别

本品呈板片状或浅槽状，长短不一，厚 3 ~ 7 mm。外表面浅黄白色或灰白色，较平坦，皮孔横生，嫩皮较明显，有不规则的纵向浅裂纹，偶有残存的灰褐色粗灰；内表面黄棕色，具细密的纵棱纹。质柔韧，纤维性。气微，味稍淡，有黏性。

功效主治

利水，通淋，消肿。本品甘淡性平，利尿通淋。

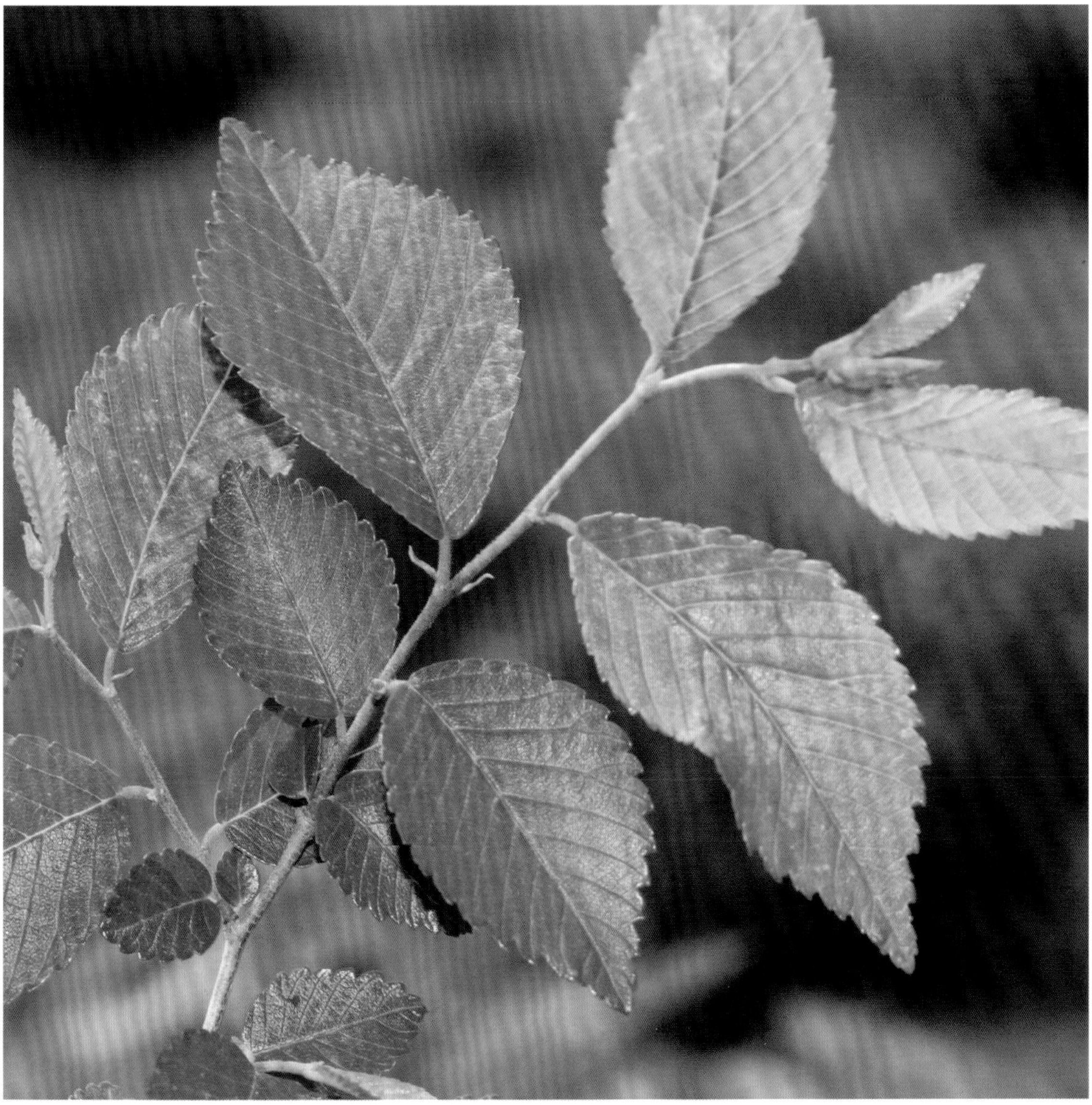

榆树

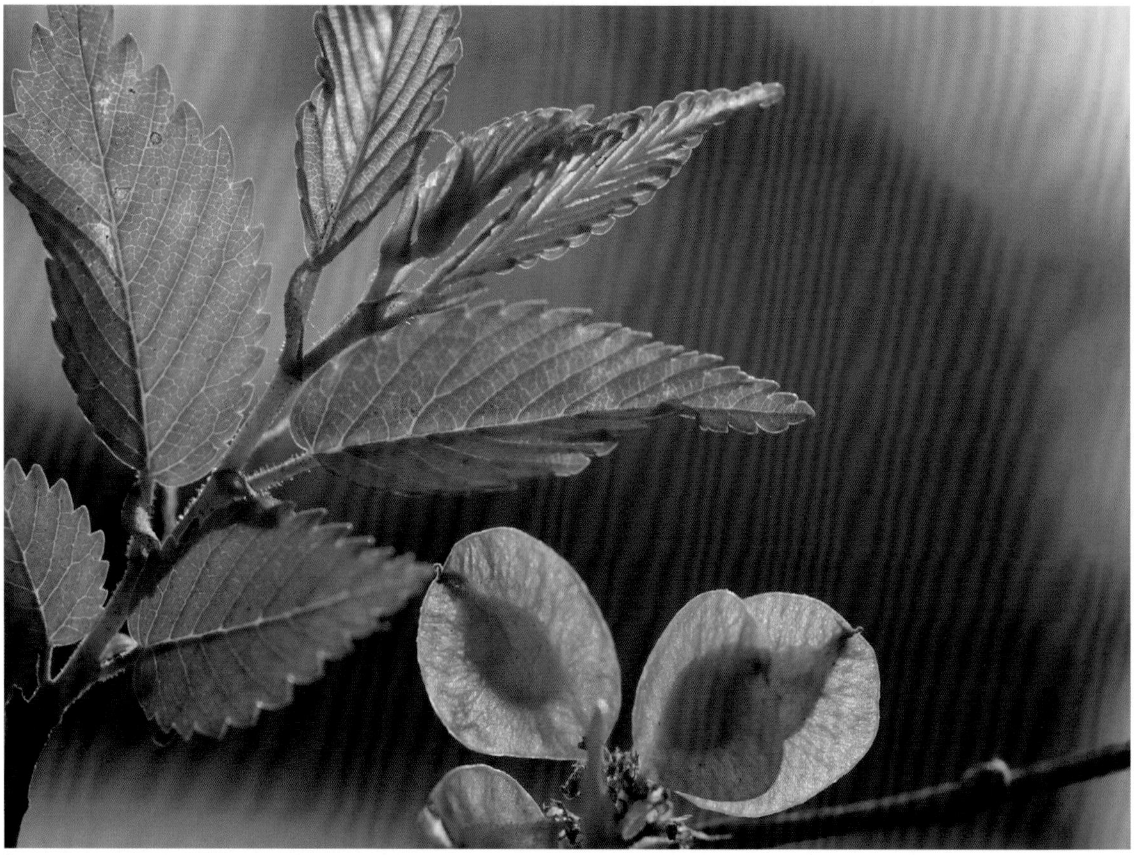

榆树

用法用量

内服：4.5 ~ 9.0 g，煎服。外用：煎洗，研末调敷。

民族药方

1．外伤性出血 榆树韧皮适量。放在 75%乙醇溶液中浸泡 7 日，取出阴干，研细末外用。

2．火灼烂疮 榆白皮适量。熟捣涂封。

3．烧、烫伤 榆树皮、大黄、酸枣树皮各 10 g。用 75%乙醇溶液浸泡 48 小时过滤，取滤液。用时清洁创面，用喷雾法向患部喷洒。

4．小儿白秃疮 榆白皮适量。捣细末，醋和涂敷。

5．病愈后失眠 榆白皮、酸枣仁各 20 g。水煎取药汁，温服，每日 1 剂。

使用注意

脾胃虚寒者慎用。

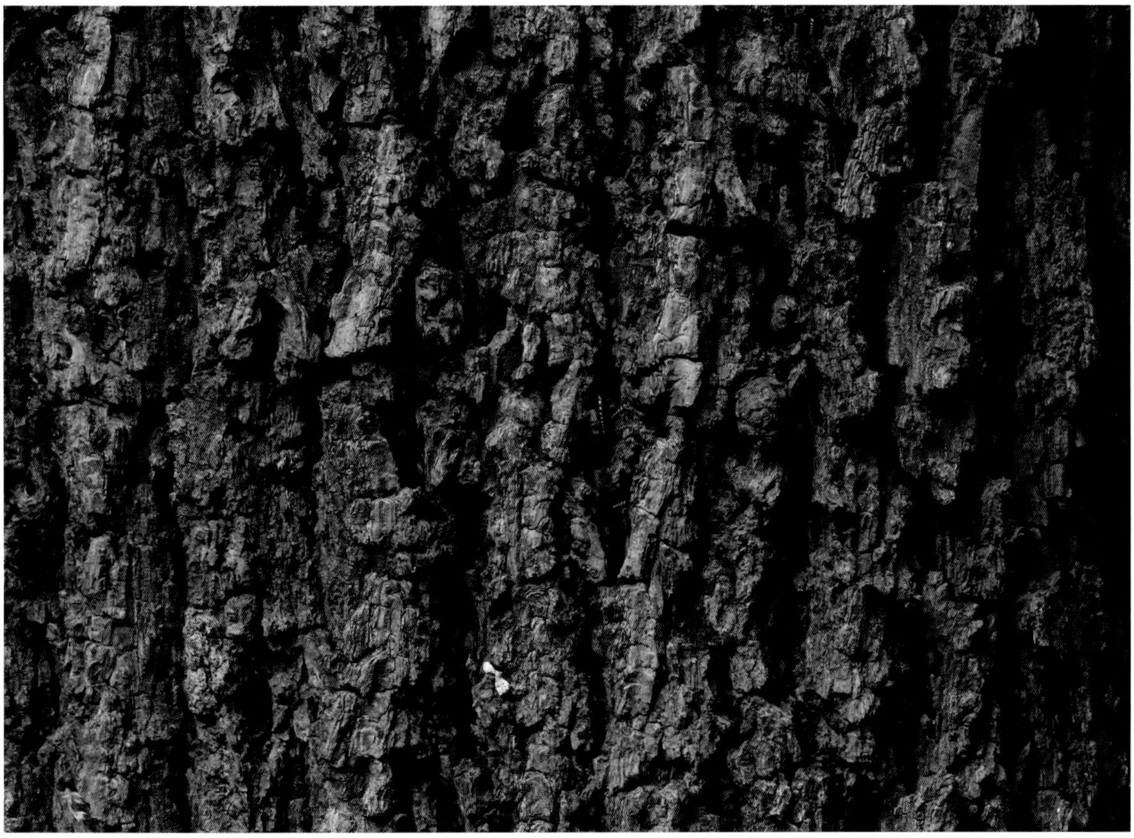

榆树

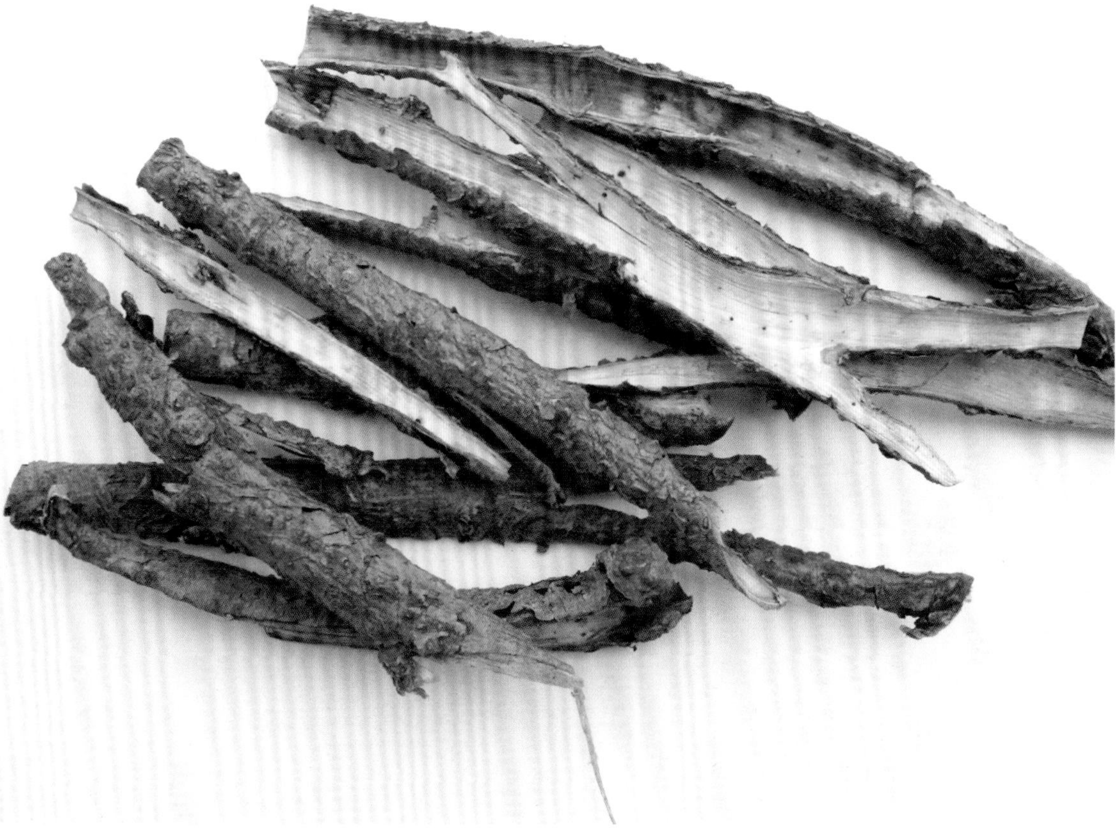

榆树皮药材

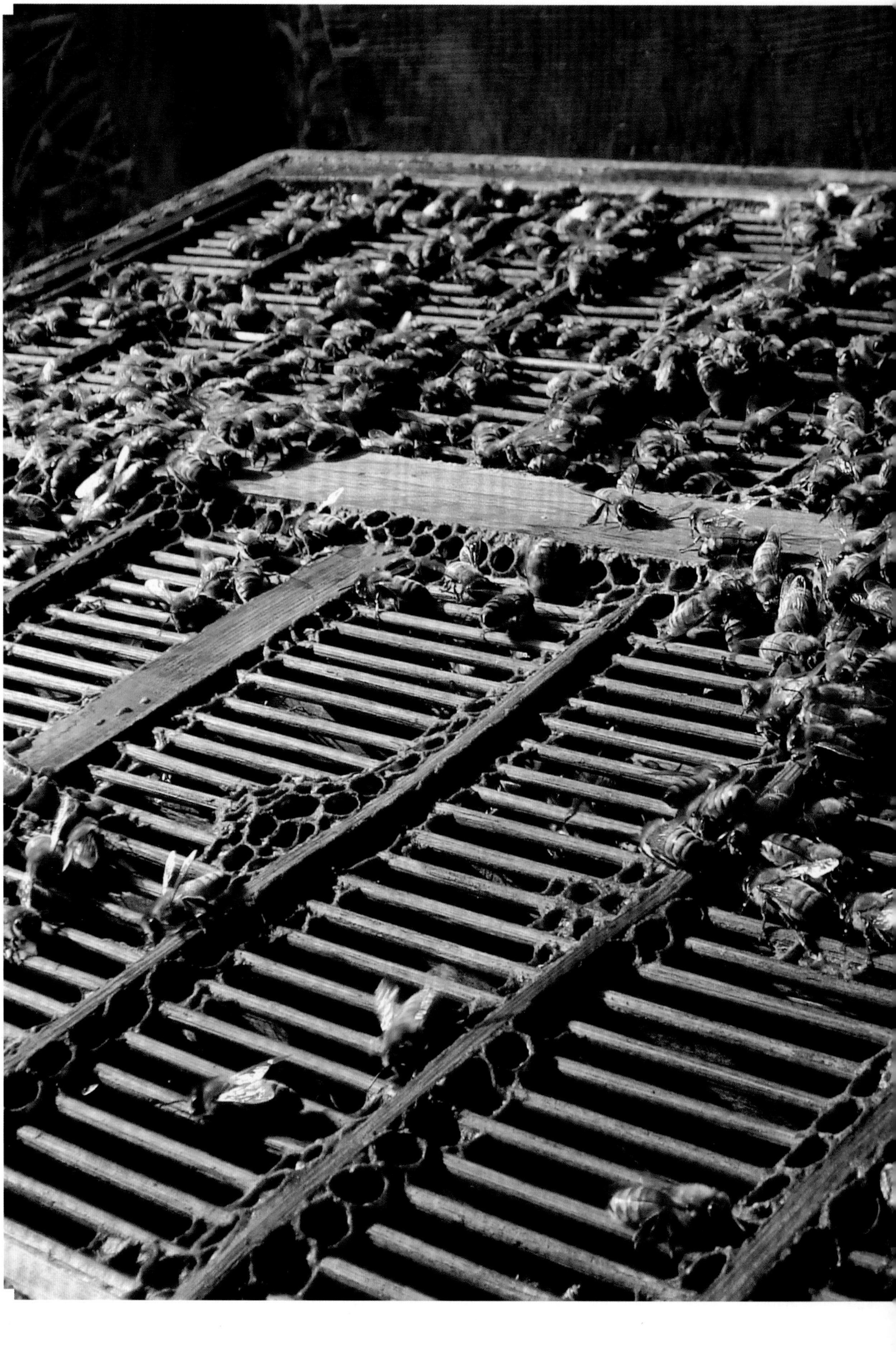

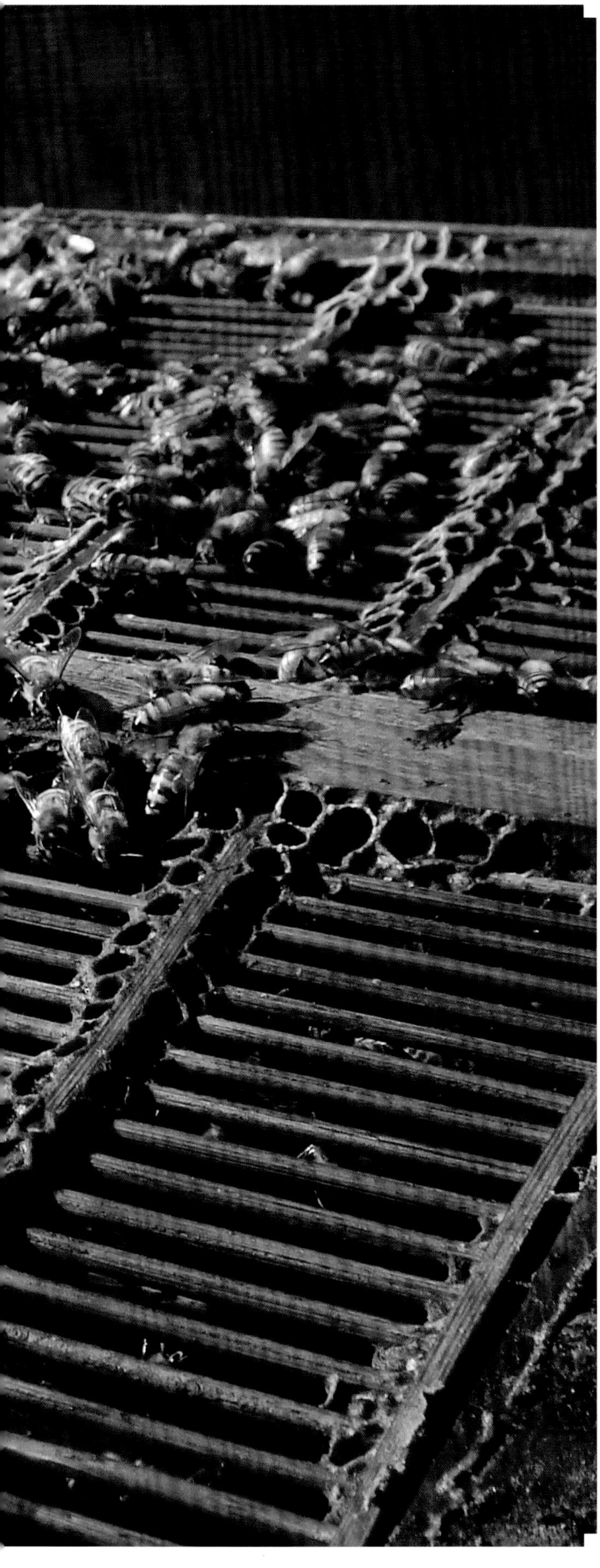

蜂蜜

【**藏药名**】章孜。

【**别　名**】卓章、美朵剧、巴玛热、章嘎、差母来穷瓦。

【**来　源**】本品为蜜蜂科昆虫中华蜜蜂 *Apis cerana* Fabricius 等所酿的蜜糖。

【**性味归经**】蜂蜜味极甘，消化后味甘。性热，效糙、锐。

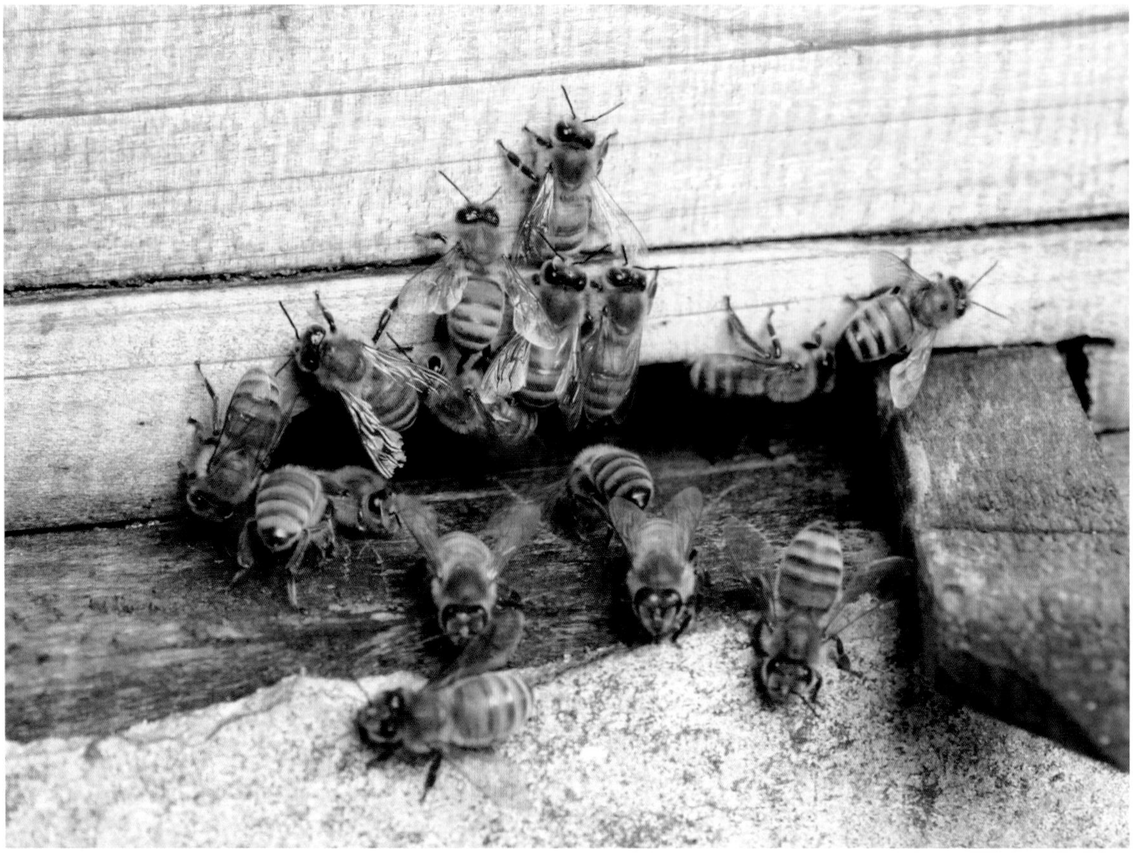

中华蜜蜂

识别特征

体形中等，体长 13 mm 左右。头部前端略小，触角膝状。后足胫节呈三角形，扁平。颜面、触角鞭节和中胸黑色，足和腹部节 3 ~ 4 节红色，腹部节 5 ~ 6 节色较暗；各节均具黑环带，体被浅黄色毛。

生境分布

产于全国各地，大多为人工饲养。

采收加工

将蜜置于锅内，加等量的水，加温搅拌，待蜜溶解后去水，放置片刻，趁温过滤，除去杂质，再加热蒸发水分，即纯品。

药材鉴别

本品为半透明，带光泽，浓稠的液体，白色至淡黄色或橘黄色至黄褐色，放久或遇冷渐有白色颗粒状结晶析出。气芳香，味极甜。

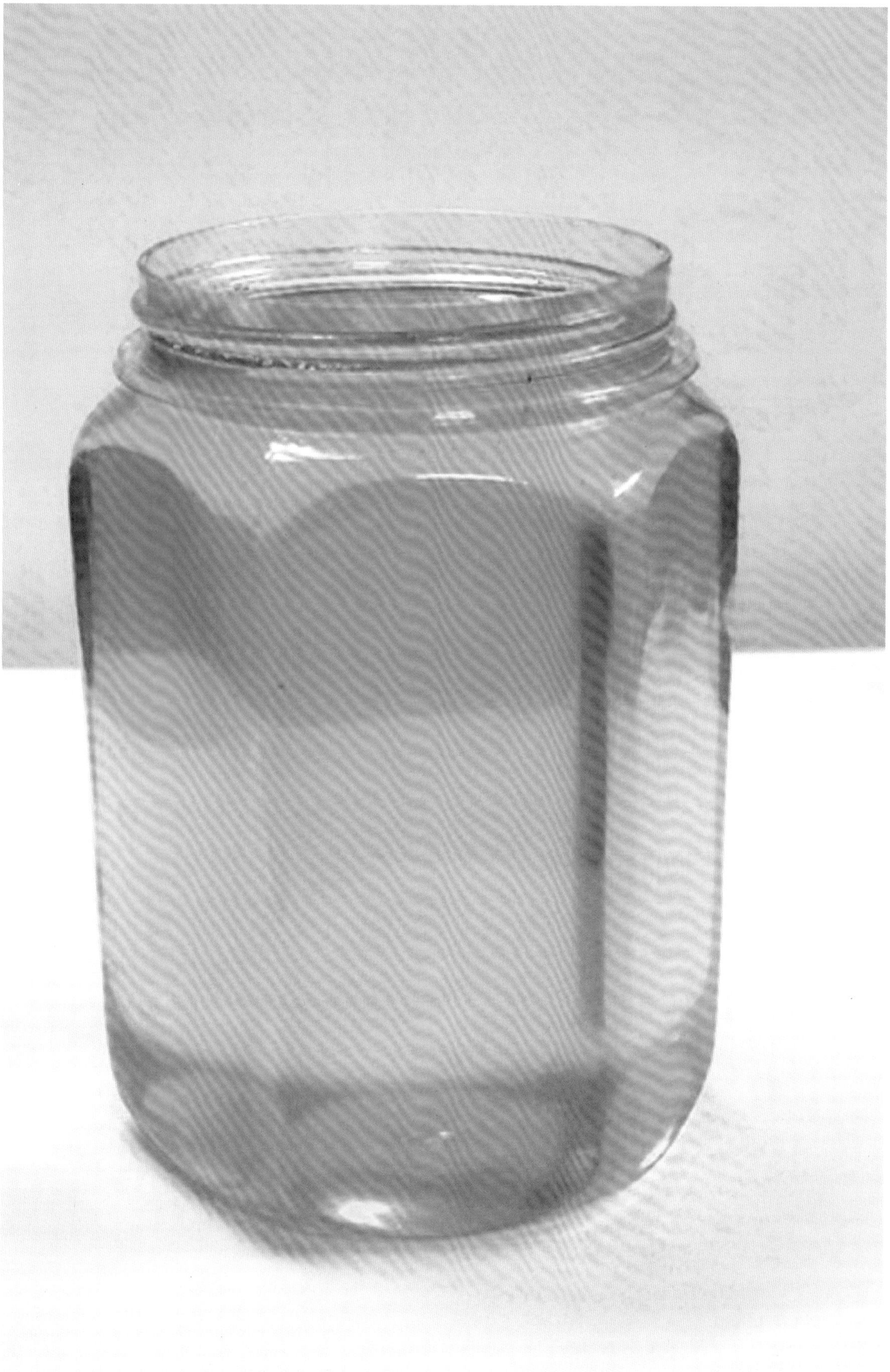

蜂蜜

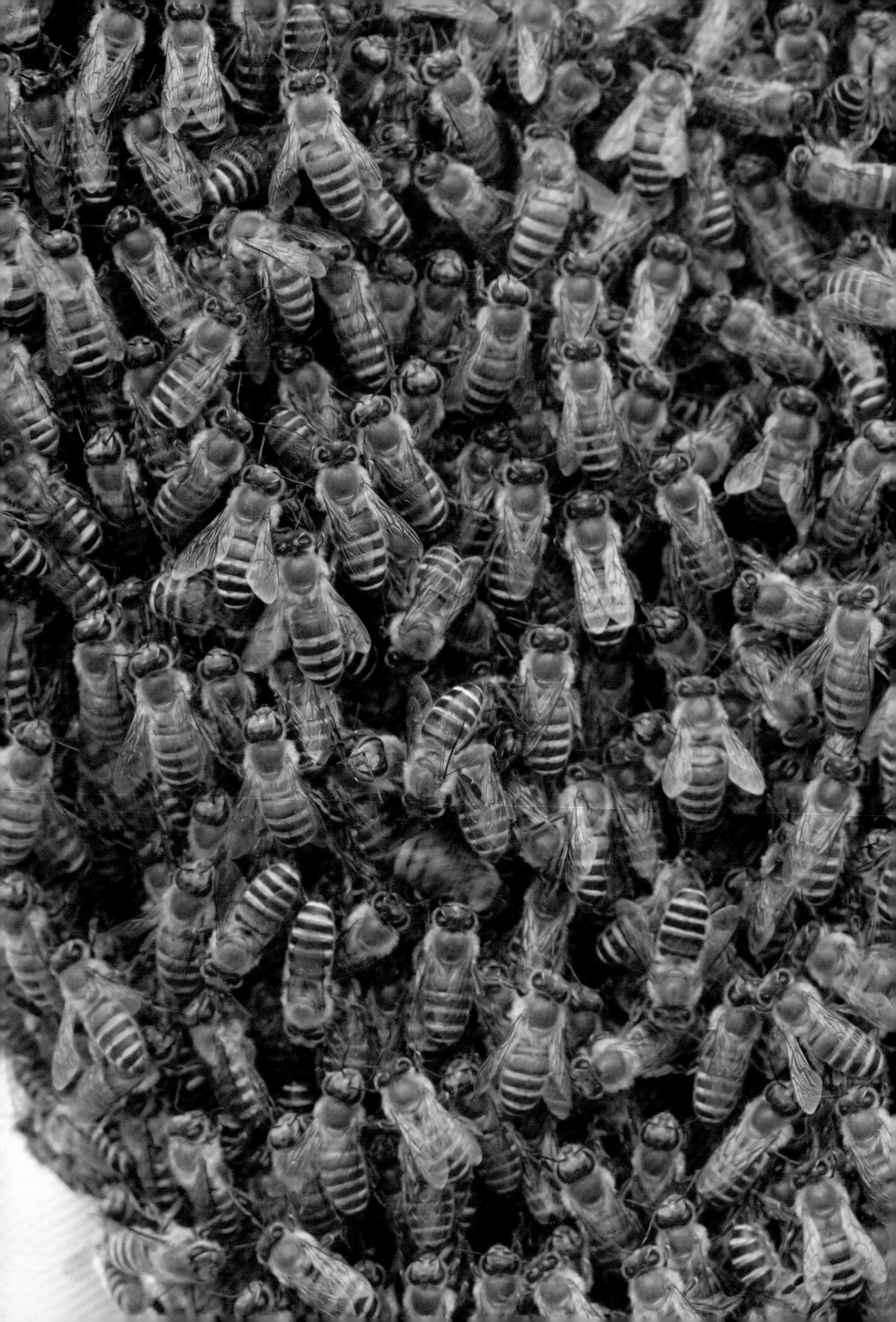

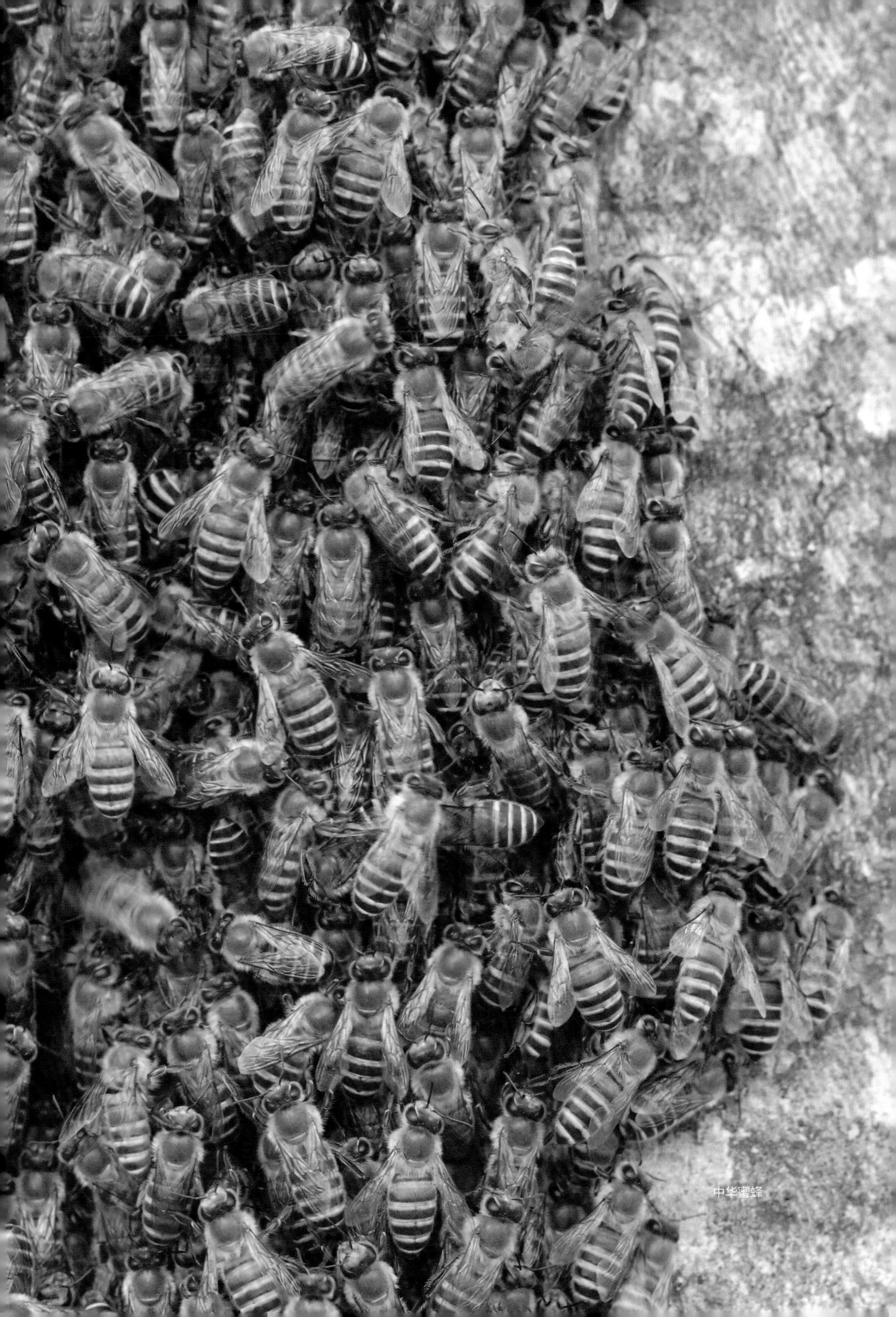

中华蜜蜂

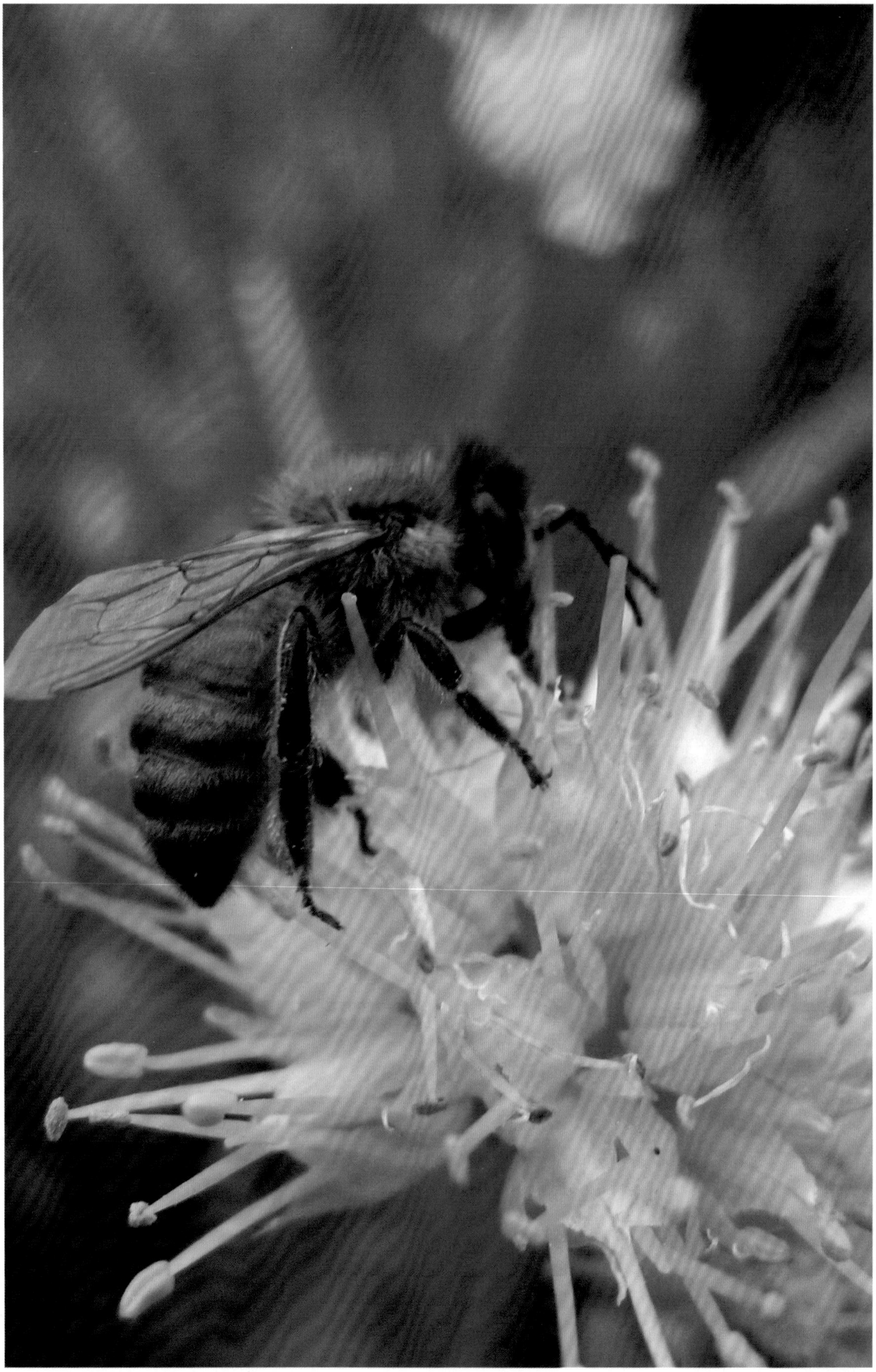

中华蜜蜂

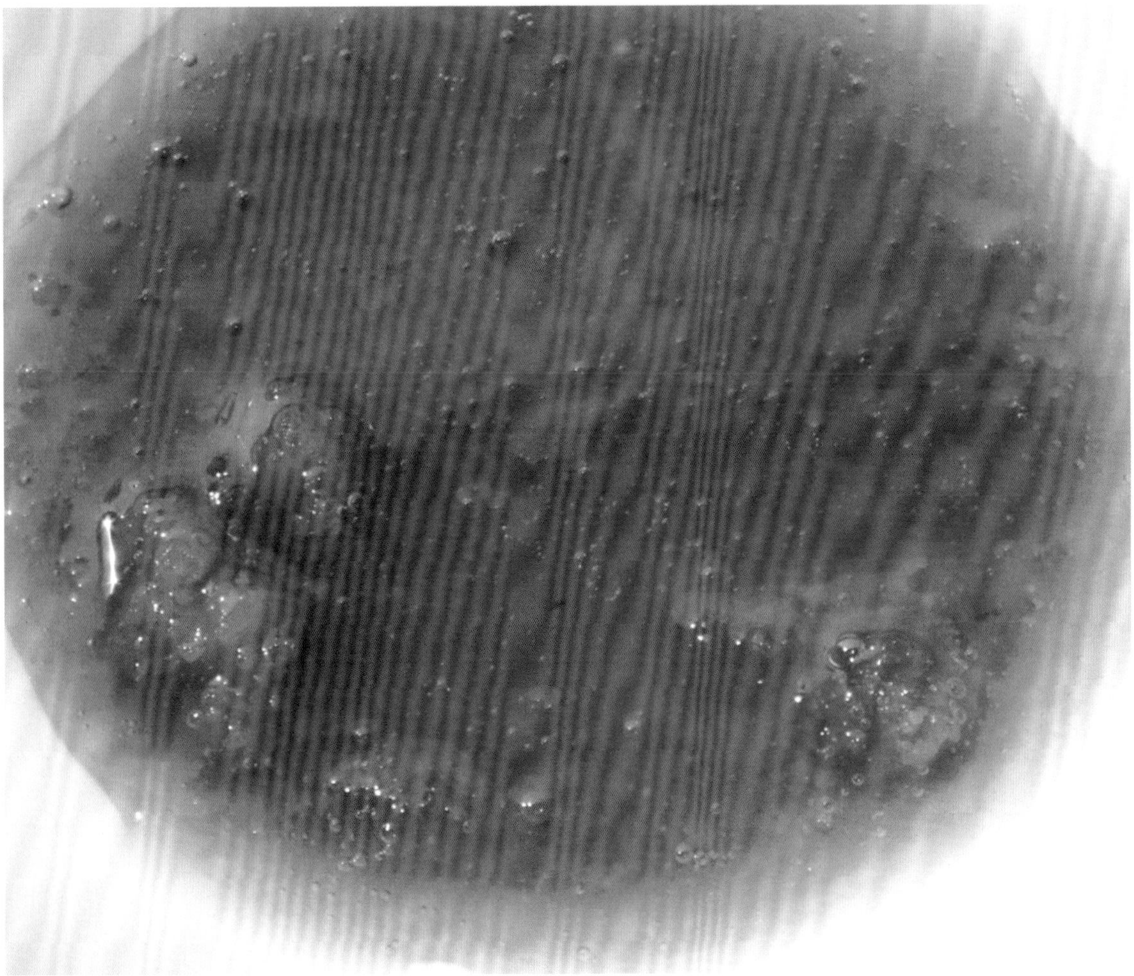

蜂蜜

功效主治

补虚，润燥，止痛，解毒。主治干咳无痰，肠燥便结；外治口疮，疮疡及中毒症。

用法用量

内服：调服 5 ~ 30 g。外用：适量，涂敷。

民族药方

1．“培根”病，二合症及三合症　蜂蜜、翼首草、岩精各 5 g，诃子 1.9 g，藏木香 6 g，寒水石 10 g。共研成细粉，过筛，早、晚各服 3 g。

2．肾寒，尿频，遗精　六味小檗皮散：蜂蜜、香附子各 30 g，小檗皮 50 g，蒺藜 45 g，苍耳、西藏猫乳各 35 g。共研碎成细粉，过筛，内服，每次 3 g，每日 2 次。

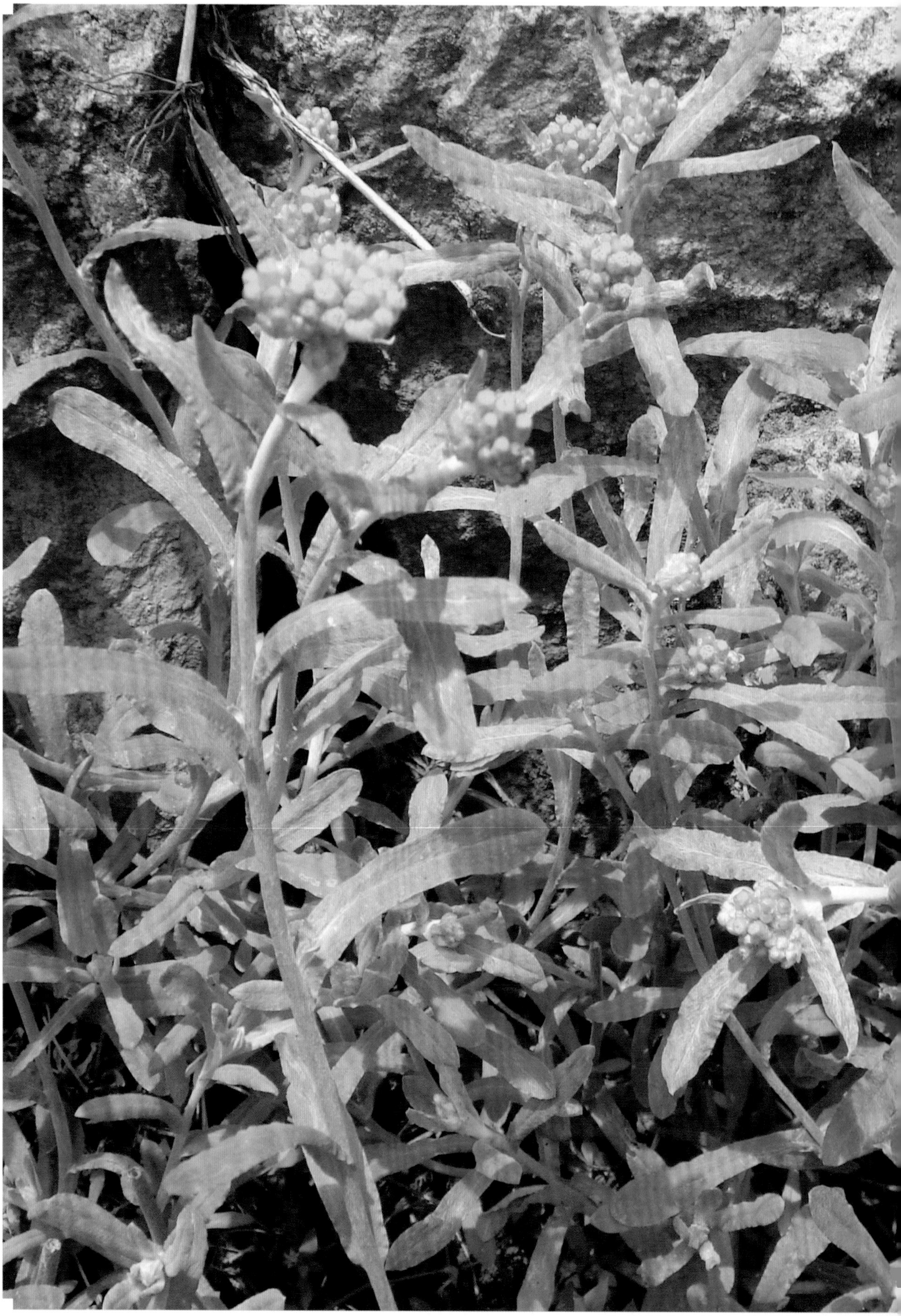

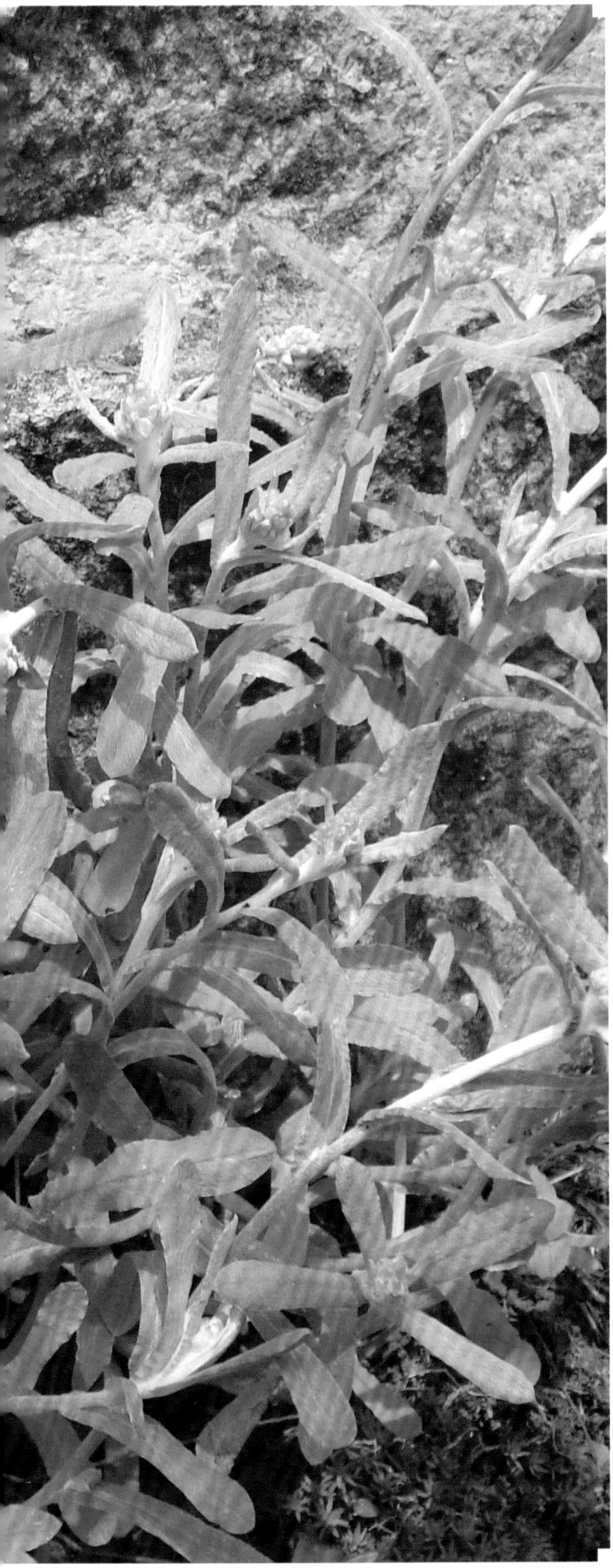

鼠曲草

【藏药名】干得巴渣。

【别　名】赤行布、赤桑布、农丹干得巴渣。

【来　源】本品为菊科植物鼠曲草 *Gnaphalium affine* D. Don. 的地上部分。

【性味归经】味甘而辛，消化后味甘，性温，效糙。

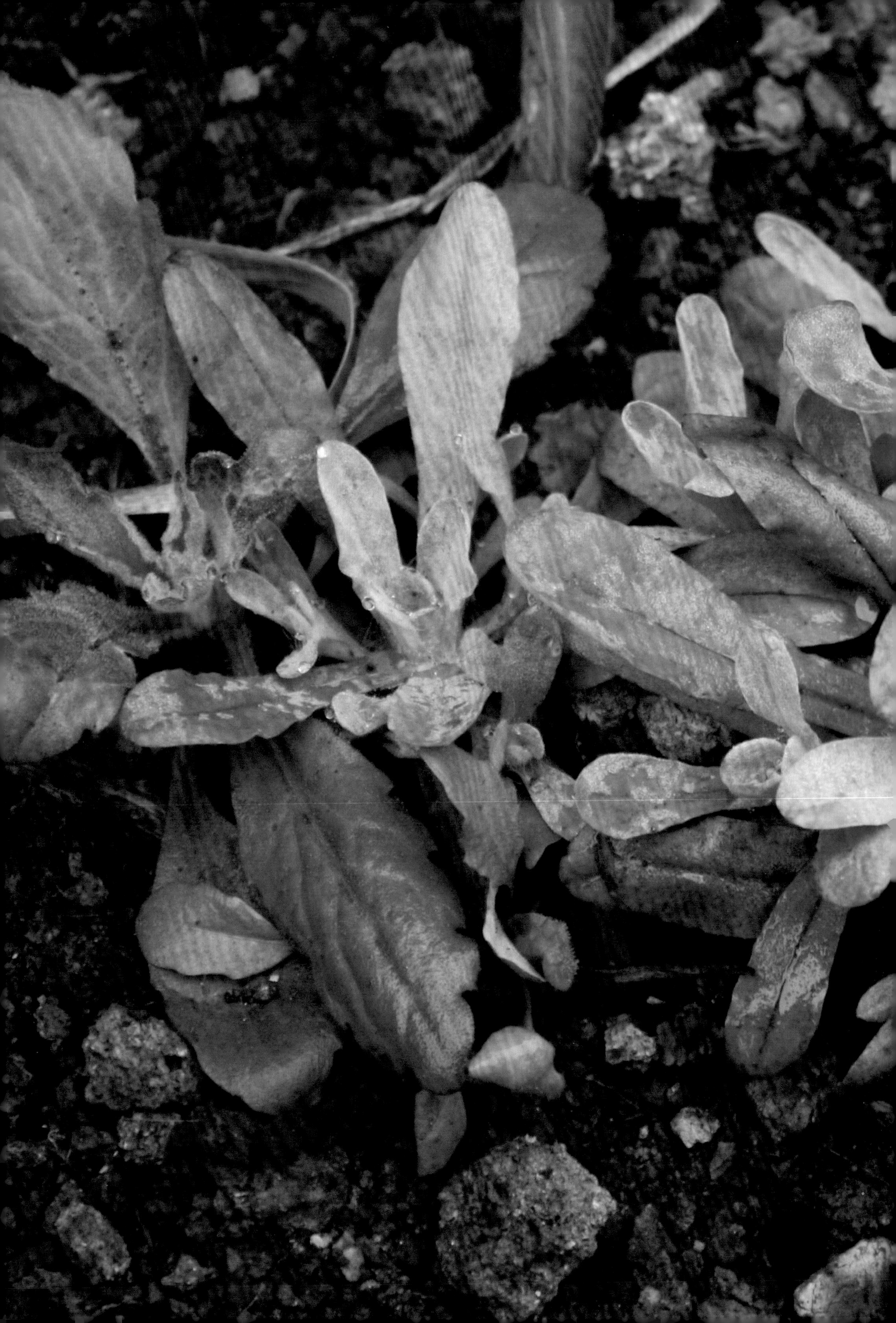

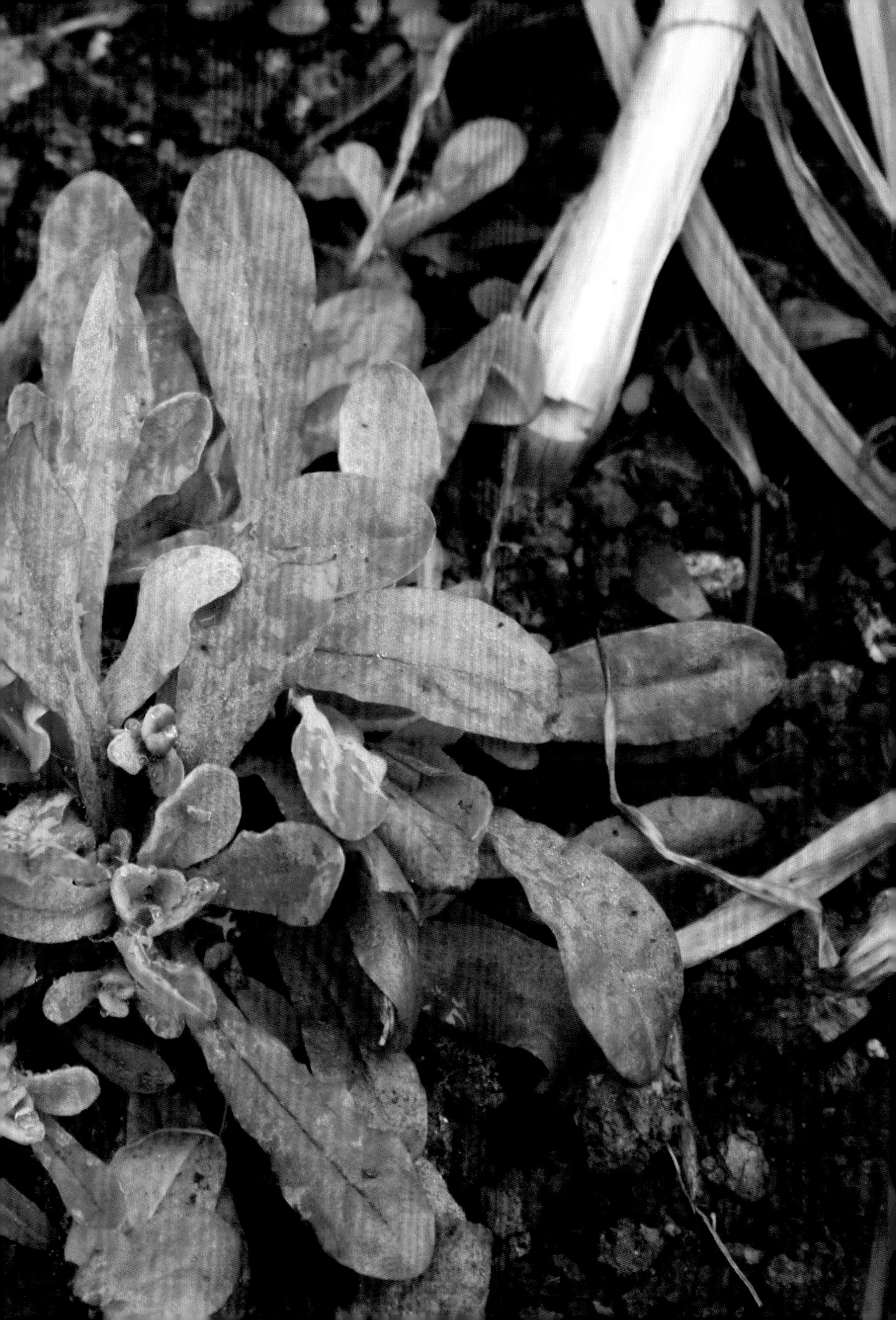

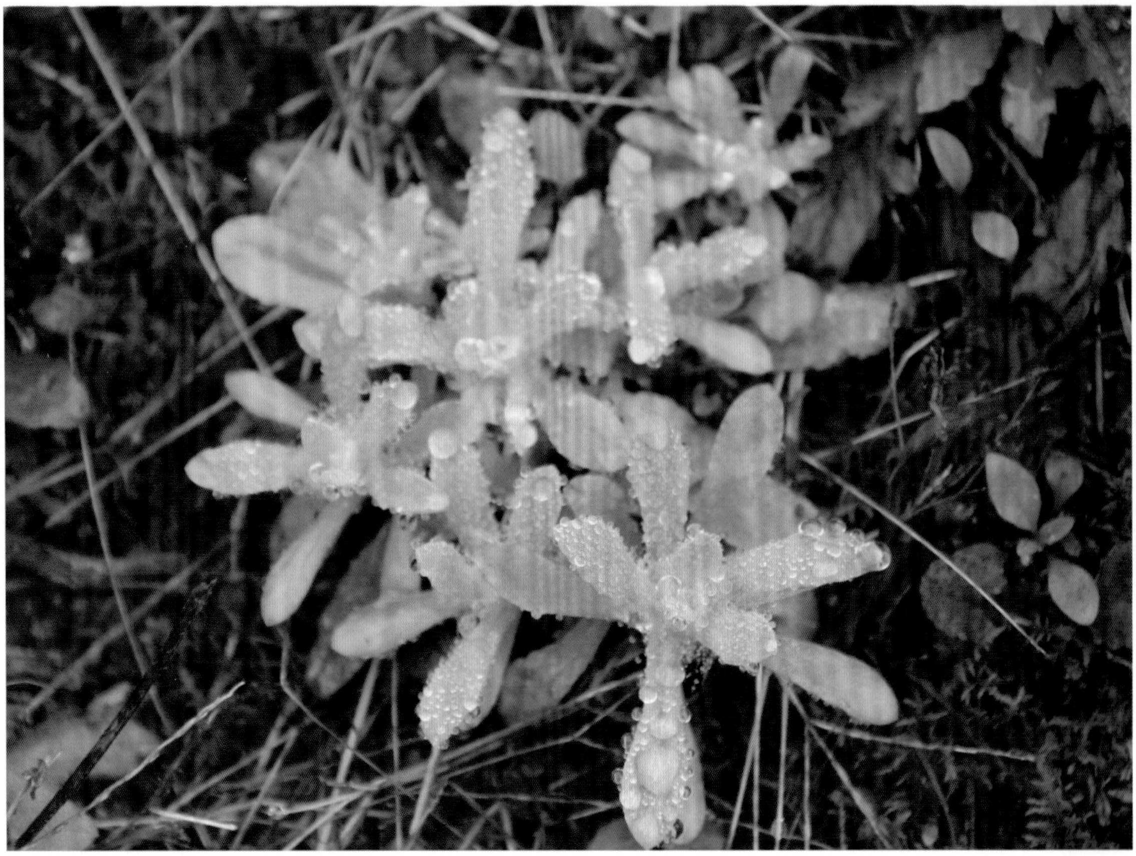

鼠曲草

识别特征

一年生草本，高 10 ~ 40 cm。茎直立或斜升，不分枝，密被白色绵毛，基部叶花期枯萎，下部和中部叶匙形或倒披针形，长 5 ~ 7 cm，宽 1.1 ~ 1.4 cm，先端钝，具小尖头，基部渐狭，稍下延，两面被灰白色的绵毛。头状花序小，直径 2 ~ 3 mm，多数，在茎端密集成伞房花序，总苞钟形，总苞片 2 ~ 3 层，膜质，金黄色或绿黄色，有光泽，外层倒卵形或倒卵状匙形，内层长匙形，长 2.5 ~ 3.0 mm，小花长约 3 mm，雌花花冠丝状，顶端 3 裂；两性花管状，较少顶端 5 裂。瘦果长圆状倒卵形，有乳头状突起，冠毛 1 层，污白色，基部联合成 2 束，易脱落。花期 7—8 月，果期 9—10 月。

生境分布

生长于田边、路旁、山坡草丛中。分布于西藏大部分地区以及青海、甘肃、云南等省区。

采收加工

7—8 月花期采全草，除尽杂质，晒干，备用。

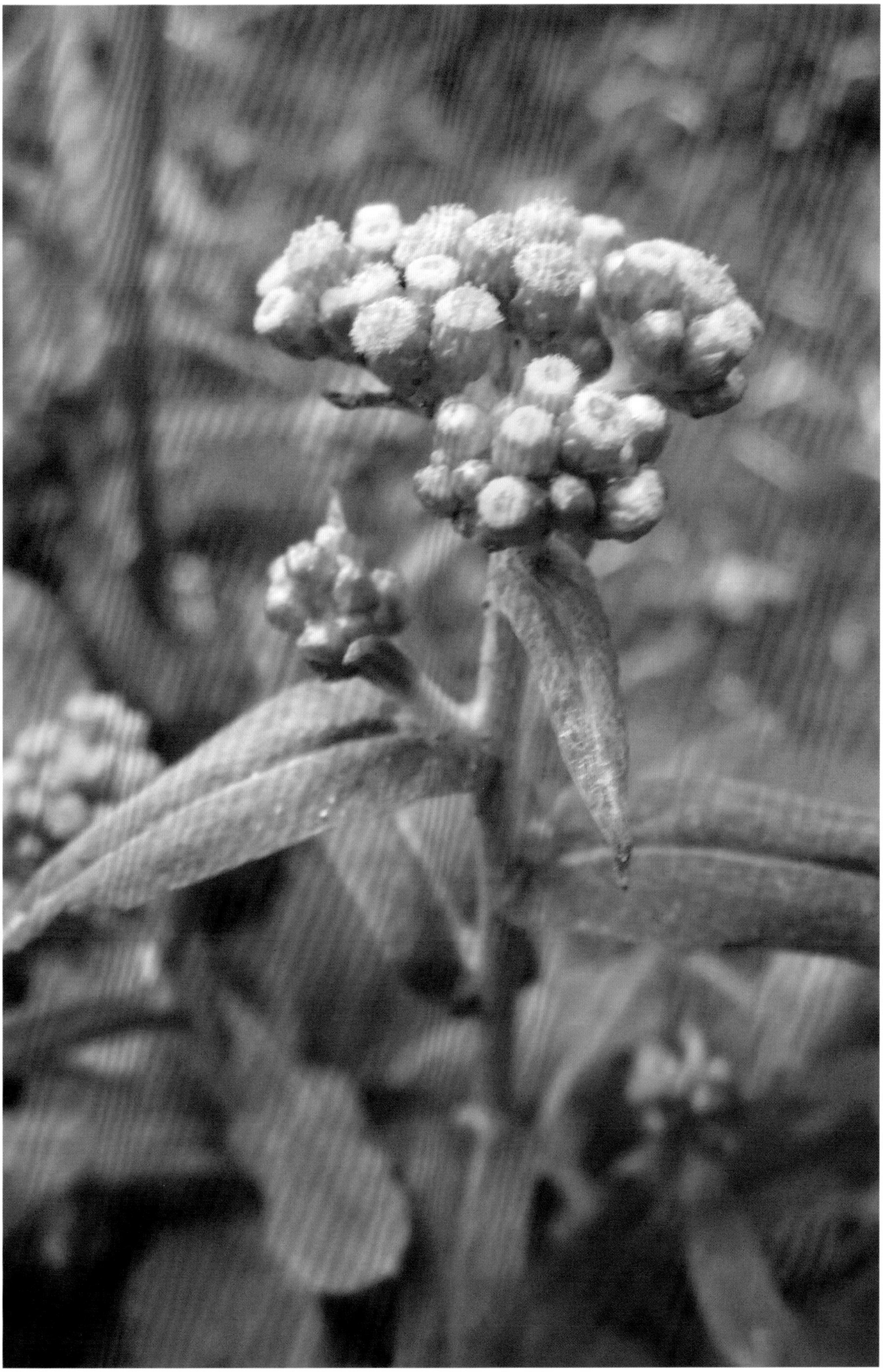

鼠曲草

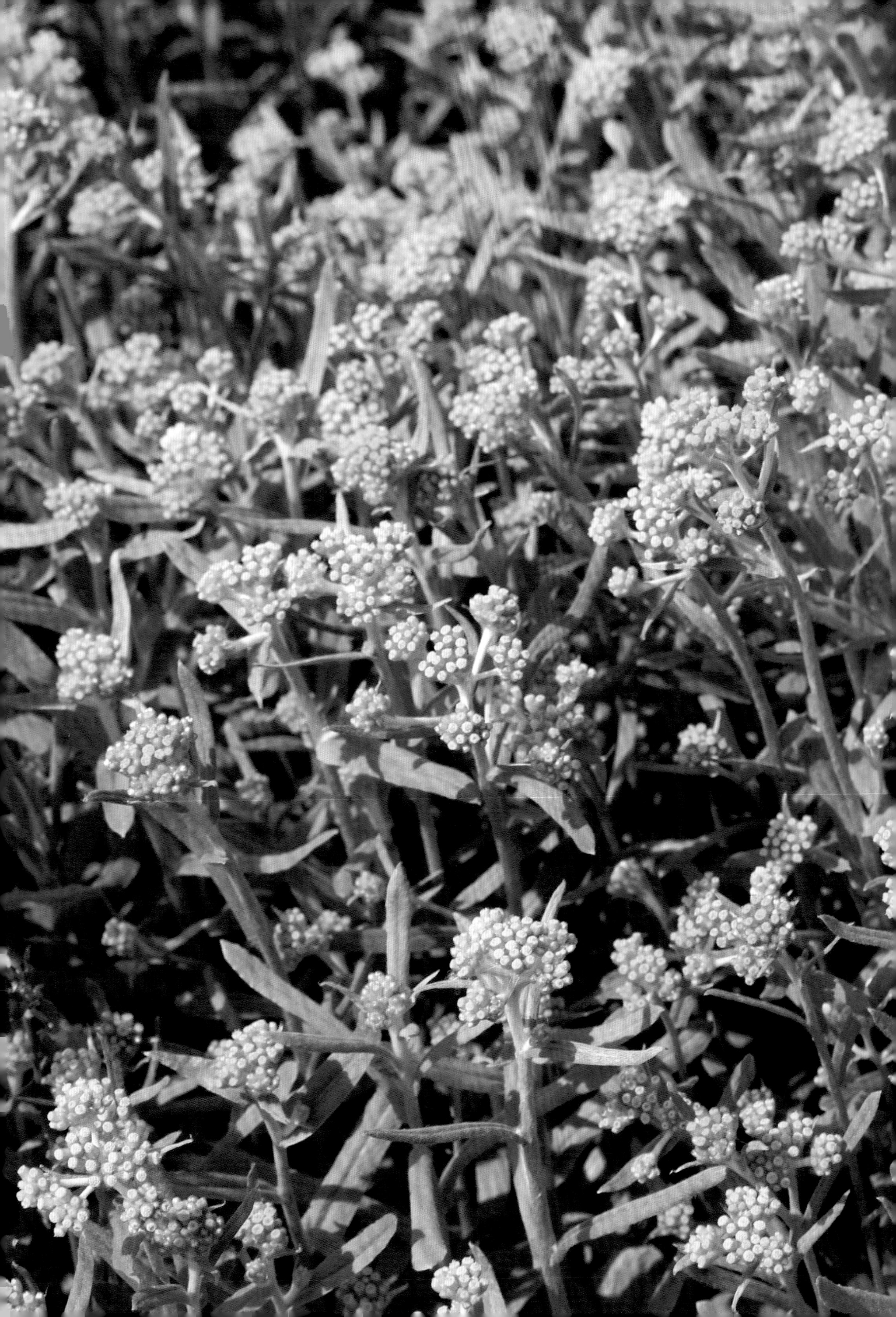

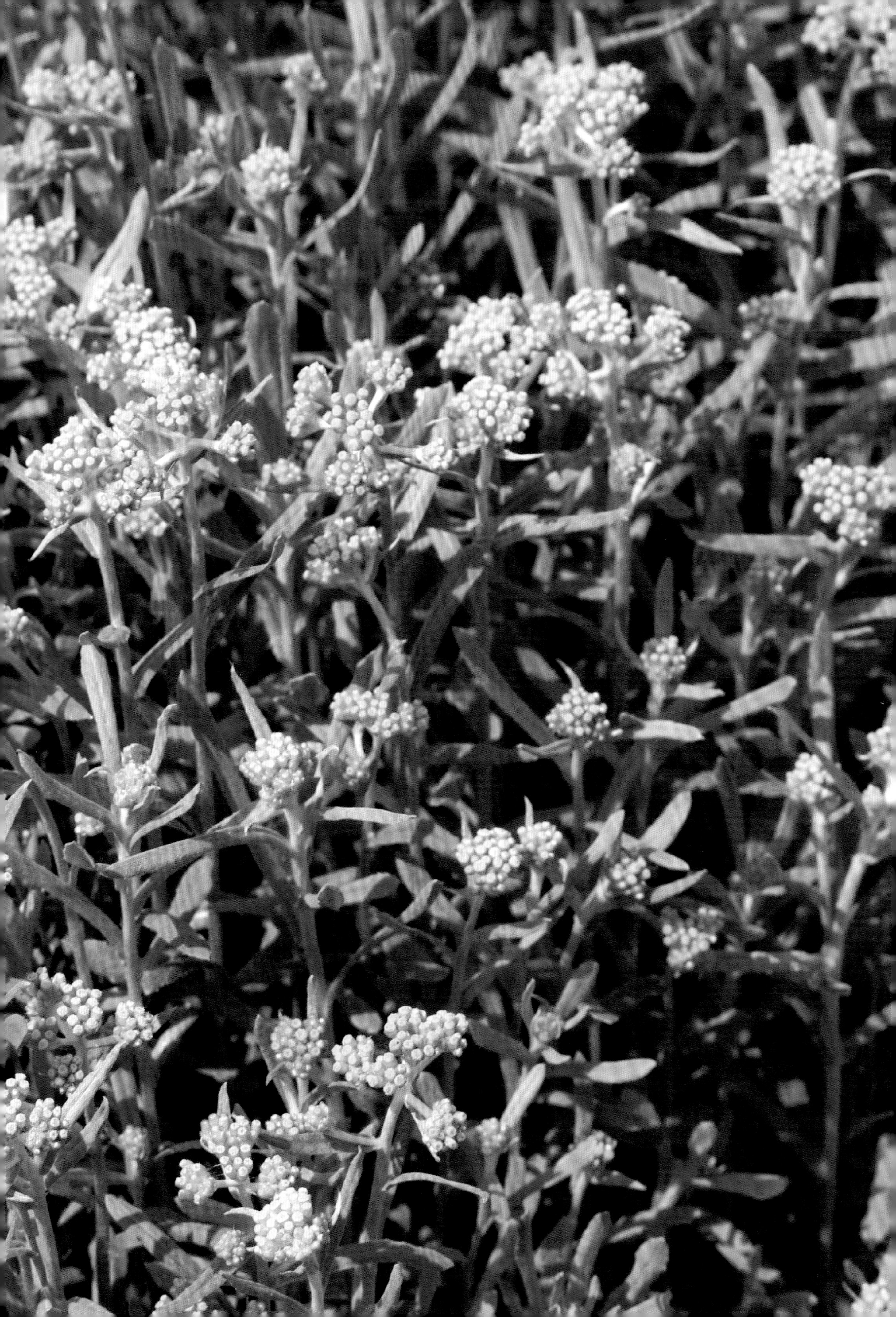

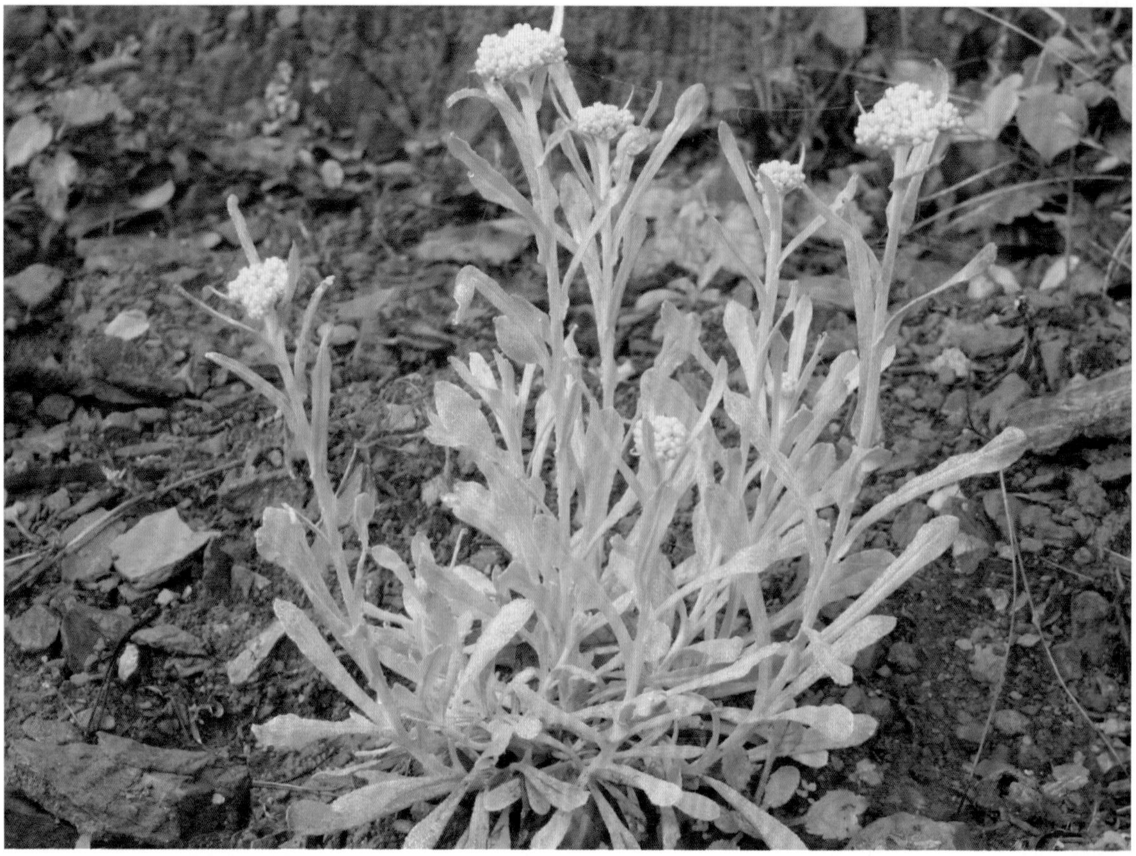

鼠曲草

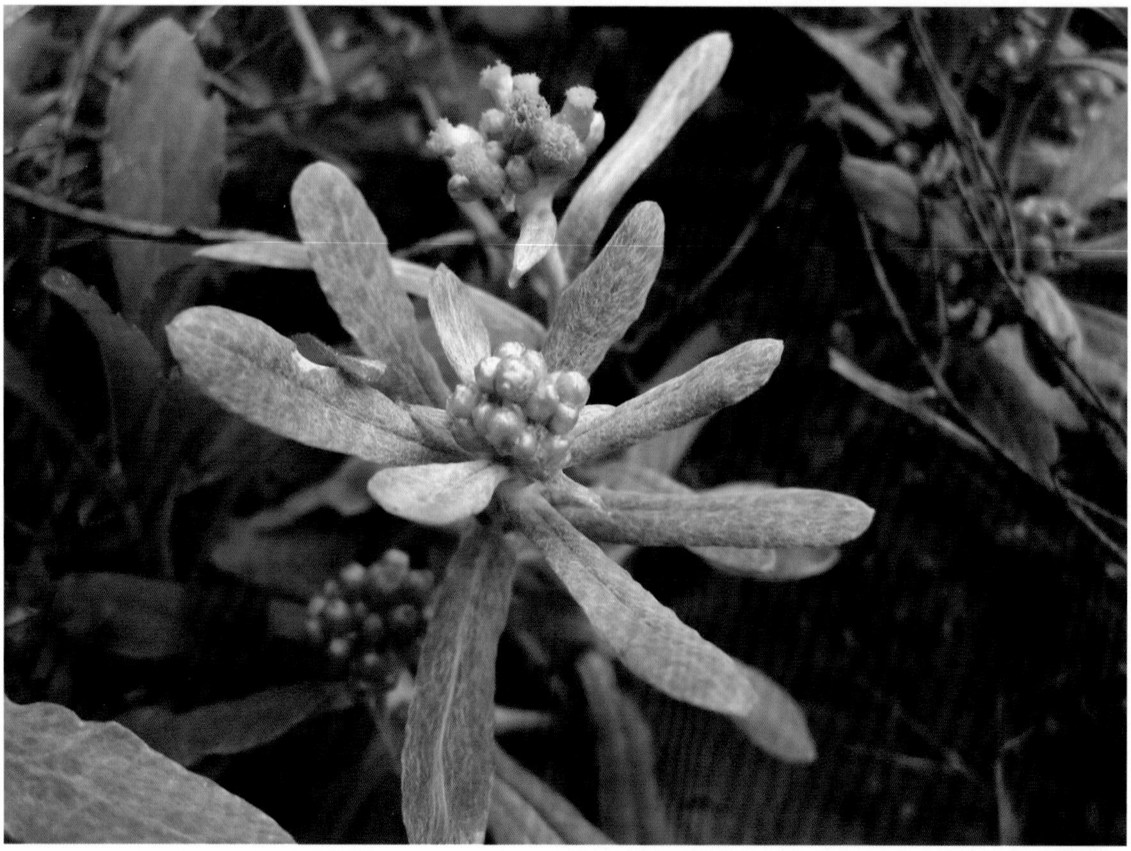

鼠曲草

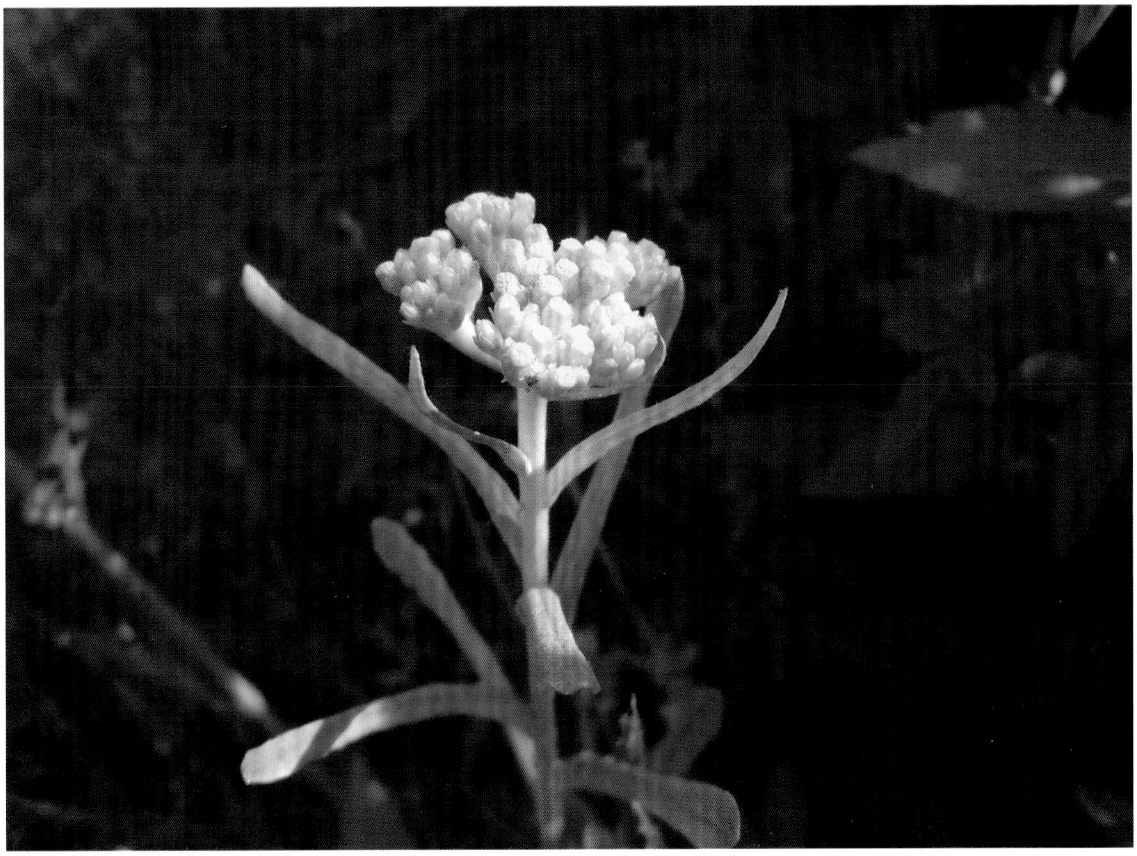

鼠曲草

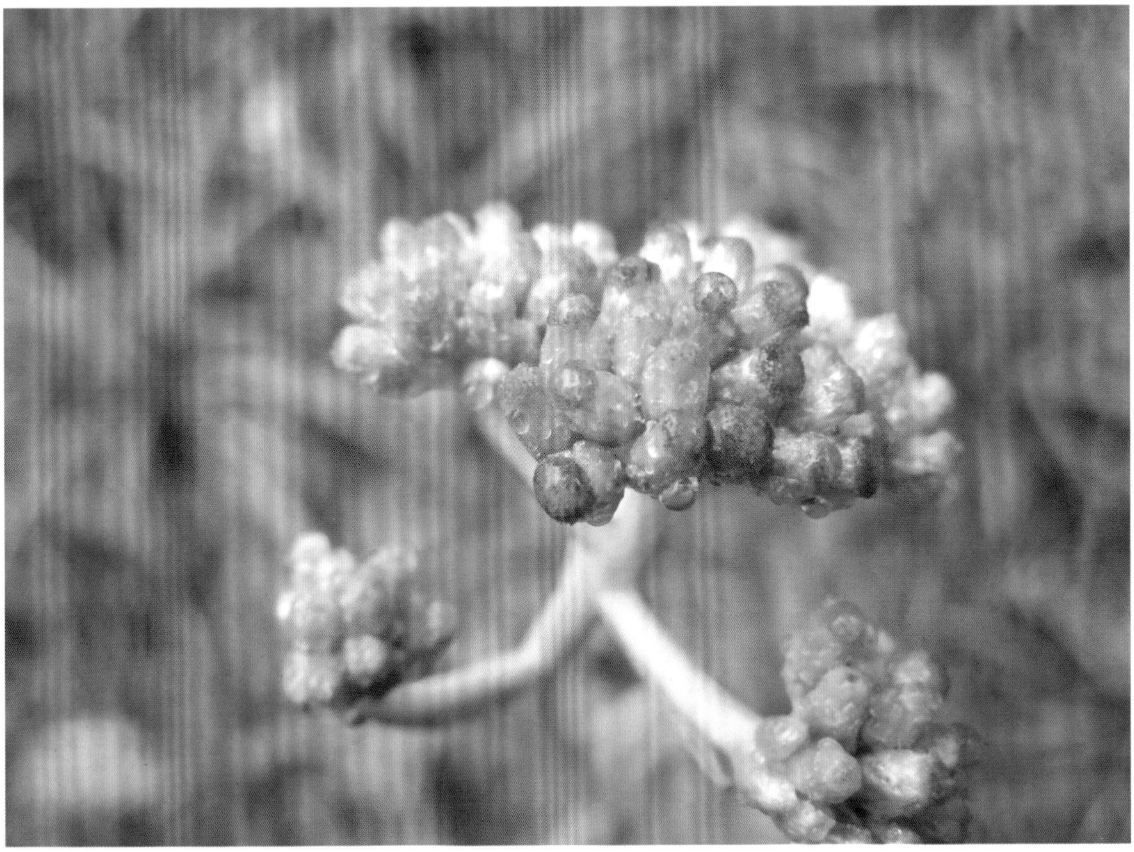

鼠曲草

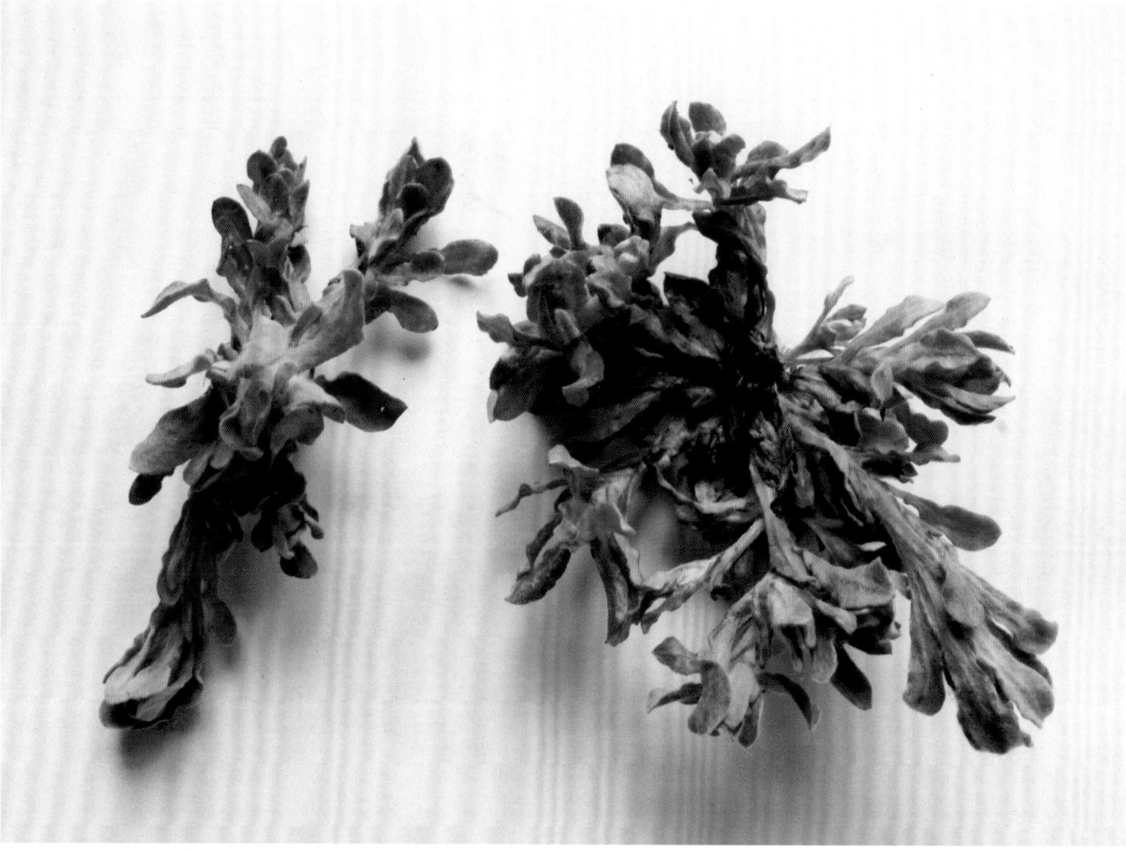

鼠曲草药材

药材鉴别

干燥全草带有花序，茎灰白色，密被绵毛，质较柔软，叶片两面密被灰白色绵毛，皱缩卷曲，柔软不易脱落。花序顶生，苞片卵形，赤黄色，膜质，多数存在，花托扁平，花冠多数萎落。

功效主治

祛风湿，消痞瘤，主治“培根”病、痞瘤、风湿病。

用法用量

内服：研末，3 g；或入丸、散。

民族药方

1．“培龙”病引起的热泻 鼠曲草、香附子、芫荽、葫芦各 50 g，门恰热、干姜各 400 g。同研成细粉，过筛，制成散剂，早、晚各服 2.5 g。

2．营养不良引起的水肿，黄疸性肝炎、寒性肝病引起的水肿 五味红花丸：鼠曲草、藏木香各 40 g，红花 50 g，葫芦 35 g，齐当嘎 30 g。共研细末，过筛混匀，用蜂蜜水制成蜜丸，口服，每次 3 g，每日 2 次。

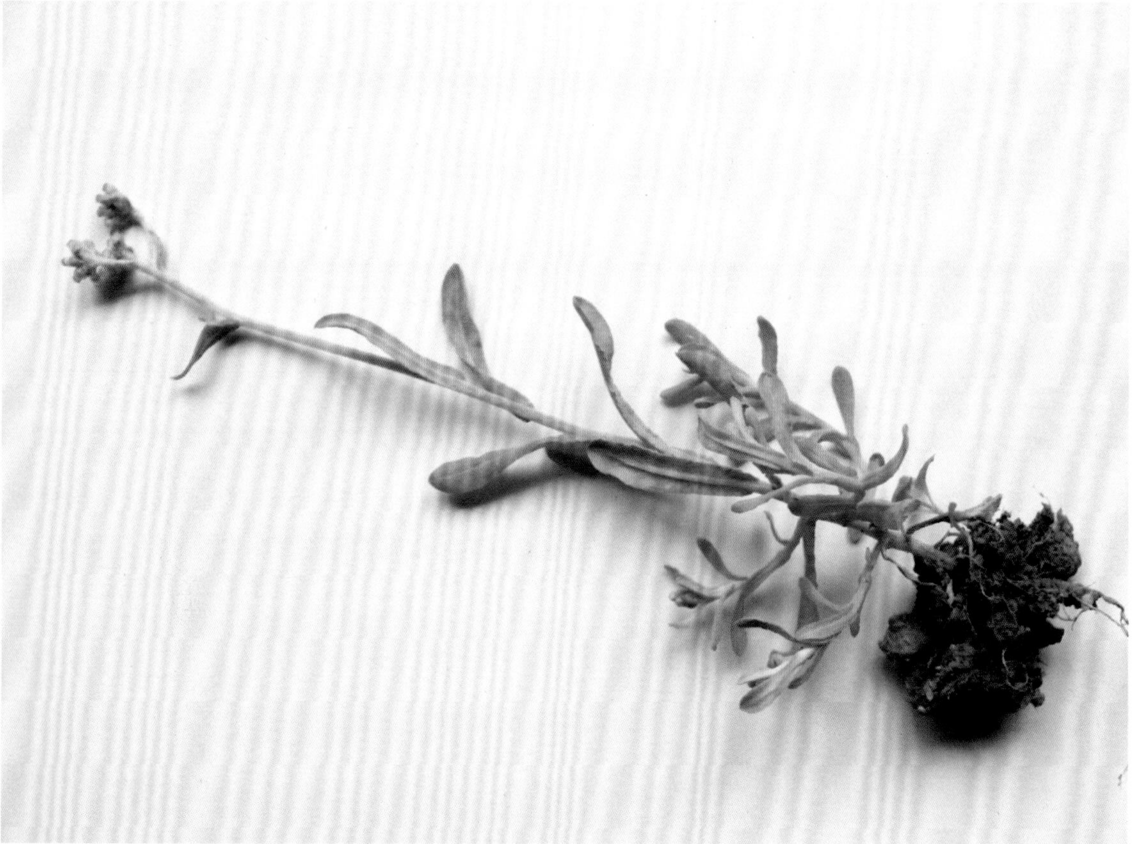

鼠曲草全株

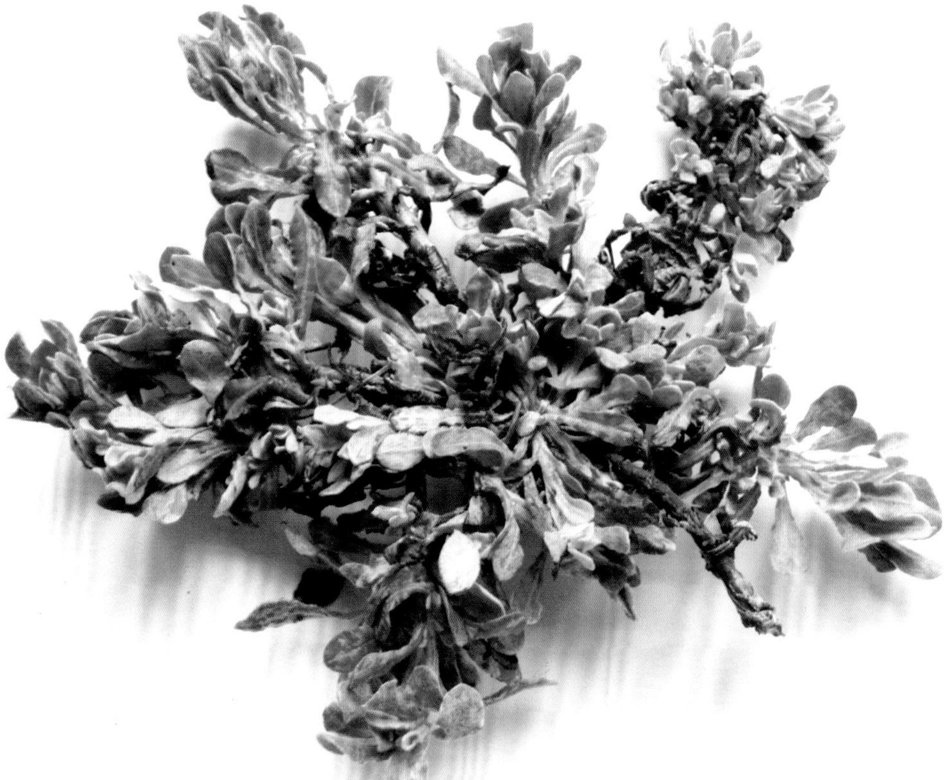

鼠曲草药材

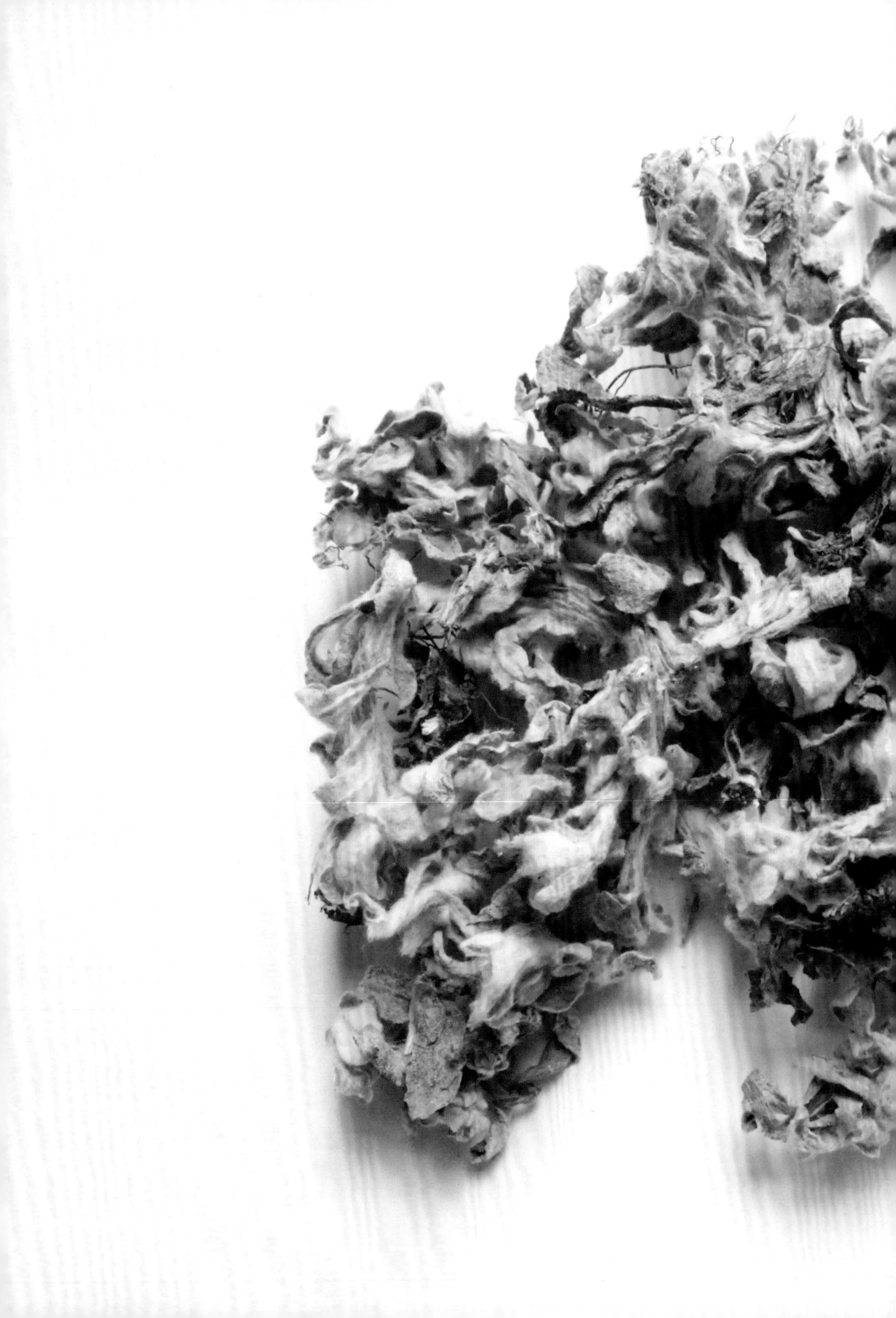

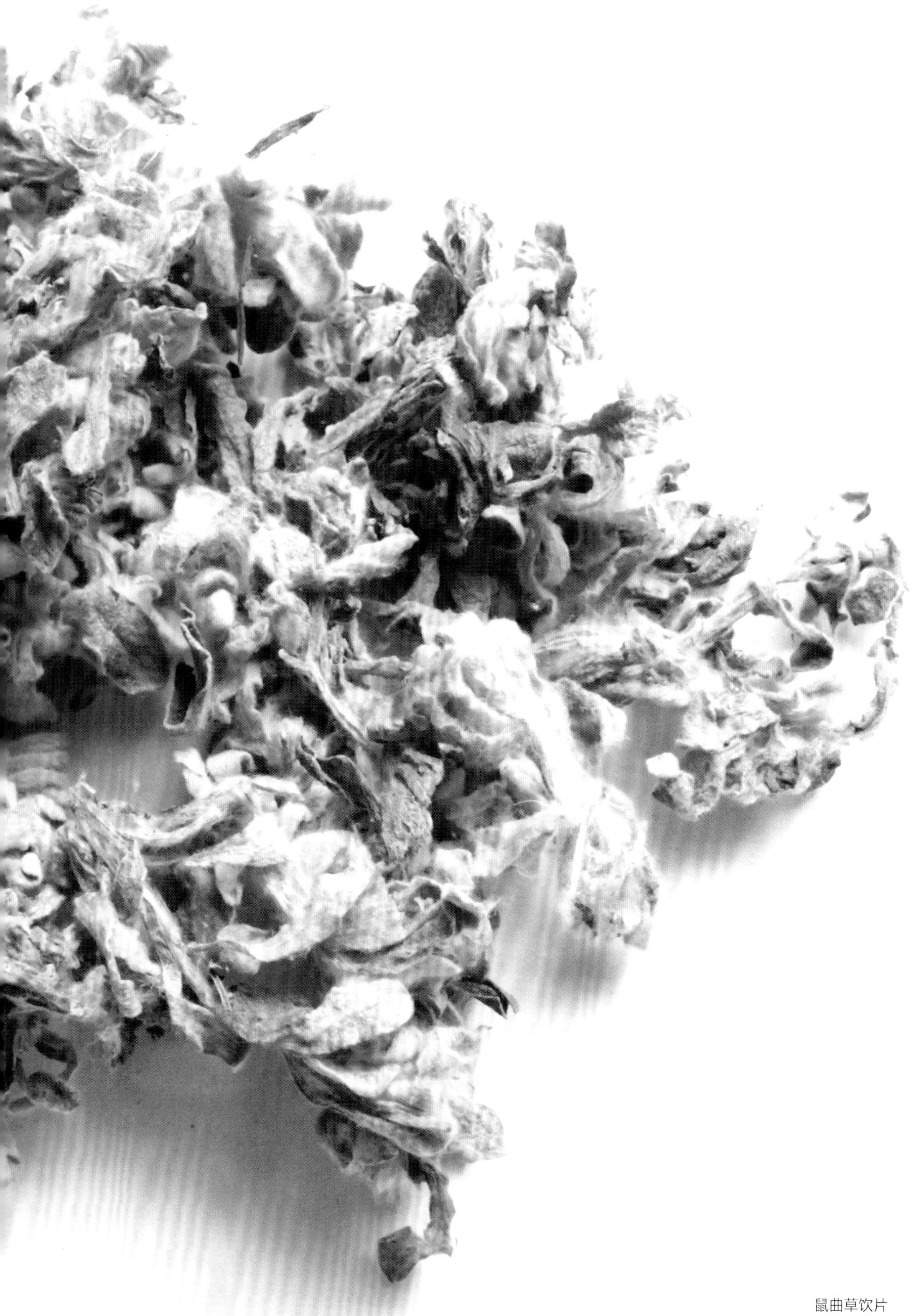

鼠曲草饮片

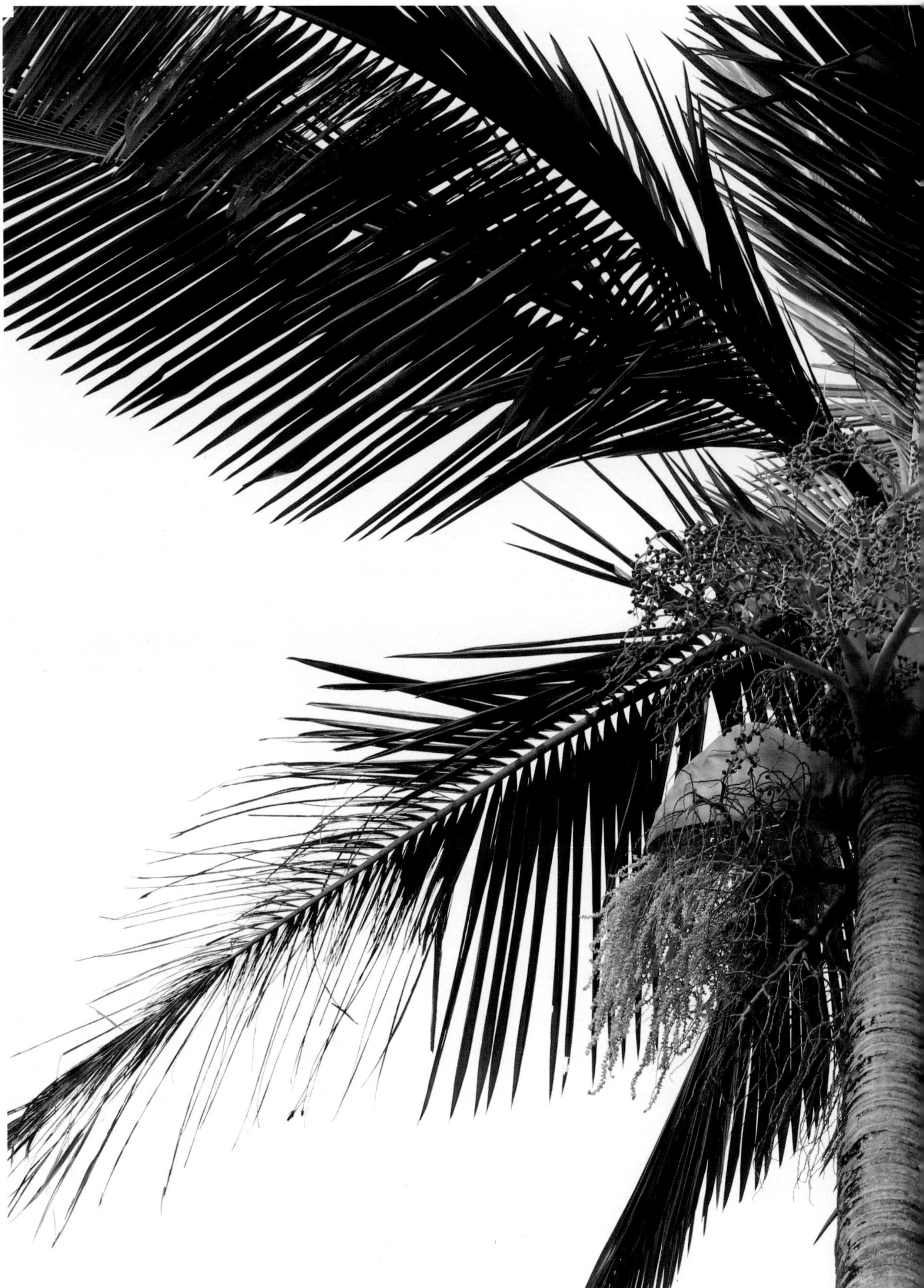

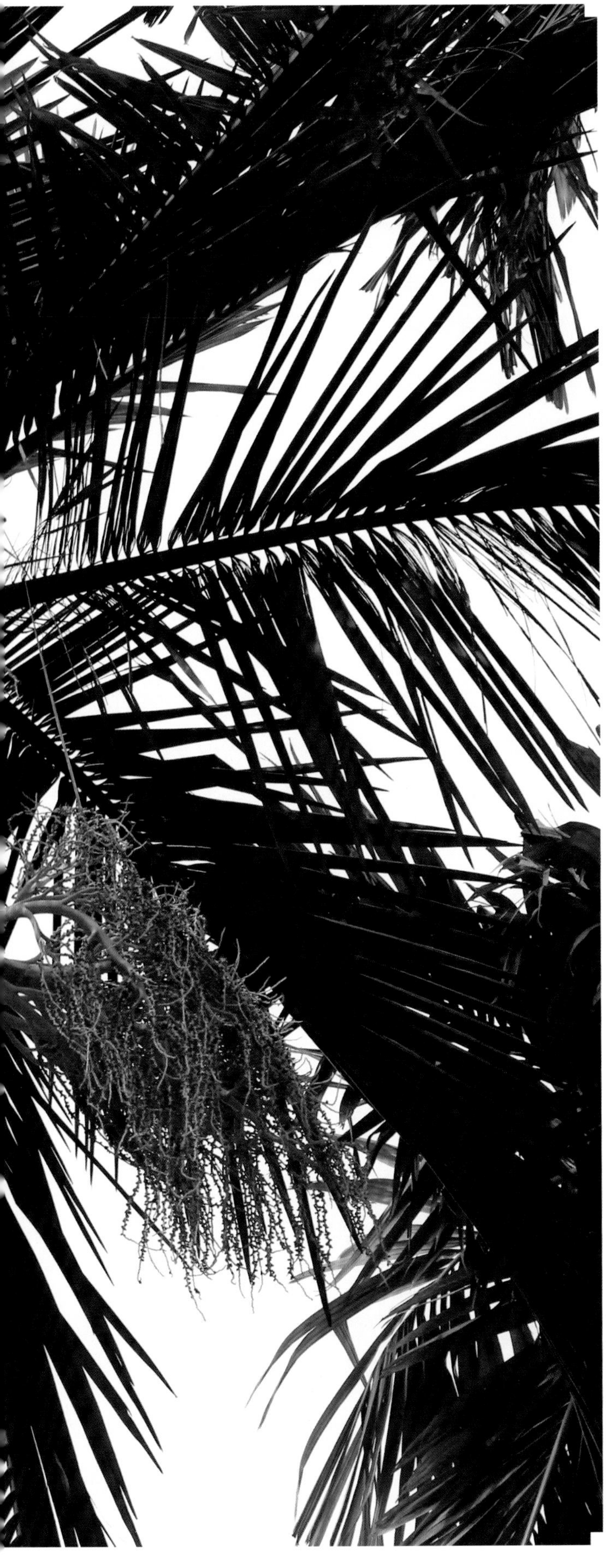

槟榔

【藏药名】果玉。

【别　名】果斋、巴扎、巴扎朱、花槟榔、槟榔片、大白片、大腹子。

【来　源】本品为棕榈科植物槟榔 *Areca catechu* L. 的成熟种子。

【性味归经】苦、辛，温。归胃、大肠经。

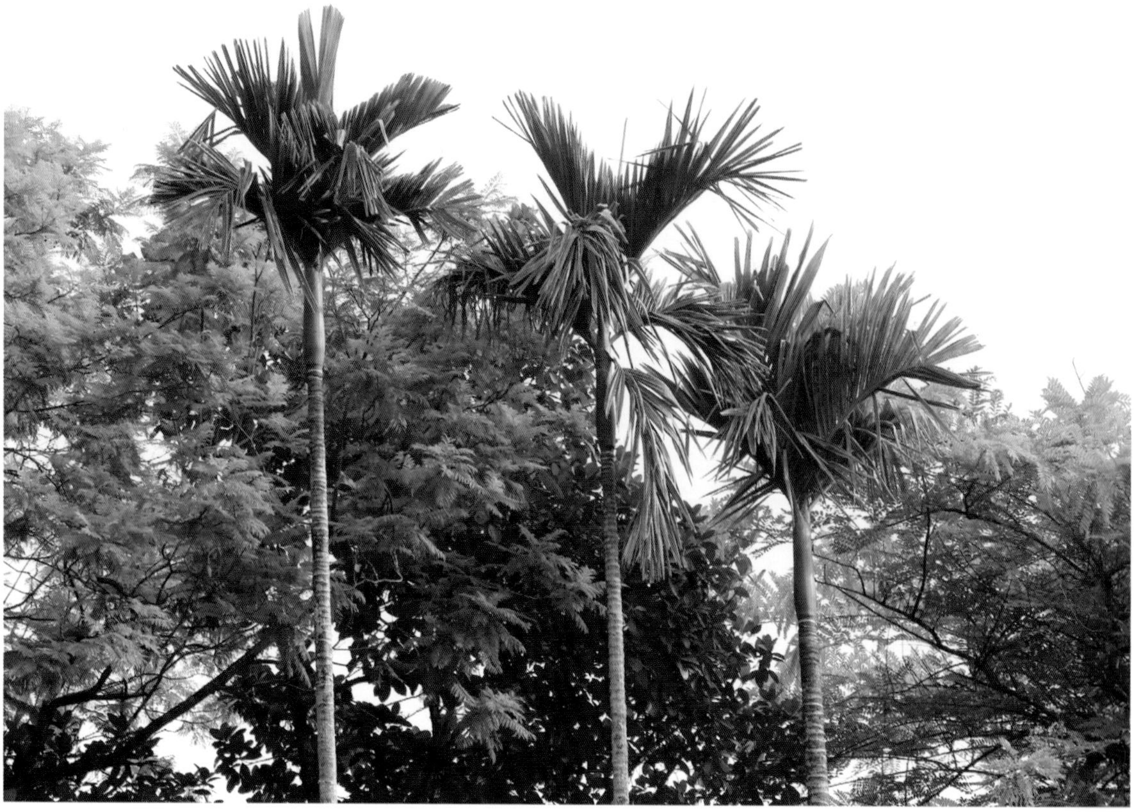

槟榔

识别特征

羽状复叶，丛生于茎顶，长达 2 m，光滑无毛，小叶线形或线状披针形，先端渐尖，或不规则齿裂。肉穗花序生于叶鞘束下，多分枝，排成圆锥形花序式，外有佛焰苞状大苞片，花后脱落；花单性，雌雄同株，雄花小，着生于小穗顶端。肥厚，外入，花瓣 4，膜质，黄棕色，覆瓦状抱合成球形，花瓣内有多数向内弯曲的雄蕊。质坚而重，入水则萼管垂直下沉。香气浓郁，味辛辣，后有微麻舌感。坚果卵圆形或长椭圆形，有宿存的花被片，熟时橙红色或深红色。花期 3—6 月，果期 6—9 月。

生境分布

生长于阳光较充足的林间或林边。分布于海南、福建、云南、广西、台湾等省区。

采收加工

春末至秋初采收成熟果实，用水煮后，干燥，剥去果皮，取出种子，晒干。浸透切片或捣碎用。

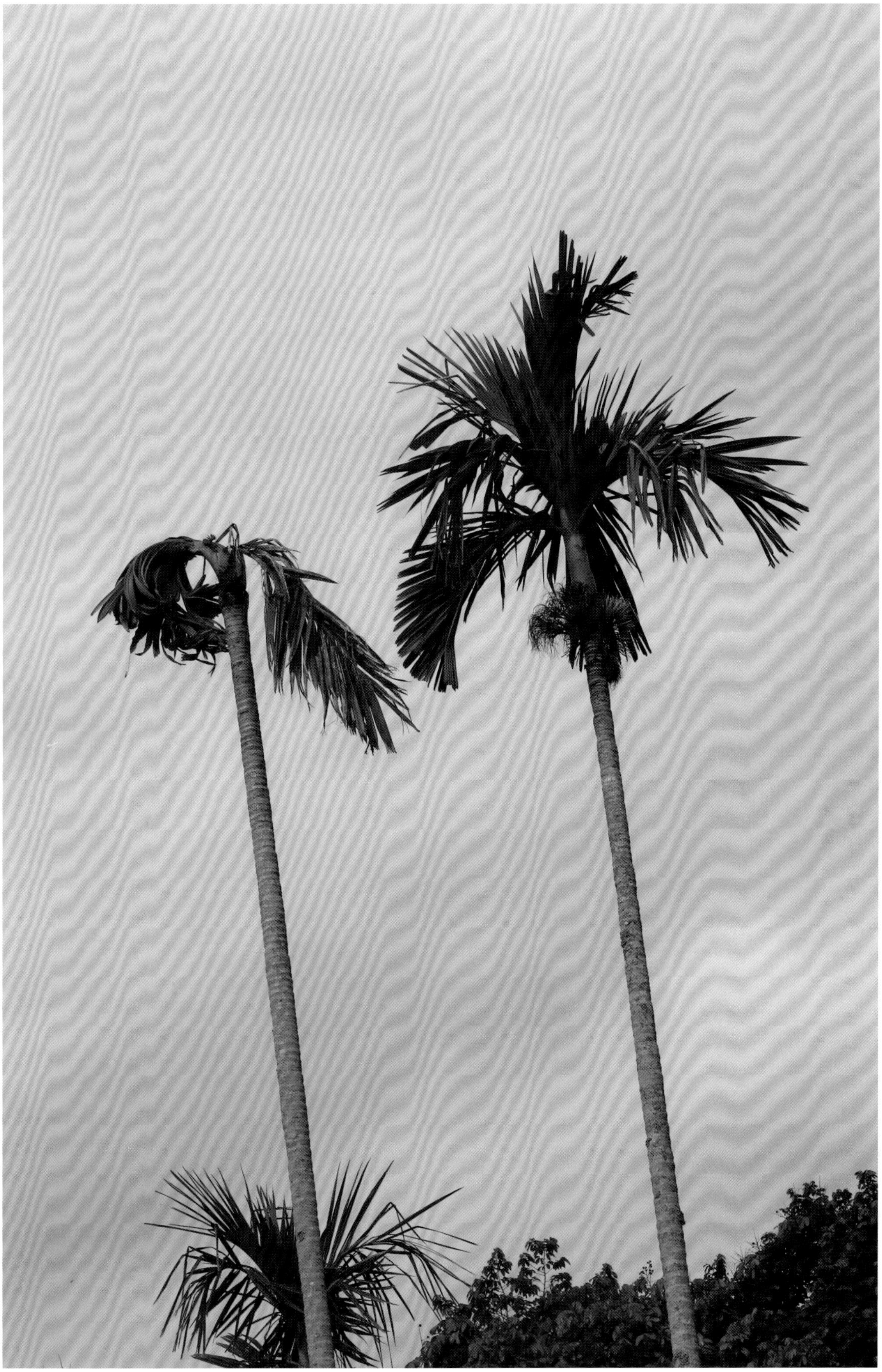

槟榔

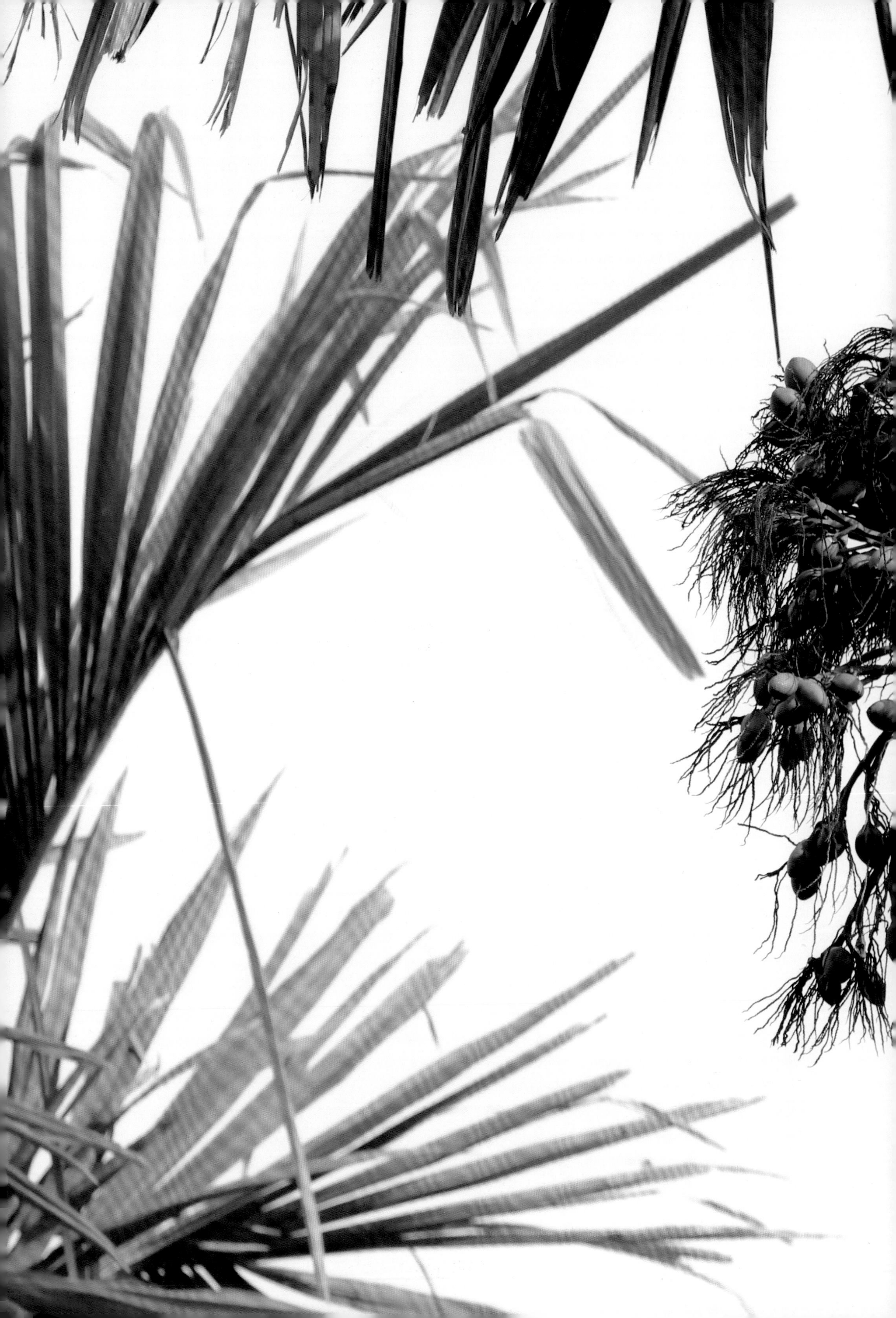

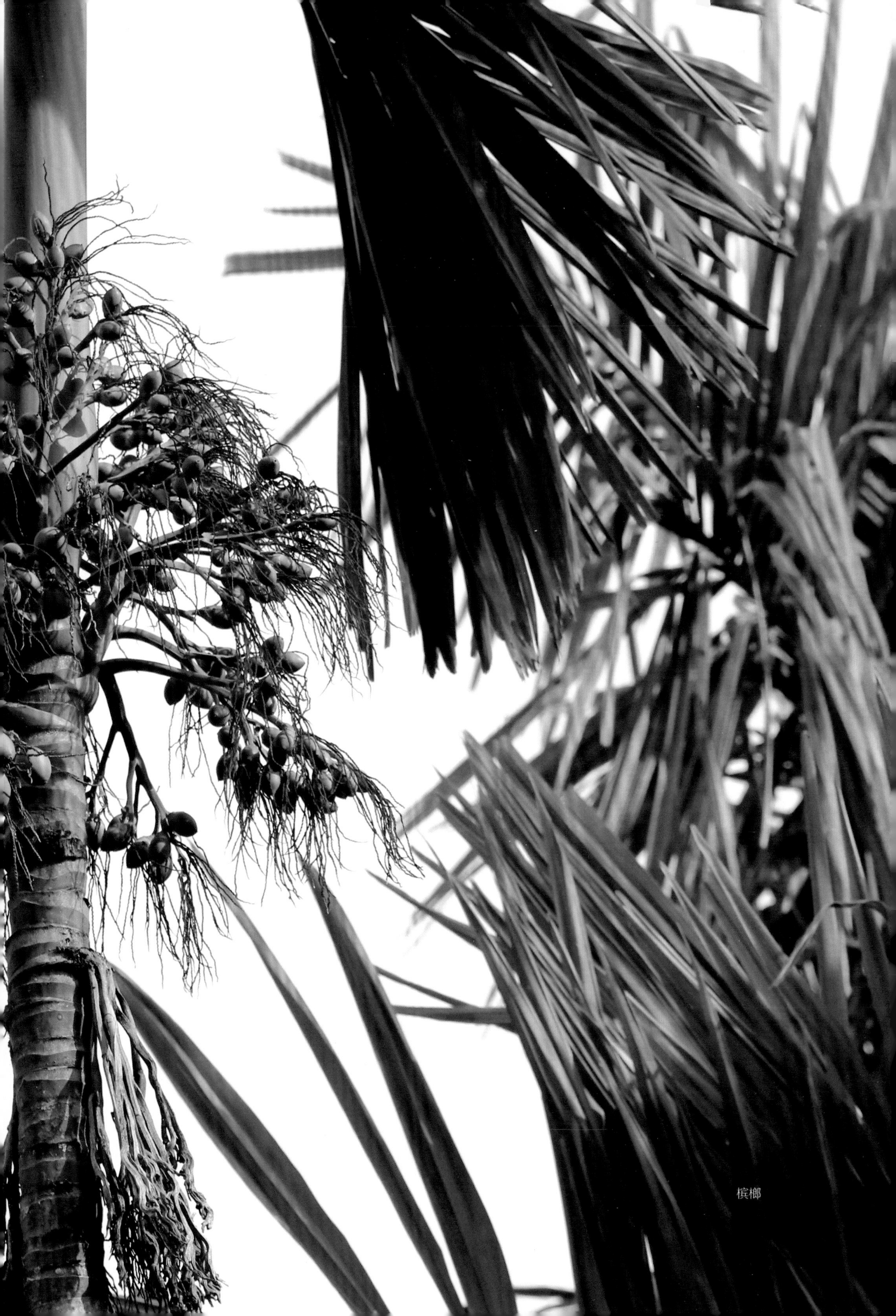

槟榔

药材鉴别

本品为圆形或类圆形的薄片，直径 1.5 ~ 3.0 cm。外表皮淡棕色或暗棕色，切面具红棕色种皮与白色相间的大理石样花纹，中间有的呈孔洞。质坚脆。气微，味涩、微苦。

功效主治

杀虫消积，降气，行水，截疟。主治绦虫、蛔虫、姜片虫病，虫积腹痛，积滞泻痢，里急后重，水肿脚气，疟疾。

用法用量

内服：6 ~ 15 g，煎服。单用驱杀绦虫、姜片虫时，可用至 60 ~ 120 g，或入丸、散。外用：适量，煎水洗或研末调敷。

民族药方

1．腰痛　槟榔适量。研为末，酒服 5 g。

2．肠道蛔虫病　槟榔（炮）25 g。研为末，每次 10 g，以葱、蜜煎汤调服 5 g。

3．小儿营养不良　槟榔炭、白术、荷叶、绵马贯众各 10 g，鸡内金、水红花子各 15 g，党参 25 g，山药 20 g，木香、芜荑各 7.5 g。水煎服，每日 1 剂，每日 3 次。

4．流行性感冒　槟榔、黄芩各 15 g。水煎服。

5．消化不良　槟榔 10 g，焦山楂、焦神曲、焦麦芽各 15 g。将槟榔洗净，与另 3 味加水煎汁，代茶饮。

6．胃下垂　槟榔片、木香、厚朴、大腹皮、枳壳、莱菔子各 30 g，乌药 25 g。水煎取药汁，每日 1 剂，分 2 次服，24 日为 1 个疗程。

7．细菌性痢疾　槟榔、苍术（炒）、厚朴（制）、黄连、黄芩、泽泻、木香、陈皮、甘草各 45 g。共研为细末，装瓶备用，用时取药末 9 g，用米汤煎，去渣，温服，每日 2 ~ 3 次。

使用注意

脾虚便溏或气虚下陷者忌用。

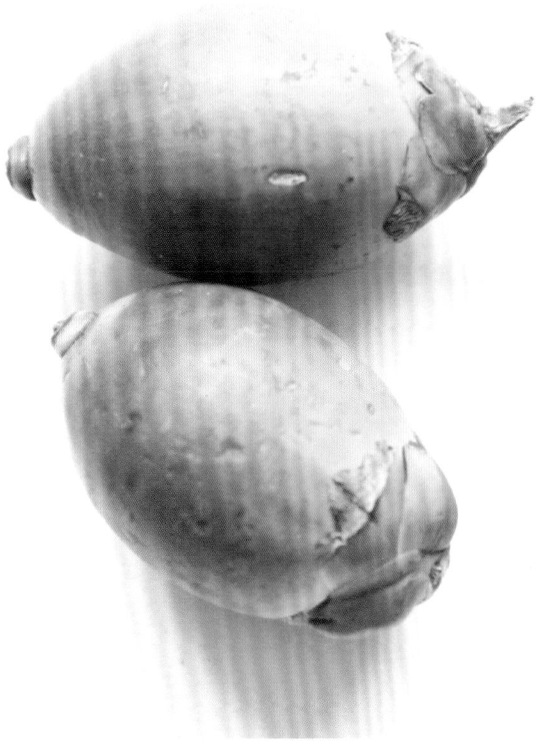

槟榔药材

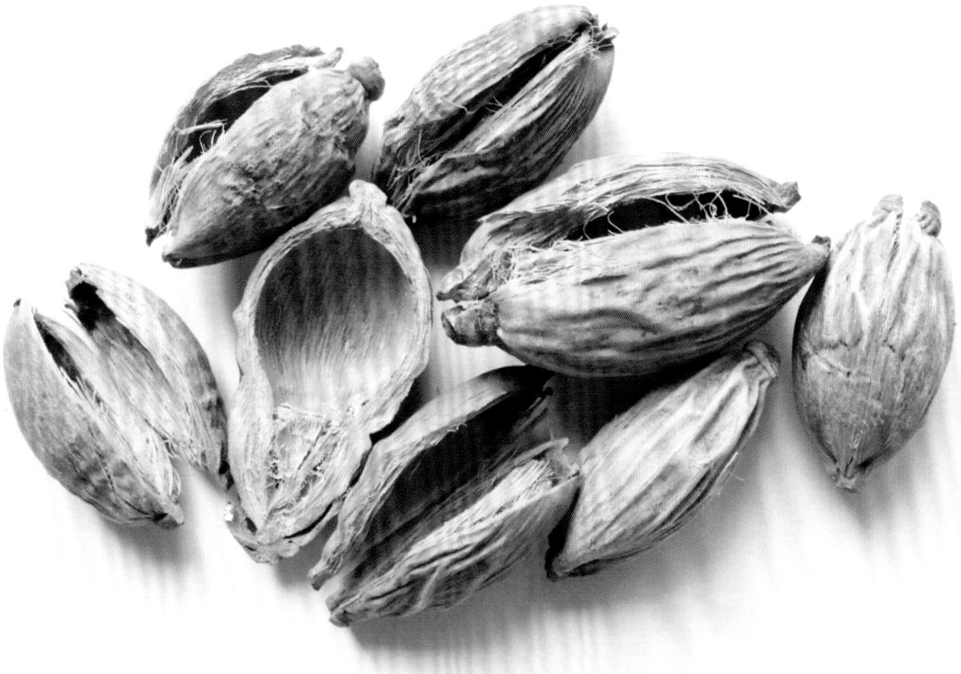

槟榔药材

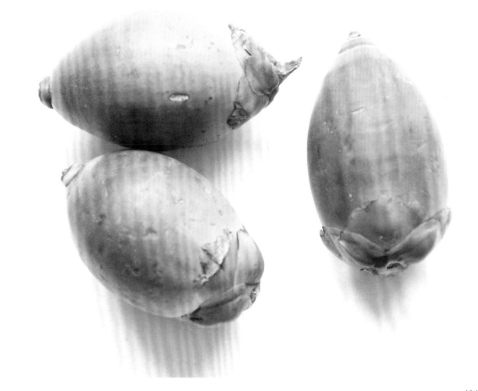

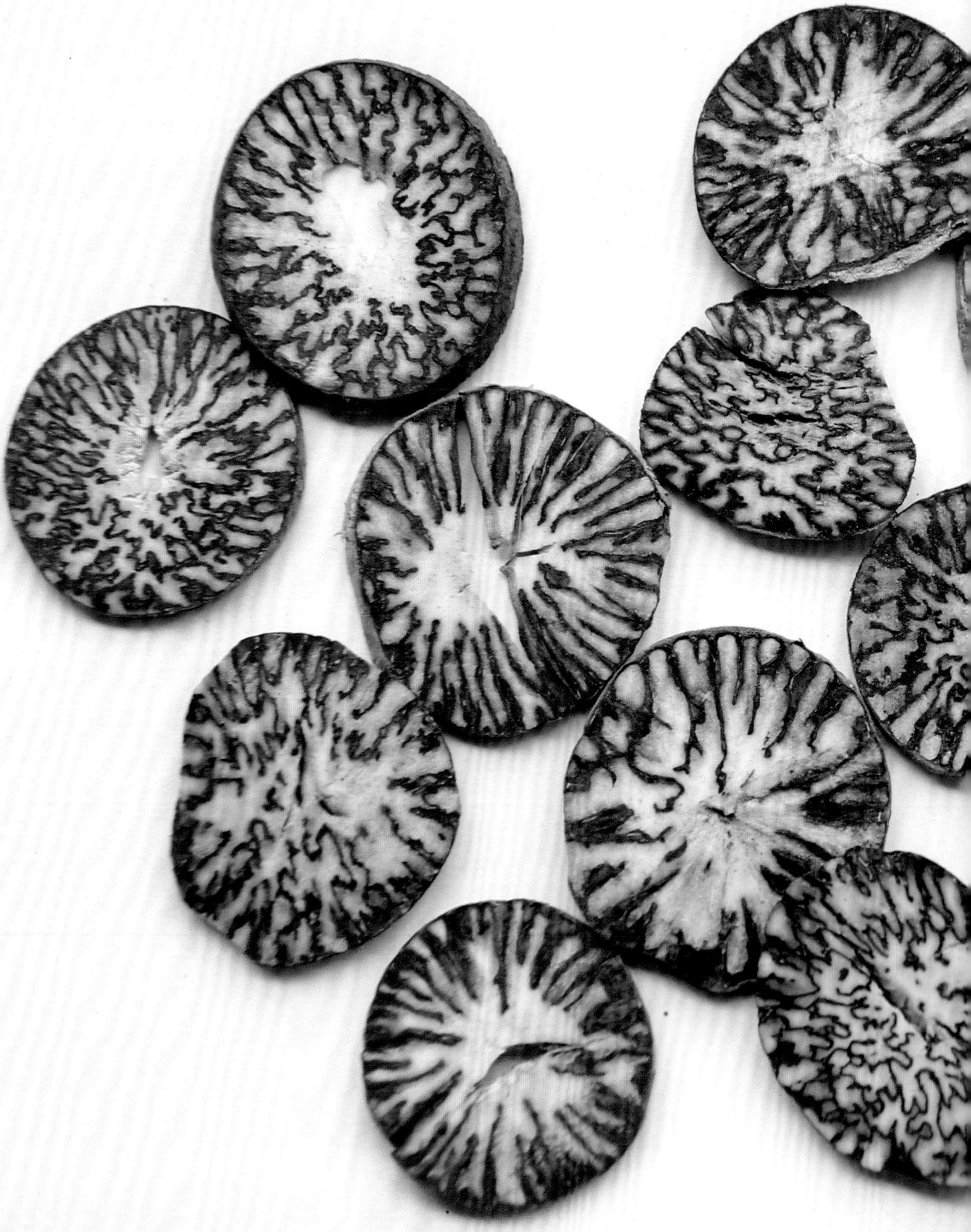

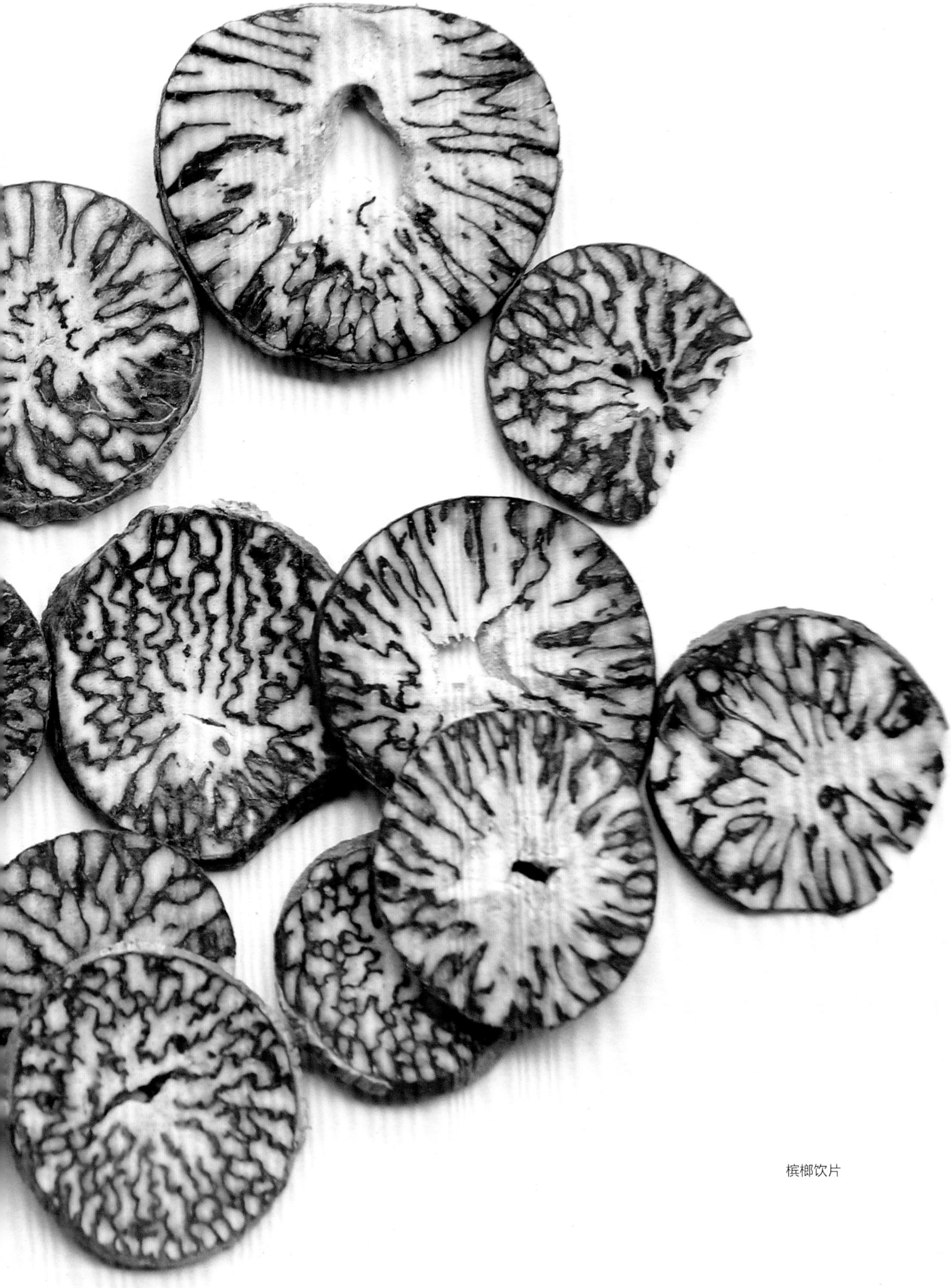

槟榔饮片

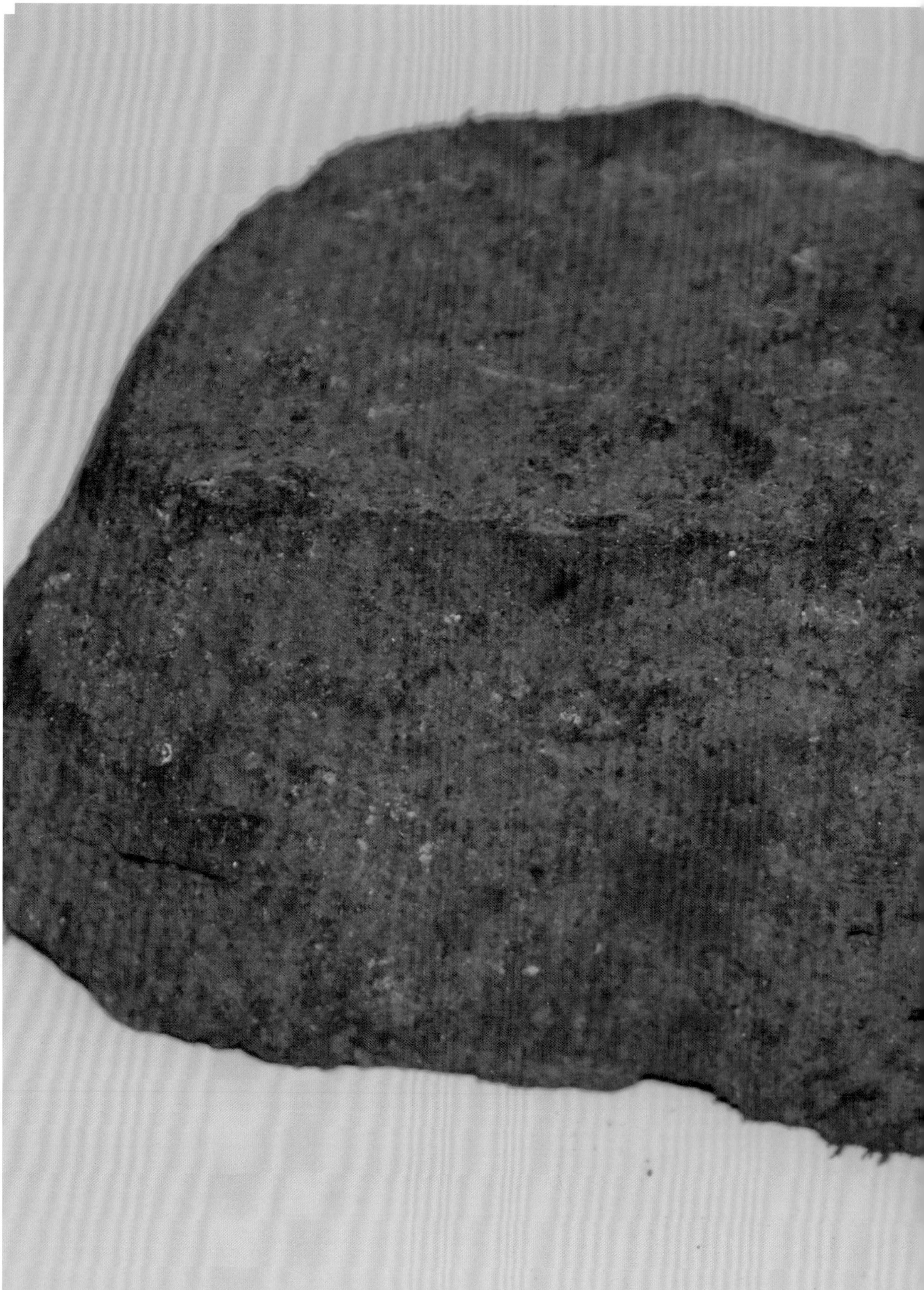

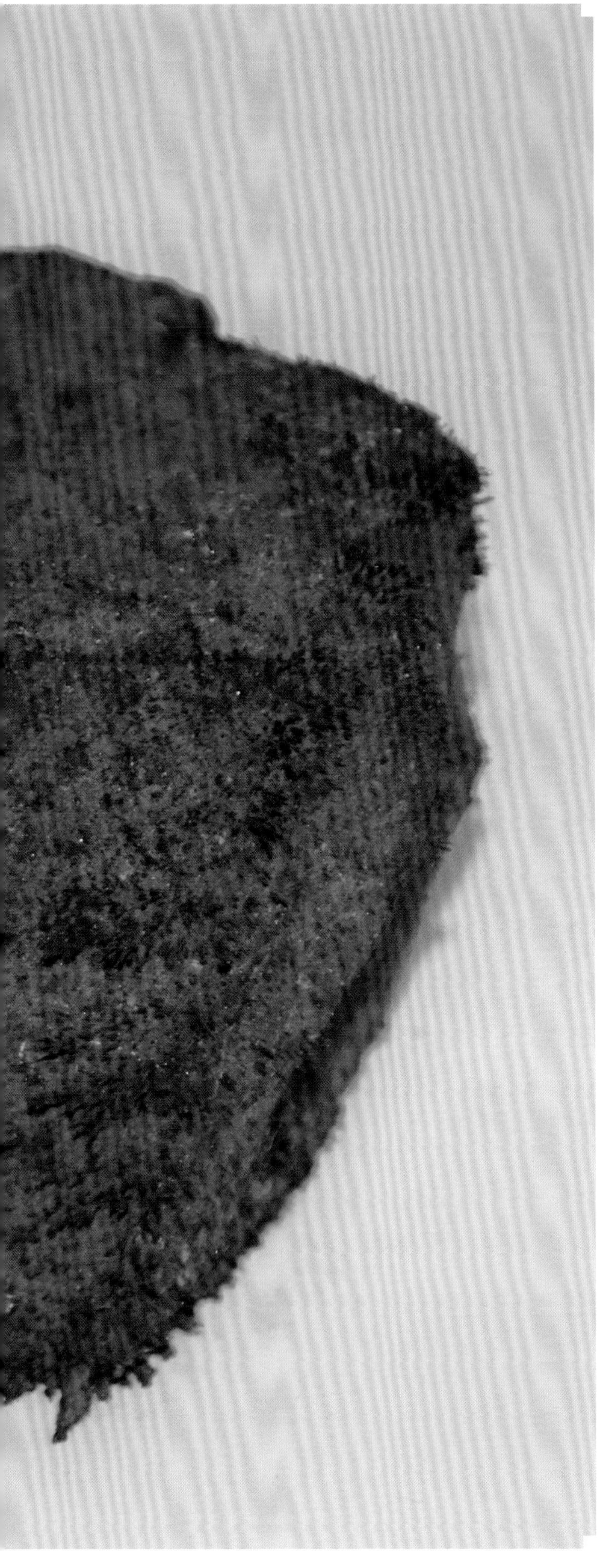

磁石

【藏药名】卡卜练。

【别　名】脏巴、阿卡地、灵磁石、活磁石、煅磁石、阿亚干尔吧。

【来　源】本品为等轴晶系氧化物类矿物尖晶石族磁铁矿的矿石，主含四氧化三铁（Fe_3O_4）。

【性味归经】咸，寒。归心、肝、肾经。

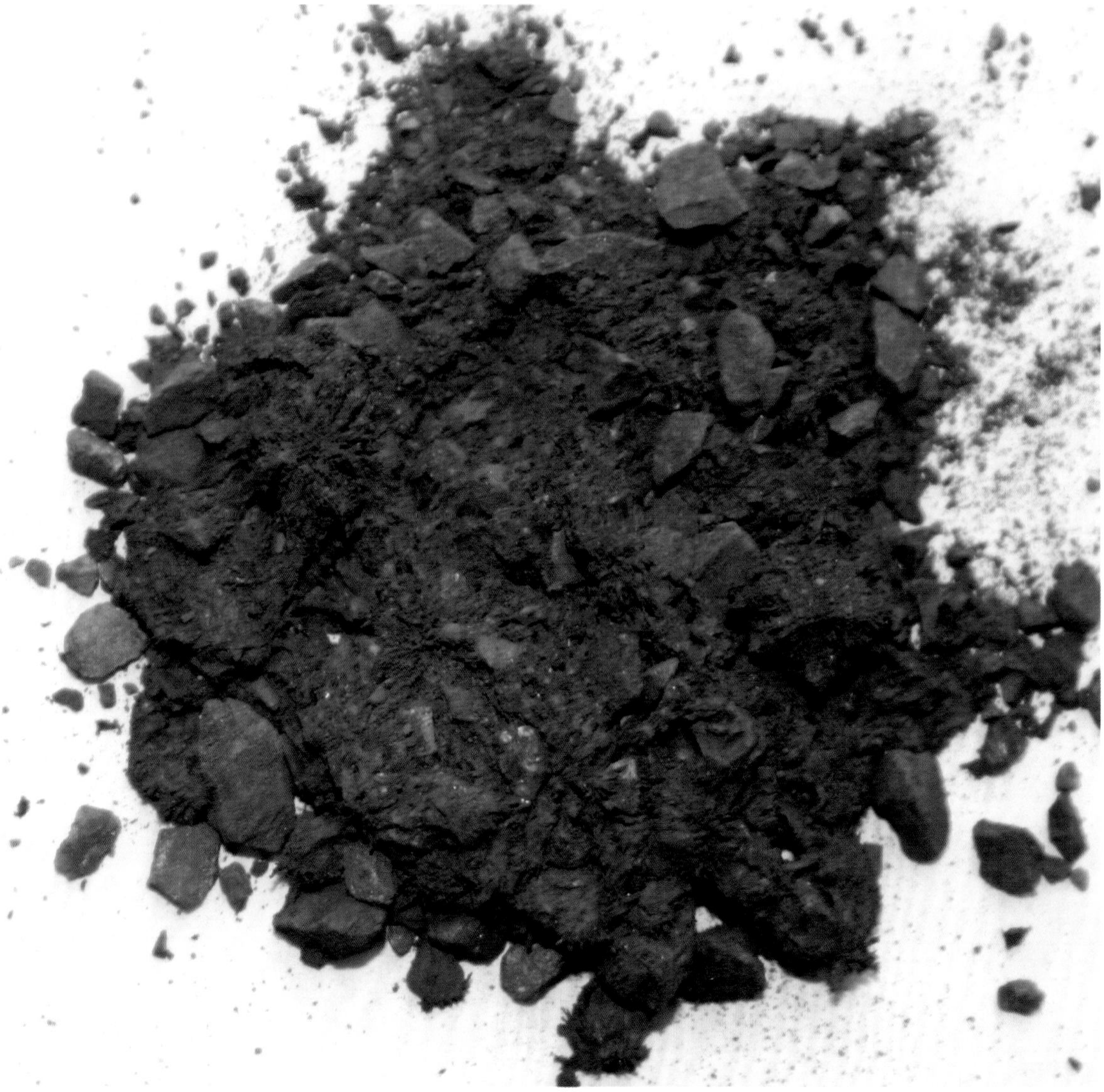

磁石

识别特征

等轴晶系磁铁矿的矿石。常与石英、透闪石及其变化产物——黏土矿共存。晶形为菱形十二面体、八面体，多为粒块状集合体。呈不规则块状，大小不一，多具棱角。表面铁黑色或呈暗蓝的锖色。条痕黑，具半金属光泽，不透明，质坚硬，硬度 5.5 ~ 6.0，相对密度 4.9 ~ 5.2，无解理，含钛多可有八面体或立方体裂开，断口不平坦，具磁性，日久磁性渐弱。有土腥气，无味。

生境分布

分布于山东、江苏、辽宁、河北、安徽、广东等省区。

采收加工

随时可采，除去杂质，选择吸铁能力强者入药。生用或煅后醋淬研细用。

药材鉴别

本品呈不规则块状，或略带方形，多具棱角。棕褐色或灰黑色，条痕黑色，具金属光泽。体重，质硬，断面不整齐。具磁性。有土腥气，无味。

功效主治

镇惊安神，平肝潜阳，聪耳明目，纳气定喘。本品咸寒质重而降下，归心、肝经，则镇惊安神，平肝潜阳；归肾经则聪耳明目，纳气定喘。

用法用量

内服：15～30 g，煎服，入汤剂宜打碎先煎。入丸、散服，每次1～3 g，宜煅用。

民族药方

1．牙痛　细辛1.2 g，煎水冲磁石粉3 g噙患处，每日2次。

2．产后尿潴留　磁石、商陆各5 g，麝香0.1 g。研细末，外敷于脐眼、关元穴上。

3．神经症，癫痫（烦躁不宁、心悸、失眠证属阴虚阳亢者）　磁石常与朱砂、神曲配伍，如磁朱丸。

4．眩晕综合征（头晕、耳鸣证属肝肾阴虚者）　磁石可与熟地黄、山茱萸、五味子等药配伍。

5．原发性高血压（头痛、头晕证属阴虚阳亢者）　磁石与石决明、白芍、生地黄等药配伍。

6．气管炎哮喘，慢性支气管炎，肺气肿，心脏病性哮喘（咳嗽、气喘、呼吸困难证属上实下虚、肾不纳气者）　磁石宜与赭石、五味子、核桃仁等药配伍。

7．扁平疣　磁石、赭石、紫贝齿、紫草各30 g，石决明12 g，生白芍6 g。水煎服。

使用注意

本品吞服后不易消化，如入丸、散不可多服，最好配神曲、鸡内金以助消化。脾胃虚弱者慎服。内服过量或长期服用易发生铁剂中毒。

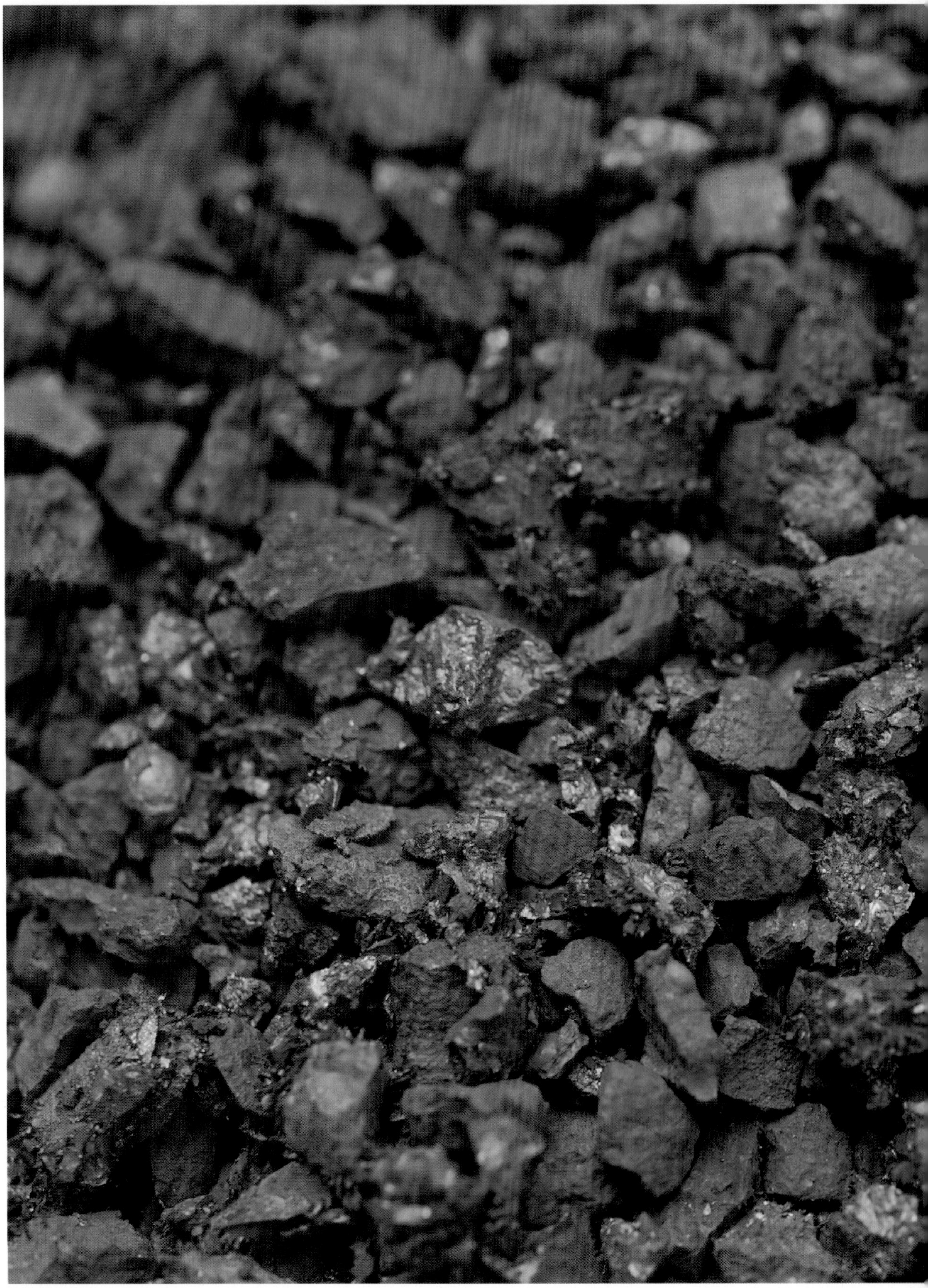

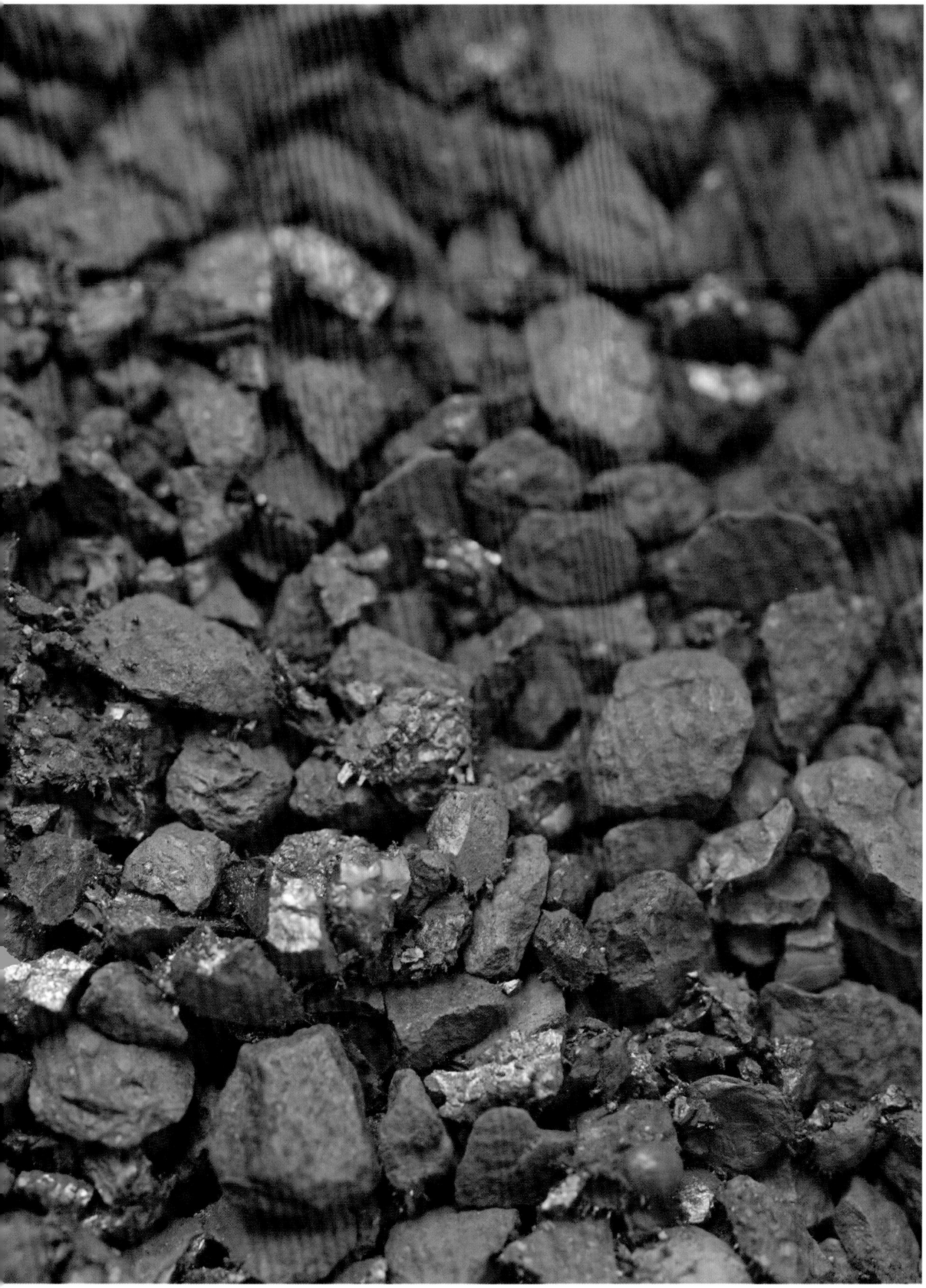

磁石药材

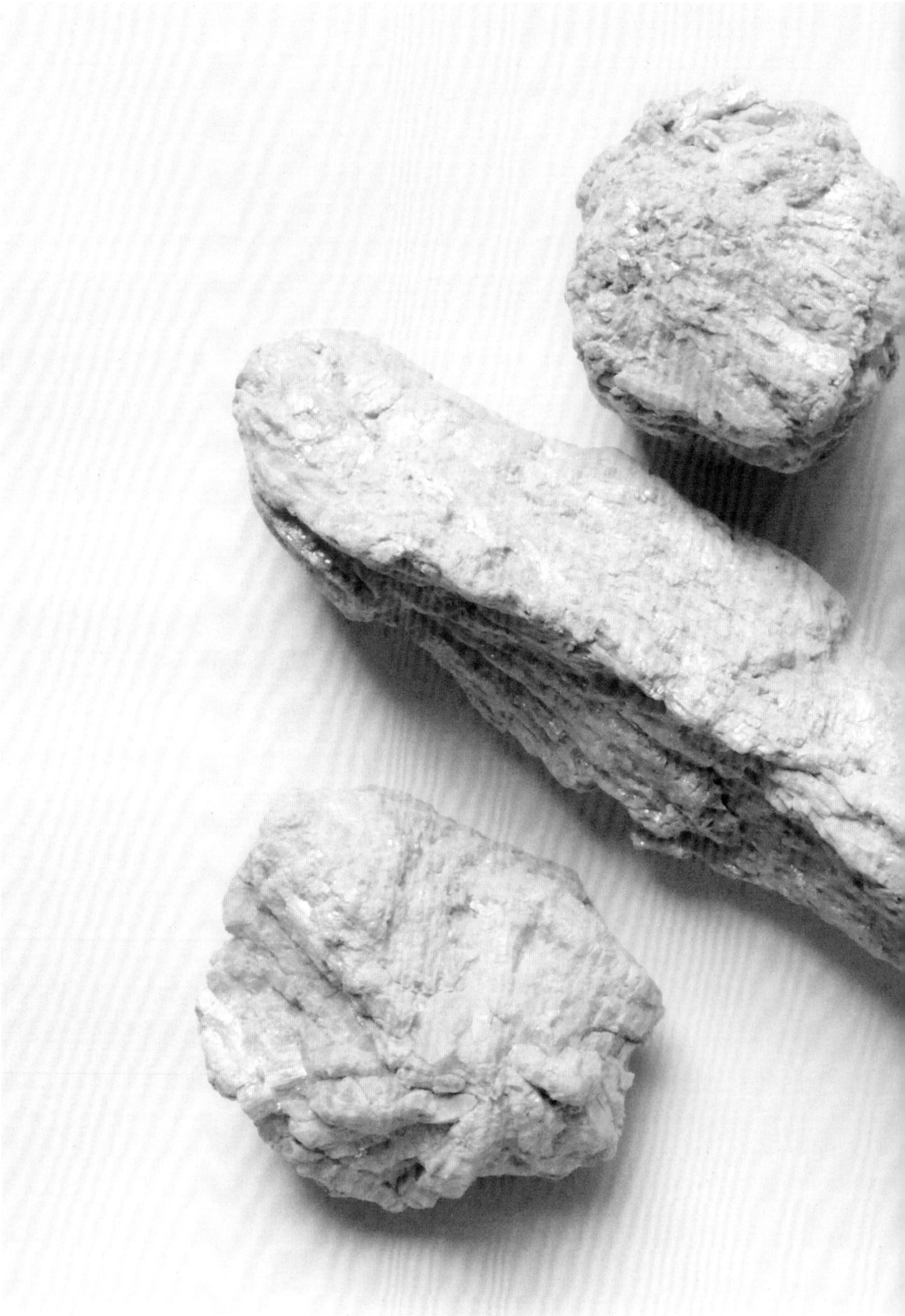

雌黄

【藏药名】帕拉。

【别　名】达拉、哈日达拉、啊肯滴那、赛尔保智丹。

【来　源】本品为硫化物类矿物雌黄 Orpiment 的矿石。

【性味归经】味苦、辛，性温；有毒。

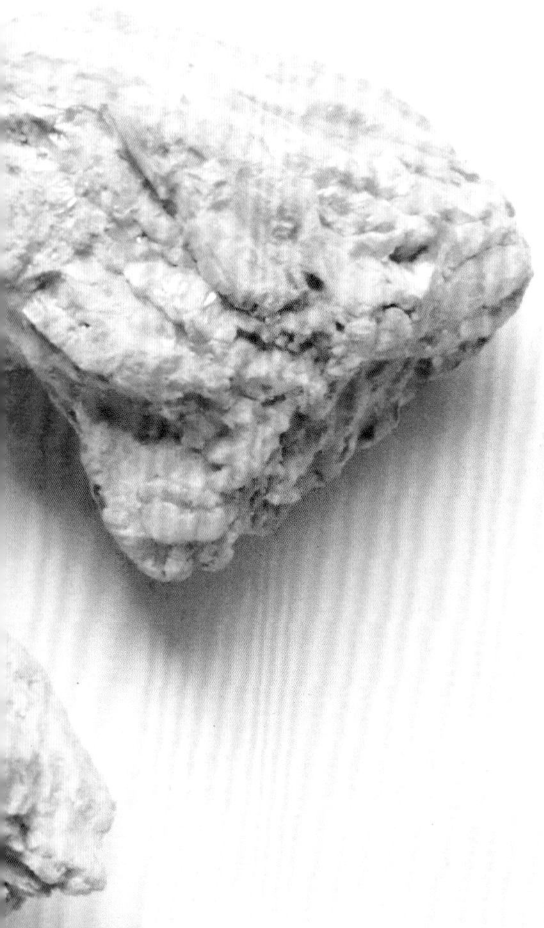

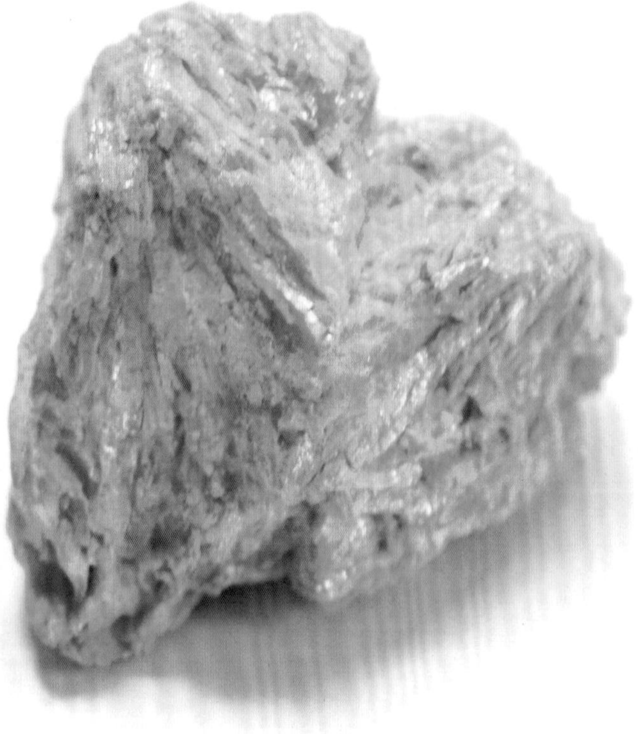

雌黄

识别特征

雌黄呈柠檬黄色之针状、板晶状集合体，常呈皮壳状或束状聚晶。雌黄解理面上具珍珠光泽，其他地方为松脂光泽，相对密度3.49，硬度1.5 ~ 2.0。雌黄属单斜晶系，在反射光下呈灰色，具明显的非均质性；内反射呈淡黄白色，其反射率约25。在透射光下呈柠檬黄色，具二轴晶负光性，光轴角约76° 。其折光率很高。

生境分布

雌黄多产在低温热液矿脉中，常与雄黄共生，或为其变化的产物。其他共生矿物有辉锑、自然砷、方解石、重晶石、石膏等。主产于西藏的昌都、那曲、阿里等地。分布于贵州、云南、四川等省区。

采收加工

全年采挖，除去杂石、泥土。

药材鉴别

本品为不规则的块状，大小不一，全体呈柠檬黄色，杂有灰绿色，表面常覆有一层黄色粉末，微有光泽，不平坦。体较重，质脆易碎，断面不平坦，结晶块呈柱状，半

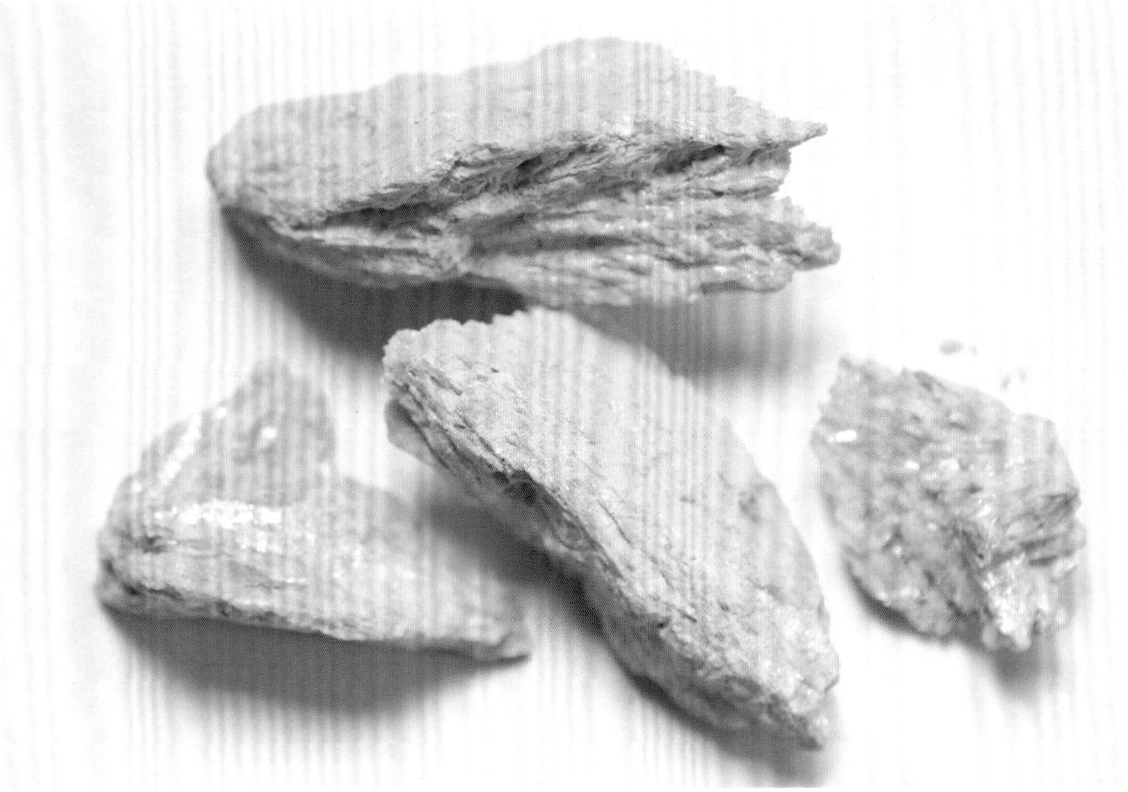
雌黄

透明，有树脂样光泽。微有特异臭气。有毒，勿用口尝。以块大、透明、质脆、黄色鲜明、有树脂样光泽者为佳。

功效主治

燥湿，敛疮。主治恶疮，喉蛾，热疖，瘟疫，糜烂性淋巴结炎。

用法用量

内服：煎汤，1 ~ 3 g；或入丸、散。外用：适量，研粉撒或调敷。

民族药方

1．雀斑、皮癣、黄水疮等皮肤病 雌黄24 g，木香、止泻木子各30 g，雄黄18 g，烟絮 21 g。以上 5 味捣为细粉，再与猪油混匀，取适量涂于患处。

2．淋巴结肿胀、化脓等恶性淋巴结炎 八味雌黄散：雌黄 25 g，金银花、千里光各 35 g，白粉圆叶报春、石韦、黄花獐牙菜、独一味各 30 g，熊胆 3 g，省头草 20 g。以上 8 味除熊胆另研细外，其余共研成细粉，过筛，加入熊胆混匀外用，取适量药粉加水调成糊状，涂于患处，每日 2 ~ 3 次。

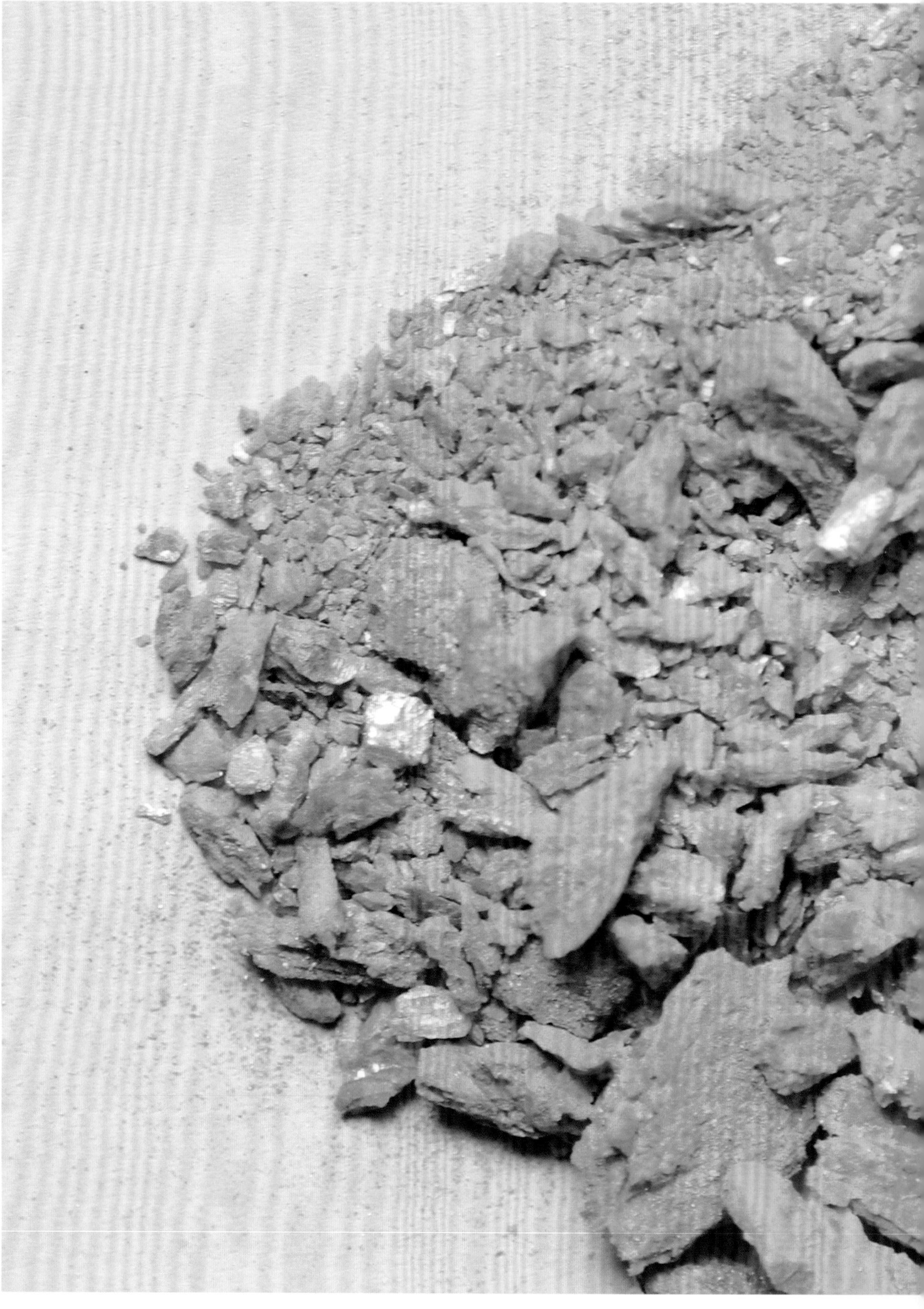

雌黄

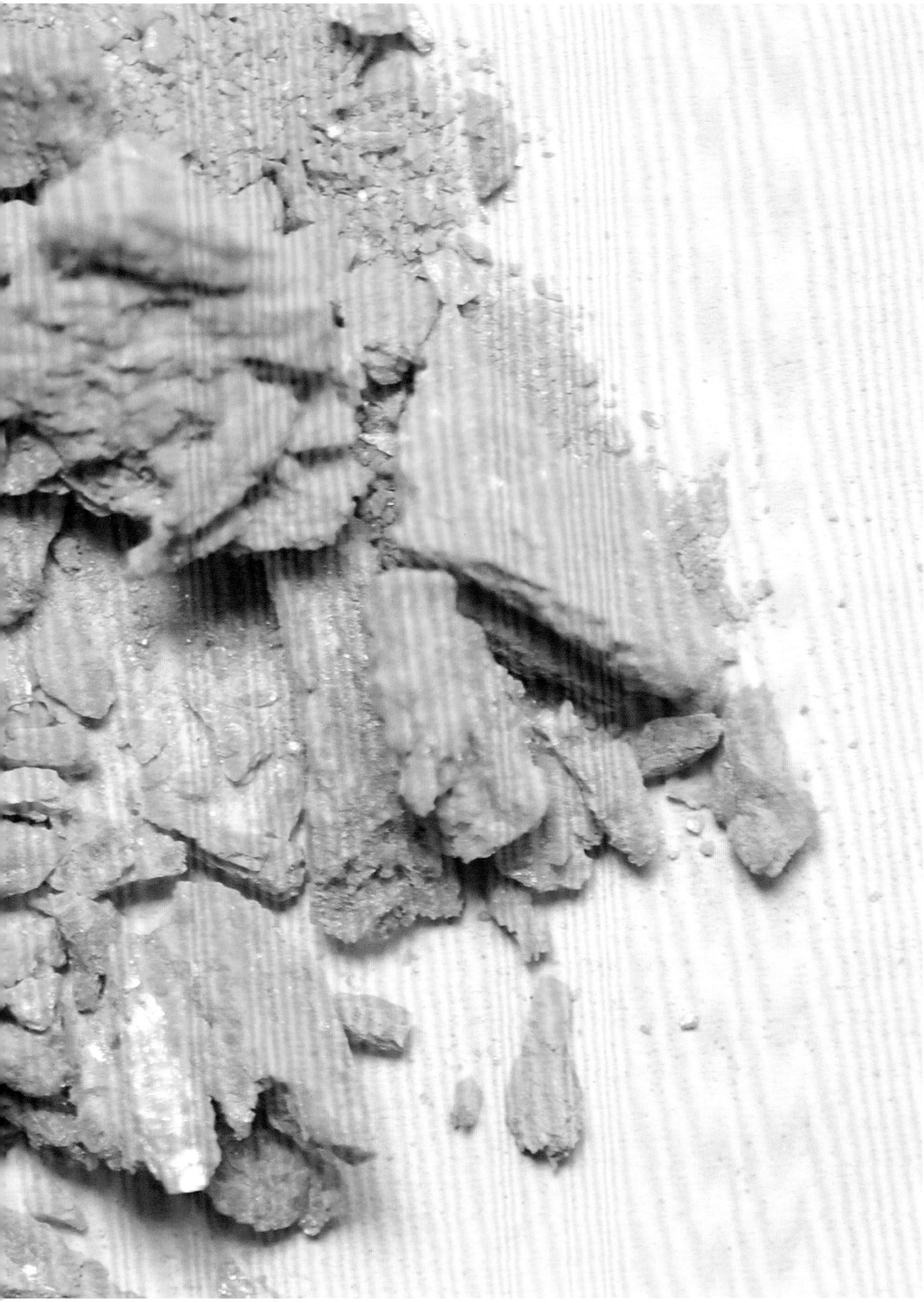

雌黄饮片

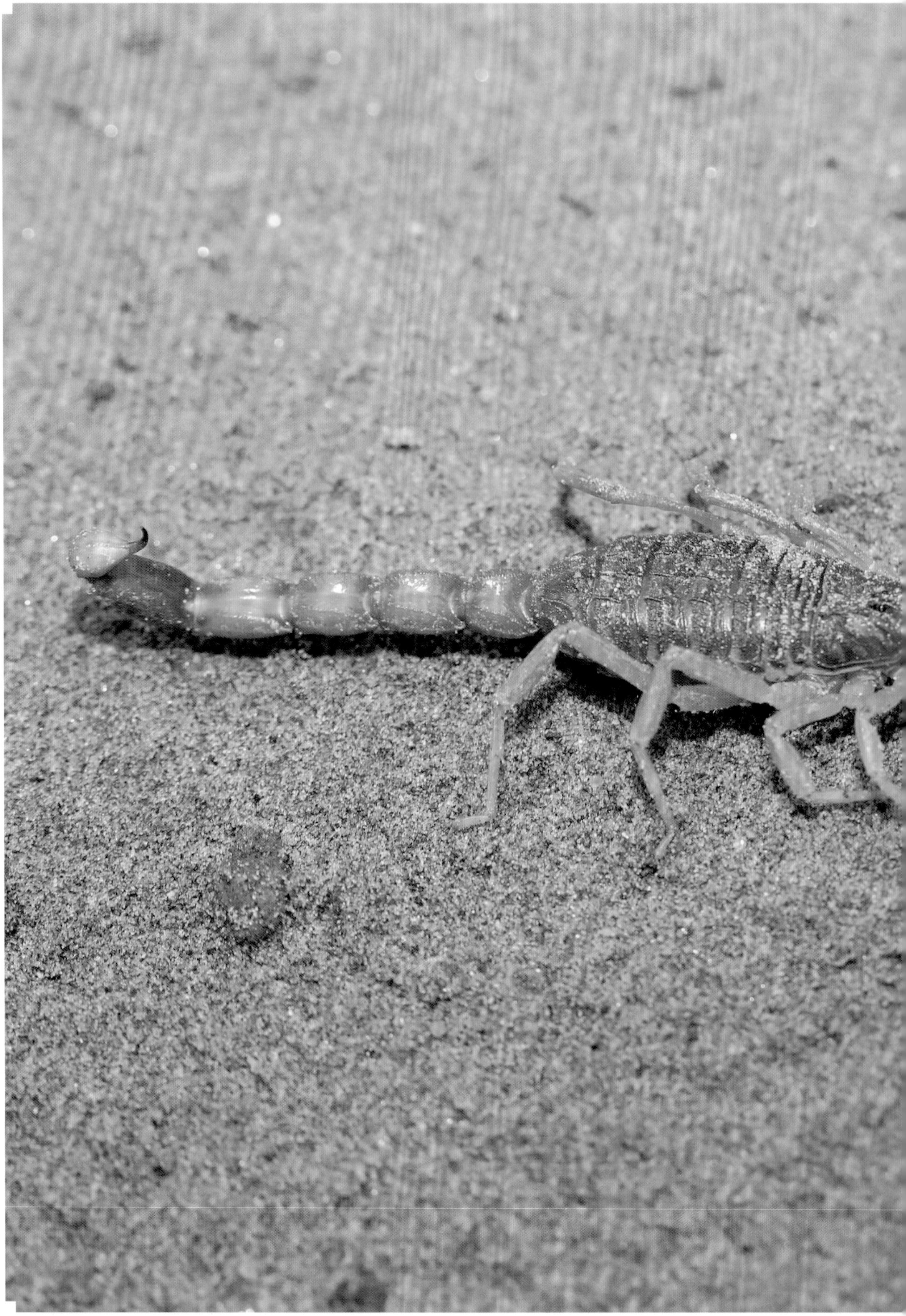

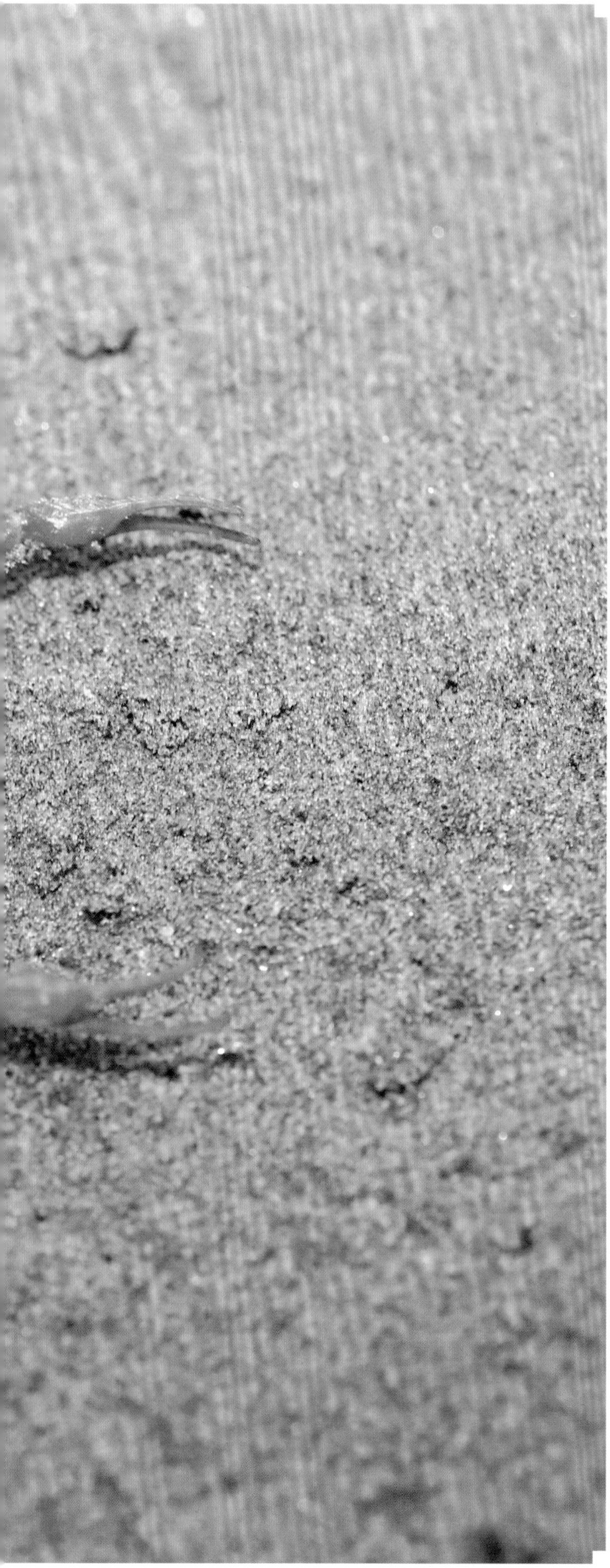

蝎子

【**藏药名**】迪巴那保。

【**别　名**】迪巴热尖、迪巴热杂、迪巴热尼。

【**来　源**】本品为钳蝎科动物东亚钳蝎 *Buthus martensi* Karsch 的全体。

【**性味归经**】味甘、微辛，性温。

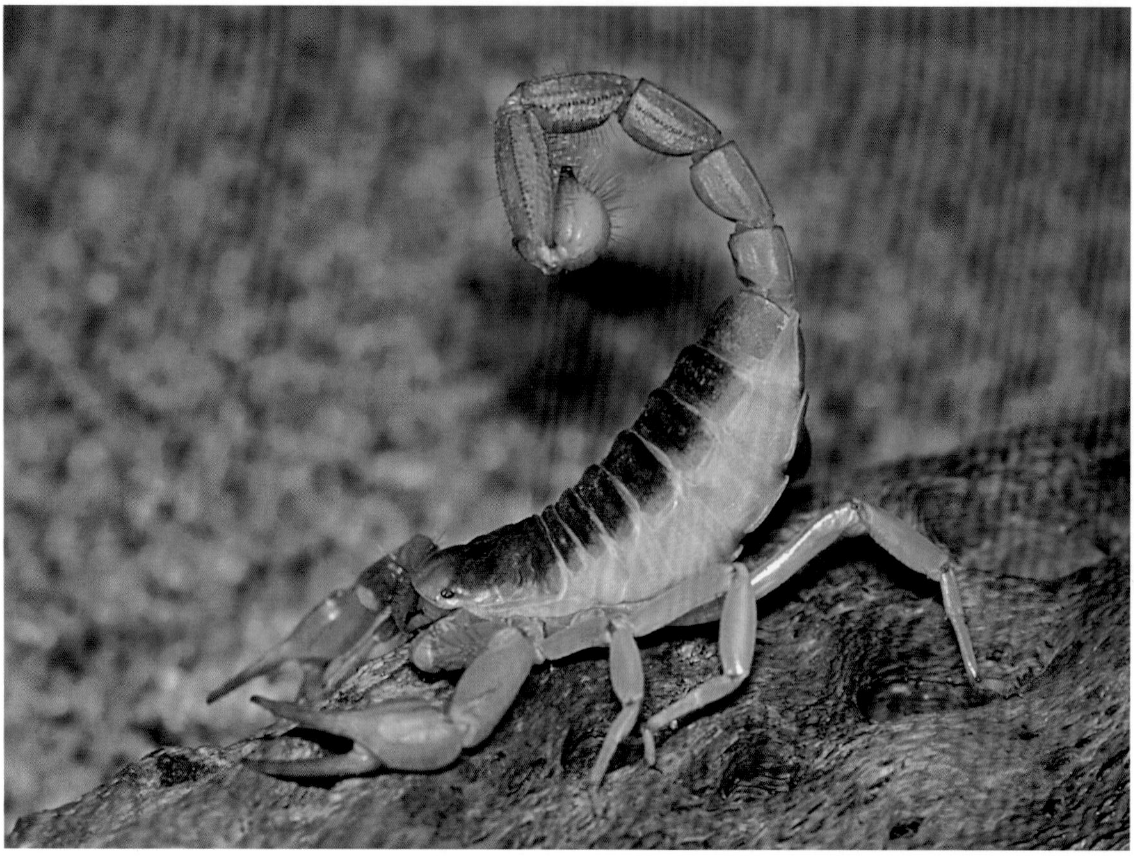

东亚钳蝎

识别特征

体长约 60 mm，分为头胸部及腹部，头胸部背甲梯形，有中眼 1 对，似腹眼，侧眼 3 对，系单眼。胸板三角形，螯只的钳状上肢有 2 齿。触肢钳状，上下肢内侧有 12 行颗粒斜列。胸部有步足 4 对，均 7 节，末端有钩爪 2 枚。前腹部的前背板上有 5 条隆脊线，前腹部宽广，共有 7 节；第 1 节腹面有一生殖厣，内有生殖孔，第 2 节栉状器有 16 ~ 25 枚齿。后腹部的前 4 节各有 10 条隆脊线，第 5 节仅有 5 条，第 6 节的毒针下方无距。

生境分布

喜栖息于石底及石缝的潮湿阴暗处，多穴居，以昆虫、蜘蛛等为食。冬季蛰伏，惊蛰后活动。主要分布于西藏各地及河南、河北、山东、辽宁等省区。野生或饲养。

采收加工

立秋后捕捉或采集，晾干。

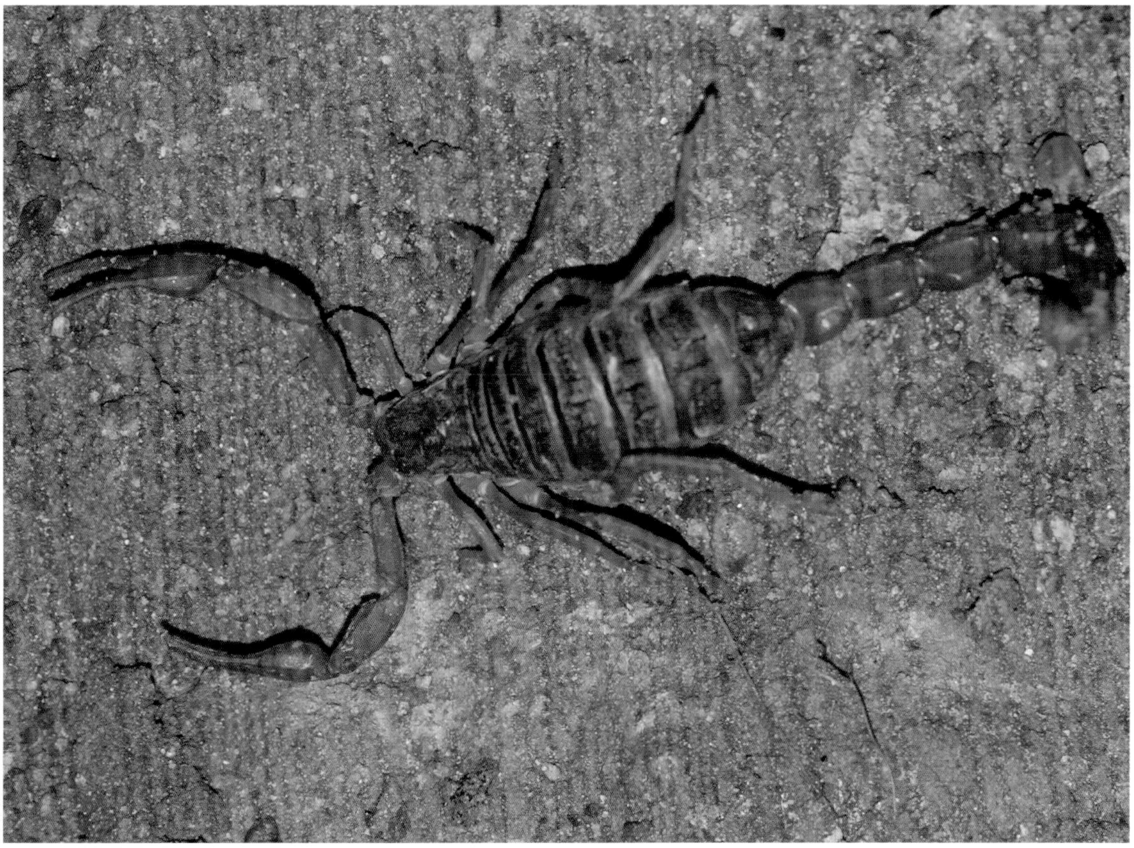

东亚钳蝎

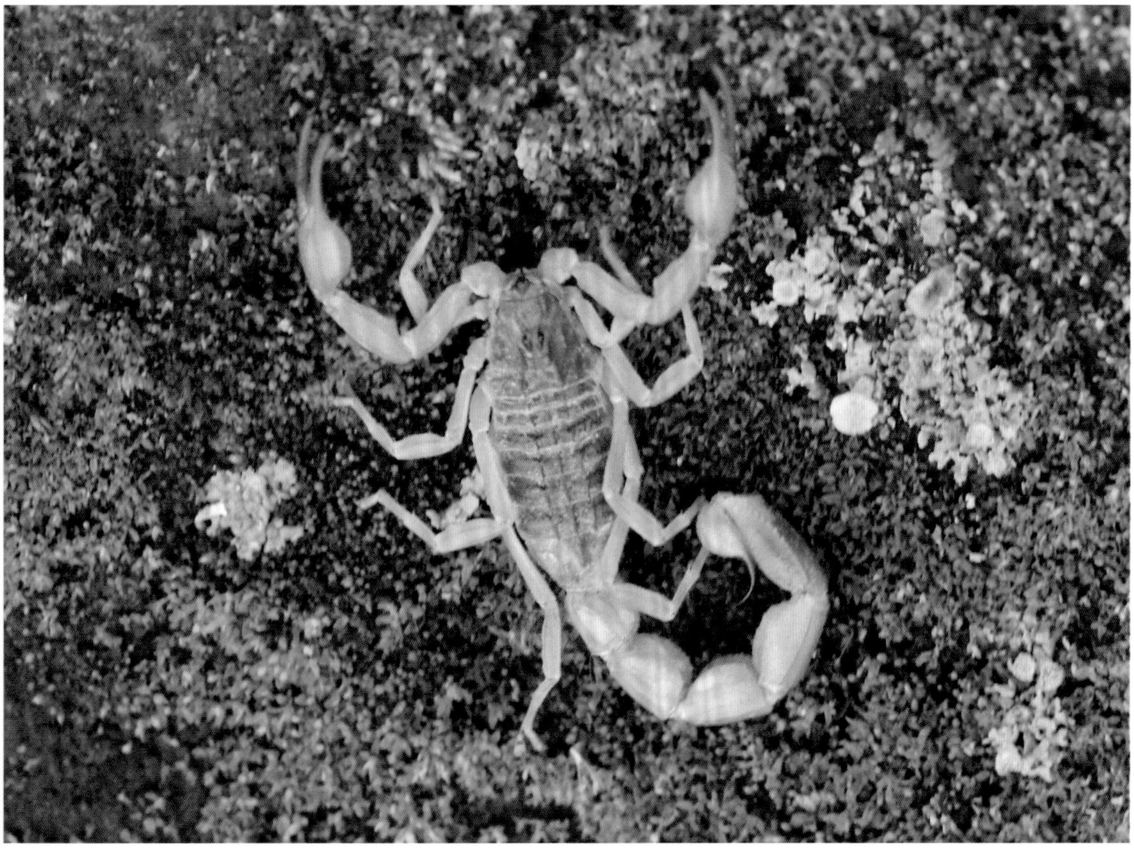

东亚钳蝎

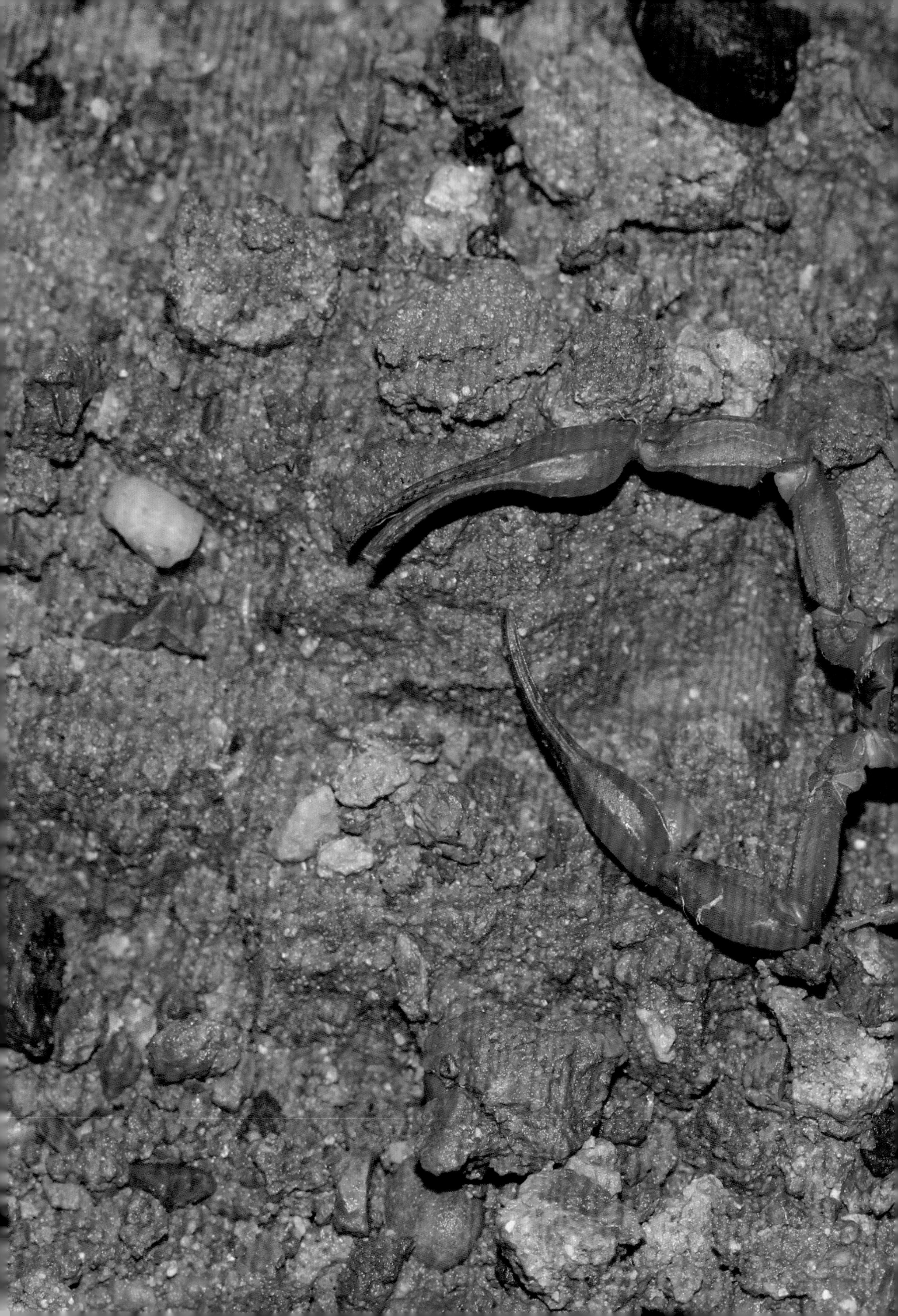

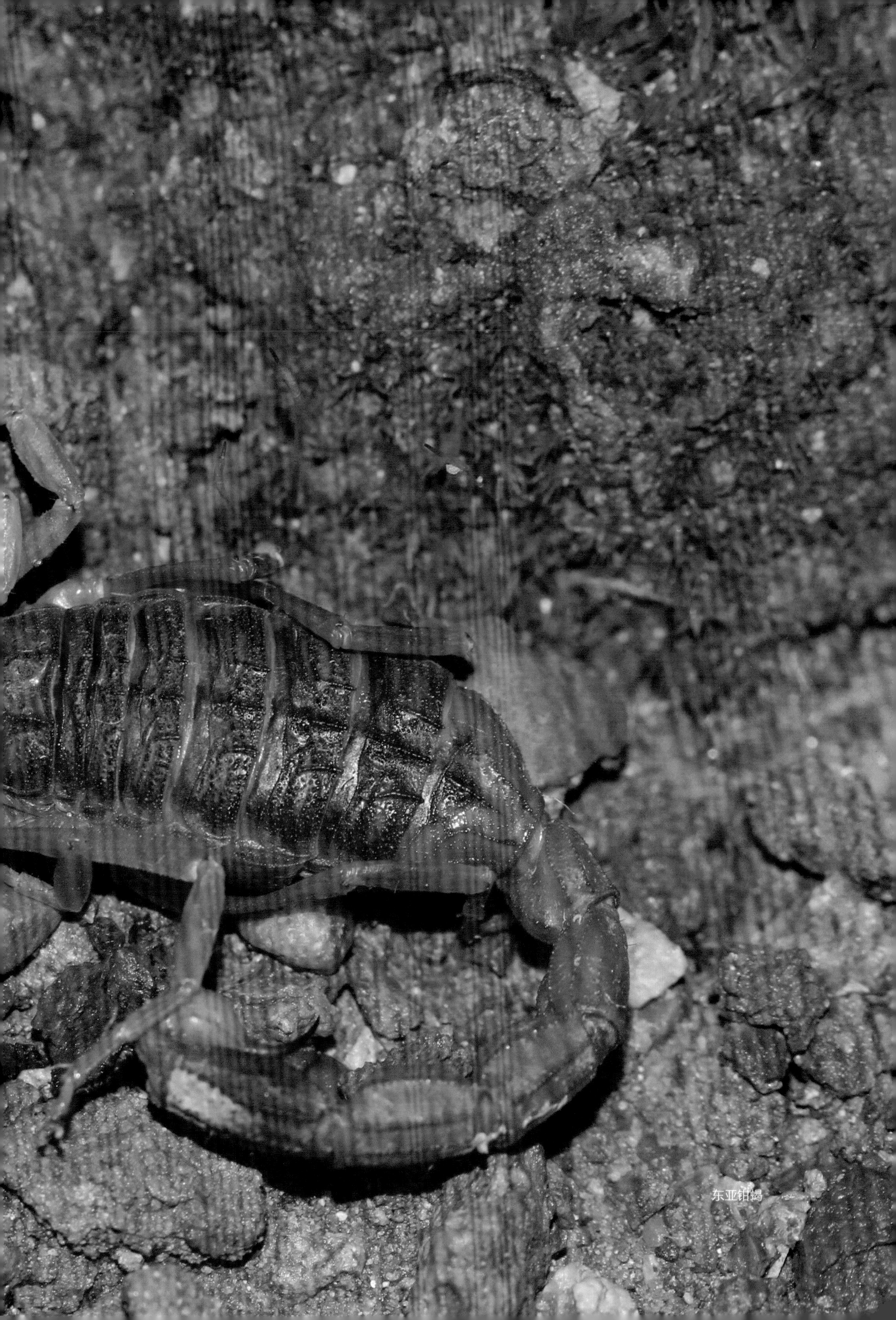
东亚钳蝎

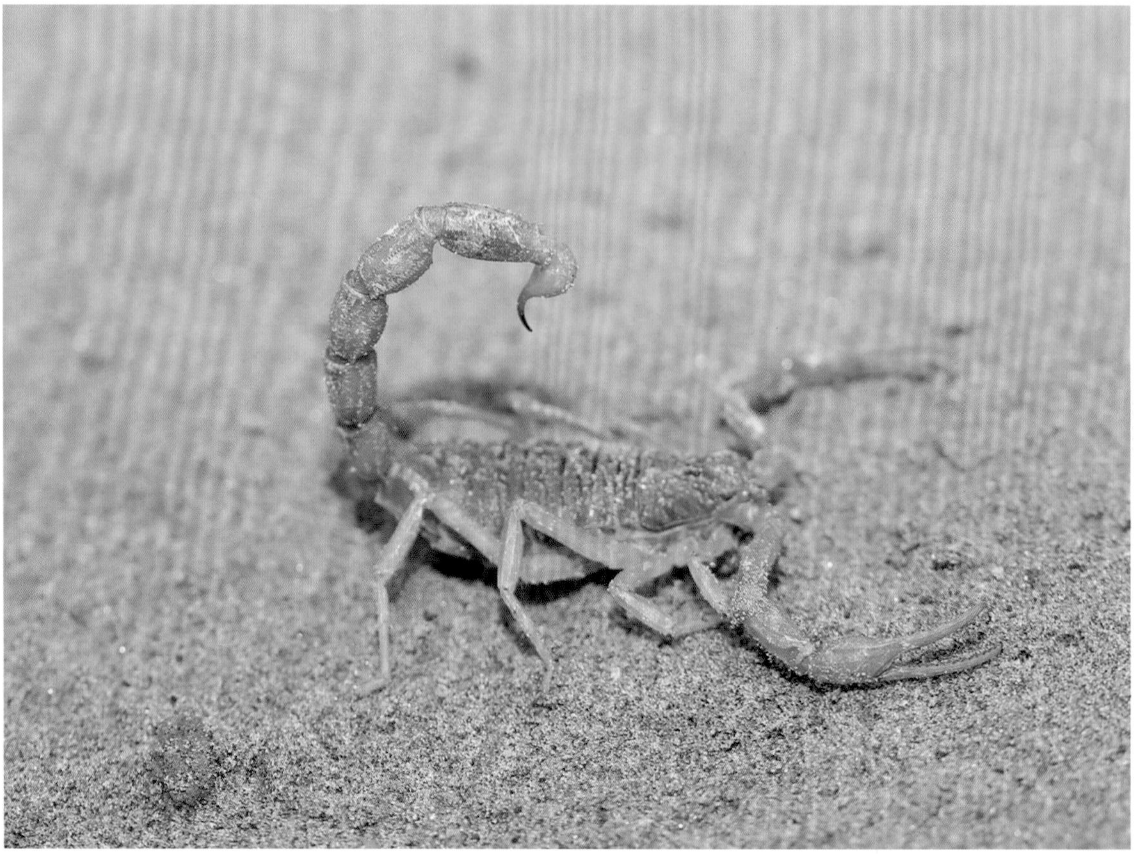

东亚钳蝎

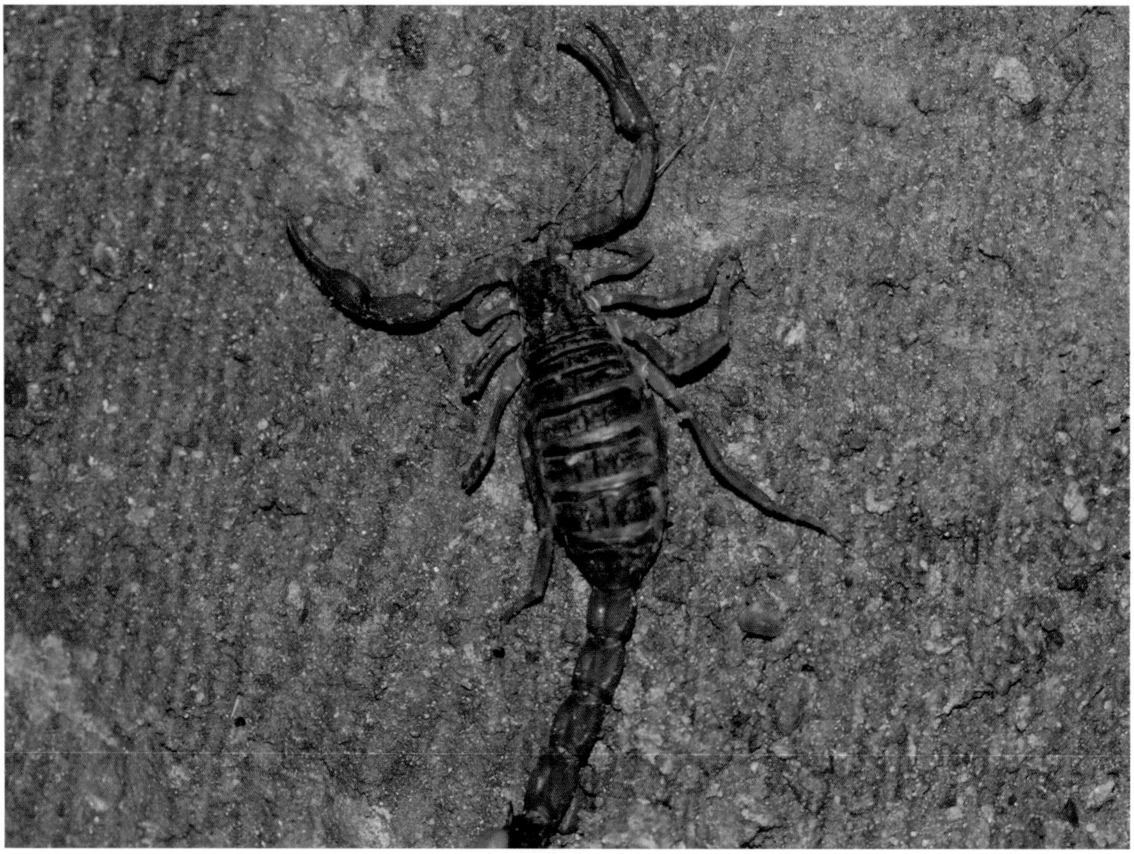

东亚钳蝎

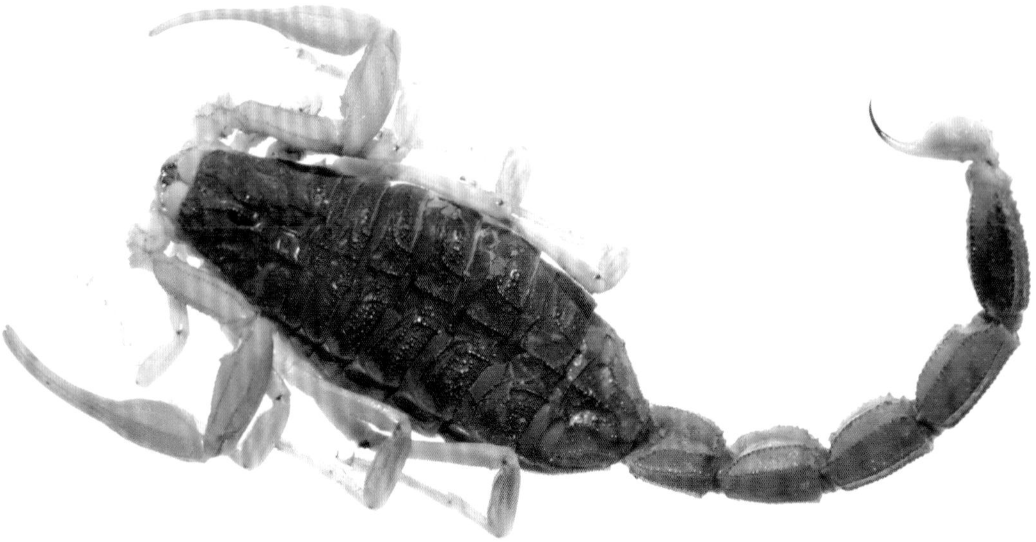

蝎子药材

药材鉴别

本品头胸部与前腹部呈扁平长圆形，后腹部呈尾状，皱缩弯曲，完整者体长约 60 mm。头胸部呈绿褐色，前面有 1 对短小的螯肢及 1 对较长的钳状脚须，形似蟹螯，背面覆有梯形背甲，腹面有足 4 对，均为 7 节，末端各具 2 爪钩；前腹部由 7 节组成，第 7 节色深，背甲上有 5 条隆脊线。背面绿褐色，后腹部棕黄色，6 节，节上均有纵沟，末节有锐钩状毒刺，毒刺下方无距，气微腥，味咸。

功效主治

祛寒，镇痉。主治抽筋，眼病，癫痫，小儿麻痹。

用法用量

内服：研末，4 ~ 7 g；或入丸、散。

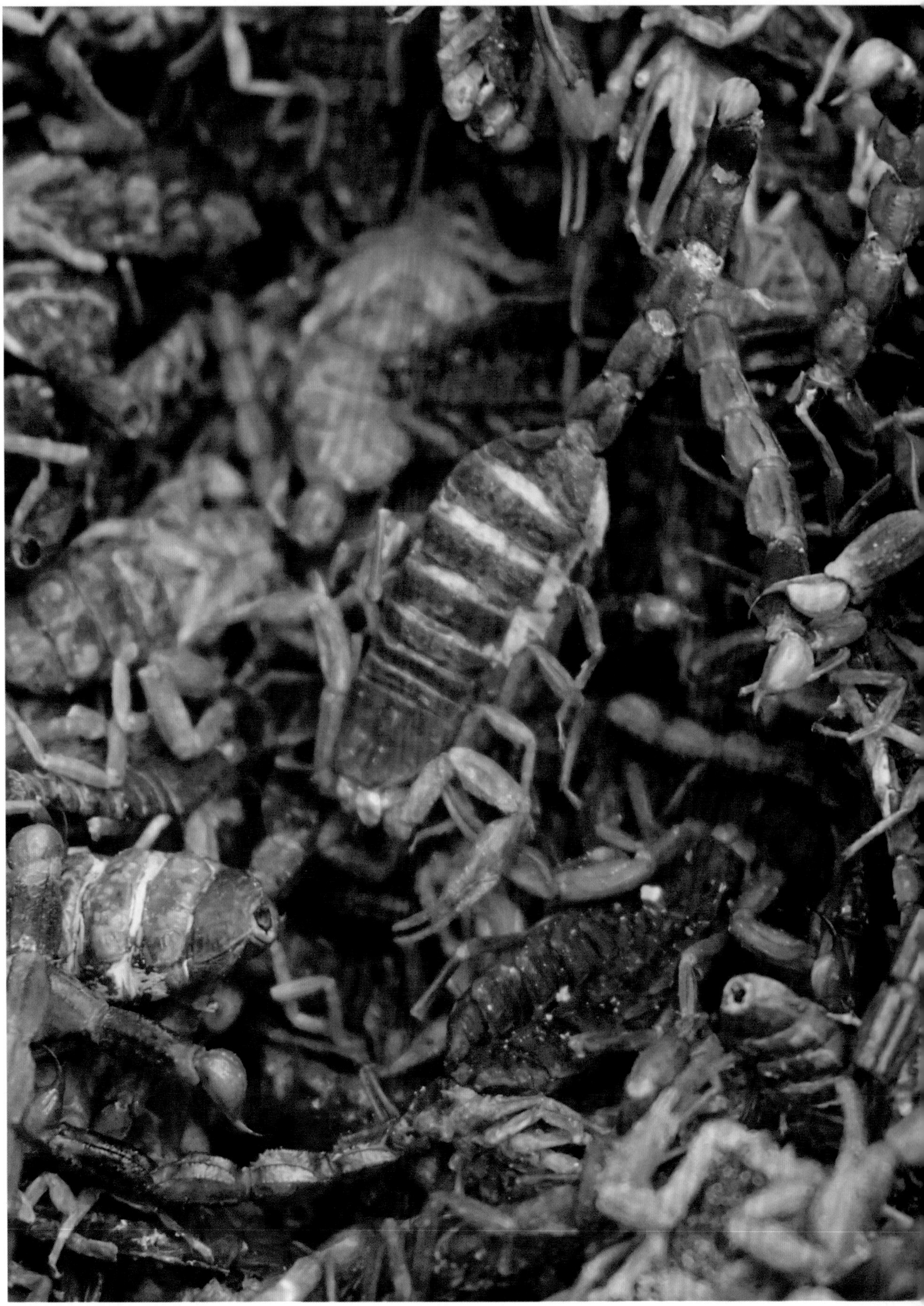

蝎子

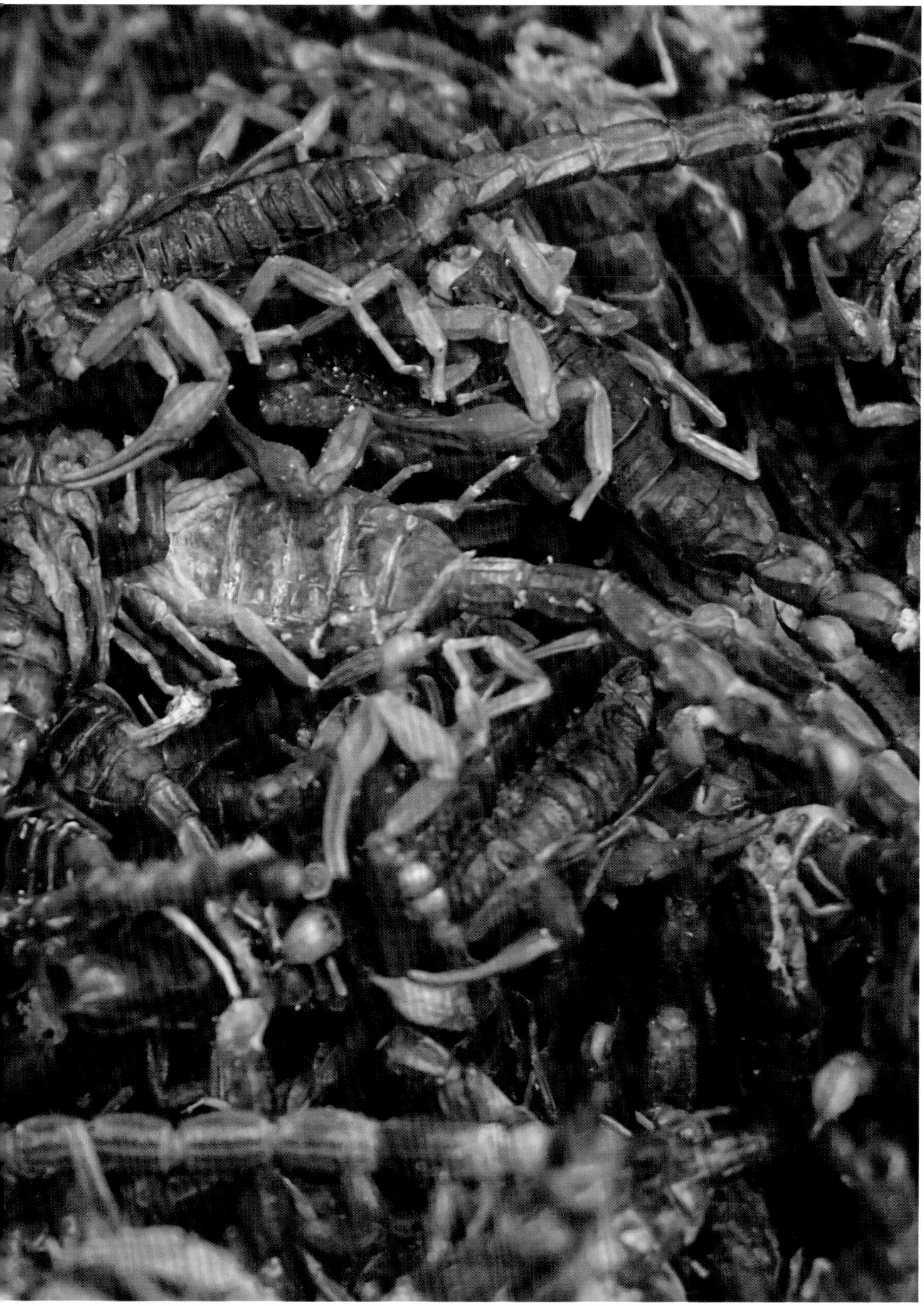

蝎子药材

民族药方

1．癫痫引起的突然晕倒、四肢抽搐、口吐白沫等 蝎子（去毒）30 g，斑蝥（去毒）、土木香（膏）、小叶杜鹃、天冬各 15 g，云南樟 22.5 g，草红花 24 g，珍珠母（去毒）12 g，甘草（膏）18 g。以上 9 味混合，粉碎成细粉，用水泛丸，内服，每次 1.8 g，每日 2 次。

2．风牙疼痛 全蝎 3 个，蜂房 10 g。炒研末，擦牙。

3．关节疼痛，筋节痉挛疼痛 全蝎（炒）7 个，麝香 0.2 g。研匀，空腹，温酒调服。

4．偏头痛 全蝎、藿香、麻黄、细辛各等份。共研细末，每次 3 g，开水送服。

5．痈疮肿毒 全蝎、栀子各 10 g。麻油煎黑去滓，入黄蜡，化成膏敷之。

6．阴囊湿疹成疮 全蝎、延胡索、杜仲（炒）各 15 g。水煎服。

7．乳腺增生 全蝎 2 g。夹于馒头或糕点中食之，每日 1 次，7 日为 1 个疗程。

8．面神经麻痹 全蝎、制白附子、蜈蚣、钩藤、白芷各 20 g。共研细粉，每次服 10 g，每日 2 次。

9．小儿急惊风 全蝎、蜈蚣各等份。共研细面，每次服 1 ~ 1.5 g。

10．颈淋巴结结核 全蝎、蜈蚣各 1 条。烤干研粉，每日 1 剂，分 3 次服。

使用注意

本品有毒，中毒剂量为 30 ~ 60 g，故内服最大用量不宜超过 30 g。血虚生风者及孕妇慎用。

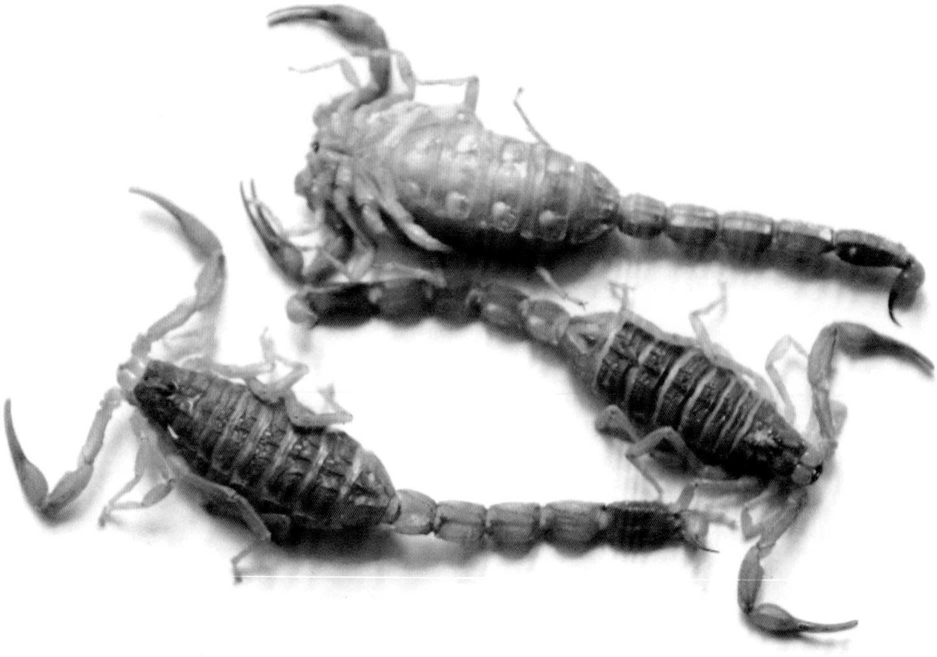

蝎子

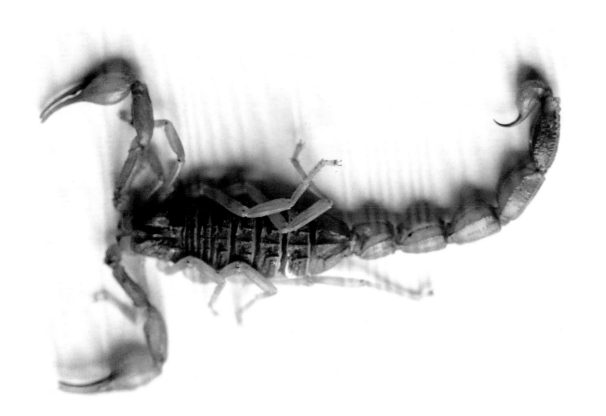

蝎子

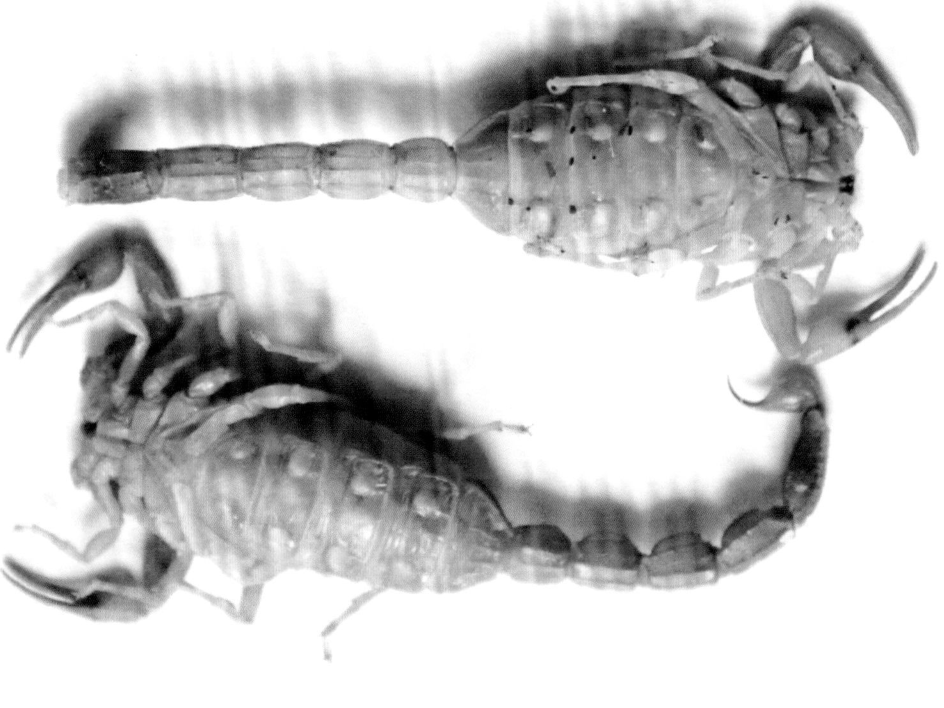

蝎子

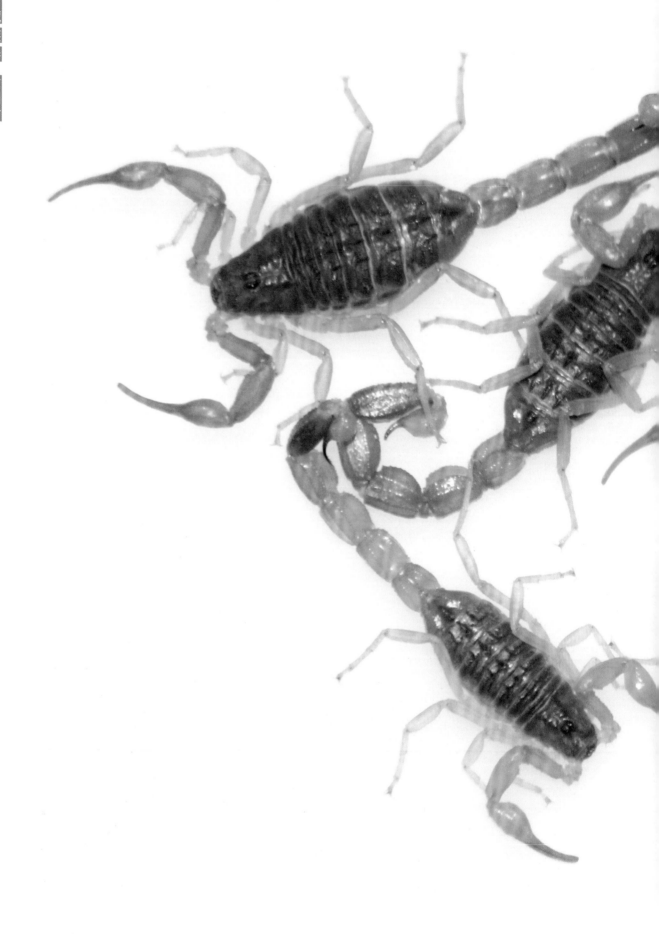

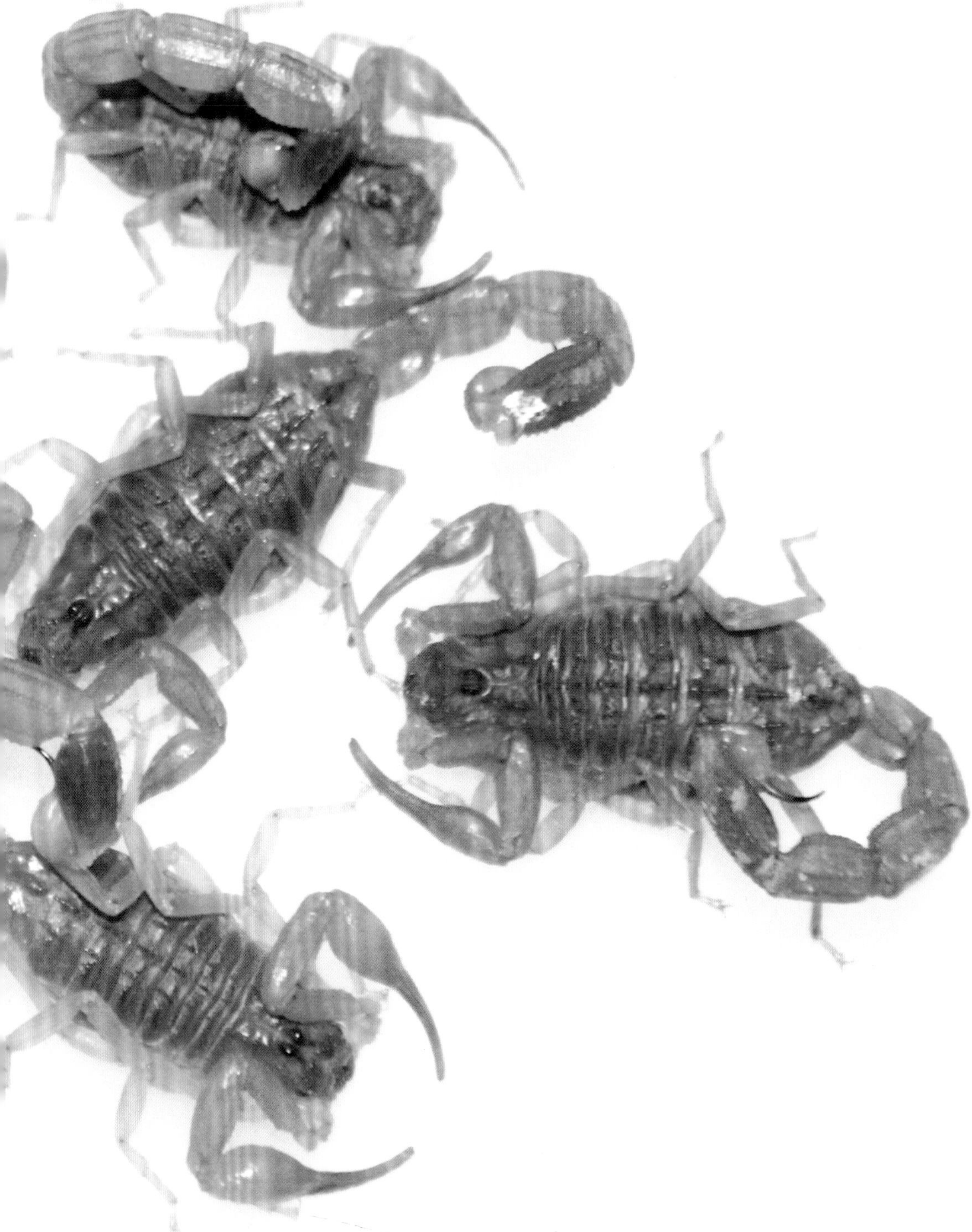

蝎子饮片

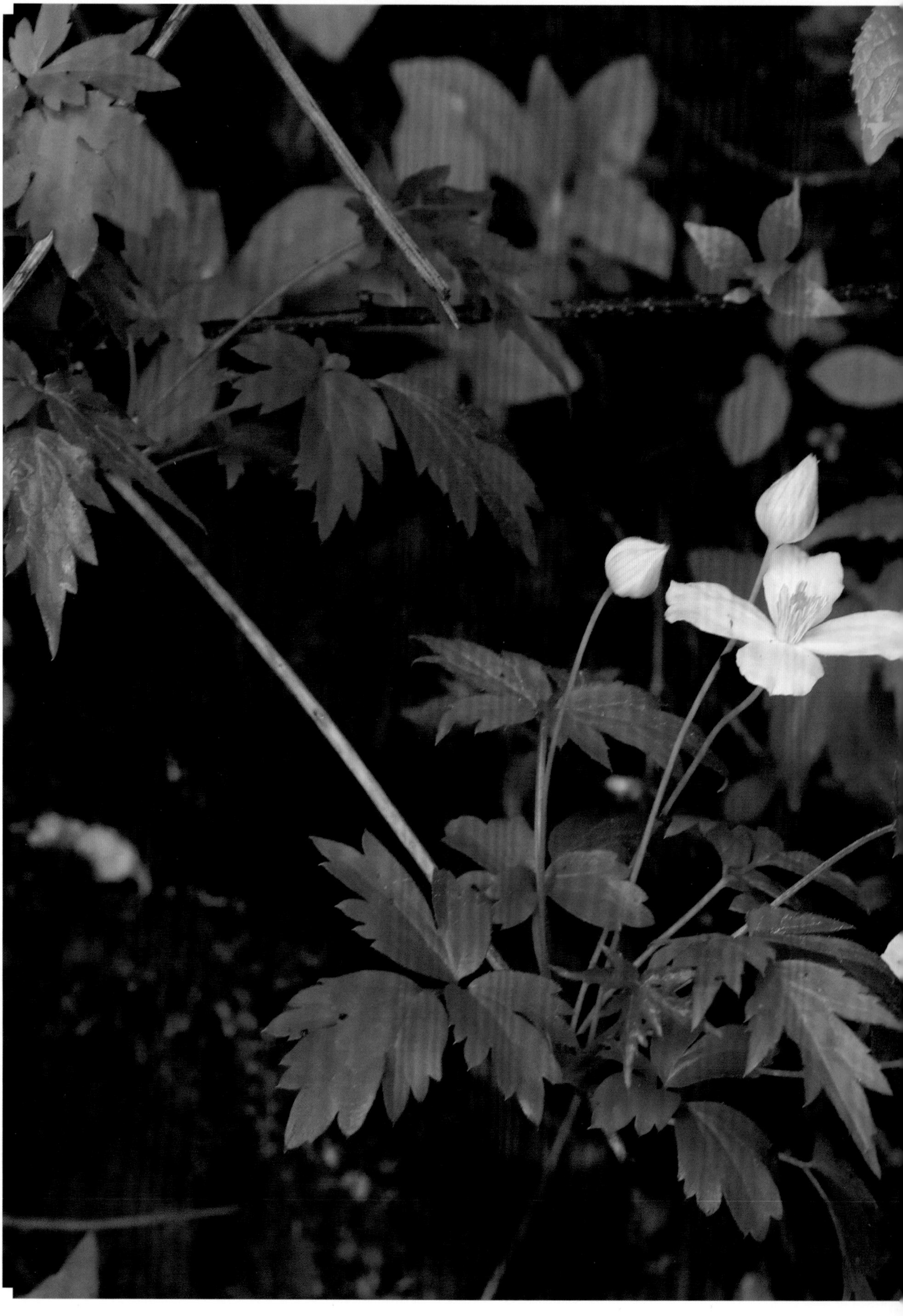

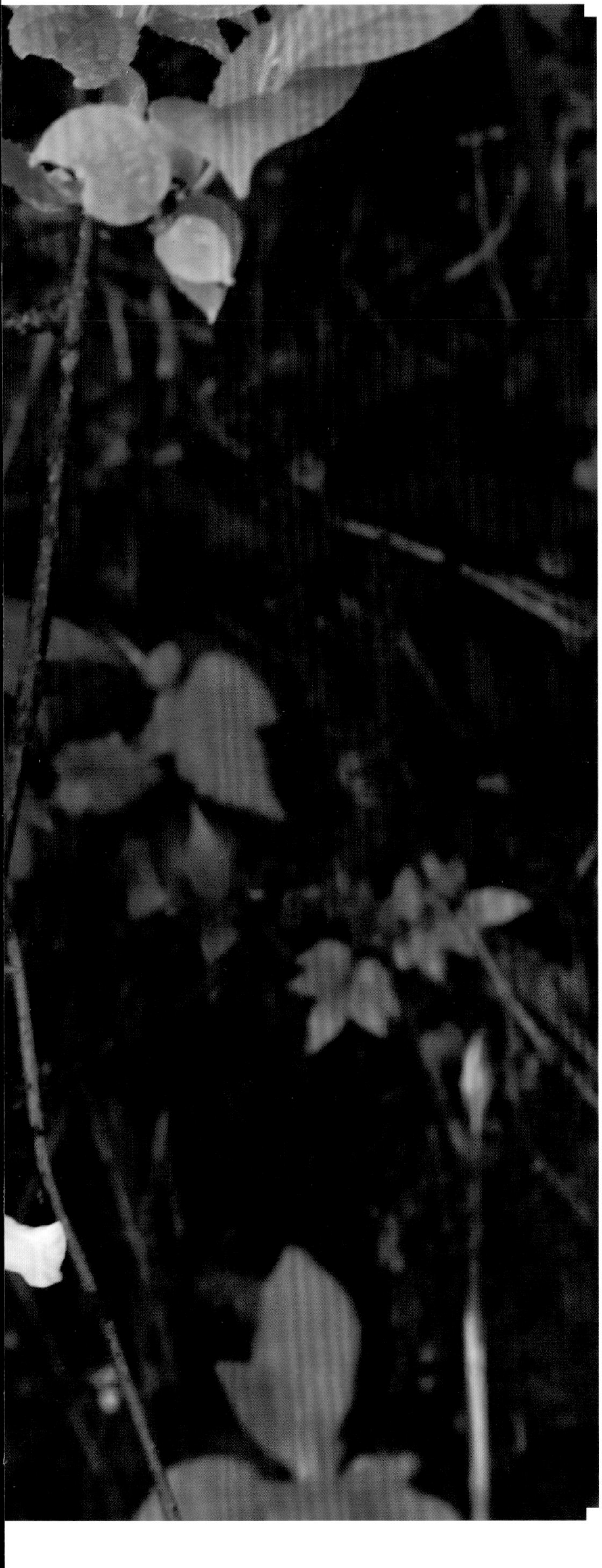

藏木通

【藏药名】叶芒嘎保。

【别　名】知母、吉芒、知相、阿洒毛、阿色拉、垂吉莪母达恰。

【来　源】本品为毛茛科植物绣球藤 *Clematis montana* Buch. -Ham. ex DC. 的带叶及花果的二年生枝条。

【性味归经】味辛、甘，性温。

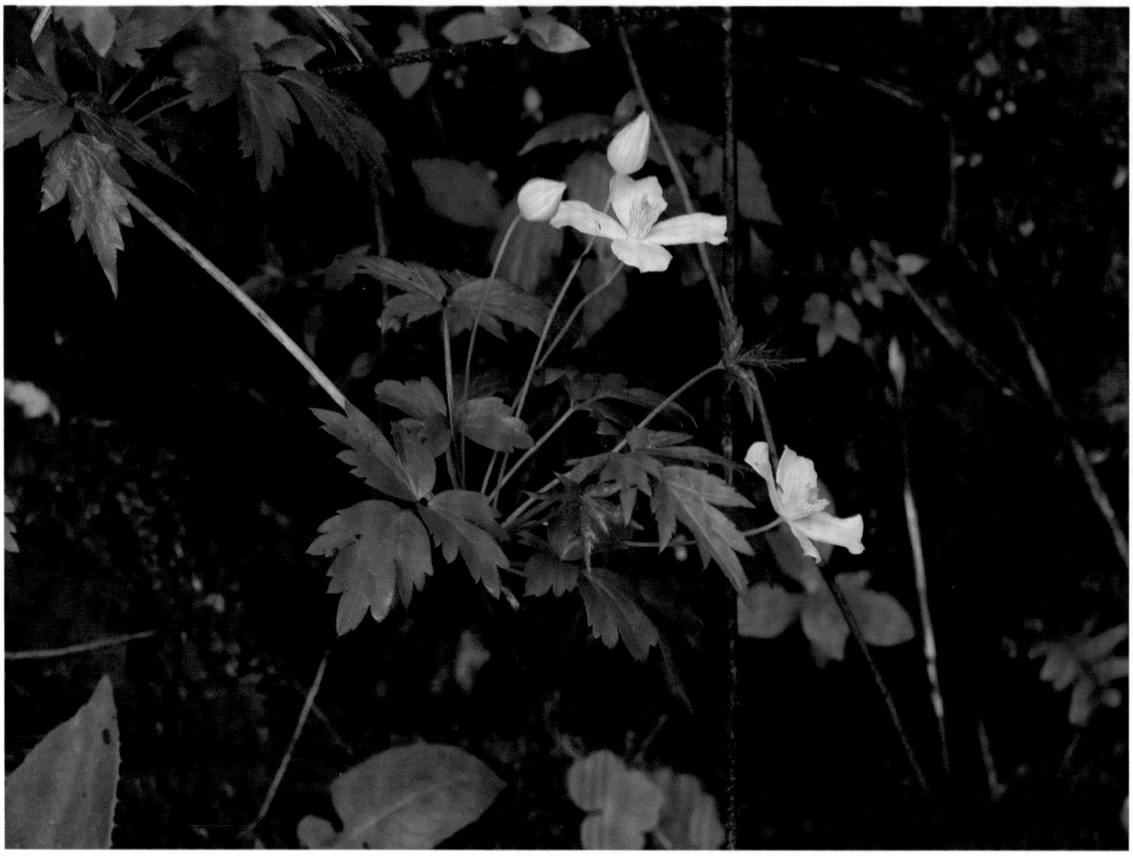

绣球藤

识别特征

木质藤本，枝条有纵棱，很快变无毛；自二年生枝的腋芽抽出数叶和 2 ~ 5 花。叶为 3 出复叶，长 5 ~ 14 cm；小叶草质，顶生小叶卵形或狭卵形，少数近菱形，长 2 ~ 6 cm，宽 0.9 ~ 2.6 cm，顶端渐尖，基部宽楔形或圆形，不分裂或 3 浅裂，边缘有少数牙齿，两面疏被短柔毛，侧生小叶较小并稍斜，叶柄长 2 ~ 8 cm，近无毛。花直径 2.5 ~ 6.0 cm，花梗长 4 ~ 10 cm，萼片 4，白色，开展，椭圆状卵形至卵形，长 1.2 ~ 3.0 cm，外面有疏柔毛或近无毛，内面无毛，雄蕊长约 8 mm，无毛，子房无毛。花期 5—6 月。

生境分布

生长于海拔 1200 ~ 3800 m 的林中或灌丛中。分布于西藏、云南、四川、甘肃、宁夏、陕西、江西、湖北等省区。

采收加工

8 月采枝叶，冲洗泥污，除去枯枝残叶，晒干。

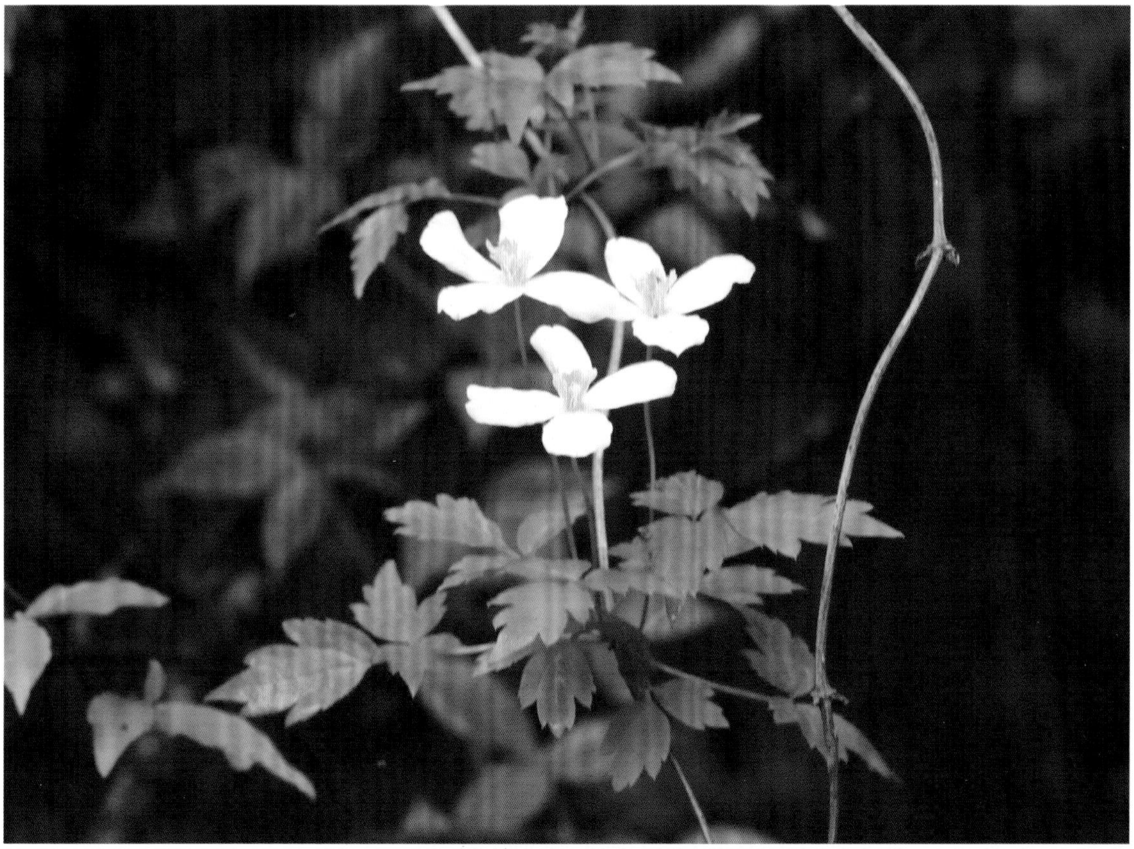

绣球藤

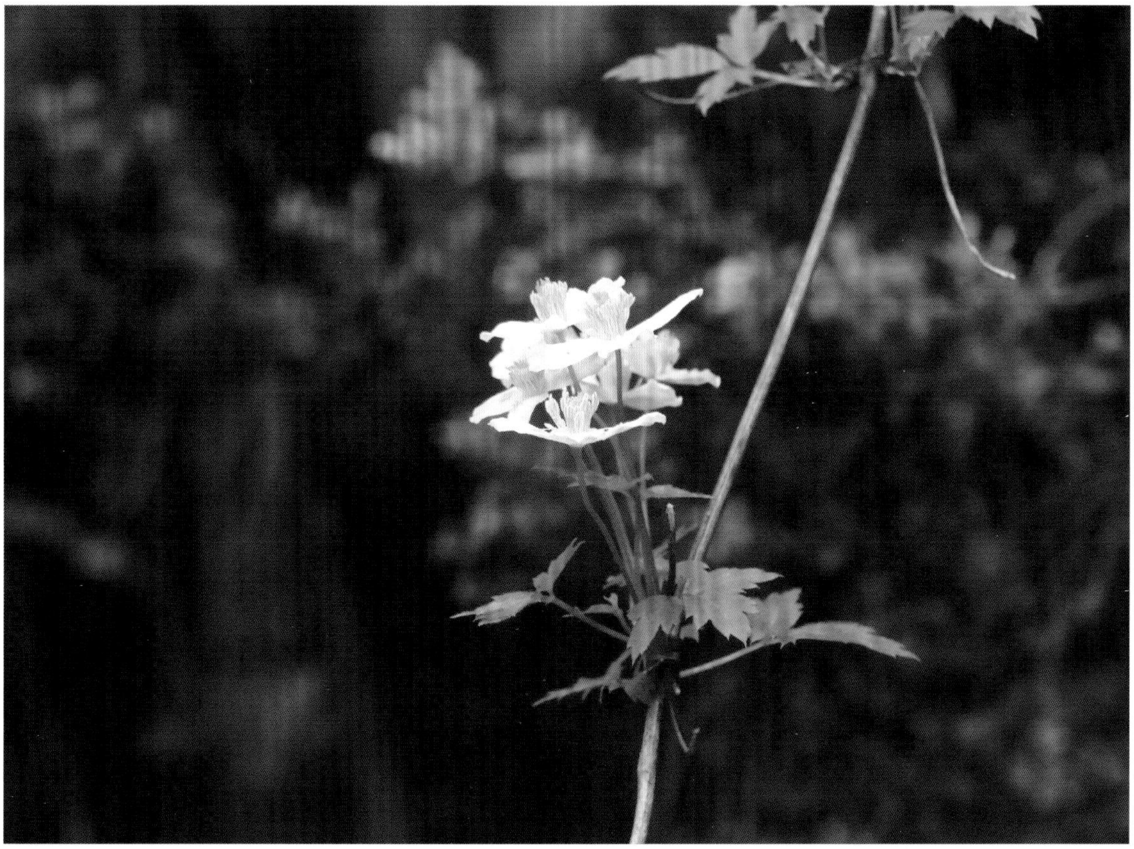

绣球藤

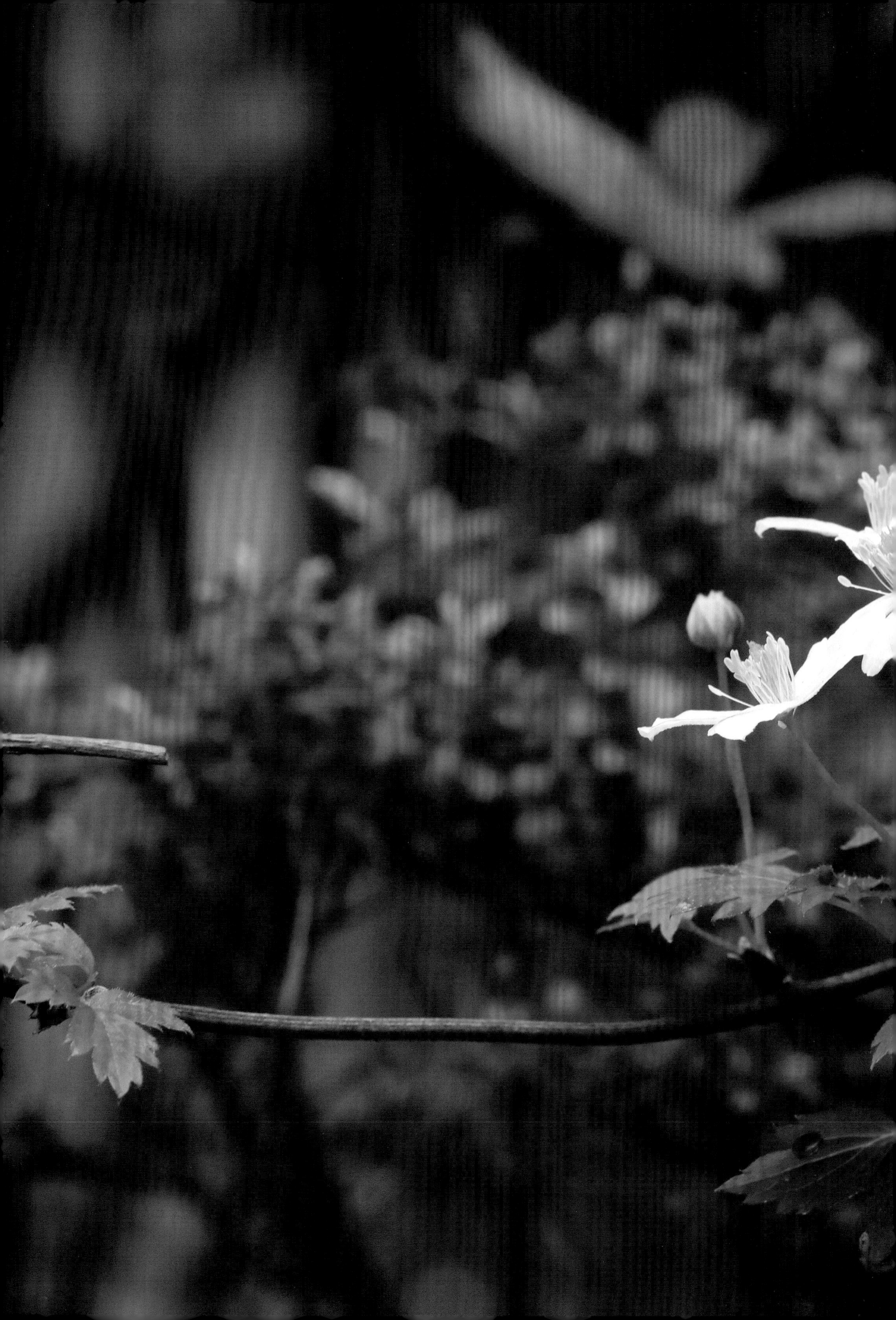

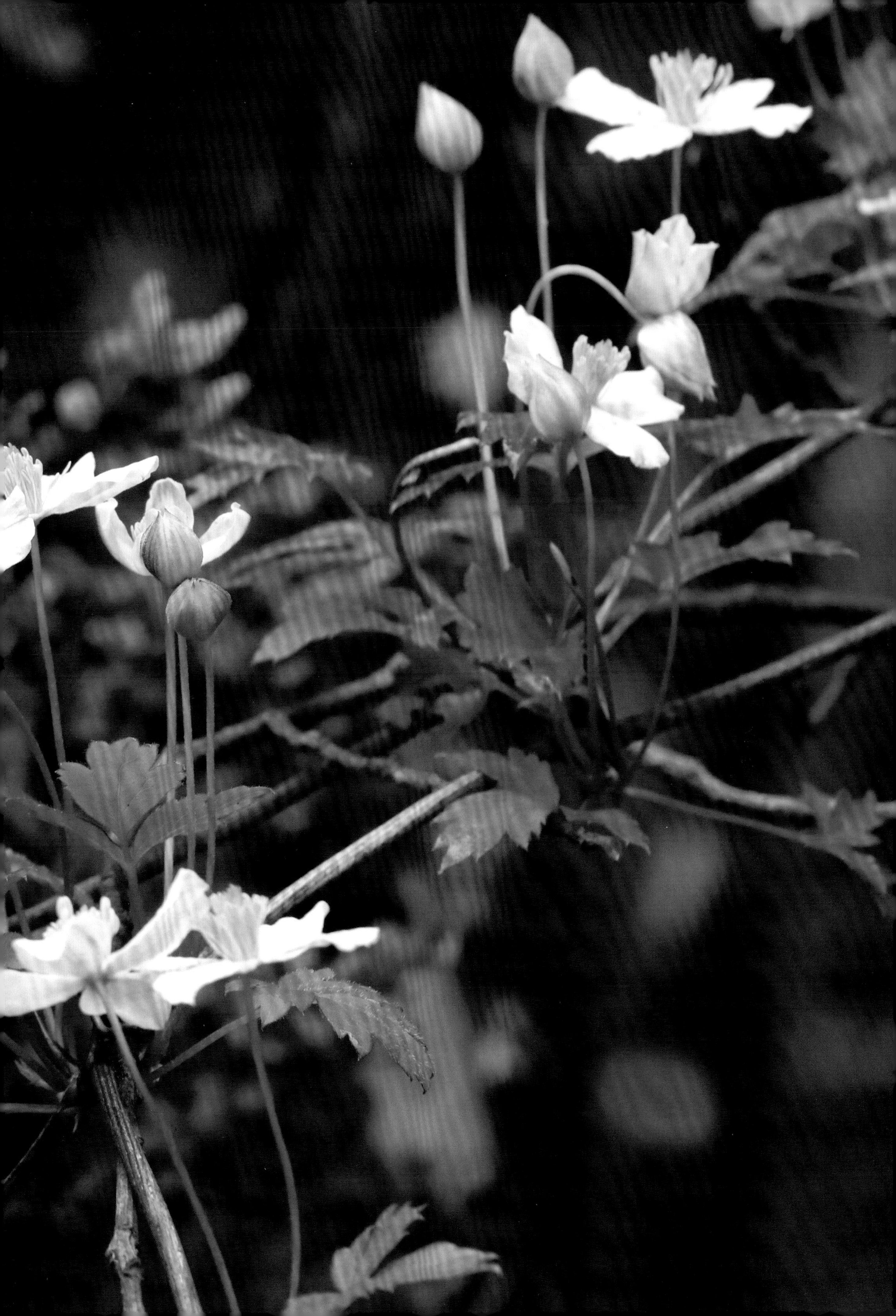

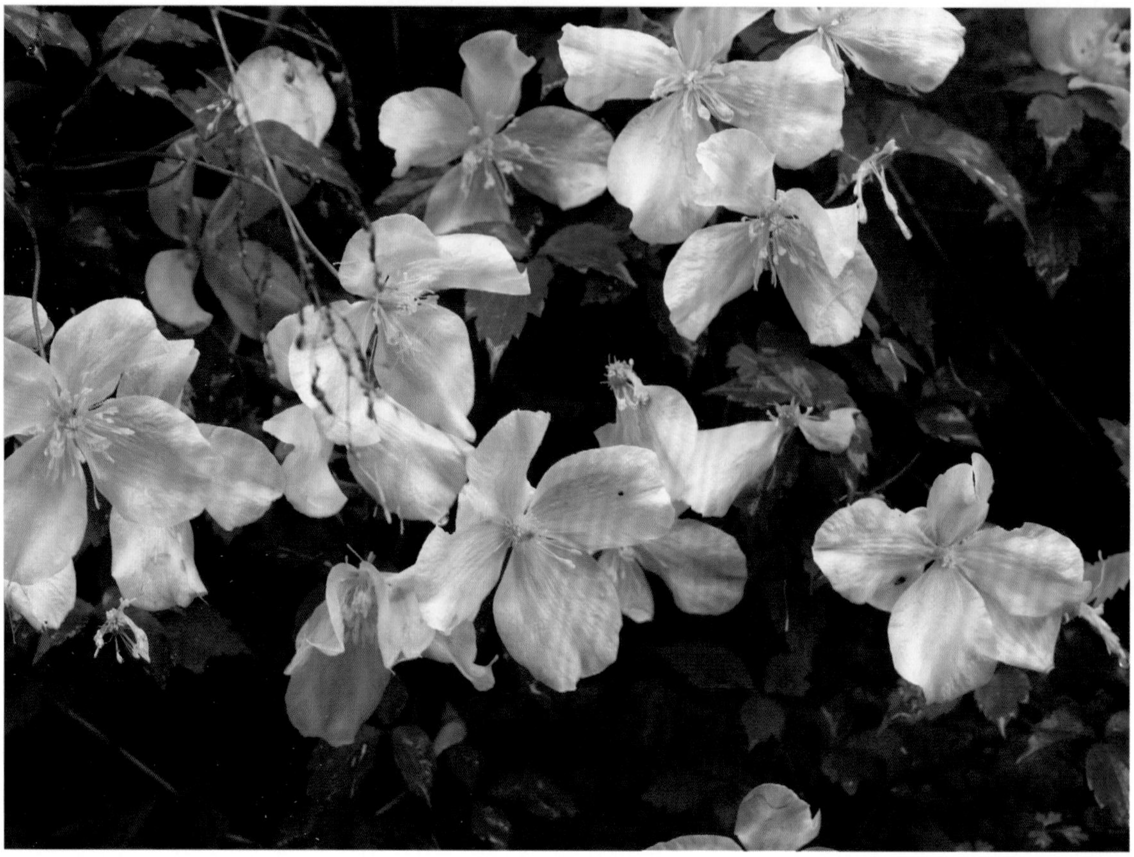

绣球藤

药材鉴别

本品茎呈类圆柱形，长短不等，直径 2 ~ 4 mm，表面黄绿色至暗紫红色，具 6 条纵沟棱，近无毛，节部膨大，有的残留有花梗或叶柄，腋芽被柔毛。质硬脆，易折断，断面纤维状，髓部黄白色或黄绿色，有空隙。叶多皱缩或破碎卷曲，表面暗绿色，背面黄绿色，两面有白色疏毛，背面稍多。瘦果扁卵圆形，长 4 ~ 5 mm，直径约 2 mm，黄棕色，顶端有羽状花柱，长 1.0 ~ 2.2 mm，污白色。气微，味微苦。

功效主治

祛寒，健胃消积，止泻利痰，排脓散痈，消痞瘤，除疮排脓。主治胃肿胀，消化不良，呕吐，肠痈，痞瘤。

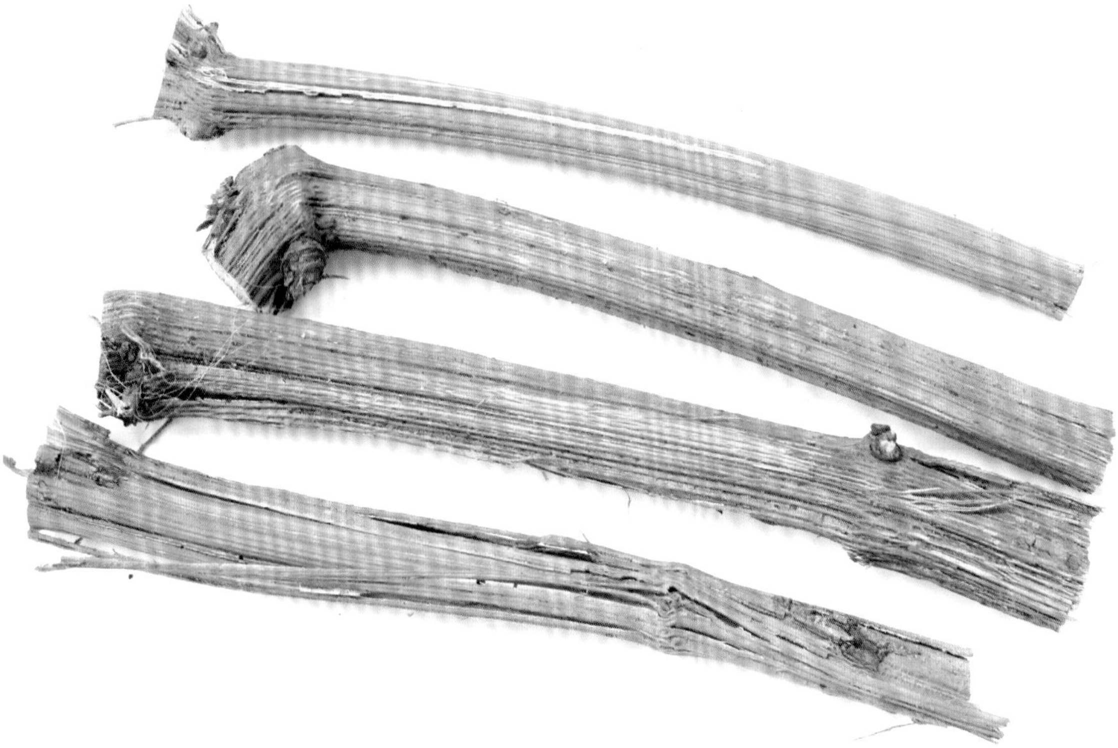

藏木通药材

用法用量

内服：煎汤，2.5 g；或入丸、散。

民族药方

1．消胎宫瘤　藏木通、小叶杜鹃各 50 g，沙棘、寒水石（煅）各 40 g，兰石草、喜马拉雅紫茉莉各 25 g，孜察 10 g。共研为末，每次服 2.5 g，每日 2 次。

2．寒性水肿　藏木通、力嘎都、高山大黄、远志、唐古特青兰各 50 g，长毛风毛菊 35 g，余甘子 75 g。共粉碎成细粉，每次服 2.5 g，每日 1 ~ 2 次。

3．寒性引起的眼及脚浮肿、小便不通、食欲不振、体虚、口渴等　六味尼嘎败：藏木通 30 g，冬葵叶 50 g，虎掌草子、蒺藜、唐古特青兰各 35 g，余甘子 40 g。共粉碎成细粉，混匀，过筛，制散剂，内服，每次 2 g，每日 2 次。

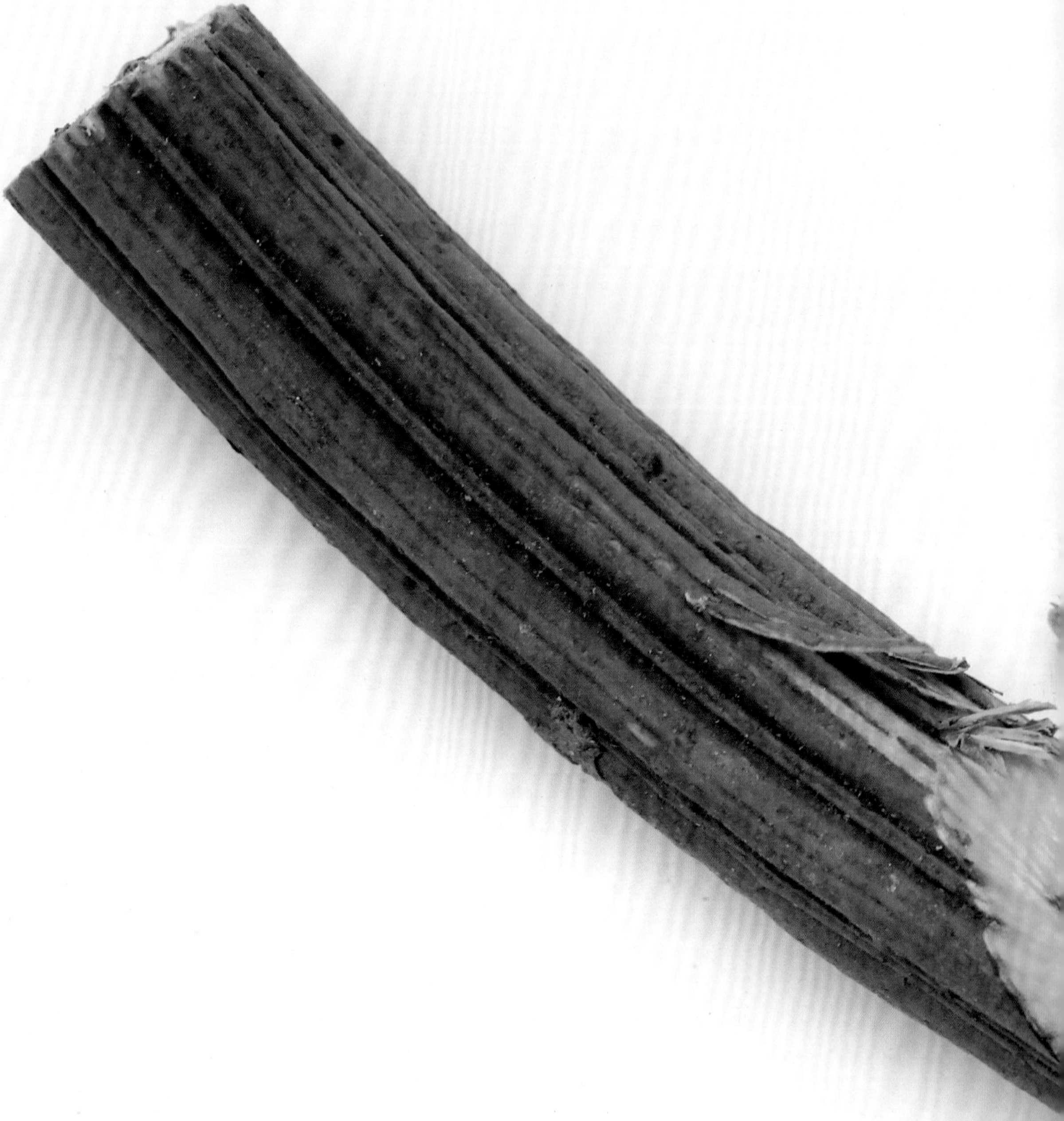

藏木通

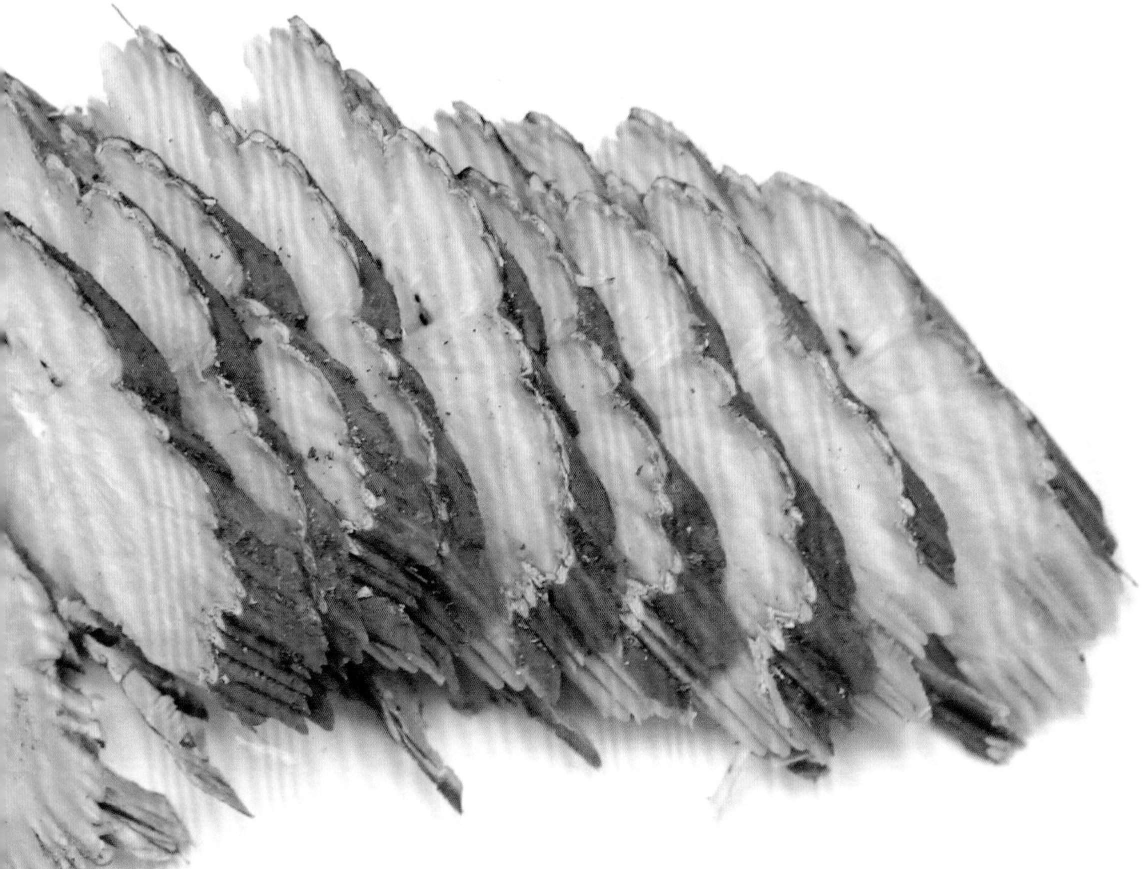

藏木通饮片

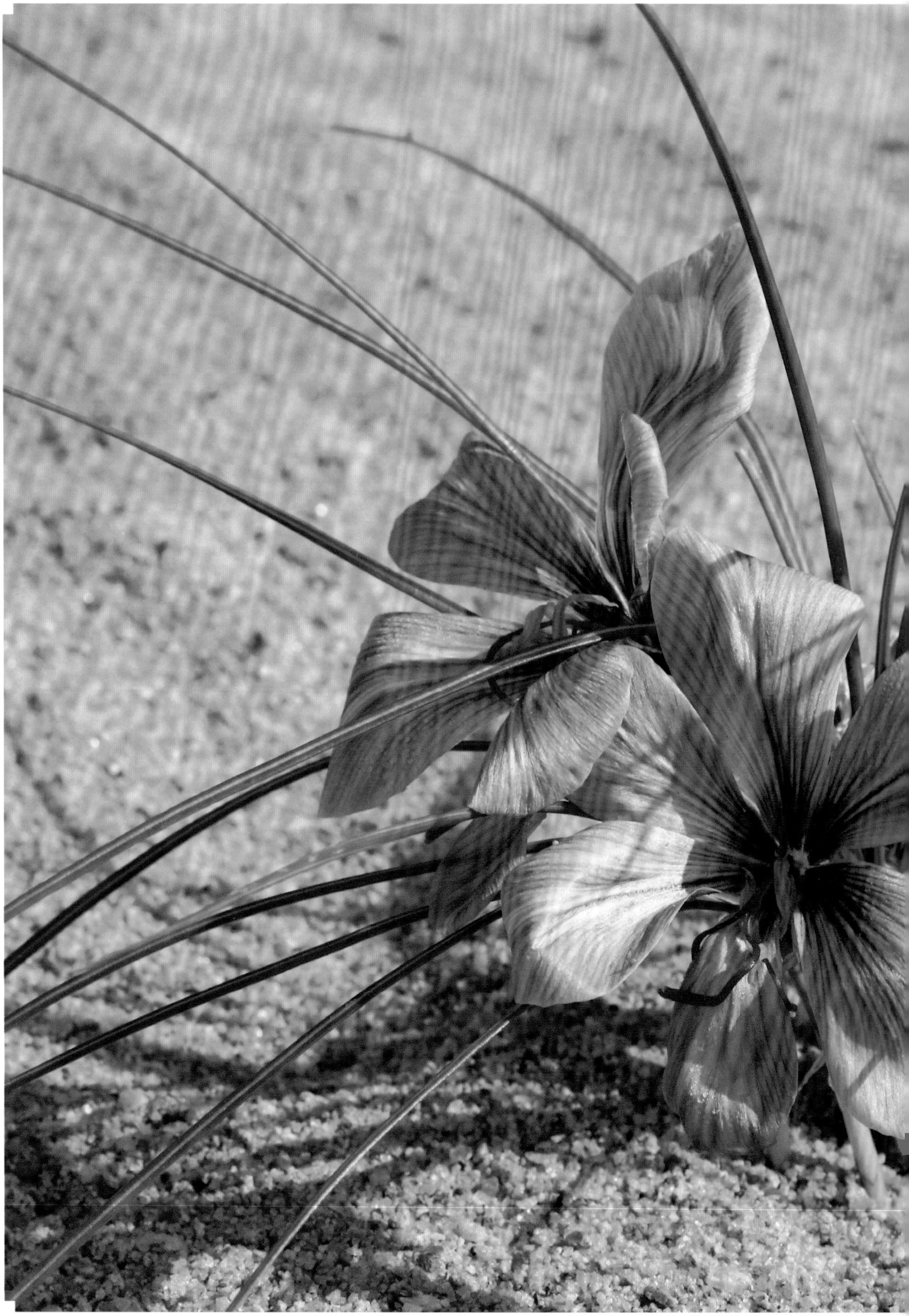

藏红花

【藏药名】喀吉苦功。

【别　名】苦功、清门孜吾、利赤党见、加央多间、西红花。

【来　源】本品为鸢尾科植物番红花 *Crocus sativus/ L.* 的柱头。

【性味归经】味甘，性凉。

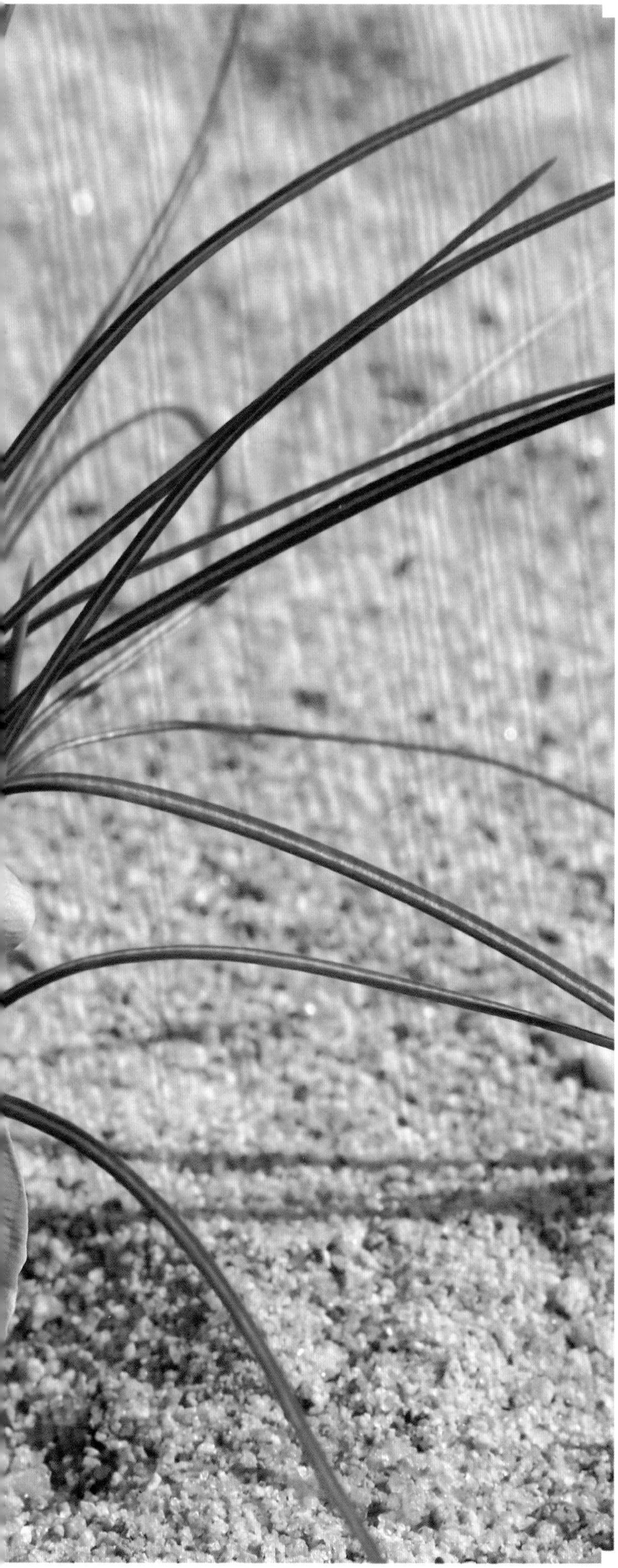

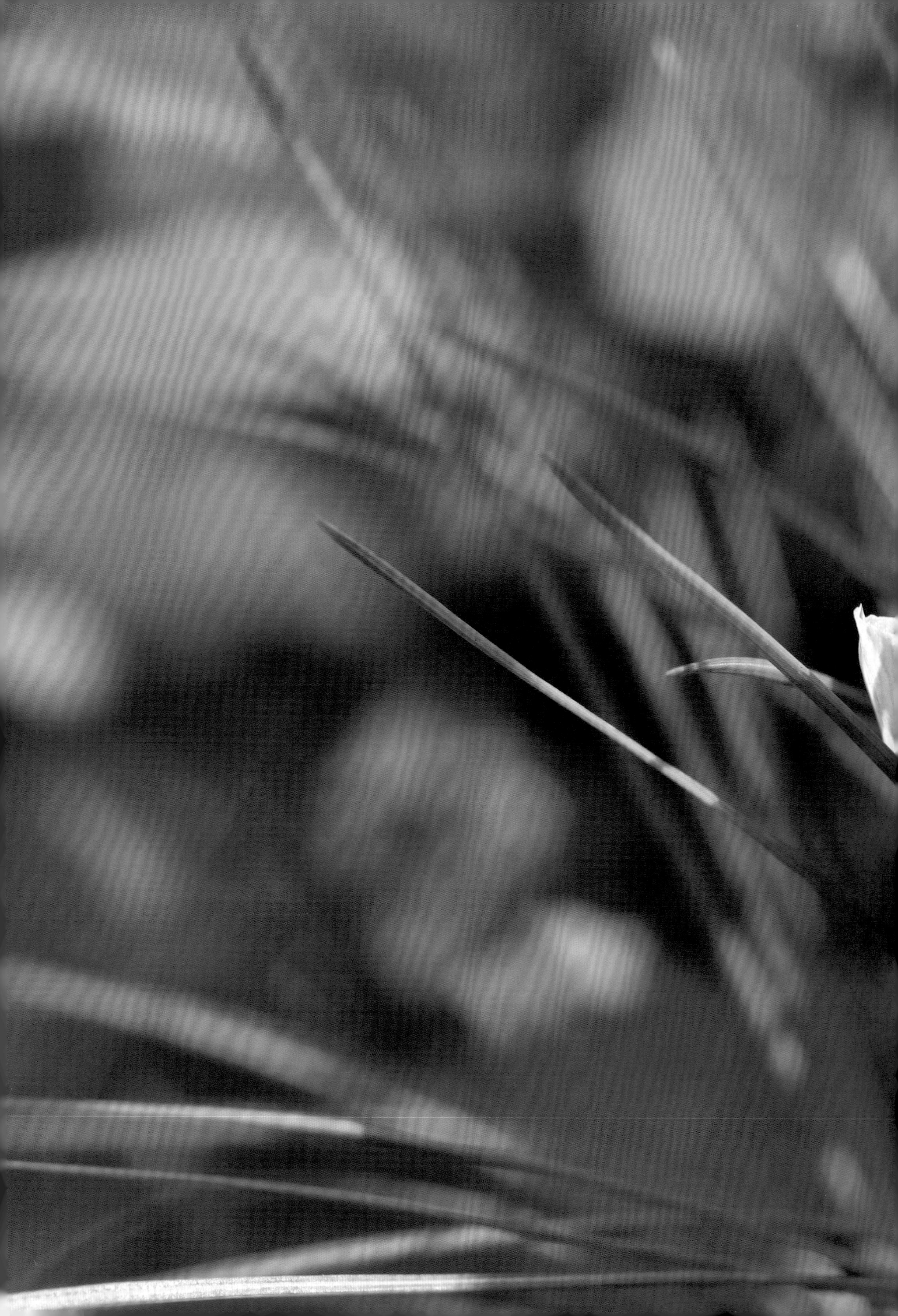

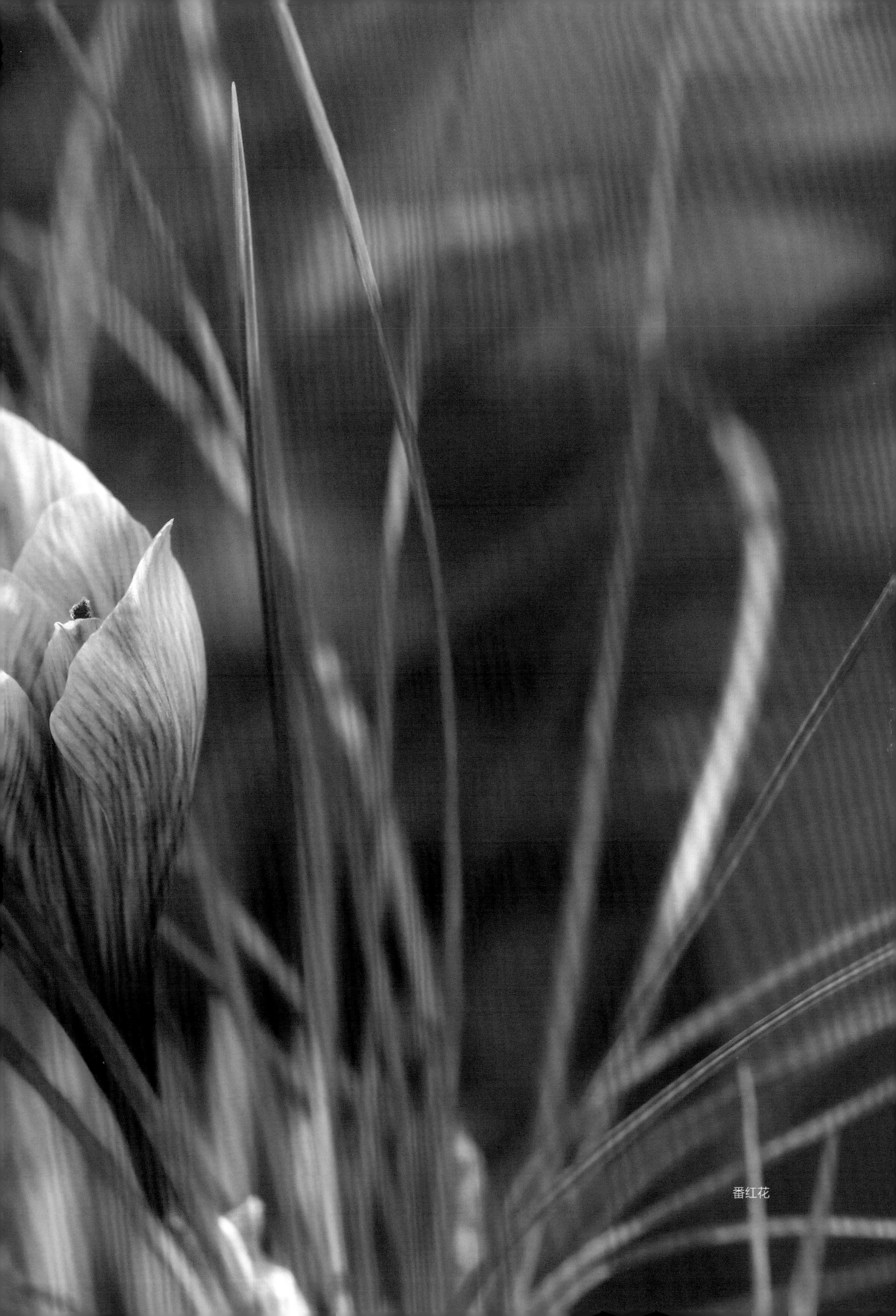

番红花

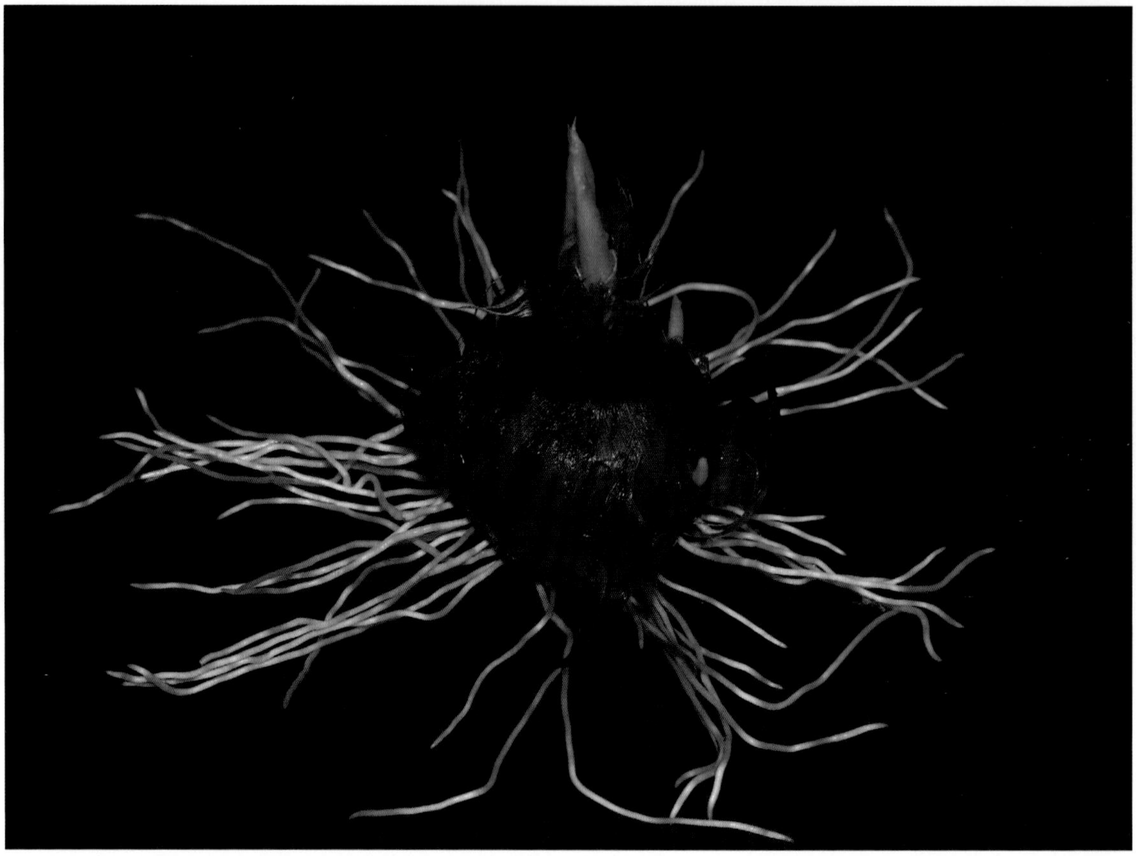

番红花

识别特征

多年生草本。地下鳞茎呈球状，外被褐色膜质鳞片。基生叶 9 ~ 15 片，条形，长 15 ~ 20 cm，宽 2 ~ 3 mm，叶缘反卷，具细毛，基部由 4 ~ 6 片膜质的鞘状叶包围。花顶生，直径 2.5 ~ 3.0 cm，花被 6 片，倒卵圆形，淡紫色，花筒长 4 ~ 6 cm，细管状；雄蕊 3 枚，花药大，基部箭形；雌蕊 3 枚，心皮合生，子房下位，花柱细长，黄色，顶端3深裂，伸出花筒外部，下垂，深红色，柱头顶端略膨大，有一开口呈漏斗状。蒴果，长形，具 3 钝棱，长约 3 cm，宽约 1.4 cm，当果实成熟时始伸达地上。种子多数，圆球形，种皮革质。花期 10 月下旬至 11 月中旬。

生境分布

原产于欧洲南部。现我国各地广有栽培，在西藏亦栽培成功。

采收加工

8—11 月开花期摘取花柱，阴干，放置密闭的容器内保存。

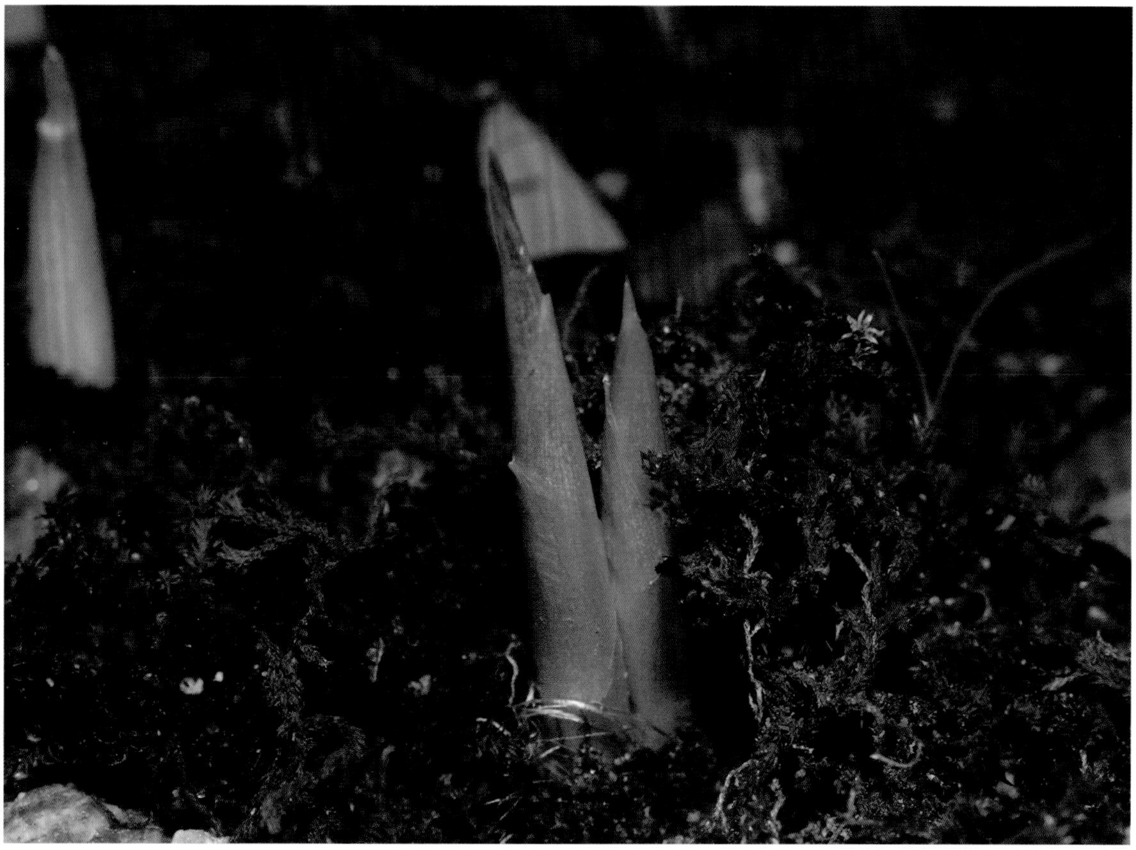

番红花

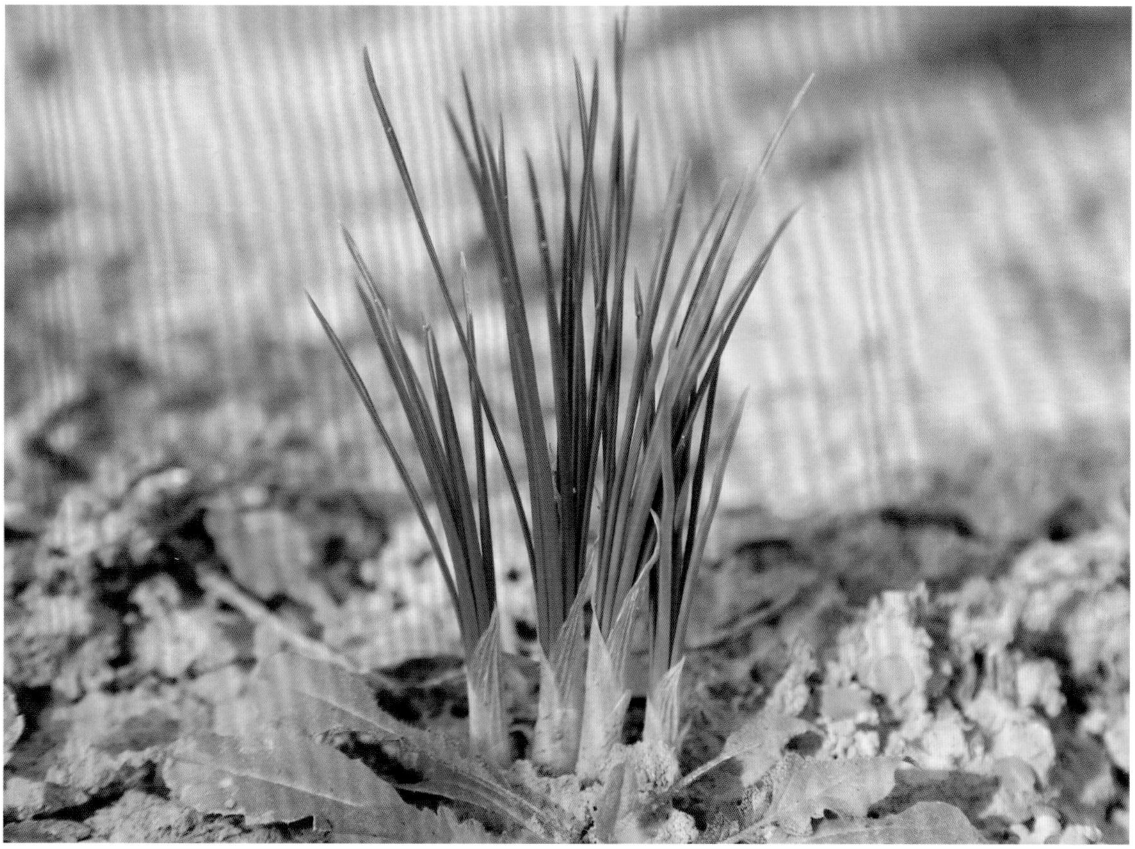

番红花

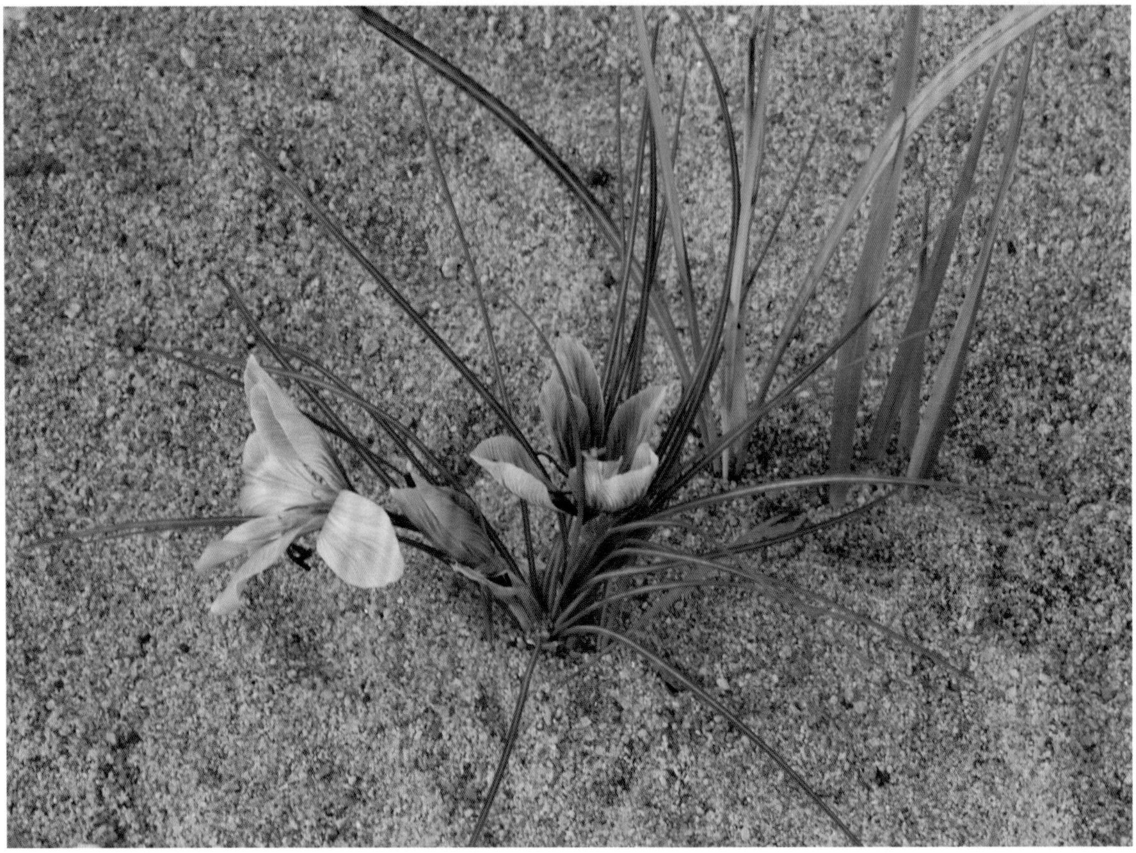

番红花

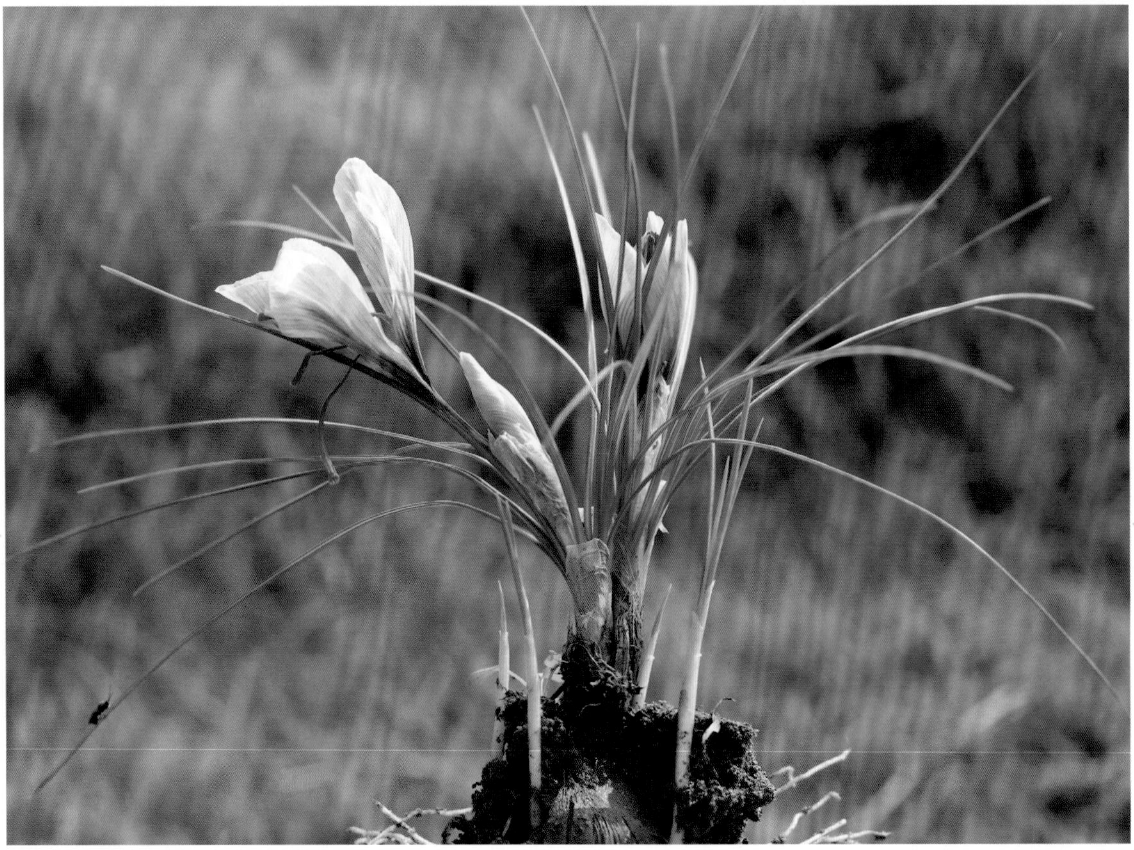

番红花

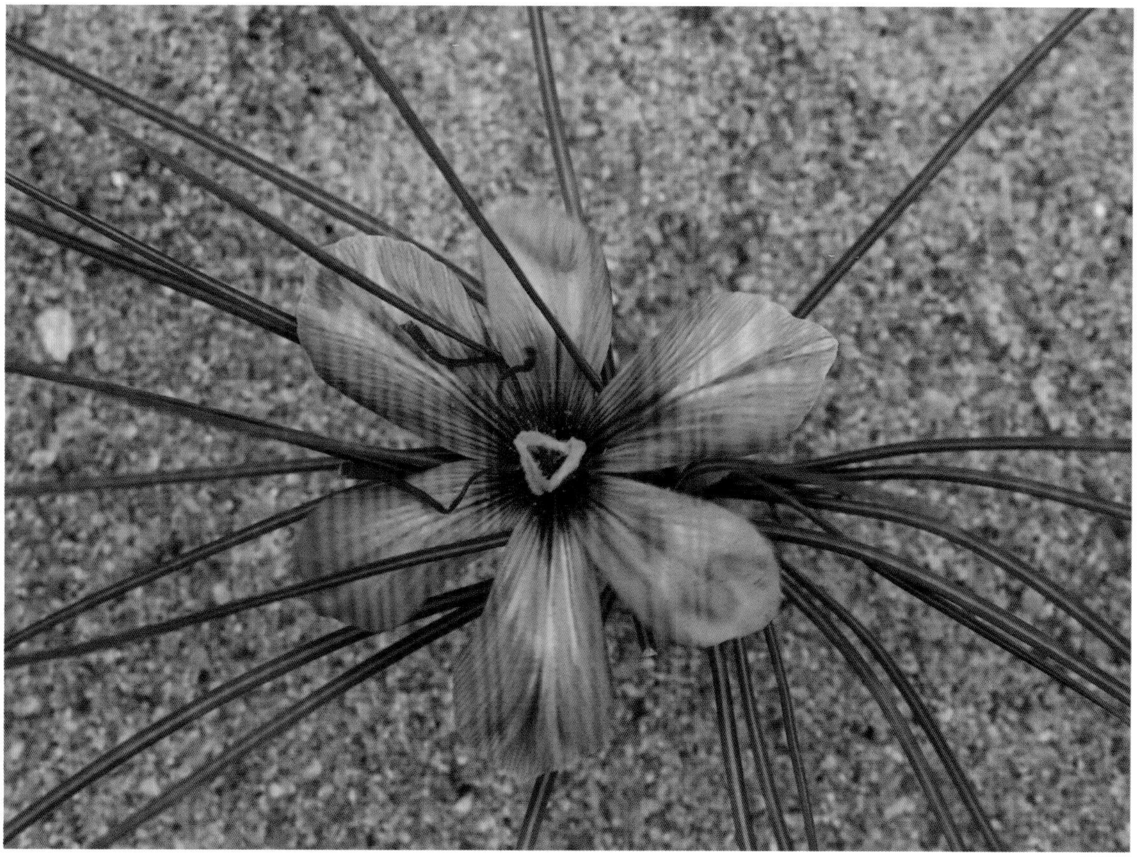

番红花

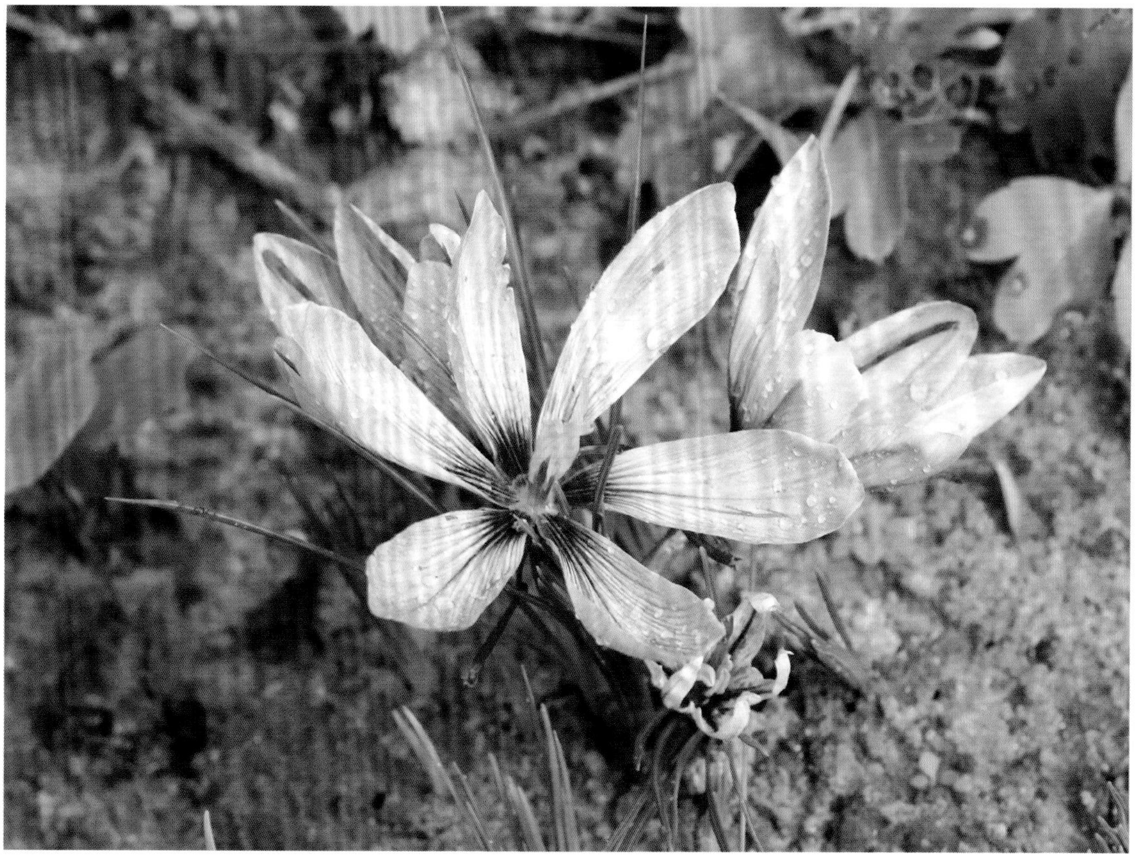

番红花

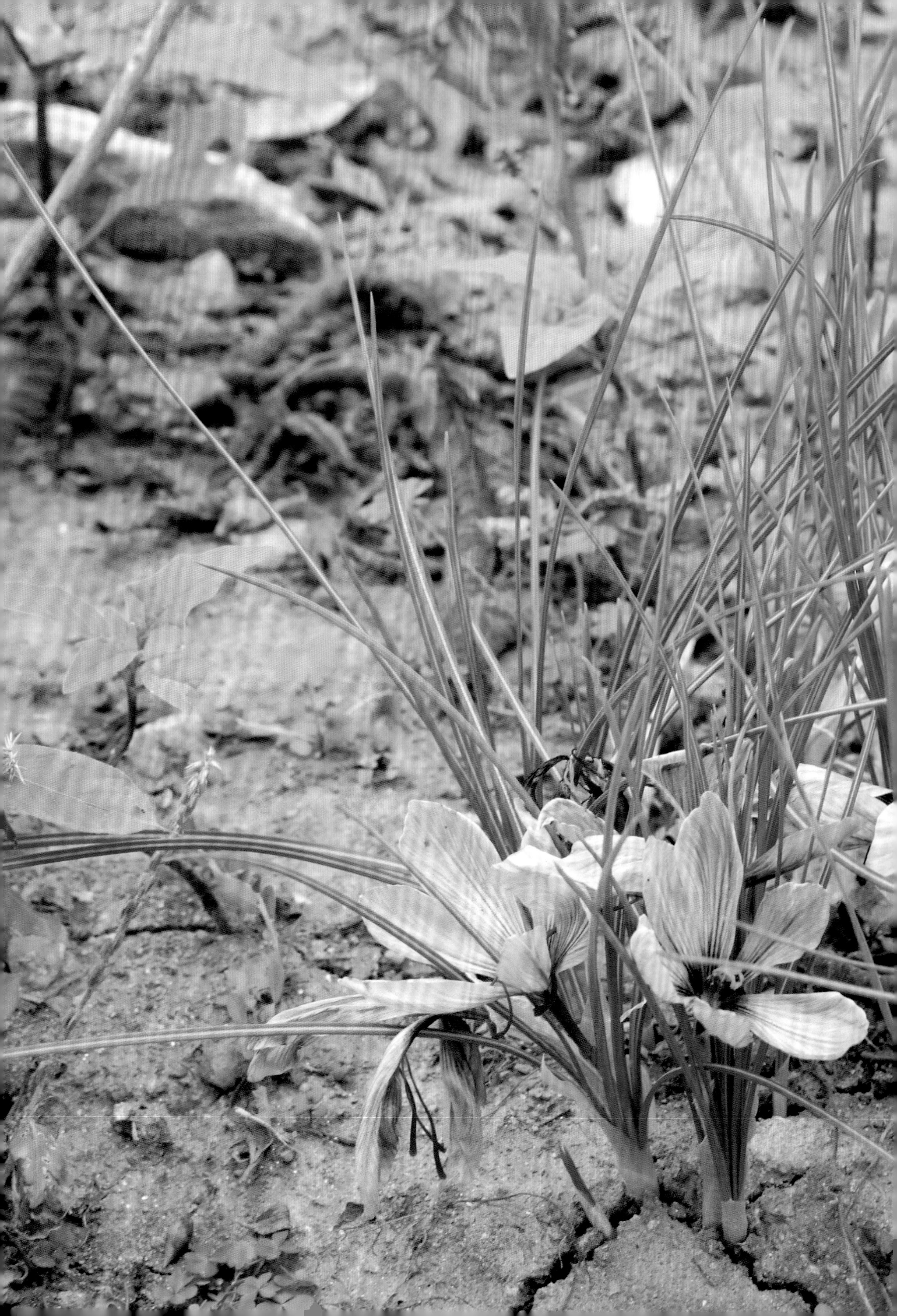

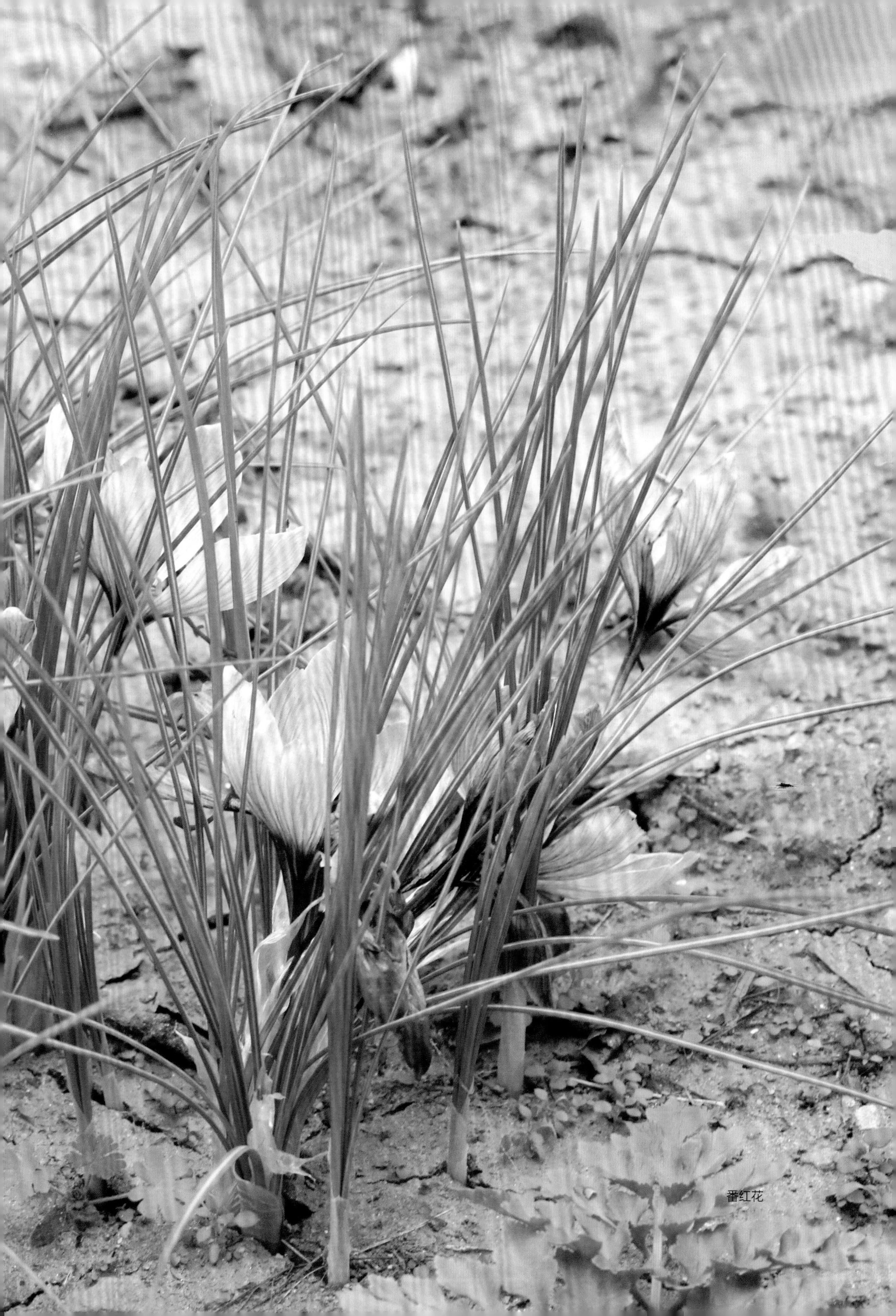

番红花

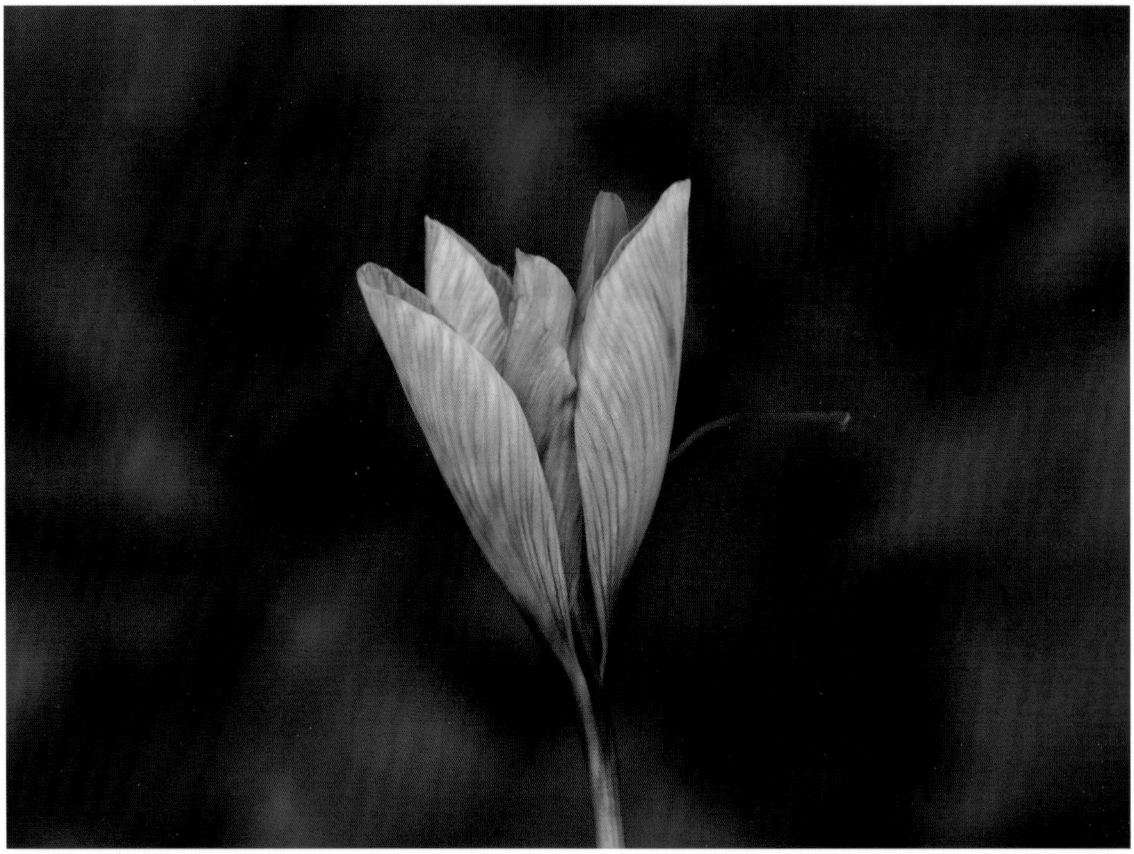

番红花

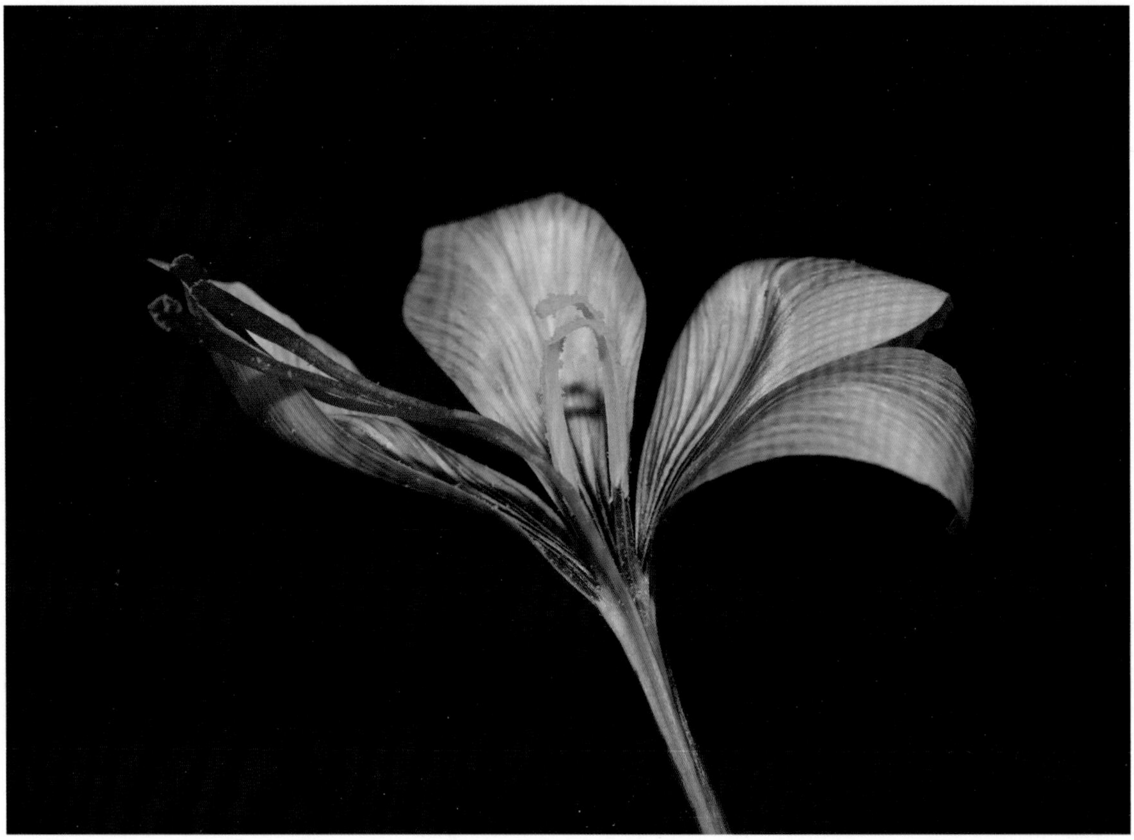

番红花

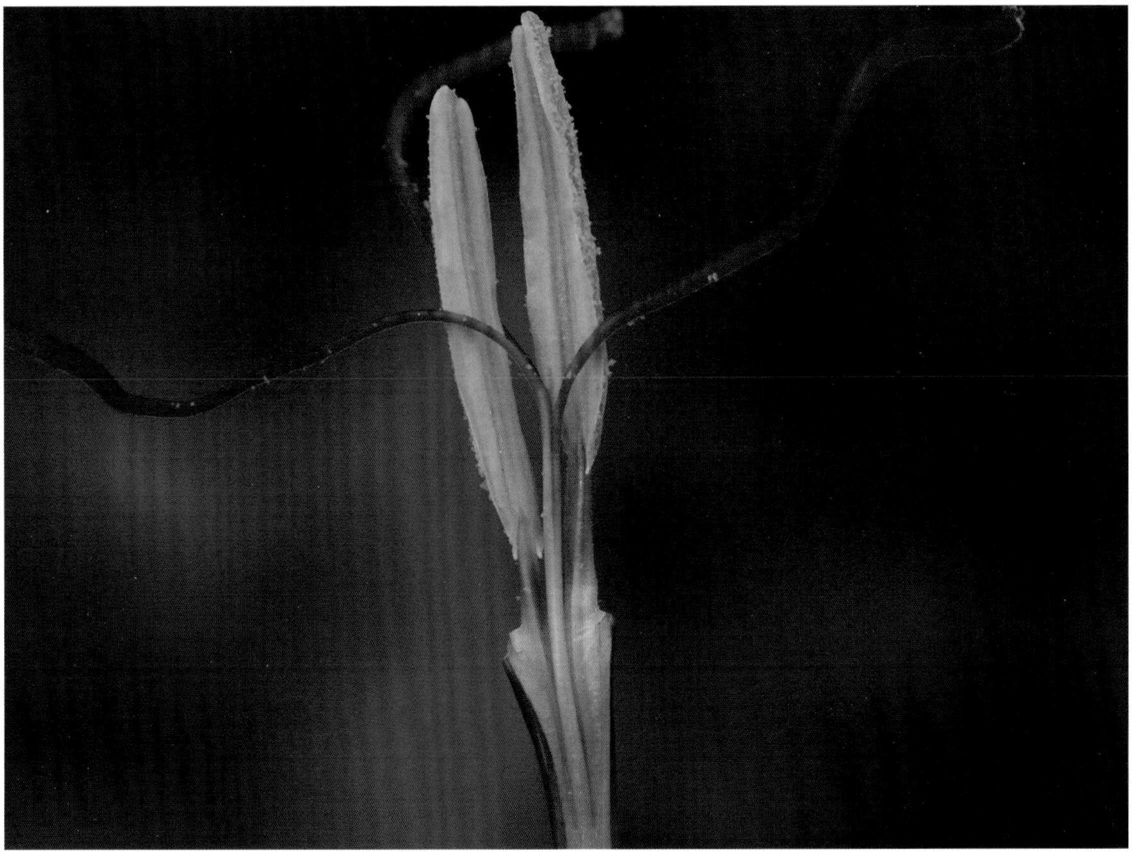

番红花

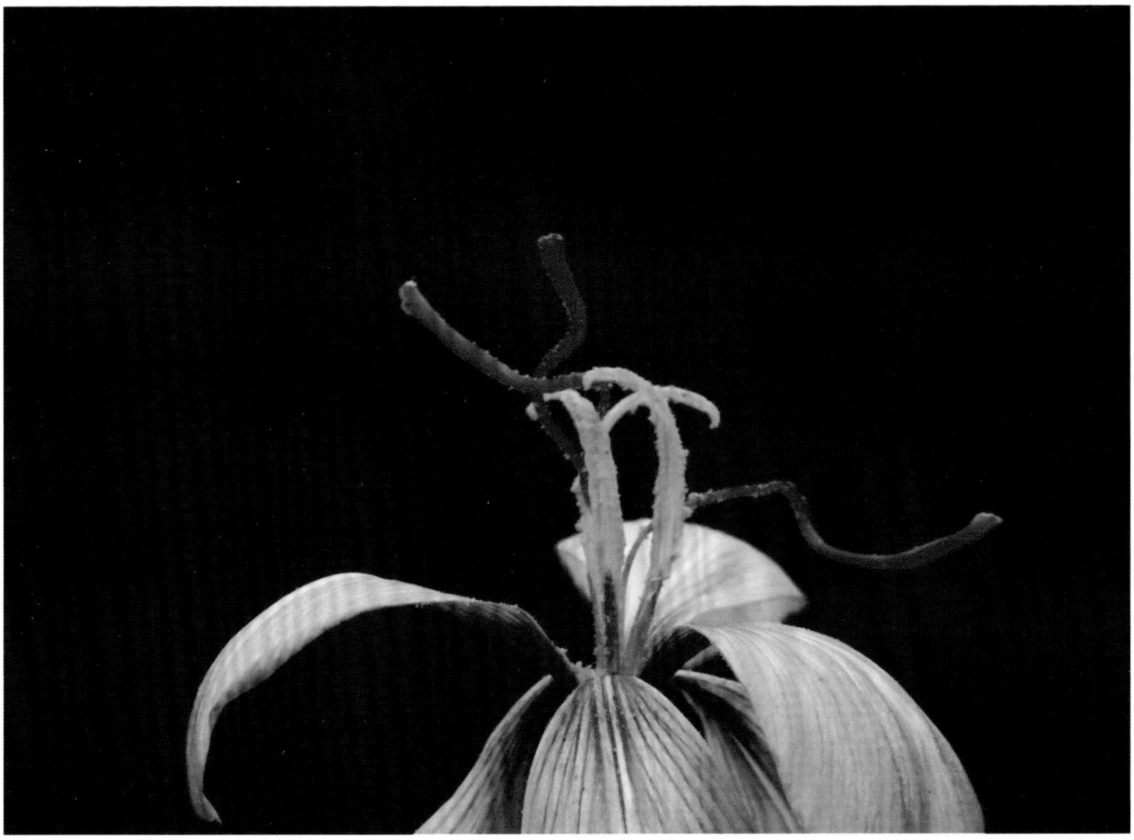

番红花

药材鉴别

柱头呈线形，3 分枝，长约 3 cm，暗红色，上部较宽而略扁平，顶端边缘显不整齐的齿状，内侧有一短裂隙，下端有时残留一小段黄色花柱，体轻，质松软，无油润光泽，干燥后质脆易断，气特异。

功效主治

活血化瘀，凉血解毒，清肝明目，补血，止血。主治各类肝病，血虚，月经不调，各种原因引起的出血症。

用法用量

内服：研末，1 ~ 2 g；或入丸、散。

民族药方

1. 肝区疼痛，肝大，乏力，目赤　藏红花 15 g，甘青青兰、蒂达、它力各 25 g，拉岗、洪连各 20 g。共研成细粉，过筛，制散剂，早、晚各服 1.5 ~ 2.0 g。

2. 寒热混乱之胃病，“培根”黏液（胃涎）瘀阻塞　藏红花 15 g，石榴籽 100 g，桂皮、荜茇各 25 g，豆蔻 20 g。共研成细粉，过筛后制散剂，早、晚各服 1.5 ~ 2.0 g。

3. 胃溃疡引起的吐血，便血、尿血及刀伤等各种出血症　止血方喀吉苦功散：藏红花、布西孜、草莓各 25 g，降香 20 g，朱砂（去毒）23 g，麻黄膏、角柱花膏各 15 g。共研细末，过筛，混匀制散剂，内服，每次 2 g，每日 2 次。

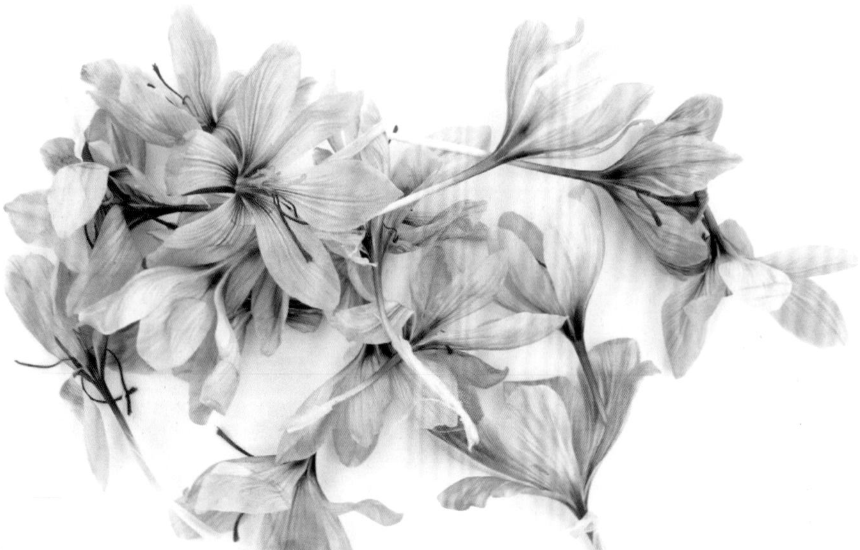

藏红花

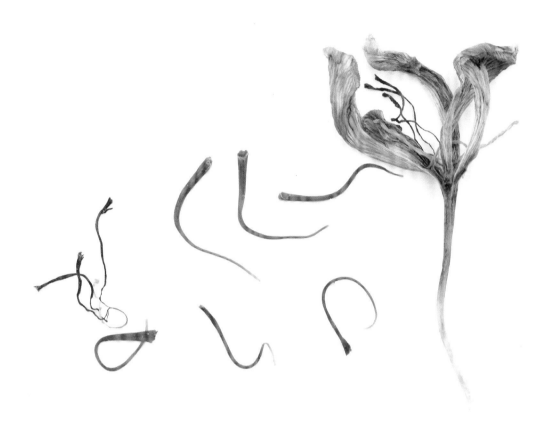

藏红花药材

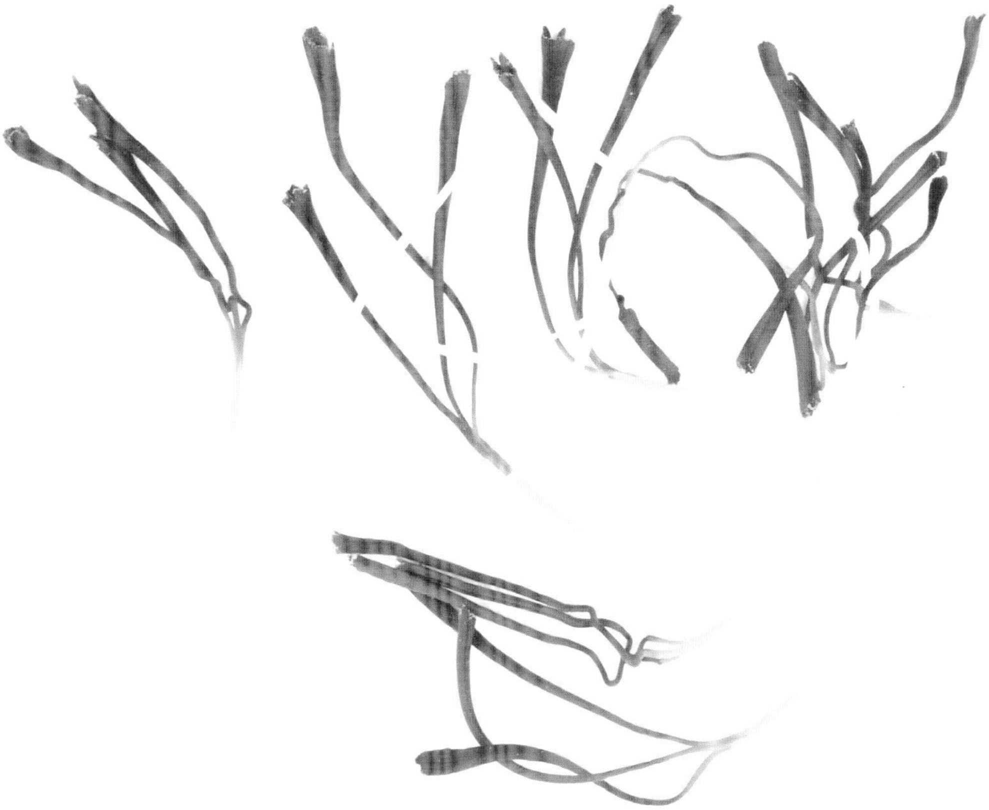

藏红花药材

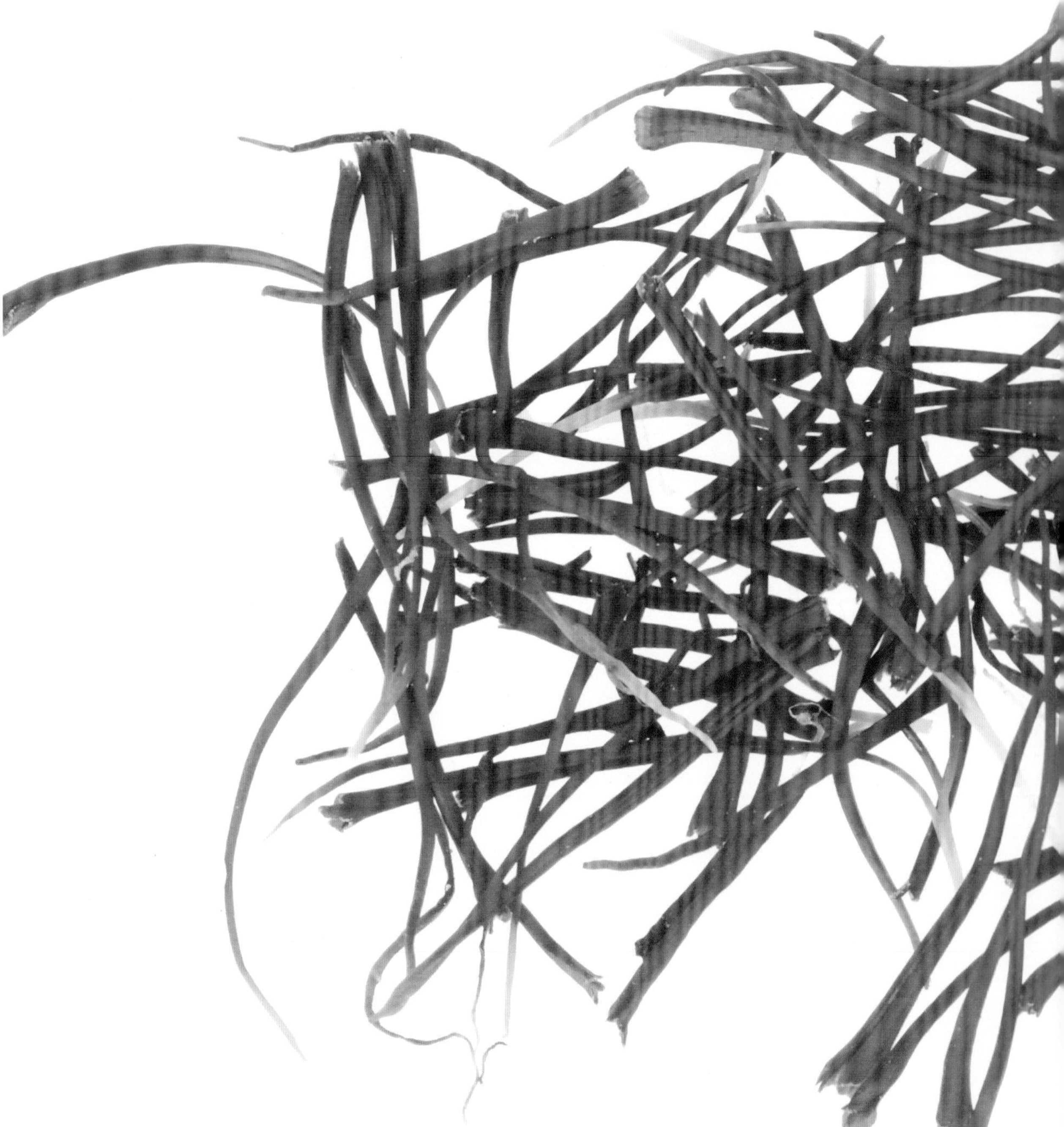

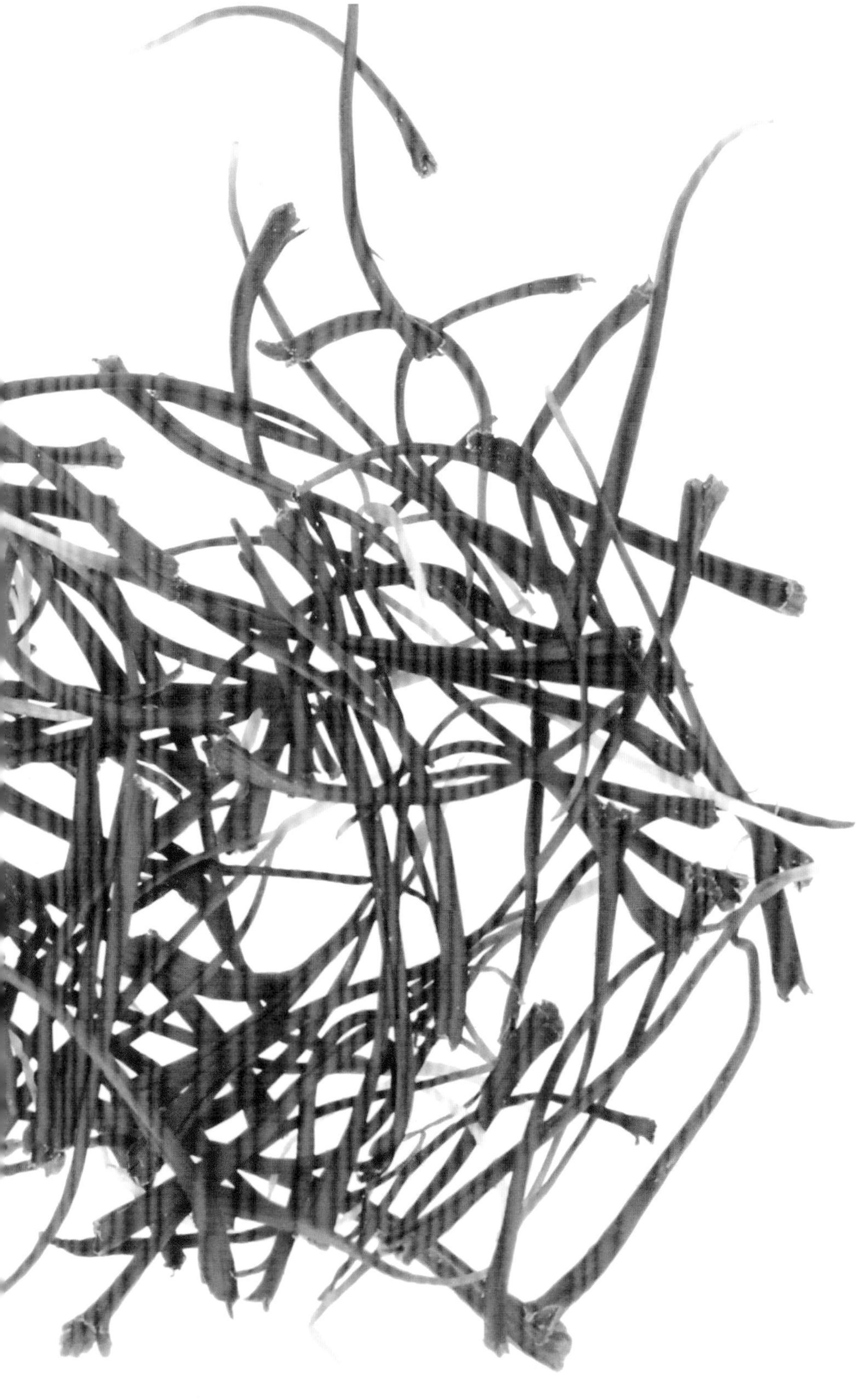

藏红花饮片

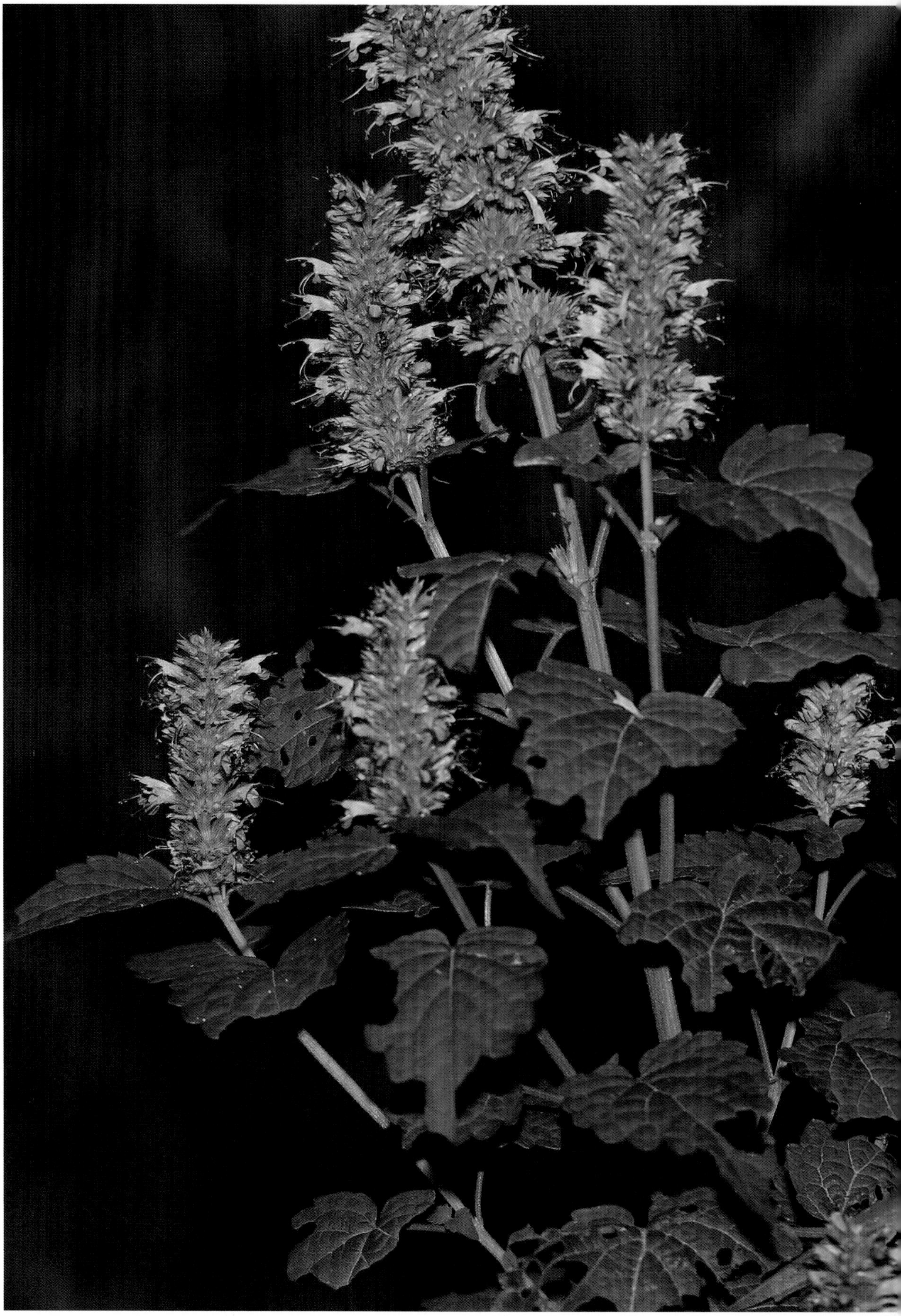

藿香

【藏药名】萨齐阿亚。

【别　名】萨扎、萨恰木、山茄香、帕都巴、阿亚萨翠。

【来　源】本品为唇形科植物藿香 *Agastache rugosa*（Fisch. et Mey.）O. Ktze 的干燥地上部分。

【性味归经】辛，微温。归脾、胃、肺经。

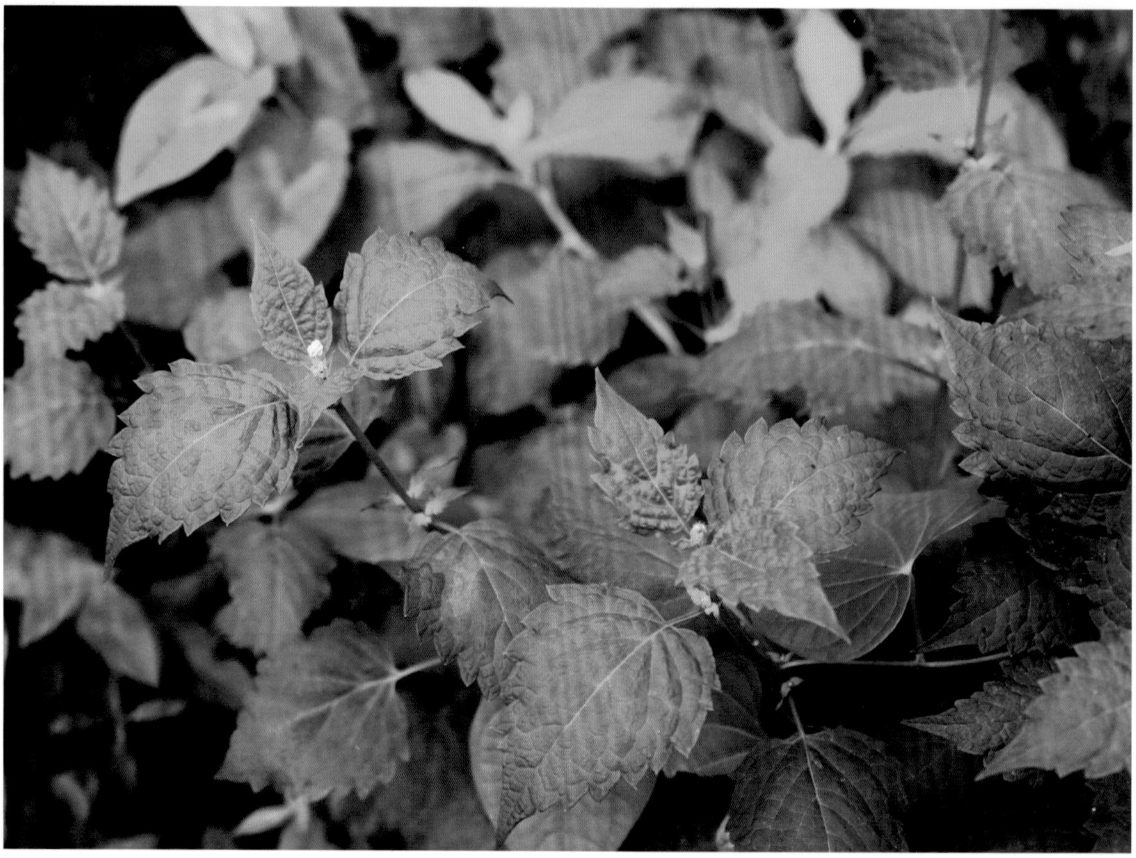

藿香

识别特征

多年生草本，高达 1 m，茎直立，上部多分枝，老枝粗壮，近圆形；幼枝方形，密被灰黄色柔毛。叶对生，圆形至宽卵形，长 2 ~ 10 cm，宽 2.5 ~ 7.0 cm，先端短尖或钝，基部楔形或心形，边缘有粗钝齿或有时分裂，两面均被毛，脉上尤多；叶柄长 1 ~ 6 cm，有毛。轮伞花序密集成假穗状花序，密被短柔毛；花萼筒状，花冠紫色，前裂片向前伸。小坚果近球形，稍压扁。花期 6—9 月，果期 9—11 月。

生境分布

生长于向阳山坡。分布于广东、海南，有广东广藿香与海南广藿香之分。

采收加工

每年可采收 2 次，第一次在 5—6 月枝叶茂盛时采收，第二次在 9—10 月采收，日晒夜闷，反复操作至枝叶干燥。

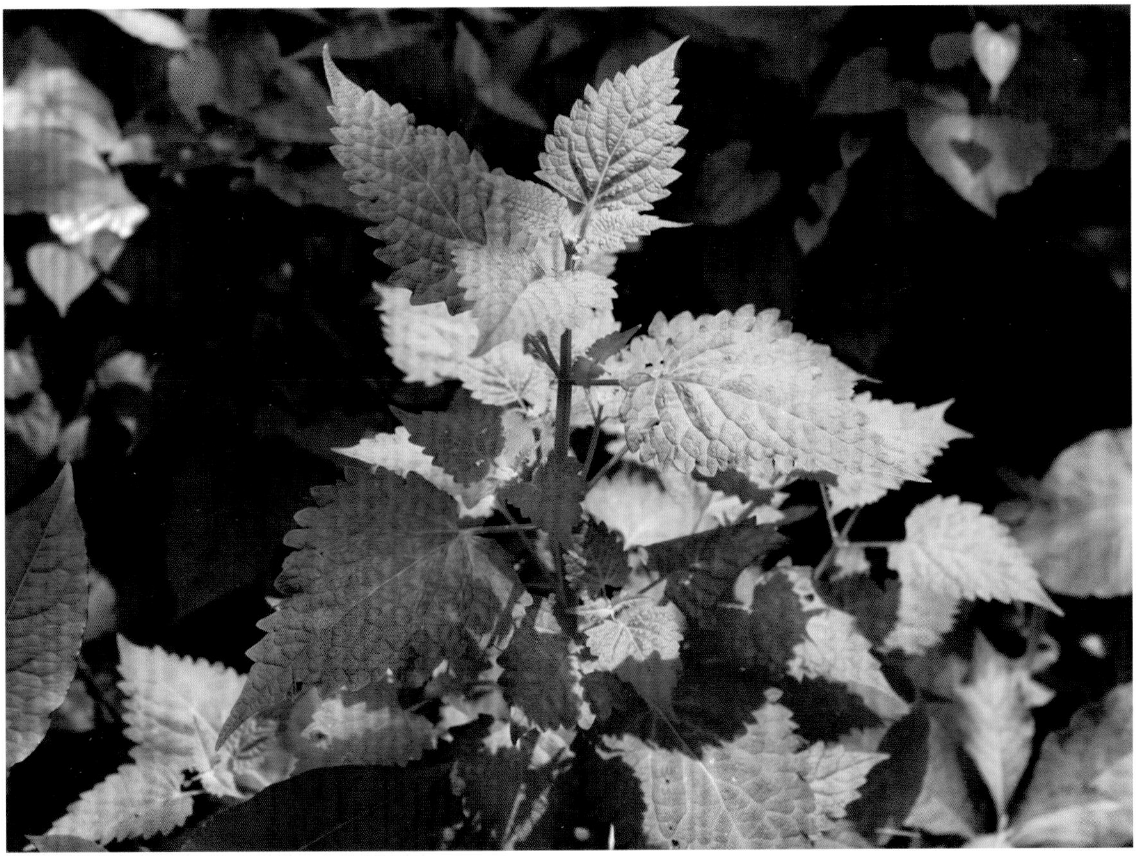

藿香

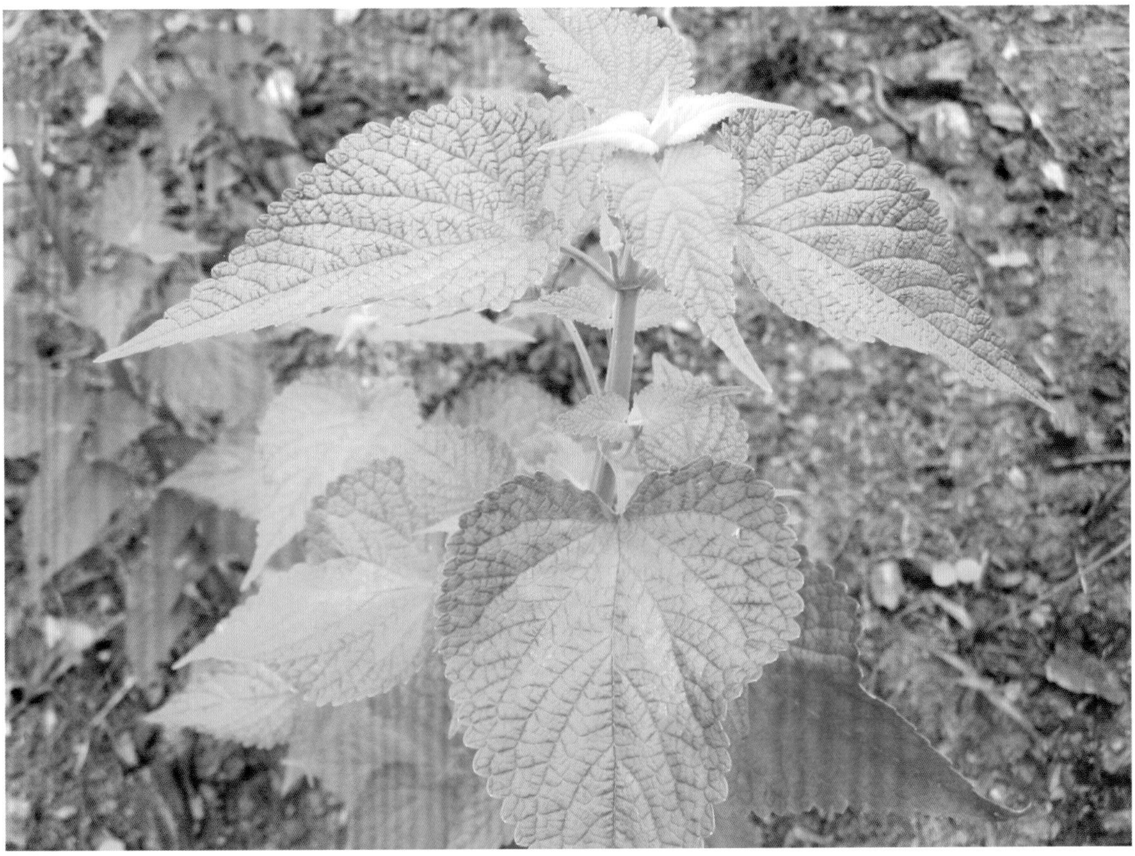

藿香

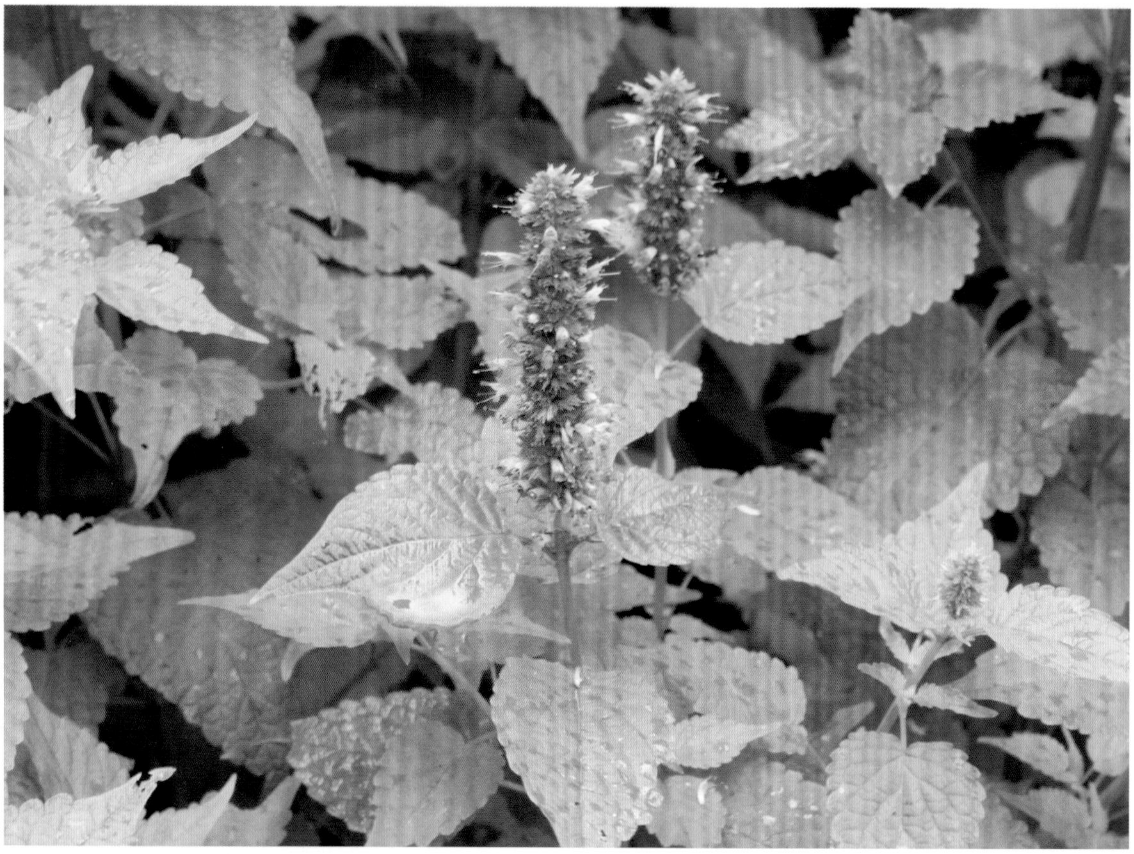

藿香

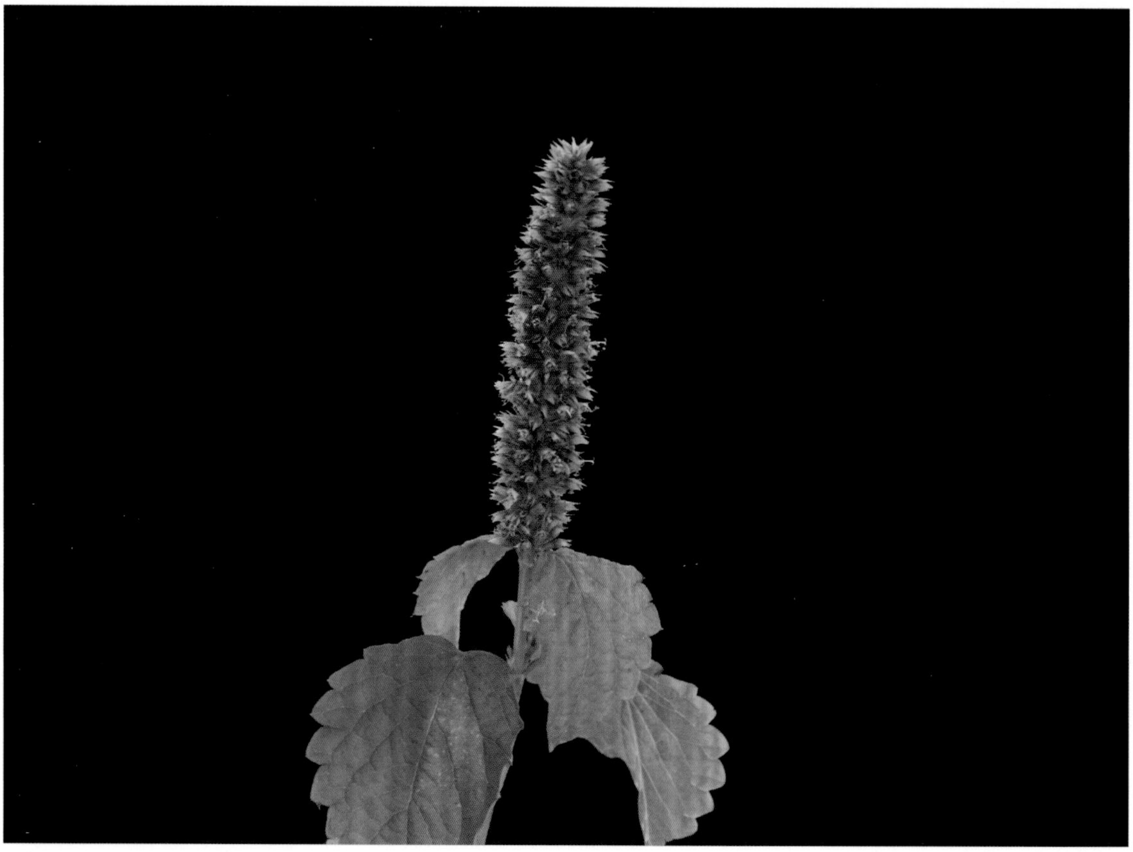

藿香

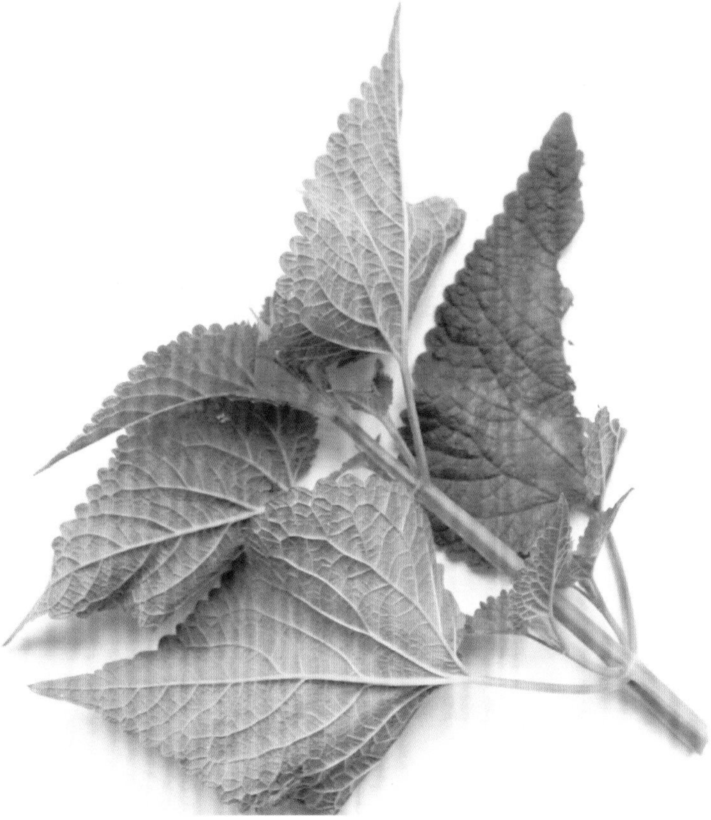

藿香药材

药材鉴别

本品常对折或切断扎成束。茎方柱形，多分枝，四角有棱脊，四面平坦或凹入成宽沟状；表面暗绿色，有纵皱纹，稀有毛茸；节明显，常有叶柄脱落的疤痕；老茎坚硬、质脆，易折断，断面白色，髓部中空。叶对生；叶片深绿色，多皱缩或破碎，完整者展平后呈卵形，先端尖或短渐尖，基部圆形或心形，边缘有钝锯齿，上表面深绿色，下表面浅绿色，两面微具茸毛。茎顶端有时有穗状轮伞花序，呈土棕色。气芳香，味淡而微凉。

功效主治

快气，和中，辟秽，祛湿。主治感冒暑湿，寒热，头痛，胸脘痞闷，呕吐泄泻，疟疾，痢疾，口臭。

用法用量

内服：2 g，研末。外用：适量，研末，水调敷。

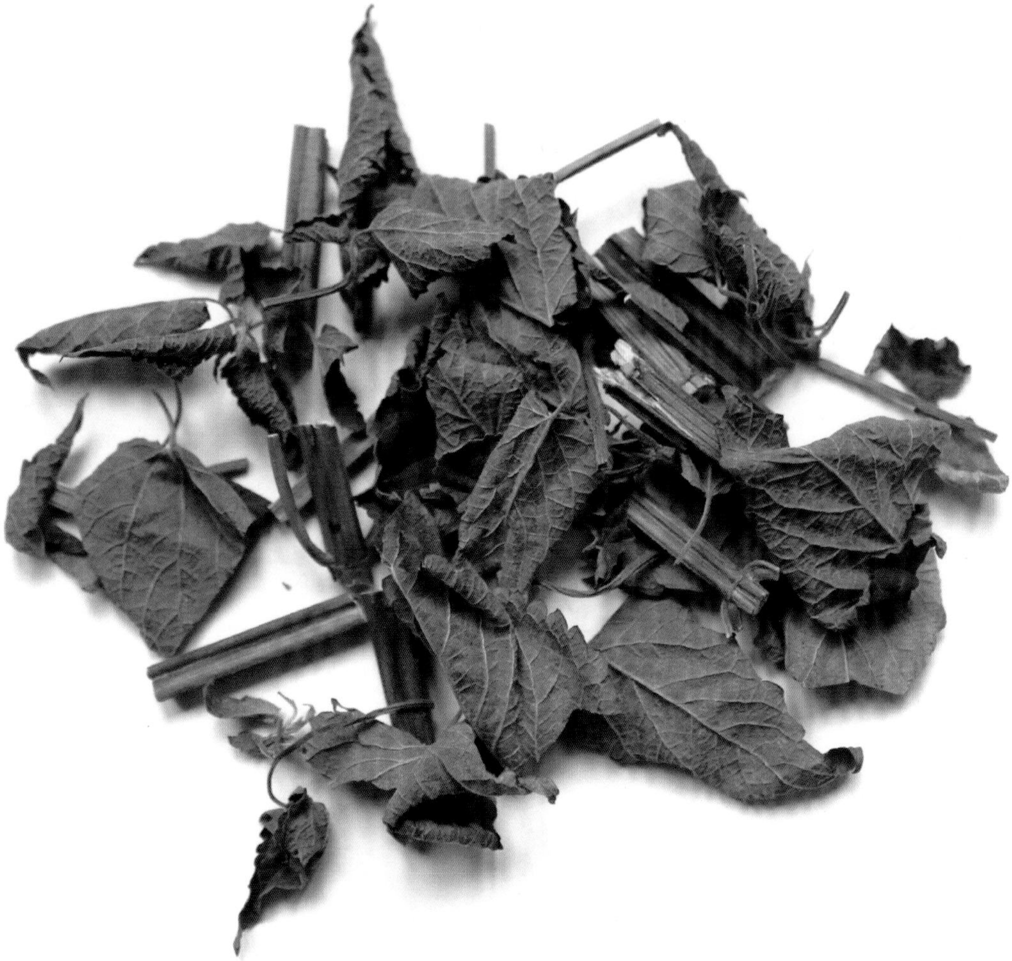

藿香饮片

民族药方

1．急性胃肠炎　藿香、厚朴、陈皮各6 g，苍术、清半夏各9 g，甘草3 g。水煎服。

2．寻常疣　每日用鲜藿香叶 2 ~ 3 片。擦揉患处 3 ~ 5 分钟。

3．婴幼儿腹泻　丁香、胡椒各等份。研成细末，装瓶备用，每次用 1 ~ 2 g 放入小杯内，再用藿香正气水调成稀糊状外敷于肚脐内，用胶布固定，每日换药 1 次，连用 2 ~ 3 日即愈。

4．口臭　藿香 5 ~ 10 g。洗净后煎汤取汁，频频含漱，能香口去臭。

使用注意

本品性偏辛散，故暑热之症以及阴虚火旺、舌燥光滑、津液不布者，不宜应用。入煎剂宜后下，不宜久煎。

图书在版编目（C I P）数据

中国民族药用植物图典. 藏族卷 / 肖培根, 诸国本总主编. —长沙 : 湖南科学技术出版社, 2023.7
ISBN 978-7-5710-2325-6

Ⅰ. ①中… Ⅱ. ①肖… ②诸… Ⅲ. ①民族地区－药用植物－中国－图集②藏族－中草药－图集 Ⅳ. ①R282.71-64

中国国家版本馆CIP数据核字(2023)第139643号

“十四五”时期国家重点出版物出版专项规划项目
ZHONGGUO MINZU YAOYONG ZHIWU TUDIAN ZANGZU JUAN DI-SI CE
中国民族药用植物图典 藏族卷　第四册
总 主 编：肖培根　诸国本
主　　编：路　臻　谢　宇　周重建
出 版 人：潘晓山
责任编辑：李　忠　杨　颖
出版发行：湖南科学技术出版社
社　　址：长沙市芙蓉中路一段416号泊富国际金融中心
网　　址：http://www.hnstp.com
湖南科学技术出版社天猫旗舰店网址：
http://hnkjcbs.tmall.com
邮购联系：0731-84375808
印　　刷：长沙沐阳印刷有限公司
（印装质量问题请直接与本厂联系）
厂　　址：长沙市开福区陡岭支路40号
邮　　编：410003
版　　次：2023年7月第1版
印　　次：2023年7月第1次印刷
开　　本：889mm×1194mm　1/16
印　　张：18.75
字　　数：280千字
书　　号：ISBN 978-7-5710-2325-6
定　　价：1280.00元(共四册)